Inhaltsübersicht

Grauer Teil: Therapiekonzepte, Diagnostische Verfahren

- **1** Grundlagen, Untersuchungstechniken — 1
- **2** Physikalische Behandlungsverfahren — 30
- **3** Massagetechniken — 74
- **4** Manuelle Medizin — 86
- **5** Physiotherapeutische Behandlungsmethoden und -konzepte — 94
- **6** Ergotherapie — 155
- **7** Verschiedene Therapieverfahren — 157

Blauer Teil: Anwendung der Therapiekonzepte

- **8** Atemwegserkrankungen — 188
- **9** Herz-Kreislauf-Erkrankungen — 196
- **10** Verschiedene internistische Erkrankungen — 213
- **11** Gynäkologie — 226
- **12** Dermatologische Erkrankungen — 230
- **13** Neurologische Erkrankungen — 232
- **14** Verschiedene Erkrankungen des Bewegungsapparates — 284
- **15** Erkrankungen des Bewegungsapparates: Postoperative Therapie — 342

Anhang — 472

Checklisten der aktuellen Medizin

Der Grundgedanke:

- Mediziner, Physiotherapeuten, Ergotherapeuten und alle anderen Mitglieder des therapeutischen Teams in der Physikalischen und Rehabilitativen Medizin benötigen – unabhängig von ihrem Ausbildungsstand – handlungsrelevante medizinische Informationen.
- Der Zugriff zu den Informationen soll einfach und schnell möglich sein.
- Die Fakten müssen dabei umfassend und konkret dargestellt werden.

Das Konzept:

- Ein Stichwort wird *einmal ausführlich* behandelt.
- Die Checklisten sind trotz der Faktenfülle handlich, kompakt und übersichtlich.
- Das Sachregister mit Erklärung der verwendeten Abkürzungen ermöglicht einen raschen Informationszugriff.
- Die Informationen lassen sich direkt in die Praxis umsetzen.
- Farbliche Untergliederung erleichtert die Orientierung.

In der Checkliste Physikalische und Rehabilitative Medizin finden Sie:

im grauen Teil:
- Alle wesentlichen physikalischen, physiotherapeutischen und alternativen Therapiekonzepte mit Definitionen, Zielen und Ansatzpunkten, Indikationen und Durchführung.
- Diagnostische Verfahren.

im blauen Teil:
- Anwendung der Therapiekonzepte der Physikalischen und Rehabilitativen Medizin im Rahmen der konservativen Therapie bei internistischen, neurologischen, orthopädischen, dermatologischen und gynäkologischen Krankheitsbildern.
- Anwendung der Therapiekonzepte der Physikalischen und Rehabilitativen Medizin im Rahmen der postoperativen Therapie.

im Anhang:
- Umfassende Informationen über Selbsthilfegruppen in Deutschland, Österreich und der Schweiz.

**Checkliste
Physikalische und
Rehabilitative Medizin
– Naturheilverfahren**

Checklisten der aktuellen Medizin

Begründet von F. Largiadèr, A. Sturm, O. Wicki

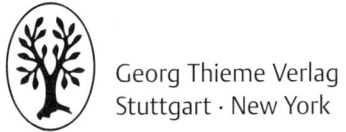

Georg Thieme Verlag
Stuttgart · New York

Checkliste Physikalische und Rehabilitative Medizin – Naturheilverfahren

G. T. Werner, R. Diehl, K. Klimczyk, J. Rude

Unter Mitarbeit von J.-J. Glaesener, N. Seichert, B. Schulz

95 Abbildungen
15 Tabellen

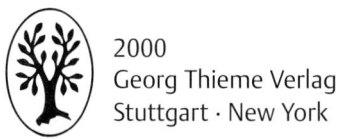

2000
Georg Thieme Verlag
Stuttgart · New York

Zeichnungen: Christine Lackner, Ittlingen

Die Deutsche Bibliothek – CIP-Einheitsaufnahme
Werner, Günther T.:
Checkliste physikalische und rehabilitative Medizin : 15 Tabellen / G. T. Werner ; R. Diehl ; K. Klimczyk ; J. Rude. Unter Mitarb. von J.-J. Glaesener ... - 2. Aufl. - Stuttgart ; New York : Thieme, 2000
   (Checklisten der aktuellen Medizin)

1. Auflage 1997 erschien unter dem Titel „CL Physikalische und Rehabilitative Medizin"

Wichtiger Hinweis:

Wie jede Wissenschaft ist die Medizin ständigen Entwicklungen unterworfen. Forschung und klinische Erfahrung erweitern unsere Erkenntnisse, insbesondere was Behandlung und medikamentöse Therapie anbelangt. Soweit in diesem Werk eine Dosierung oder eine Applikation erwähnt wird, darf der Leser zwar darauf vertrauen, daß Autoren, Herausgeber und Verlag große Sorgfalt darauf verwandt haben, daß diese Angabe dem **Wissensstand bei Fertigstellung des Werkes** entspricht.

Für Angaben über Dosierungsanweisungen und Applikationsformen kann vom Verlag jedoch keine Gewähr übernommen werden. **Jeder Benutzer ist angehalten,** durch sorgfältige Prüfung der Beipackzettel der verwendeten Präparate und gegebenenfalls nach Konsultation eines Spezialisten festzustellen, ob die dort gegebene Empfehlung für Dosierungen oder die Beachtung von Kontraindikationen gegenüber der Angabe in diesem Buch abweicht. Eine solche Prüfung ist besonders wichtig bei selten verwendeten Präparaten oder solchen, die neu auf den Markt gebracht worden sind. **Jede Dosierung oder Applikation erfolgt auf eigene Gefahr des Benutzers.** Autoren und Verlag appellieren an jeden Benutzer, ihm etwa auffallende Ungenauigkeiten dem Verlag mitzuteilen.

Geschützte Warennamen (Warenzeichen) werden **nicht** besonders kenntlich gemacht. Aus dem Fehlen eines solchen Hinweises kann also nicht geschlossen werden, daß es sich um einen freien Warennamen handele.

Das Werk, einschließlich aller seiner Teile, ist urheberrechtlich geschützt. Jede Verwertung außerhalb der engen Grenzen des Urheberrechtsgesetzes ist ohne Zustimmung des Verlages unzulässig und strafbar. Das gilt insbesondere für Vervielfältigungen, Übersetzungen, Mikroverfilmungen und die Einspeicherung und Verarbeitung in elektronischen Systemen.

© 1997, 2000 Georg Thieme Verlag, Rüdigerstraße 14, D-70469 Stuttgart
Printed in Germany

Unsere Homepage: http://www.thieme.de
Satz und Druck: Druckhaus Götz GmbH, Ludwigsburg
Gesetzt auf CCS Textline (Linotronic 630)

ISBN 3-13-106672-5

Geleitwort zur 1. Auflage

Es steht außer Zweifel, daß in den vergangenen Dekaden die Möglichkeiten medizinischer Diagnostik immens gewachsen sind. Dieser diagnostische Aufwand ist nur zu rechtfertigen, wenn ihm eine angemessene therapeutische Hilfe gegenübergestellt werden kann. Innerhalb des medizinisch therapeutischen Angebots hat die Physikalische und Rehabilitative Medizin für den Patienten einen kaum zu überschätzenden Stellenwert, der durch Neu- und Weiterentwicklungen enorm gewachsen ist. Sie ist nicht stehengeblieben, sondern hat aus den verschiedensten Quellen neue Behandlungsansätze aufgenommen und integriert, die zugleich häufig neue Erkenntnisse der Physiologie, Pathophysiologie, Neurobiologie und anderer medizinischer Bereiche voraussetzen.

Da die Fülle der angepriesenen therapeutischen Spezialitäten sehr groß geworden ist, ist es für den praktizierenden Arzt mitunter schwer, sich in der Vielfalt alter und neuer Konzepte Physikalischer und Rehabilitativer Therapieverfahren zurechtzufinden und die unterschiedlichsten Therapieansätze in ihrer Indikationsbreite und Wertigkeit einzuordnen.

Die vorliegende „Checkliste Physikalische und Rehabilitative Medizin" schließt hier fraglos eine wichtige Lücke in der medizinischen Literatur. Sie unternimmt den gelungenen Versuch, dem Arzt und jedem, der die Physiotherapie ausführt, nicht nur aus dem spezifischen Bereich der Rehabilitativen Medizin, sondern auch aus zahlreichen anderen Fachgebieten ein kritisches Informations- und Nachschlagewerk über Indikationen, Bewertungen, Hilfestellungen physikalischer und rehabilitativer Behandlungsmaßnahmen an die Hand zu geben. Er wird damit in die Lage versetzt, sowohl ein abgerundeteres Therapiekonzept zu entwickeln als auch zahlreiche Verfahren in ihrer Anwendbarkeit kritischer und sinnhafter zu bewerten und einzusetzen und damit Rüstzeug bzw. Gedächtnisbrücken für den medizinischen Alltag zur Verfügung zu stellen.

Bei der Fülle der verschiedenartigen Ansätze erscheint es mir besonders dankenswert, daß hier ein thematisch sehr heterogenes Material mit zahlreichen Einzeldaten kritisch geordnet und mit der nötigen präzisen Knappheit zusammengestellt wurde.

Eine medizinische Therapie ohne physikalisch rehabilitative Konzepte wird meines Erachtens zumeist unzulänglich und unbefriedigend bleiben. Der „Checkliste Physikalische und Rehabilitative Medizin" möchte ich daher meine besten Wünsche mit auf den Weg geben und hoffen, daß sie, zum Wohle des Patienten, die gebührende Verbreitung erfährt.

München, im Juni 1996

Prof. Dr. med. Bastian Conrad
Direktor der Neurologischen
Klinik der Technischen
Universität München
Klinikum Rechts der Isar

Anschriften

Prof. Dr. med. Günther Trautwin Werner
Internist – Physikalische und Rehabilitative Medizin
Naturheilverfahren – Tropenmedizin
Städtisches Krankenhaus München-Bogenhausen
Abt. Physikalische Medizin und Medizinische Rehabilitation
D-81925 München

Dr. med. Rainer Diehl
Allgemeinmedizin – Rehawesen, Sozialmedizin – Physikal. u. Rehabil. Medizin
Ltd. Medizinaldirektor, LVA Hessen
D-60569 Frankfurt/M.

Dr. med. Klaus Klimczyk
Orthopäde – Physikalische und Rehabilitative Medizin
Chirotherapie, Rehawesen, Sportmedizin – Sozialmedizin
Fachklinik Enzensberg
D-87619 Hopfen am See/Füssen

Dr. med. Dipl. biol. Jürgen Rude
Anatom – Chirotherapie
Johannes-Gutenberg-Universität
Anatomisches Institut
D-55099 Mainz

Dr. med. Jean-Jaques Glaesener
Chirurg – Physikalische und Rehabilitative Medizin
Chefarzt der Abt. Physikalische Medizin
Allgemeines Krankenhaus St. Georg
D-20099 Hamburg

Dr. rer. nat. Dipl. Phys. Nikolaus Seichert
Rehaklinik Bellikon
CH-5454 Bellikon

Dr. med. Bruno Schulz
Chirurg – Physikalische und Rehabilitative Medizin, Chirotherapie
Chefarzt der Orthopädisch-Traumatologischen Abteilung
Fachklinik Enzensberg
D-87619 Hopfen am See/Füssen

Vorwort zur 2. Auflage

Die therapeutischen Erfolge der modernen Medizin sind beeindruckend, insbesondere die operativen Fächer und die Intensivmedizin haben enorme Fortschritte zu verzeichnen. Häufig wird das Überleben aber um den Preis funktioneller Einbußen oder schwerer Behinderungen erreicht. Ebenso wichtig wie die Behandlung akuter Erkrankungen sind deshalb die frühe klinische Rehabilitation, die Nachbehandlung und die Spätrehabilitation. Dies ist zur wichtigsten Aufgabe der physikalischen Medizin geworden.

Physikalische Medizin bedeutet heute mehr als eine Bereicherung des therapeutischen Spektrums durch altbewährte Maßnahmen wie Kuren, Bäder, Massagen, Inhalationen, Klimatherapie oder ähnliches: 80% aller rehabilitativen Maßnahmen erfolgen mit den verschiedensten Methoden der Physikalischen Medizin.

Es ist nicht mehr zu vertreten, zeitaufwendige physikalische und rehabilitative Maßnahmen von Therapeuten oder von Ärzten ohne spezielle Fachkenntnisse auf diesem Gebiet durchführen zu lassen. Vor wenigen Jahren wurde der Facharzt für Physikalische und Rehabilitative Medizin geschaffen. In dem vorliegenden Buch wird das für diesen Facharzt erforderliche Grundwissen kurz und übersichtlich dargestellt. Das Buch wendet sich aber besonders an Ärzte aller Fachrichtungen, insbesondere Internisten, Chirurgen, Orthopäden, Neurologen, sowie an alle Therapeuten, die sich über die Physikalische und Rehabilitative Medizin einen Überblick verschaffen wollen.

Es ist ein besonderes Anliegen der Checkliste, auch über die Grundlagen und Methoden der klassischen Naturheilverfahren zu informieren. Besonderes Augenmerk wird darauf gelegt, wie man die Naturheilverfahren in moderne Therapiekonzepte einbauen kann, damit sie die sogenannte wissenschaftliche Medizin ergänzen und bereichern.

Die Physikalische und Rehabilitative Medizin sowie die klassischen Naturheilverfahren umspannen alle Fächer der klinischen Medizin. Um auf allen Gebieten den aktuellsten und neuesten Stand des Wissens zu garantieren, war es den Autoren wichtig, sich von ärztlichen Kollegen und Physiotherapeuten beraten zu lassen. So konnten aus zahlreichen Kliniken und Praxen der gesamten Bundesrepublik Wissen und Erfahrung mit einfließen. Besonders erwähnen möchten wir die Kollegen Dr. J. Gleditsch, Prof. Dr. Chr. Gutenbrunner, Dr. Gudrun Klimczyk, Dr. U. Moorahrend, Dr. M. Prosiegel, Dr. R. Schors, Dr. P. Schuhmann, Prof. Dr. U. Smolenski, Dr. Ingrid Strauss, Dr. R. Strößenreuther und die Therapeuten G. Bergmann, Kathrin Böhme, Gudrun Bartolome, Eva-Maria Fuchs, H. Guggemoss, Andrea Hopf, Sylvia Keller-Grob, Daniela Kiebler, Monika Nöcker, Bernadette Preus, Roswita Lange, Marianne Seidel, Rosel Thiery. Für die vielen Anregungen und Verbesserungsvorschläge, die teilweise auch von aufmerksamen Lesern stammen, sind wir zu großem Dank verpflichtet. Nicht vergessen möchten wir, den Mitarbeitern des Thieme Verlages zu danken, insbesondere Frau Eva-Cathrin Schulz und Dr. S. Joormann, die keine Mühe gescheut haben, die Checkliste zu verbessern und zu optimieren.

Füssen/Mainz/München, Frühjahr 2000
G. T. Werner
R. Diehl
K. Klimczyk
J. Rude

Inhaltsverzeichnis

Grauer Teil: Therapiekonzepte. Diagnostische Verfahren

1 Grundlagen, Untersuchungstechniken 1
1.1 Grundlegende Aspekte der Physikalischen und Rehabilitativen Medizin 1
1.2 Untersuchung des Bewegungsapparates 4
1.3 Muskelfunktionsprüfung (MFP) 12
1.4 Biokinetische Meßverfahren 15
1.5 Ganganalyse 17
1.6 Lungenfunktionsprüfung 19
1.7 Rehabilitation – Grundlagen 20
1.8 Rehabilitation: Leistungsarten 23
1.9 Hygienische Maßnahmen in der Physikalischen Medizin 25
1.10 Hilfsmittel 27

2 Physikalische Behandlungsverfahren 30
2.1 Hydro- und Balneotherapie 30
2.2 Kohlensäurebad 33
2.3 Hydrogalvanische Anwendungen 35
2.4 Kneipptherapie 38
2.5 Thermotherapie: Grundlagen 40
2.6 Thermotherapie: Wärme 41
2.7 Thermotherapie: Kälte (Kryotherapie) 44
2.8 Inhalation 46
2.9 Klimatherapie 49
2.10 Kurortbehandlung 53
2.11 Trinkkuren 57
2.12 Elektrotherapie 60
2.13 Ultraschalltherapie 68
2.14 Phototherapie 70
2.15 Biofeedback 72

3 Massagetechniken 74
3.1 Manuelle Lymphdrainage, komplexe physikalische Entstauungstherapie 74
3.2 Massage 78
3.3 Reflexzonentherapie 80
3.4 Manipulativmassage nach Terrier 83
3.5 Unterwassermassage 84

4 Manuelle Medizin 86
4.1 Grundlagen 86
4.2 Durchführung 90

5 Physiotherapeutische Behandlungsmethoden und -konzepte 94
5.1 Krankengymnastische Basistechniken 94
5.2 Atemtherapie 100
5.3 Bewegungsbad 107
5.4 Bobathkonzept 109
5.5 Therapie nach Brügger 114

Inhaltsverzeichnis

5.6	Therapie nach Brunkow	118
5.7	Orthopädische Medizin nach Cyriax	120
5.8	Funktionelle Bewegungslehre Klein-Vogelbach (FBL)	123
5.9	Gangschulung	126
5.10	Hippotherapie	129
5.11	Klappsches Kriechen	131
5.12	Medizinische Trainingstherapie (MTT)	132
5.13	McKenzie	137
5.14	Manuelle Therapie nach Maitland	140
5.15	Propriozeptive neuromuskuläre Fazilitation (PNF)	143
5.16	Rückenschulung	147
5.17	Schlingentisch-Therapie	150
5.18	Vojta	152

6 Ergotherapie 155

7 Verschiedene Therapieverfahren 157
- 7.1 Akupunktur 157
- 7.2 Dekubitusprophylaxe 159
- 7.3 Autogenes Training 161
- 7.4 Imaginative Entspannungsmethoden 163
- 7.5 Progressive Muskelrelaxation 164
- 7.6 Atem- und Lösungstherapie 166
- 7.7 Feldenkrais-Methode 168
- 7.8 Musiktherapie 170
- 7.9 Taijiquan 172
- 7.10 Therapeutische Lokalanästhesie (TLA) 174
- 7.11 Thromboseprophylaxe 177
- 7.12 Verschiedene Verfahren 179

Blauer Teil: Anwendung der Therapiekonzepte

8 Atemwegserkrankungen 188
- 8.1 Erkrankungen der oberen Luftwege 188
- 8.2 Chronische Bronchitis 189
- 8.3 Asthma bronchiale 192
- 8.4 Lungenemphysem 193
- 8.5 Pneumonie, Pleuritis, Lungenembolie 194
- 8.6 Lungenfibrosen 195

9 Herz-Kreislauf-Erkrankungen 196
- 9.1 Hypotonie 196
- 9.2 Arterielle Hypertonie 198
- 9.3 Chronische arterielle Verschlußkrankheit (AVK) der unteren Extremitäten 200
- 9.4 Funktionelle Herzbeschwerden 201
- 9.5 Koronare Herzkrankheit (KHK) 202
- 9.6 Rehabilitation nach Myokardinfarkt 205
- 9.7 Kardiomyopathie, Myokarditis 208
- 9.8 Rehabilitation nach Herzoperationen 209

Inhaltsverzeichnis

10 Verschiedene internistische Erkrankungen ... 213
10.1 Erkrankungen der Verdauungsorgane ... 213
10.2 Diabetes mellitus ... 215
10.3 Venenerkrankungen, Ulcus cruris venosum ... 218
10.4 Lymphödem ... 221
10.5 Lipödem, Lipolymphödem ... 224

11 Gynäkologie ... 226
11.1 Gynäkologische Erkrankungen ... 226
11.2 Geburtshilfe ... 228

12 Dermatologische Erkrankungen ... 230

13 Neurologische Erkrankungen ... 232
13.1 Ataxien ... 232
13.2 Encephalomyelitis disseminata ... 235
13.3 Kopfschmerzen, Migräne ... 237
13.4 Myopathien ... 240
13.5 Parkinson-Syndrom ... 242
13.6 Periphere Paresen ... 245
13.7 Polyneuropathien ... 248
13.8 Akute Polyradikulitis (Landry-Guillain-Barré) ... 249
13.9 Schwindel ... 251
13.10 Querschnittslähmung ... 254
13.11 Zervikale Myelopathie ... 259
13.12 Rehabilitation erworbener Schäden des Zentralnervensystems: Grundlagen ... 261
13.13 Rehabilitation erworbener Schäden des Zentralnervensystems: Durchführung ... 264
13.14 Sprach- und Sprechstörungen ... 269
13.15 Neurologisch bedingte Schluckstörungen ... 274
13.16 Klinische Neuropsychologie ... 279

14 Verschiedene Erkrankungen des Bewegungsapparates ... 284
14.1 Arthrose ... 284
14.2 Periarthropathie des Schultergelenkes ... 289
14.3 Epikondylopathie ... 293
14.4 Kompressionssyndrome peripherer Nerven und Gefäße ... 296
14.5 Zervikalsyndrom; Zervikobrachialsyndrom ... 299
14.6 Lumbalgie, Lumboischialgie ... 304
14.7 Postdiskotomiesyndrom ... 309
14.8 Psychosomatischer Rückenschmerz ... 311
14.9 Osteoporose ... 315
14.10 Skoliose ... 319
14.11 Entzündliche rheumatologische Erkrankungen, rheumatoide Arthritis ... 322
14.12 Spondylitis ankylosans (Morbus Bechterew) ... 328
14.13 Systemische Sklerodermie ... 330
14.14 Fibromyalgie ... 332
14.15 Weichteilrheumatismus ... 335
14.16 Sympathische Reflexdystrophie (Morbus Sudeck) ... 338

15 Erkrankungen des Bewegungsapparates: Postoperative Therapie 342

- 15.1 Physikalische und Rehabilitative Medizin nach operativen Eingriffen bzw. Verletzungen 342
- 15.2 Muskelverletzungen 346
- 15.3 Frakturen der HWS 348
- 15.4 Frakturen der BWS und LWS 350
- 15.5 Komplexe HWS-Distorsion 352
- 15.6 Zervikale Bandscheiben-Operation 355
- 15.7 Zervikale (ein- bis mehrsegmentale) Spondylodese 358
- 15.8 Lumbale Bandscheiben-Operation 360
- 15.9 Lumbale (thorakale) Spondylodese 363
- 15.10 Spondylolyse/Spondylolisthese 366
- 15.11 Beckenfrakturen 369
- 15.12 Hüft-Totalendoprothesenimplantation und -wechsel 372
- 15.13 Hüftgelenksnahe Femurfrakturen, hüftgelenksnahe Becken- und Femurosteotomien 376
- 15.14 Femurschaftfrakturen 380
- 15.15 Distale Femur- und proximale Unterschenkelfrakturen, kniegelenknahe Osteotomien 382
- 15.16 Arthroskopische Kniegelenkchirurgie 385
- 15.17 Kreuzbandrupturen, sonstige Bandverletzungen des Kniegelenkes 388
- 15.18 Patellafrakturen, (Sub-)Luxationen und Rupturen des Streckapparates 392
- 15.19 Knie-Totalendoprothesenimplantation und -wechsel 395
- 15.20 Unterschenkelschaftfrakturen, distale Unterschenkelfrakturen 398
- 15.21 Bandrupturen und Frakturen des oberen Sprunggelenkes 402
- 15.22 Achillessehnenruptur 404
- 15.23 Talus-Kalkaneus-Mittel-Vorfußfrakturen 406
- 15.24 Verletzungen des Schultergürtels 409
- 15.25 Humerusschaftfrakturen 412
- 15.26 Frakturen und Verletzungen am Ellengelenk 414
- 15.27 Unterarmschaftfrakturen, distale Radiusfraktur 416
- 15.28 Handverletzungen 418
- 15.29 Orthesen 421
- 15.30 Prothesen 426
- 15.31 Amputationen der unteren Extremität 429
- 15.32 Amputationen der oberen Extremität 433
- 15.33 Rippenfraktur, Hämato-/Pneumothorax 434
- 15.34 Lungenoperationen 436
- 15.35 Abdominalchirurgie 438
- 15.36 Verbrennungen 439

Inhaltsverzeichnis

Anhang

16 Anhang 442
16.1 Zielsetzungen gesetzlicher Sozialleistungsträger für die Rehabilitation 442
16.2 Anschriften 445
16.3 Weitere Selbsthilfegruppen: Deutschland 466
16.4 Selbsthilfegruppen: Österreich 469
16.5 Selbsthilfegruppen: Schweiz 471

Sachverzeichnis 472

1.1 Grundlegende Aspekte

Grundlagen

- Systeme des Lebendigen, so auch der Mensch, sind offene Systeme mit der Fähigkeit zur Adaptation.
- **Gesundheit:** Im Sinne der Systemlehre ein dynamisches Geschehen und kein statischer Zustand. Körperreaktionen verlangen flexible Auseinandersetzungen mit der inneren und äußeren Umwelt. Krankheitspotential ist mit einem Verlust an Flexibilität verbunden.
- **Krankheit:** Entsteht entweder durch Intensitätssteigerung einer Störung, Überforderung der Kompensationsfähigkeit oder Störung einer sensibilisierten Struktur. Zusammenwirken mehrerer Faktoren.
- **Leiden:** Beginnt mit einsetzender Systemzerstörung durch Überschreiten von Toleranzgrenzen. Der Patient leidet an Schmerz, Funktions- und Formstörungen. Er ist jedoch auch Produzent seiner eigenen Umwelt durch Gewohnheiten, familiäre und soziale Gegebenheiten.

Allgemeine Prinzipien der Physikalischen und Rehabilitativen Medizin

- **Diagnostik in der Physikalischen und Rehabilitativen Medizin:** Die Diagnostik dient der Erkennung und Bewertung von Funktions- und Strukturstörungen von Organen, Organsystemen und des Gesamtorganismus mit dem Ziel eines rationalen Einsatzes der Physikalischen Therapie. Der Ansatz muß dabei an der Schnittstelle Mensch - Umwelt und nicht am Organ erfolgen.
- **Therapie in der Physikalischen und Rehabilitativen Medizin:**
  - *Physikalische Therapie:* Planmäßige, serielle Anwendung kinetischer und mechanischer sowie thermischer, elektrischer, aktinischer und physikochemischer Wirkqualitäten in Prävention, Kuration und Rehabilitation. Sie bewirkt eine Steigerung der Flexibilität des Systems Mensch und eine Reduktion der belastenden Umwelt.
  - *Rehabilitative Medizin:* Gesamtheit aller medizinischen Maßnahmen der Diagnostik und Intervention bei Krankheit, angeborenen Leiden und äußerer Schädigung (Verletzung) zur Verhinderung oder Kompensation einer funktionellen Einschränkung oder sozialen Beeinträchtigung.
- **Ziele der Rehabilitation:** Optimale Funktionswiederherstellung, Ausschaltung möglicher Störfaktoren, wie veränderte Statik und Haltung, Stoffwechselfaktoren, Entzündungsfaktoren, psychosomatische Reaktionen, Beruf und Arbeit, Sportschäden, Alltagsnoxen, iatrogene Schäden und Schmerz (Schmerz kann Ursache *und* Wirkung sein). Allgemeines Ziel ist die Wiedereingliederung in das Berufs- und Privatleben.
- **Segmental-reflektorischer Komplex** (SRK, Abb. 1): Die stärkere Gewichtung des SRK in Diagnostik und Therapie der Physikalischen und Rehabilitativen Medizin stellt ein wesentliches Unterscheidungskriterium gegenüber der übrigen Medizin dar (siehe auch RAK, reflektorisch-algetische Krankheitszeichen).

1.1 Grundlegende Aspekte

Physikalische Therapie

- **Physikalische Therapie (PT):** Bei vielen physikalischen Behandlungsmethoden sind Diagnostik und Therapie reflexiv orientiert (z.B. Bewegungstherapie, Manuelle Therapie, Klimatherapie, Hydrotherapie, Thermotherapie, Elektrotherapie) und daher nicht scharf voneinander zu trennen. Die physikalische Therapie stellt eine befundorientierte Therapie dar, d.h. sie paßt sich flexibel an sich ändernde Befunde derselben Krankheit, in der Regel als Zusatztherapie der Begleitstörungen, an. Bei funktionellen Störungen ohne Grundkrankheit ist die Physikalische Therapie die Therapie der Wahl.

Funktionelle Störungen

- **Definition:** Störungen ohne Vorliegen einer erkennbaren anatomischen Grundlage (Ggs. zu organisch).
- **Ursachen:** Dysbalancen des Vegetativums und/oder der Muskulatur (Dystonien). Zeichen und Symptome von Dysbalancen (Abb. 1):
  - *Dyskrasie:* Fehlerhafte Zusammensetzung der Körperflüssigkeiten. Bei Einschränkung auf das Endokrinum *Dyskrinie* genannt.
  - *Dyskinesie:* Geänderte Darmperistaltik und Angiomotorik etc.
  - *Dysästhesie:* Mißempfindung bis Schmerz.
  - *Dysthymie:* Störung der Gesamtbefindlichkeit, Mißstimmung mit erhöhter Krankheitsanfälligkeit.
  - *Dystrophie:* Organstörung bei länger anhaltenden Dysbalancen, Übergang der funktionellen Störung in eine organische Störung.
- **Forschungs- und Therapieansätze:**
  - *Psychoneuro(endokrino)immunologie (PNI):* Erforscht Verbindungen zwischen Körper und Seele.
  - *Chinesische Medizin:* Yin und Yang stehen für 2 gegenläufige Prinzipien (Energien), deren Dysbalancen es auszugleichen gilt (siehe Akupunktur, S. 157).
  - *Wiener Schule (Bischko):* Adaptation des chinesischen Gedankengutes mit dem europäischen (Yin/Yang – Sympathikus/Parasympathikus etc.).

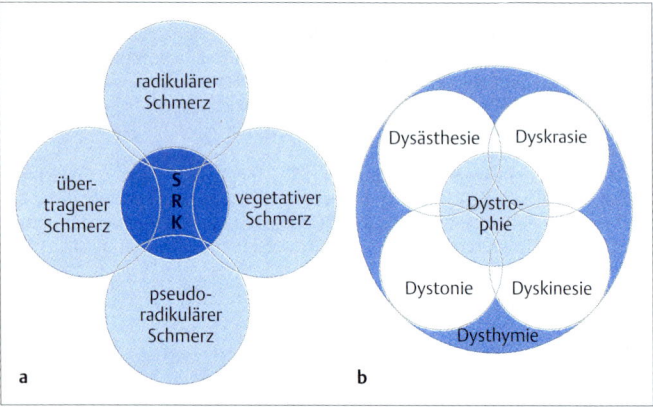

Abb. 1 Segmental-reflektorischer Komplex (SRK) (a), Funktionelle Störungen (b)

1.1 Grundlegende Aspekte

> **Diagnostik:** Die Diagnostik funktioneller Störungen bedarf immer eines Reizes auf das System (Therapie, Probebehandlung), um durch die Reaktion auf die Systemeigenschaft (Trägheit, Dysbalance) schließen zu können (reflexives Moment). Das Ergebnis ist die Richtlinie für die Behandlungsausführung:
> - *Topische Diagnose:* Verifizierung der genauen Lokalisation der Schmerzen und/oder Funktionsstörungen durch Anamnese des Patienten.
> - *Strukturdiagnose* (Pathogenetische Führungsstruktur): Nach Analyse der bevorzugt betroffenen Strukturen ergibt sich die Auswahl aus dem therapeutischen Spektrum der Physikalischen Therapie (Selektion der Einzelmethoden).
> - *Aktualitätsdiagnose:* Nach Verifizierung des Stadiums der Schmerzen und/oder Funktionsstörung kann die Auswahl der Reizstärke der einzelnen Therapiemethoden erfolgen.

1.2 Untersuchung des Bewegungsapparates

Grundlagen

- **Funktionelle Einheit des Bewegungsapparates** (Abb. 2):
  - *Arthron:* Umfaßt neben dem anatomischen Gelenk auch die bewegenden (Muskeln) und steuernden Teile (Nerven) sowie alle Hilfseinrichtungen (Schleimbeutel etc.).
  - *Vertebron* (Bewegungssegment nach Junghanns): Funktionelle Einheit der Wirbelsäule.
  - Arthron und Vertebron sind in kinesiologische Ketten eingebunden.
- **Bei der Diagnostik zu berücksichtigende Faktoren:**
  - Unterscheidung in kontraktile und nicht kontraktile Strukturen.
  - Dynamisierung (anatomische Verankerung) nicht kontraktiler durch kontraktile Strukturen.
  - Einbindung der Strukturen in den segmental reflektorischen Komplex (Abb. 1).

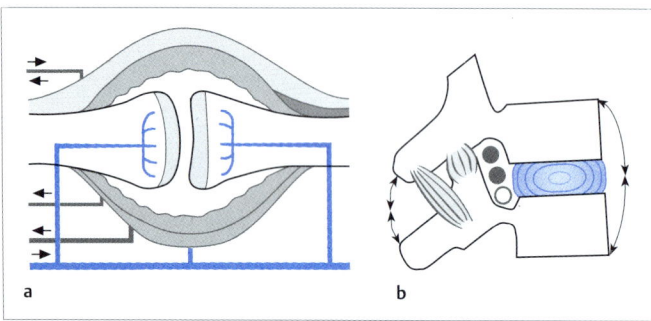

Abb. 2   Funktionelle Einheiten des Bewegungsapparates: a Arthron b Vertebron

Störungen des Bewegungsapparates

- **Störungsmöglichkeiten (Mnemotechnik S):** Grundsätzlich kann die Bewegung quantitativ oder qualitativ gestört sein (S. 2). Subjektiv stehen Schmerz und Ästhetik (Stellung, Entstellung) im Vordergrund.
  - *Bewegungsausmaß:* Steifheit (Hypomobilität), Schlottrigkeit (Hypermobilität).
  - *Bewegungsempfinden:* Schmerz.
  - *Bewegungsstärke:* Schwäche.
  - *Bewegungswiderstand:* Spastik, Verkürzung, Hypertonus etc.
  - *Bewegungsdurchführung:* Stereotypie.
- **Differenzierung durch Anamnese und Untersuchungstechnik:**
  - *Störort:* Lokalisation und Strukturanalyse unter Berücksichtigung des Gesamtorganismus.
  - *Störmodalität:* Störungsmöglichkeiten und -charakter (s. o.).
  - *Störzeit:* Dauer der Störung und Fluktuationen.
  - *Störart:* Pathogenetischer Aspekt (Entzündung, Tumor, Trauma, Mißbildung, funktionelle Störung).
  - *Störursache:* Ätiologie (genetisch, bakteriell etc.)

1.2 Untersuchung des Bewegungsapparates

Anamnese

- ➤ **Aktuelle Beschwerden:**
  - Wo sind die Schmerzen und/oder Funktionsstörungen lokalisiert?
    - Ein- oder beidseitig?
  - Wie sind die Schmerzen und/oder Funktionsstörungen charakterisiert?
    - Lokalisierter oder diffuser Schmerz?
    - Projizierter, radikulärer Schmerz?
    - Pseudoradikulärer Schmerz?
    - Übertragener Schmerz (referred pain)?
    - Schmerzqualität: Dumpf, spitz, ziehend, pochend, stechend etc.?
  - Wann fingen die Schmerzen und/oder Funktionsstörungen an?
  - Wodurch werden Schmerzen und/oder Funktionsstörungen ausgelöst?
  - Womit sind die Schmerzen und/oder Funktionsstörungen verbunden?
  - Welche anderen Erkrankungen/Störungen bestehen zur Zeit?
- ➤ **Bisheriger Verlauf:**
  - Womit erfolgte die bisherige Behandlung?
  - Wodurch wurde eine Besserung oder Veränderung erzielt?
  - Bestehen/bestanden Beeinträchtigungen anderer Körperfunktionen (Essen, Trinken, Stuhlgang, Miktion, Schlaf, Sexualität)?
  - Wann traten früher Beschwerden an Wirbelsäule und Gelenken auf?
- ➤ **Gesundheitliche Anamnese:** Aktuelle und frühere Erkrankungen nach Organsystemen gegliedert, aktuelle Medikation.
- ➤ **Soziale Anamnese:** Beruf, Hobbies, Wohnungs- und Familiensituation.
- ➤ **Familienanamnese:** Alter, Erkrankungen, Todesursache der Eltern, Geschwister, Kinder.
- ➤ **Fremdanamnese.**

Klinische Untersuchung

- ➤ **Inspektion:**
  - *Alltagsbewegungen:* Gehen, Hinsetzen, Aufstehen, Anziehen etc.
  - *Haltung, Stellung:* Gewohnheitshaltung, Schonhaltung, Fehlstellungen.
  - *Form, Kontur:* Asymmetrien, Dysproportionen.
  - *Haut:* Farbe, Narben, Schwielen, Bindegewebszonen.
  - *Hilfsmittel:* Prothesen, Orthesen, Korsett, Bandagen, Gehstock etc.
- ➤ **Palpation:** Die Palpation kann vor oder nach der Bewegungsprüfung erfolgen, evtl. Aufteilung:
  - *Haut und Unterhaut:* Kibler-Falte (S. 93), Bindegewebsstrich nach Leube-Dicke (S. 83), Temperatur, Parästhesien.
  - *Muskeln und Sehnen:* Konsistenz, Verschiebbarkeit, Schmerzhaftigkeit.
  - *Sehnenscheiden und Schleimbeutel:* Verdickung, Schwellung, Krepitationen, Schmerzhaftigkeit.
  - *Gelenke:* Erguß, Formveränderung.
  - *Nerven und Gefäße:* Verhärtungen und andere Veränderungen.
- ➤ **Bewegungsprüfung** (z. T. nach Cyriax):
  - *Quantitative Bewegungsprüfung:* Beurteilung und Messung der Gelenkbeweglichkeit in 3 Ebenen mit der Neutral-Null-Methode (Abb. 3a).
  - *Qualitative Bewegungsprüfung:* Beurteilung des sog. Endgefühls, d. h. des Gefühls am Ende des Bewegungsausschlages nach den Kriterien hart, weich, elastisch, normal, pathologisch (Abb. 3b).

1.2 Untersuchung des Bewegungsapparates

- *Strukturdifferenzierung:* Aktive, passive (geführte) und resistive (gehaltene) Durchführung der Bewegungen zur Untersuchung folgender Strukturen:
  - Aktive Bewegungen: Alle Strukturen des Arthrons einschließlich der Psyche.
  - Passive Bewegungen: Alle Strukturen ohne motorische Nervenbahn und Psyche; Testung auf Quantität und Qualität.
  - Resistive „Bewegungen": Kontraktile und dynamisierte Strukturen, v.a. Muskel-Sehnen-Insertionspunkte; Testung der Kraft (myogene, neurogene Ursachen) (Abb. 4).
- *Analyse der Bewegungsprüfung:*
  - Schmerzangaben: Sind immer dahingehend zu analysieren, welche Struktur im Moment des Schmerzes gedehnt und/oder komprimiert wird. Kommt es zu Diskrepanzen in den Schmerzangaben zwischen aktiven und passiven Untersuchungen, ist dies ein Hinweis auf eine Läsion in kontraktilen Strukturen (myogene Ursache), was durch eine resistive Untersuchung bestätigt werden kann. Konkordanz weist auf eine arthrogene Ursache hin.
  - Bewegungseinschränkungen: Vergleich von Bewegungseinschränkungen in den einzelnen Ebenen. Bei Vorliegen einer bestimmten Reihenfolge der Einschränkung spricht man von einem Kapselmuster (KM) oder kapsulären Zeichen (Synopsis Tab. 1), was auf eine Arthropathie hinweist.

▶ **Neurologische Untersuchung:**
  - Kennmuskeln und Reflexe (Abb. 7).
  - Sensibilität (Abb. 7).
  - Motorik.
  - Koordination.

▶ **Zusatzuntersuchungen:** Röntgen, Labor, Biopsie etc.

Abb. 3 Neutral-Null-Methode. (a) Untersuchung der Quantität einer Bewegungsstörung; durchgehende Bogenlinien = normale Gelenkbeweglichkeit. (b) Untersuchung des Endgefühls
Die Gelenke sind am aufrecht stehenden Menschen in Nullstellung. Der Bewegungsumfang in jeder Ebene (Sagittal-Frontal-Transversalebene, Rotation) wird mit drei Ziffern angegeben, von denen eine die Nullstellung wiedergibt. Extension, Abduktion, Außenrotation kommt vor die Null. Z. B. Handgelenk: Norm 60-0-50. Pathologischer Befund mit Residualbeweglichkeit in Extension oder Flexion: 50-30-0 oder 0-20-40

1.2 Untersuchung des Bewegungsapparates

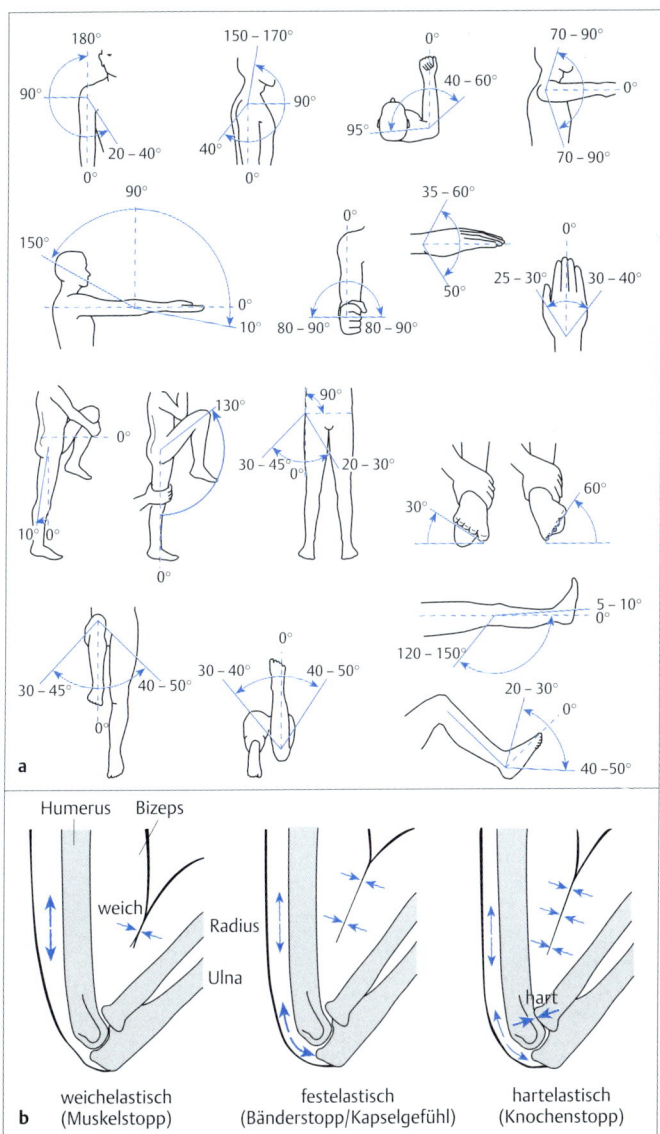

1.2 Untersuchung des Bewegungsapparates

Aktive Bewegungen	Passive Bewegungen	Translatorische Gelenktests	Resistive Tests
		Gelenk: Gleiten Kompression	+ Dynamisierte Strukturen
1 Gelenkgleitflächen	1 Gelenkgleitflächen	1 Gelenkgleitflächen	3 Muskeln + 1 + 4
		Gelenk: Traktion Gleiten	
2 Kapsel + Bänder	2 Kapsel + Bänder	2 Kapsel + Bänder	
3 Muskeln	3 Muskeln		
4 Nervenbahnen (mot.)			
5 Gehirn			

Abb. 4   Untersuchung zur Strukturdifferenzierung

1.2 Untersuchung des Bewegungsapparates

Tabelle 1 Synopsis Extremitätengelenke (AR: Außenrotation, IR: Innenrotation, ABD: Abduktion, ADD: Adduktion, FLEX: Flexion, EX: Extension, PRO: Pronation, SUP: Supination, DFLEX: Dorsalflexion, PFLEX: Plantarflexion, OPP: Opposition, REP: Reposition, VAR: Varus, VAL: Valgus)

Gelenk	Kapselmuster (KM)
Obere Extremität:	
Akromioklavikulargelenk (ACG)	keins-endgradige Bewegungen
Sternoklavikulargelenk (SCG)	keins-endgradige Bewegungen
Glenohumeralgelenk (GHG)	AR ≥ ABD > IR
Humeroulnargelenk (HUG)	FLEX > EX
Humeroradialgelenk (HRG)	FLEX > EX
Proximales Radioulnargelenk (PRUG)	PRO/SUP endgradig
Distales Radioulnargelenk (DRUG)	PRO/SUP endgradig
Radiokarpalgelenk (RCG)	DFLEX (EX) > PFLEX
Interkarpalgelenk (ICG)	
Mediokarpalgelenk (MC)	
Karpometakarpalgelenk I (CMC I)	REP > OPP
Metakarpophalangealgelenk (MCP I–V)	FLEX > EX
Proximales Interphalangealgelenk (PIP)	FLEX > EX
Distales Interphalangealgelenk (DIP)	FLEX > EX
Untere Extremität:	
Hüftgelenk (HG)	IR > FLEX, ABD, EX
Kniegelenk (KG)	FLEX > EX
Femoropatellargelenk (FPG)	
Proximales Tibiofibulargelenk (PTFG)	
Distales Tibiofibulargelenk (DTFG)	
Oberes Sprunggelenk (OSG)	PFLEX > DFLEX
Unteres Sprunggelenk (USG)	ADD > ABD (VAR > VAL)
Proximales Tarsalgelenk (PTG) Chopart	PFLEX, ADD, SUP > DFLEX
Metatarsophalangealgelenk (MTP I)	EX > FLEX
Metatarsophalangealgelenk (MTP II–V)	FLEX > EX

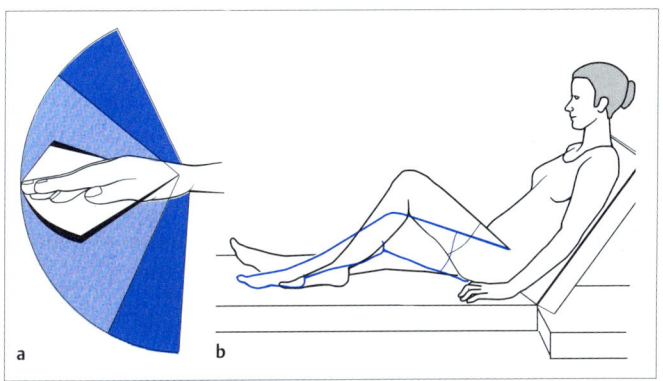

Abb. 5 Beispiele für Kapselmuster der Extremitäten: Handgelenk (a), Kniegelenk (b)

1.2 Untersuchung des Bewegungsapparates

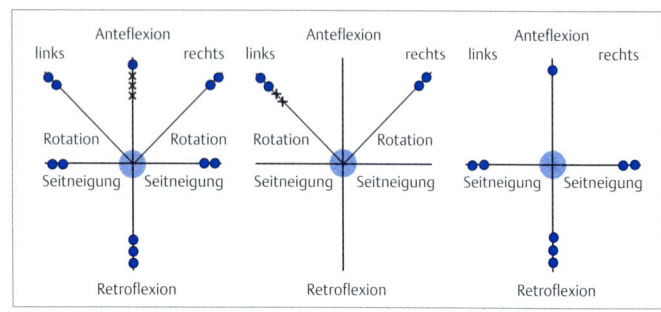

Abb. 6 Kapselmuster an der HWS, BWS, LWS (o = total, × = partiell)

Tabelle 2 Synopsis Kopf-, Wirbelsäulen-, Thoraxgelenke

Gelenk/Bereich	Kapselmuster (KM)
Temporomandibulargelenk (TMG) Atlantookzipitalgelenk (AOG) Atlantoaxialgelenk (AAG, median und lateral) Intervertebralgelenk (IVG): – hinteres IVG – vorderes IVG = Intervertebralsymphyse Unkovertebralgelenk	Im Gegensatz zu den Extremitäten ist jede mehr oder weniger symmetrische Bewegungseinschränkung ein Kapselmuster. Komplettes Kapselmuster: Meist Hinweis auf Systemerkrankungen. Partielles Kapselmuster: Meist Hinweis auf Bandscheibenvorfall.
Kostovertebralgelenk: – Rippenkopfgelenk – Kostotransversalgelenk Sternokostalgelenk Kostochondralgelenk Interchondralgelenk	
Lumbosakralgelenk Sakrokokzygealgelenk Iliosakralgelenk (ISG)	
Kraniozervikaler Übergang (KZÜ) Halswirbelsäule (obere, untere HWS) Zervikothorakaler Übergang (ZTÜ) Brustwirbelsäule (BWS) Thorakolumbaler Übergang (TLÜ) Lendenwirbelsäule (LWS) Lumbosakraler Übergang (LSÜ)	

1.2 Untersuchung des Bewegungsapparates

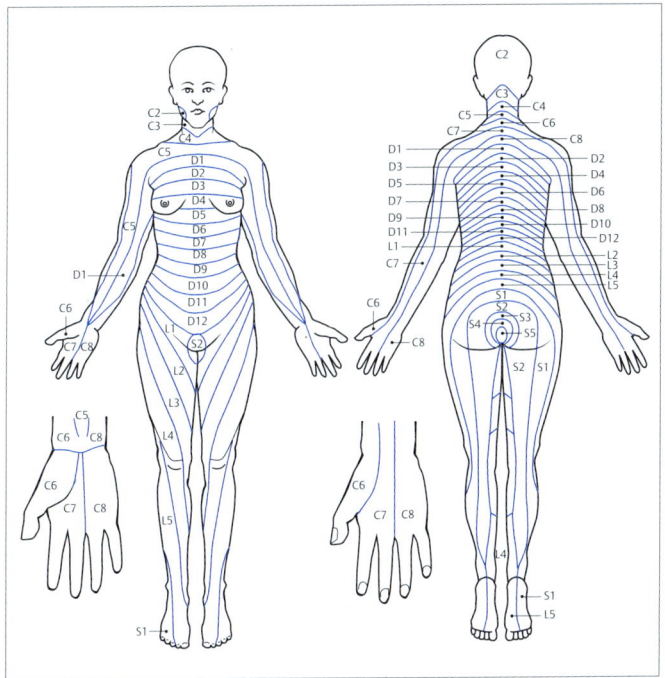

Abb. 7 Dermatome und Kennreflexe (vereinfachte Darstellung)

Bizepssehnenreflex	Segment C 5/C 6
Brachioradialisreflex	Segment C 6
Trizepssehnenreflex	Segment C 7/C 8
Fingerbeugereflexe Knipsreflex, Trömner-Reflex	Segment C 7/Th 1
Bauchdeckenreflex, oberer	Segment Th 6 – Th 8
Bauchdeckenreflex, unterer	Segment Th 10 – Th 12
Patellarsehnenreflex (PSR)	Segment L 2 – L 4
Achillessehnenreflex (ASR)	Segment S 1/S 2

1.3 Muskelfunktionsprüfung (MFP)

Grundlagen

- **Prinzip:** Manuelle, mechanische oder elektrophysiologische Prüfung von Dehnungs- und Kraftverhalten eines Muskels.
- **Voraussetzungen:** Fundierte Kenntnisse der Muskelanatomie und -physiologie:
  - Muskelfunktionen.
  - Ausschaltung synergistisch wirkender Muskeln.
  - Unterscheidung ein- und mehrgelenkiger Muskeln:
    - Eingelenkiger Muskel: Ist vollständig gedehnt, wenn das Gelenk an seine Bewegungsgrenze gebracht wird.
    - Mehrgelenkiger Muskel: Ist vollständig gedehnt, bevor das komplette Bewegungsausmaß erreicht ist.
- **Verfahren:**
  - *Manuelle Muskelfunktionsprüfung:* Möglichkeit der selektiven Prüfung einzelner Muskeln in ihren spezifischen Bewegungen, daher aussagekräftigstes Verfahren:
    - Durch Palpation kann ein normaler von einem atrophierten Muskel unterschieden werden.
    - Ausweichbewegungen werden erkannt und verhindert.
    - Bei Überlappung verschiedener Muskelfunktionen kann der Hauptmuskel herausgefunden werden.
- **Muskelfunktionsprüfung nach H. und P. Kendall** (s.u.): Gängige Methode für Diagnostik, Befundung und Prognose bei Erkrankungen des Bewegungsapparates. Bei neurogenen Störungen können Ort und Höhe der Läsion festgestellt werden; bei orthopädischen/traumatologischen Erkrankungen läßt sich die Therapieart bestimmen.

Indikationen

- Verifizierung von Muskelfunktionsstörungen durch Inaktivität, Verkürzung, Schmerz, Ermüdung oder langdauernde Dehnung.
- Vor Beginn jedes medizinischen Aufbautrainings.
- Routinemäßige Durchführung vor einer krankengymnastischen Therapie bei neurologischen, orthopädischen und traumatologischen Erkrankungen.
- Kontrolle der Muskelfunktion bei Therapieende.

Kontraindikationen

- Keine.
- Bei Endoprothesen und schweren Arthrosen mit eingeschränkter Beweglichkeit sowie bei Knochenstoffwechselstörungen (Osteoporose) ist große Vorsicht geboten!

Durchführung (nach H. und P. Kendall)

- **Prüfung des Ausmaßes der Gelenkbeweglichkeit:** Durchführung *vor* der Muskelfunktionsprüfung, um eine Einschränkung der Gelenkbeweglichkeit von einer Muskelschwäche unterscheiden zu können. Dies gilt auch für das Testen aus der Bewegung. Häufig wird das Bewegungsausmaß auch durch Schwäche, Kontraktur oder Spastizität eines Antagonisten behindert. Sind Muskeln zu schwach, ist eine Stabilisierung des Gelenkes durch den Untersucher notwendig.

1.3 Muskelfunktionsprüfung (MFP)

> **Ausgangsstellung:** Je nachdem, ob Kraft oder Dehnfähigkeit getestet werden, ist eine unterschiedliche Ausgangsstellung notwendig. Proximal des zu tastenden Muskels muß der Patient gut fixiert sein, um Ausweichbewegungen zu vermeiden. Kombinationsbewegungen erleichtern die Prüfung für den Patienten, Ausweichbewegungen werden verhindert. Eine zu weiche Unterlage kann das Testergebnis verfälschen. Gelegentlich übernehmen antagonistische Muskeln oder das eigene Körpergewicht die Stabilisation. Der Muskel kann aus einer Testposition (zeitsparend und genauer) oder aus einer Testbewegung heraus beurteilt werden.
> **Ausschaltung synergistisch wirkender Muskeln:** Um die Funktion eines bestimmten Muskels möglichst genau zu erfassen, sind synergistisch wirkende Muskeln weitgehend auszuschalten: es wird eine Ausgangsstellung gewählt, die nur die Funktion des zu testenden Muskels zuläßt. Neben der Ebene der Hauptbewegungsachse wird die zu untersuchende Funktion festgelegt.

Befundinterpretation

> Muskelkraft und Dehnfähigkeit müssen immer im Seitenvergleich betrachtet werden!
> **Bewertung der Muskelkraft (Abb. 8):** Muskelwerte (MW) 1–5, + oder − verdeutlichen die Tendenz:
>   – *MW 5:* Die Testposition kann gegen die Schwerkraft und maximalen Druck gehalten werden oder ein Körperteil kann gegen die Schwerkraft und maximalen Druck in die Endstellung bewegt werden.
>   – *MW 4:* Bewegung und Haltung in Testposition wie bei MW 5; der Druck ist vermindert. Mit starkem Druck kann der Weg nicht vollständig ausgeführt bzw. die Testposition nicht gehalten werden.
>   – *MW 3:* Die Testbewegung kann ohne Druck des Prüfers gegen die Schwere bis an das Bewegungsende ausgeführt werden.
>   – MW 2: Die Bewegung und das Halten eines Körperteils gegen die Schwerkraft ist nicht möglich. Der Prüfer gibt Unterstützung, um gegen die Schwere zu arbeiten oder läßt gegen den Reibungswiderstand der Unterlage arbeiten.
>   – MW 1: Es ist keine Bewegung möglich, es ist nur ein Zucken in Muskel oder Sehne zu verzeichnen.
>   – *MW 0:* Keine Kontraktion wahrnehmbar.
> **Prüfung der Muskeldehnfähigkeit (Abb. 9):** Analoge Verwendung der Werte 1–5. Das entscheidende Kriterium ist die Vollständigkeit der Bewegung.

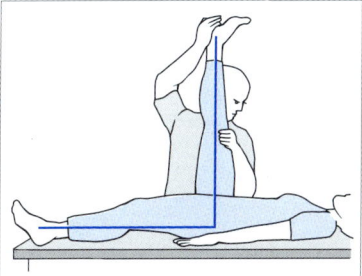

Abb. 8 Muskelfunktionsprüfung: Prüfung der Kraft des M. iliopsoas (Hüftbeugung): Patient in Rückenlage, maximale Hüftstreckung auf der einen Seite. Der andere Oberschenkel wird gegen den Widerstand des Prüfers in die Hüftbeugung gezogen. Die Kraft kann nur subjektiv beurteilt werden, wichtig ist der Seitenvergleich

1.3 Muskelfunktionsprüfung (MFP)

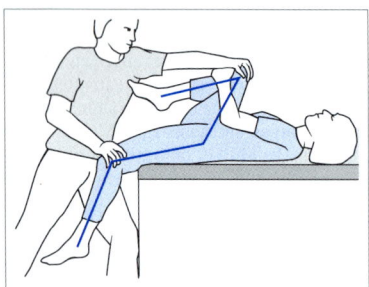

Abb. 9 Muskelfunktionsprüfung: Prüfung der Dehnfähigkeit (Verkürzung) des M. iliopsoas. In Rückenlage wird ein Bein bei gebeugtem Kniegelenk in Hüftbeugung geführt, das andere Bein liegt gestreckt auf der Unterlage. Bewertung: 5 = ≥ 90° Hüftbeugung, 4 = 80° Hüftbeugung, 3 = 70° Hüftbeugung, 2 = 60° Hüftbeugung

Tabelle 3 Beispiel für einen Muskeltest der Streckmuskulatur am Oberschenkel

Rechts	Muskel	Segmentale Innervation	Nerv	Links
	M. iliopsoas	L 1	N. femoralis Plexus lumbalis	
	M. sartorius	L 2–3	N. femoralis	
	M. gracilis	L 2–4	N. obturatorius	
	Mm. adductores	L 2–5	N. obturatorius	
	M. quadriceps f.	L 3–5	N. femoralis	
	M. vast. med.	L 3–5		

Bewertung nach Muskelkraft von 0–5

1.4 Biokinetische Meßverfahren

Grundlagen

- **Prinzip:** Analyse und Messung der Bewegung mittels spezieller Meßverfahren.
- **Verfahren:** Die wichtigsten Verfahren sind Bewegungsanalysen, Oberflächen-Elektromyografie (EMG) und Kraftleistungsmessung (Isokinetik, Kraftmeßplatten). Viele Meßverfahren sind bisher nur experimentell einsetzbar, da sie aufwendige, teure Meßvorrichtungen erfordern.

Bewegungsanalysen

- **Indikationen:**
  - Ganganalysen bei chirurgisch, orthopädisch oder orthetisch versorgten Patienten.
  - Neurologische Erkrankungen (Poliomyelitis, periphere und zentrale Lähmungen, S. 261).
  - Optimierung von Bewegungsabläufen.
- **Durchführung:**
  - Positionierung spezieller Marker am Körper des zu untersuchenden Patienten. Erfassung der Markerlokalisation mittels Bildverarbeitung (z.B. über passive Infrarot-Reflektoren oder aktive Infrarot-Sender. Zur Raumkoordination sind 2 Kameras erforderlich).
  - Auswertung und 3-D-Berechnung über computergestützte Rechnerverfahren.
- **Methodenbedingte Einschränkungen:**
  - Diskontinuierliche Aufnahme von Bewegungseinschränkungen (Frequenzabhängigkeit).
  - Abhängigkeit der Meßgenauigkeit von der Zahl der Marker und dem Meßverfahren.
  - Systematische (abhängig von der Handhabung und Kalibrierung des Meßsystems) und stochastische Meßfehler.

Kraftleistungsmessung

- **Prinzip:** Am Beispiel der Pedographie wird die Druckverteilung der Bodenreaktionskräfte (Kraft zwischen Boden und Fuß) erfaßt. Erstmals wurde das *Abdruckverfahren nach Harris* (1947) durchgeführt: die regionale Verteilung der Spitzendrücke wurde bestimmt. Heute bevorzugt man *elektronische Meßverfahren*, basierend auf kapazitativen Druck- und Kraftsensoren.
  - *Statische Messungen:* Untersuchung der Belastung oder der Form des Fußes.
  - *Dynamische Messungen:* Untersuchung des Abrollvorganges: Längen- und Breitenänderung des Fußes, Varus- oder Valgusstellung, Schwerpunktverlauf.
- **Indikationen:**
  - Postoperativ zur Erfassung der Fußfunktion und zur Kontrolle nach Operationen.
  - Rehabilitation: Belastungssteigerung, Therapieverlaufskontrolle.
  - Diabetologie: Früherkennung von Neuropathien, Einlagenversorgung.
  - Sportmedizin: Ganganalysen, Trainingskontrolle.
- **Praktische Durchführung:**
  - Anbringung von Sensorplatten in unterschiedlicher Größe.
  - Kalibrierung mit Eichsystemen vor den Messungen.
  - Durchführung der Messungen im Stehen (statisch) oder Gehen/Laufen (dynamisch).
  - Auswertung und Aufzeichnung der Meßparameter über spezielle Software-Programme.

1.4 Biokinetische Meßverfahren

Oberflächen-EMG

- ➤ **Durchführung:**
  - Anbringung von Hautelektroden über dem zu untersuchenden Bereich.
  - Aufzeichnung myoelektrischer Signale unterschiedlicher Muskeln und ihrer Aktivitätsverläufe.
- ➤ **Indikationen:**
  - Beschreibung von Muskelaktivitäten (Gangstudien, Messung in Verbindung mit Bodenreaktionskräften).
  - Sportmedizin: Quantifizierung der neuromuskulären Funktion.
  - Therapiesteuerung: EMG als Biofeedback-Instrument.
- ➤ **Methodenbedingte Einschränkungen:**
  - Schwierige Normierung der Untersuchung (Elektrodenkonfiguration, Leitmedien, Muskelergometrie, Berücksichtigung der Muskelmasse, Frequenz der Registriertechnik).
  - Schlechte Erfassung tiefer gelegener Muskeln.
  - Hohe inter- und intraindividuelle Streuung der Amplitudenwerte.
  - Unmöglichkeit der differentialdiagnostischen Beurteilung neurogener und myogener Krankheitsbilder.
  - Keine Unterscheidung, ob exzentrische, isometrische oder konzentrische Muskeln aktiviert werden.
  - Schlechte Korrelation mit dem am Gelenk wirkenden muskulären Drehmoment, da dieses durch die Summenwirkung vieler Muskeln entsteht.
- ➤ **Bewertung:** Das Oberflächen-EMG erfaßt im Gegensatz zum Nadel-EMG ganze Muskelgruppen, störend sind Übergangswiderstände in der Haut (gehen in die Messung mit ein). Die Hauptindikation ist gegeben, wenn einzelne Muskelgruppen gezielt einer Therapie zugeführt werden sollen.

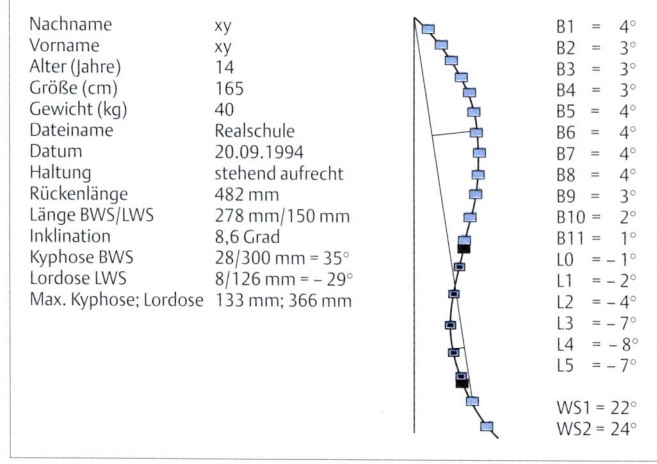

Abb. 10 Beispiel eines biokinetischen Meßverfahrens: Messung von Form und Beweglichkeit der Wirbelsäule (sog. „Rückenmaus") bei einem 14jährigen Schüler (nach Dr. N. Seichert)

1.5 Ganganalyse

Grundlagen

- Die Behandlung von Gangstörungen erfolgt in der Physikalischen Medizin mittels detaillierter empirischer therapeutischer Konzepte, wie z. B. die Funktionelle Bewegungslehre Klein-Vogelbach (S. 123) oder die Propriozeptive neuromuskuläre Fazilitation (PNF, S. 143). Der Einsatz dieser gezielten Therapiekonzepte erfordert eine genaue Diagnostik.
- **Diagnostische Ziele der Ganganalyse:**
    - Erkennung und Verständnis pathologischer Gangmechanismen.
    - Ableitung therapeutischer Schwerpunkte.
    - Objektive Dokumentation, Verlaufskontrolle und Nachweis eines Therapieerfolges.

Indikationen

- Rehabilitationsverlauf nach operativen oder traumatischen Läsionen.
- Erfolgs- und Verlaufskontrolle nach Hüft- oder Knieendoprothetik sowie bei Cox- und Gonarthrose.
- Interpretation von Gangstörungen unklarer Genese; Objektivierung und Therapiekontrolle bei neurologischen Gangstörungen (Ataxien S. 232, Hemiplegien S. 261, Spastiken S. 264, Morbus Parkinson S. 242).
- Kontrolle der Entlastung bzw. Lastübernahme beim Gehen mit Gehstützen. LWS-Symptomatik mit (einseitiger) ischialgiformer Schmerzausstrahlung im Hinblick auf ungleiche Belastung, Beinlängendifferenzen.

Durchführung

- **Klinische Gangbeobachtung:** Bestandteil des ärztlichen Befundes. Sie ist einfach durchführbar, unabhängig von Apparaten, jedoch ungenau. Die Ergebnisse verschiedener Untersucher sind nicht vergleichbar, eine objektive Dokumentation ist unmöglich.
- **Instrumentelle (apparative) Ganganalyse (IGA):** Technisch ausgereiftes, aber (noch) aufwendiges Verfahren. Sie bietet die Möglichkeit der objektiven Erfassung anderweitig nicht zugänglicher Meßwerte; nachteilig sind der personelle, zeitliche und finanzielle Aufwand. Die klinische Relevanz ist häufig unklar.
    - *Anforderungen an die IGA:*
        - Kurze und einfache Durchführung (Zeitaufwand maximal 10 Minuten).
        - Möglichkeit der Erstellung von Mittelwerten aus mehreren Schritten bzw. ganzen Patientengruppen; vgl. Abb. 11.
        - Umsetzung der primär abstrakten Meßwerte in klinisch relevante und interpretierbare Größen.
- **Varianten der IGA:**
    - *Funktionelle Bewegungsanalyse*: Berührungslose Messung der Gelenkwinkel (Hüft-, Knie- u. Sprunggelenke) mittels Infrarot- oder Ultraschallsensoren.
    - *Messung der Bodenreaktionskräfte mit Kraftmeßplatten:* Vertikale, sagittale und frontale Kraftkomponenten, Drehmoment, Abroll-Koordinaten. Aktuelle Weiterentwicklung: Berechnung der „funktionellen Muskelarbeit" aus den gemessenen Bodenreaktionskräften. Derzeit günstigstes Verhältnis von Meßaufwand und klinischer Relevanz.
    - *Oberflächen-EMG:* Messung der Muskelaktivierung am Bein. Datentransfer zum PC über Schleppkabel oder Telemetrie.

1.5 Ganganalyse

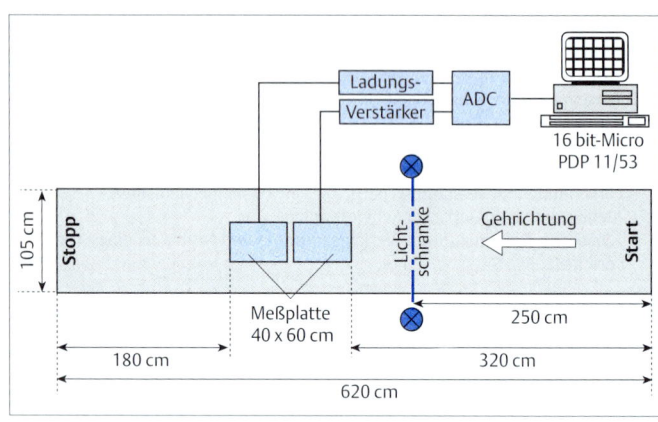

Abb. 11　Instrumentierte Ganganalyse (Messung der Bodenretraktionskräfte)

– *Dynamische Pedographie:* Messung der Druckverteilung unter der Fußsohle mittels Einlegesohlen oder auf der Bodenmatte. Kommerziell erhältliche Systeme, anschauliche Farbdarstellung am PC. Relevante Aussage für bestimmte Fragestellungen (z. B. Ulkusprophylaxe beim Diabetiker).

Befundinterpretation

➤ Ganganalytische Befunde erlauben nur zusammen mit dem klinischen Befund eine Diagnose. Die Sensitivität ist im Seitenvergleich schon bei geringgradigen Asymmetrien hoch. Die Befundung symmetrischer Störungen ist durch Vergleich mit geschlechts- und altersspezifischen Normwerten möglich.
➤ **Beispiele für die ganganalytische Befundinterpretation:**
  – (Einseitig) verkürzte Stand- oder Schwungphase.
  – (Einseitig) verkürzte Schrittlänge, verbreiterte Spur.
  – Ungenügende vertikale Lastübernahme nach Fersenkontakt.
  – Reduzierte sagittale Bremskraft/Bremsimpuls in der frühen Standphase: Probleme der stabilisierenden exzentrischen Komponenten.
  – Reduzierte sagittale Stoßkraft/Stoßimpuls in der späten Standphase.
  – Gestörte vertikale Schwerpunktbewegung relativ zur Standbeinphase: Koordinationsprobleme, übermäßige Hoch- Tiefbewegung.
  – Verlagerung des Schwerpunktes über das jeweilige Standbein; gestörte Empfindung der subjektiven Körpermitte.
  – Sagittales und frontales Abrollmuster: „dynamische Fußdeformität".

1.6 Lungenfunktionsprüfung

Grundlagen

- Eine einfache Lungenfunktionsprüfung sollte neben Blutdruckmessung und EKG Bestandteil jeder internistischen Untersuchung und Befundung in der Physikalischen und Rehabilitativen Medizin sein.
- **Spirometrie:** Verfahren zur Beurteilung der Ventilation. Durchführung mit technisch einfachen Geräten, die auf dem Prinzip des Trockenbalgspirometers beruhen. Meßparameter:
  - *Vitalkapazität (VK):* Maximal mobilisierbares Lungenvolumen, gemessen bei langsamer Ausatmung.
  - *Forciertes Exspirationsvolumen (FEV$_1$, Einsekundenkapazität, Tiffeneau-Test):* Die nach größtmöglicher Einatmung in der ersten Sekunde ausgeatmete Luftmenge.
- **Peak-flow-Messung:** Einfaches Meßgerät für Asthmapatienten zur Eigenbestimmung des Obstruktionsgrades. Obwohl die Messung der FEV$_1$ unterlegen ist, gibt sie gute Anhaltspunkte über den Krankheitsverlauf und ermöglicht eine optimale Therapie.

Indikationen

- Verifizierung einer relevanten Ventilationsstörung bei bestehender Belastungsdyspnoe.
- Differenzierung zwischen obstruktiver und restriktiver Ventilationsstörung.
- Beeinflußbarkeit einer Obstruktion (Broncholysetest).
- Verlaufskontrolle der Lungenfunktionswerte im Rahmen einer physikalischen Therapie.

Durchführung

- Zunächst wird die Vitalkapazität während langsamer Exspiration bestimmt, dann erfolgt das forcierte Exspirationsmanöver (FEV$_1$).
- **Broncholysetest:** Der Patient inhaliert 2 Hübe eines handelsüblichen Dosier-Aerosols, im Anschluß daran wird eine erneute Messung durchgeführt.

Befundinterpretation

- **VK und FEV$_1$ normal:** Liegt eine Dyspnoe vor, ist diese anderweitig (z. B. kardial) bedingt.
- **FEV$_1$ erniedrigt:** Vorliegen einer *obstruktiven Ventilationsstörung* (in der Praxis 90 % aller untersuchten Patienten) durch eine Einschränkung des Atemquerschnittes (chronische Bronchitis, Asthma bronchiale) oder eine Einengung der peripheren Lungenabschnitte. Differenzierung durch den Broncholysetest (s. o.). Weitere Abklärung durch Pneumologen (komplette Spirometrie, Bodyplethysmografie).
- **VK erniedrigt:** Vorliegen einer *restriktiven Ventilationsstörung* durch pulmonale (chronisch interstitielle Lungenerkrankung) oder extrapulmonale (Pleuraschwarte, Kyphoskoliose, neuromuskuläre Erkrankung) Ursachen. Weitere Abklärung durch Pneumologen (komplette Spirometrie, Blutgasanalyse, CO_2-Diffusion, Compliance).

1.7 Rehabilitation – Grundlagen

Grundlagen, Begriffe und Zielsetzung

- Der Begriff der Rehabilitation leitet sich ab vom lateinischen Wort „rehabilitatio" (re = wieder, habilitare = geeignet, geschickt, fähig machen).
- Grundsätzliche Aufgabe der Rehabilitation von chronisch Kranken und Behinderten ist es, die Patienten zu befähigen, ihre Rolle in Familie, Beruf und Gesellschaft in bestmöglicher Weise ausfüllen zu können.
- Dieser Idealvorstellung entspricht auch die Definition der Weltgesundheitsorganisation (WHO) von 1967: „Rehabilitation ist die Gesamtheit der Aktivitäten, die nötig sind, um dem Behinderten bestmögliche körperliche, geistige und soziale Bedingungen zu sichern, die es ihm erlauben, mit seinen eigenen Mitteln einen möglichst normalen Platz in der Gesellschaft einzunehmen".

Rechtliche Bestimmungen

- Erste Grundgedanken ergeben sich bereits aus der von Bismarck verfaßten kaiserlichen Botschaft vom 17.11.1881, die häufig als „Magna Charta" der deutschen Sozialversicherung bezeichnet wird.
- Das Rehabilitations-Angleichungsgesetz (RehaAnglG) von 1974 umreißt in § 1 den gemeinsamen Rahmen für die von den einzelnen Sozialleistungsträgern in unterschiedlicher Weise zu erbringenden Reha-Leistungen: „Die medizinischen, berufsfördernden und ergänzenden Maßnahmen und Leistungen zur Rehabilitation im Sinne dieses Gesetzes sind darauf auszurichten, körperlich, geistig oder seelisch Behinderte möglichst auf Dauer in Arbeit, Beruf und Gesellschaft einzugliedern. Den Behinderten stehen bei der Anwendung dieses Gesetzes diejenigen gleich, denen eine Behinderung droht."
- Darüber hinaus heißt es in § 10 Sozialgesetzbuch I (Allgemeiner Teil): „Wer körperlich, geistig oder seelisch behindert ist oder wem eine solche Behinderung droht, hat unabhängig von der Ursache der Behinderung ein Recht auf die Hilfe, die notwendig ist, um
  1. die Behinderung abzuwenden, zu beseitigen, zu bessern, ihre Verschlimmerung zu verhüten oder ihre Folgen zu mildern,
  2. ihm einen seinen Neigungen und Fähigkeiten entsprechenden Platz in der Gemeinschaft, insbesondere im Arbeitsleben, zu sichern".
- **Schwerpunkt der kurativen Medizin („Akutmedizin"):** Behandlung einer krankheits-/unfallbedingten Störung oder eines Organschadens (impairment) mit dem Ziel der Heilung (restitutio ad integrum), zumindest aber der wesentlichen Besserung oder Beschwerdelinderung.
- **Schwerpunkt der rehabilitativen Medizin:**
  - Behandlung chronischer Erkrankungen und Behinderungen in ihrer Komplexität und Vielschichtigkeit bei häufig bestehender Multimorbidität.
  - Unterstützung und Verbesserung der Kompensationsmöglichkeiten mit dem Ziel, die eingetretene funktionelle Einschränkung für die Verrichtungen des täglichen Lebens (disability) sowie die sozialen Beeinträchtigungen (u.a. im Berufsleben) und die gesellschaftliche Desintegration (handicap) zu verhindern, zu beseitigen oder zu verringern.
- Beide Bereiche müssen sich ergänzen und die Übergänge sind häufig fließend.

1.7 Rehabilitation – Grundlagen

Voraussetzungen und Anforderungen für die Rehabilitation

- Rehabilitation soll „Hilfe zur Selbsthilfe" bei chronischer Erkrankung und Behinderung sein (Selbsthilfegruppen im Anhang): Motivation und aktive Mitwirkung des „Patienten" sind erforderlich, Rehabilitation ist damit oft ein „Leben lernen" mit chronischer Krankheit und Behinderung.
- Rehabilitation bedeutet im weitesten Sinne Übung der verbliebenen und Entwicklung ausgleichender Funktionen, Fähigkeiten und Aktivitäten („Coping") zur bestmöglichen Anpassung an die Anforderungen des Alltags- und Arbeitslebens.
- Die Planung aller rehabilitativen Maßnahmen hat sich hierbei daran zu orientieren, den chronisch Kranken zu einer möglichst normalen Lebensführung zu befähigen („Normalisierungsprinzip").
- Bei bereits bestehender Erkrankung soll Rehabilitation die Vermeidung fortschreitender oder zusätzlicher Krankheitsentwicklungen (tertiäre Prävention) beinhalten.
- Rehabilitation ist eine gemeinsame interdisziplinäre Aufgabe („Reha-Team").
- Sie muß, auch wenn sie im Einzelfall in Phasen abläuft, eine Einheit bilden. Dieser („nahtlosen") Einheit sollte auf der institutionellen Seite (Kostenträger, Einrichtungen) eine sogenannte „Rehabilitationskette" entsprechen.
- Rehabilitation sollte mit schrittweiser und dosierter Steigerung der Anforderungen und Bleastungen erfolgen („Stufenkonzept").
- Zur Sicherstellung des teilweise komplexen Zusammenwirkens verschiedener Kostenträger und Rehabilitationseinrichtungen sowie zur Vermeidung von Überschneidungen und Lücken hat der primär zuständige Kostenträger im Einzelfall einen „Rehabilitationsgesamtplan" aufzustellen mit dem Ziel einer möglichst „nathlosen" Rehabilitation.

Begriff der Behinderung

- Eine Behinderung liegt vor, wenn gesundheitliche Schäden oder Normabweichungen körperlicher, geistiger oder seelischer Art (impairments) zu einer funktionellen Einbuße oder dem Verlust von Fähigkeiten oder Aktivitäten (disabilities) geführt haben, die Einschränkungen für eine normale Lebensführung oder die Teilhabe am sozialen Leben (handicaps) sind, und diese Einschränkungen nicht ausreichend im körperlichen, psychischen oder sozialen Bereich kompensiert sind (s. Flußschema).
- **Impairment:** Schaden oder Normabweichung anatomischer, physiologischer oder psychischer Strukturen oder der daran gebundenen Funktionen (z.B. Lähmung, Gelenkversteifung, Gliedmaßenverlust, Blindheit, Hypertonie, Diabetes, Leberzirrhose, Störungen der Wahrnehmung, des Denkens, der Erlebnisverarbeitung), häufig gefolgt von einer Disability.
- **Disability:** Einschränkung von Funktionen und Fähigkeiten, die für die Verrichtungen des täglichen Lebens erforderlich sind (z.B. Gehen, Treppensteigen, Greifen, Heben, Tragen), Kommunikation (Sehen, Hören, Sprechen), Selbstfürsorge (Waschen, Essen, Anziehen), Verhaltensweisen (z.B. in der Partnerschaft, bei der Krisenbewältigung) und hieraus folgend
- **Handicap:** Soziale Beeinträchtigung der gesellschaftlichen Integration oder Teilhabe – auch im Arbeits- und Berufsleben.

1.7 Rehabilitation – Grundlagen

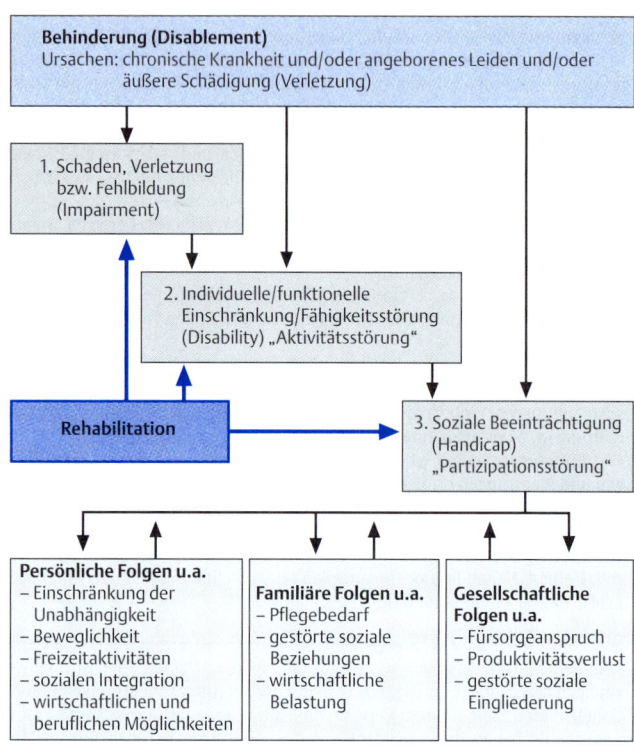

Ebenen der Behinderung und Ansatzpunkte der Rehabilitation

1.8 Rehabilitation – Leistungsarten

Medizinische Rehabilitationsleistungen

➤ Ambulante, teilstationäre, stationäre Leistungen, insbesondere:
  - Ärztliche Behandlung.
  - Arznei- und Verbandmittel.
  - Heilmittel einschl. Krankengymnastik.
  - Bewegungs-, Sprach- und Beschäftigungstherapie.
  - Hilfsmittel wie z. B. Körperersatzstücke, orthopädische und andere Hilfsmittel.
  - Belastungserprobung und Arbeitstherapie, auch in Rehabilitationseinrichtungen und Krankenhäusern.

Berufsfördernde Rehabilitationsleistungen

➤ Hilfen zur Erhaltung oder Erlangung eines Arbeitsplatzes (z. B. behindertengerechte Umgestaltung des Arbeitsplatzes, innerbetriebliche Arbeitsplatzumsetzung, Eingliederungsbeihilfen an einen neuen Arbeitgeber).
➤ Berufsfindung, Arbeitserprobung und Berufsvorbereitung.
➤ Berufliche Anpassung, Ausbildung, Weiterbildung (einschl. Fortbildung und Umschulung), z. B. in einem Berufsförderungswerk.
➤ Sonstige Hilfen zur Förderung einer Erwerbs- oder Berufstätigkeit auf dem allgemeinen Arbeitsmarkt oder in einer Werkstatt für Behinderte (WfB).

Leistungen zur (vor-)schulischen, pädagogischen Rehabilitation und Integration

➤ Rehabilitationsleistungen zur Entwicklung der geistigen und körperlichen Fähigkeiten (vor Beginn der Schulpflicht).
➤ Leistungen zur angemessenen Schulbildung einschl. der erforderlichen Vorbereitung.
➤ Hilfen für Behinderte, die nur praktisch bildbar sind, zur Ermöglichung einer Teilnahme am Leben in der Gemeinschaft.
➤ Hilfen zur Ausübung einer angemessenen Tätigkeit, soweit berufsfördernde Leistungen nicht möglich sind.

Leistungen zur sozialen Rehabilitation

➤ Zur Ermöglichung und Erleichterung der Verständigung mit der Umwelt.
➤ Zur Erhaltung, Besserung und Wiederherstellung der körperlichen und geistigen Beweglichkeit sowie des seelischen Gleichgewichts.
➤ Zur Ermöglichung und Erleichterung der Besorgung des Haushalts.
➤ Zur Verbesserung der wohnungsmäßigen Unterbringung.
➤ Zur Freizeitgestaltung und zur sonstigen Teilnahme am gesellschaftlichen und kulturellen Leben.

Ergänzende Leistungen und sonstige Leistungen zur Erreichung oder Sicherung des erreichten Rehabilitationsziels

➤ Lohnersatzleistungen wie Übergangsgeld, Krankengeld, Verletztengeld, Versorgungskrankengeld.
➤ Ersatzhilfen zum Lebensunterhalt.
➤ Beiträge zur gesetzlichen Kranken-, Pflege-, Unfall- und Rentenversicherung sowie zur Bundesanstalt für Arbeit.
➤ Übernahme der mit einer berufsfördernden Leistung zusammenhängenden Kosten.

1.8 Rehabilitation – Leistungsarten

- ➤ Übernahme der Fahrtkosten.
- ➤ Rehabilitationssport in Gruppen unter ärztlicher Betreuung (z. B. Koronarsportgruppen).
- ➤ Haushaltshilfen.
- ➤ Eine Übersicht der Rehabilitationsträger, ihrer primären oder nachrangigen (subsidiären) Zuständigkeit und der von ihnen erbrachten Leistungsarten findet sich auf den letzten beiden Umschlagseiten und im Anhang.

Vorteile für den Rehabilitanden bzw. die Solidargemeinschaft

- ➤ Häufig besteht ein unmittelbarer Zusammenhang zwischen Art der erbrachten Rehabilitationsleistungen und dem Vorteil für den Rehabilitanden sowie dem Nutzen für den leistungspflichtigen Sozialleistungsträger und damit die Solidargemeinschaft der Beitragzahler:
  - Ambulante Badekur oder Kompaktkuren der Krankenversicherung zur rechtzeitigen Vermeidung längerer Krankengeldzahlungen und ambulanter oder stationärer Behandlungskosten.
  - Teilstationäre/stationäre medizinische oder berufliche Rehabilitationsleistungen der Rentenversicherung zur Vermeidung vorzeitiger Rentenzahlungen durch die Rentenversicherungsträger („Reha vor Rente").
  - Berufliche Rehabilitationsleistungen der Arbeitsverwaltung zur Vermeidung von Erwerbslosigkeit.
  - Ambulante oder stationäre Rehabilitationsleistungen der jeweils zuständigen Leistungsträger zur Vermeidung, Minderung oder Verhinderung einer Verschlimmerung von Pflegebedürftigkeit („Reha vor Pflege").
  - Medizinische oder berufliche Rehabilitationsleistungen der Unfallversicherung bei kausalem Zusammenhang mit Wege- oder Arbeitsunfall oder Berufserkrankungen zur Vermeidung berufsgenossenschaftlicher Rentenzahlungen und Verringerung der Minderung der Erwerbsfähigkeit („Reha vor Rente").
- ➤ Ist der primär zuständige Rehabilitationsleistungsträger (z. B. Rentenversicherung bei medizinischen Rehabilitationsleistungen oder Bundesanstalt für Arbeit bei berufsfördernden Leistungen) nicht zuständig, tritt in der Regel ein nachrangig leistungspflichtiger Leistungsträger ein. Letztlich kommt zumindest die Sozialhilfe als Kostenträger für Rehabilitationsleistungen (Subsidiarität) in Betracht.

1.9 Hygienische Maßnahmen

Grundlagen

- **Keimträger Mensch:** Auf Haut und Schleimhäuten befinden sich neben Saprophyten häufig pathogene Bakterien, Dermatophyten und Protozoen. Das Spektrum der pathogenen Keime kann vielfältig sein, da in Einrichtungen der Physikalischen Medizin verschiedenste Patienten behandelt werden.
- **Erreger nosokomialer Infektionen im Krankenhaus:** Pseudomonas aeroginosa, Escherichia coli, Enterokokken, Staphylokokken, Mycobakterium balnea, Candida albicans, Echo-, Coxsackie-, Adeno-, Papova- und Papilomaviren.
- **Begünstigende Faktoren für die Entstehung von Infektionen im Rahmen von Behandlungen in Einrichtungen der Physikalischen Medizin:**
  - *Kontamination der Einrichtung:* Geräte, Tische, Auflagen, Sitze in Umkleidekabinen, Fußböden u. a. können mikrobiell kontaminiert werden und bei unzureichender Desinfektion bzw. Sterilisation ursächlich für nosokomiale Infektionen sein.
  - *Wasserkontamination:* Bei mechanischen Maßnahmen in der Physikalischen Medizin, vor allem bei Wasseranwendungen, können Erreger ausgetauscht werden. So werden besonders durch das Wasser von der Haut und von den Schleimhäuten des Gesunden und Kranken Mikroorganismen, organische Substanzen und Epithelzellen abgeschwemmt.
  - Feuchte und Wärme begünstigen das Keimwachstum.
  - Therapiemaßnahmen bei infektiösen Patienten bergen zusätzlich die Gefahr der aerogenen oder Kontaktübertragung auf das Personal.
- **Verantwortlichkeit:** Jeder Arzt und Physiotherapeut ist in seiner Tätigkeit verantwortlich, die Grundsätze der Asepsis, Desinfektion und Sterilisation zu beachten. Rechtsgrundlagen: Richtlinien für Krankenhaushygiene und Infektionsprävention (Robert-Koch-Institut); DIN 19643-1 Aufbereitung von Schwimmbadewasser.

Durchführung hygienischer Maßnahmen

- **Desinfektionsplan** (Tab. 4): Zur Erleichterung der Durchführung hygienischer Maßnahmen und gemäß der jeweiligen Vorschriftenlage ist die Aufstellung eines Desinfektionsplanes geboten.
- **Körperhygiene:**
  - Händedesinfektion vor und nach jedem Patientenkontakt.
  - Verwendung von neutralen bzw. schwachsauren Hautlotionen aus Wandspendern für Hände und Hautreinigung.
  - Patientengebundene Handtücher, Einmalpapierhandtücher aus Spendern.
  - Maßnahme zur Fußpilz- und Warzenprophylaxe durch Fußspraydesinfektion, Tragen von Badeschuhen.
  - Verwendung von Massageöl und anderen Hautpflegemitteln aus Portioniergeräten oder Einzelpackungen.
- **Hygienische Maßnahmen in den Räumlichkeiten:**
  - Tägliche Scheuerdesinfektion aller barfußbegangenen Oberflächen mit geeigneten Desinfektionsmitteln sowie Desinfektionsverfahren.
  - Verwendung von Kunststoffrosten zur Erleichterung der Desinfektion.
  - Wischdesinfektion von Wannen, Geräten und anderen Einrichtungsgegenständen sowie Reinigung nach jeder Benutzung.
  - Durchspülung und Entleerung von wasserführenden Teilen und Schläuchen an Geräten und Einrichtungen nach jeder Verwendung.

1.9 Hygienische Maßnahmen

Tabelle 4 Desinfektionsplan für eine balneologische Abteilung

Maßnahme	Desinfektionssubstanzen (Beispiele)	Einwirkzeit Konzentration	Häufigkeit, Durchführung
Wannendesinfektion (nicht verschmutzt)	Sekusept forte (Persäuren)	5–10 Min.	Nach Benutzung zuerst Ausspülen mit klarem Wasser, Lösung feucht auftragen, nicht nachtrocknen.
Wannendesinfektion (verschmutzt, z. B. nach Wundbehandlung)	Sekusept forte (Persäuren)	> 30 Min.	Vorausgehende Desinfektion, Ausspülen mit klarem Wasser, Lösung feucht auftragen, nicht nachtrocknen.
Desinfektion medizinischer Geräte, Inventar	Dismozon pur	1 Std. 0,25%ig	Bei Kontamination nach Gebrauch, mindestens 1× wöchentlich. Feuchtes Abreiben, nicht nachtrocknen.
Schlußdesinfektion	Kohrsolin iD	4 Std. 3%ig	Zur Schlußdesinfektion bei meldepflichtigen Erkrankungen nach dem Bundesseuchengesetz. Gründliches Abreiben der Flächen mit der Lösung. Beachte: Atemschutz, Schutzkleidung, Schutzhandschuhe!

> **Hygienische Maßnahmen bei Behandlungsmitteln:**
> - Verwendung von patientengebundenen frischen Papier- oder Textilauflagen für Massagebänke, Liegen, Nacken- und Knierollen u.ä.
> - Wiederverwendung von Moorpackungen und anderen nicht desinfizierbaren Packungsmassen nur am selben Patienten.
> - Wiederverwendung desinfizierbarer Packungsmassen, wie z. B. Paraffin, nur nach vorheriger Erwärmung auf 130°C für mindestens 15 Minuten.
> - Verwendung von sterilisierbaren Mundstücken oder Einwegmundstücken für Einzelinhalationen und Aufbereitung nach jeder Verwendung.
> - Monatliche mikrobiologische und physikalisch-chemische Überprüfung des Badewassers durch einen Krankenhaushygieniker.

1.10 Hilfsmittel

Leistungspflicht der Kostenträger

➤ **§ 182 RVO:** Ein Versicherter hat Anspruch auf Ausstattung mit Körperersatzstücken, orthopädischen und anderen Hilfsmitteln sowie auf technische und allgemeine Hilfen, die einer drohenden Behinderung vorbeugen, den Erfolg einer Heilbehandlung sichern oder eine körperliche Behinderung ausgleichen.
➤ **Verordnung:** Die Verordnung des Hilfsmittels erfolgt durch den Arzt; sie muß so eindeutig wie möglich erfolgen und beinhaltet Anzahl und Bezeichnung, Art der Herstellung (Konfektion oder Anfertigung nach Maß), Hinweise über Zweckbestimmung, Material und Abmessungen. Der Arzt muß sich auch versichern, ob das abgegebene Mittel seiner Verordnung entspricht und den vorgesehenen Zweck erfüllt.
➤ **Leistungen:** Sie beinhalten:
  - Grundausstattung und Zubehör.
  - Ausbildung im Gebrauch des Hilfsmittels.
  - Änderung, Instandsetzung und Ersatzbeschaffung.
➤ **Aufwendige Hilfsmittel:** Die Kostenträger haben das Recht, insbesondere bei aufwendiger Hilfsmittelausstattung einen Sachverständigen zu Rate zu ziehen sowie die Ausführung und Paßfähigkeit durch Fachdienste überprüfen zu lassen. Aufwendige, spezielle Hilfsmittel werden im Einzelfall von den gesetzlichen Krankenversicherungen übernommen, wenn dadurch die Selbständigkeit eines Behinderten gewährleistet werden kann oder wenn zu ermöglichen ist, daß ein Behinderter im häuslichen Bereich versorgbar ist und Pflegebedürftigkeit vermieden wird. Voraussetzung ist eine ausführliche ärztliche Begründung, eine möglichst wirtschaftliche Verordnung, eine genaue Einweisung des Behinderten bzw. seiner Angehörigen und eine Kontrolle des Einsatzes.
➤ **Allgemeine Gebrauchsgegenstände:** Nicht eingeschlossen in die Leistungspflicht der Kostenträger sind allgemeine Gebrauchsgegenstände des täglichen Lebens (z. B. technische Geräte in der Küche, praktische Hilfen wie Stiefelknecht, verlängerter Schuhanzieher). Im Einzelfall muß entschieden werden, ob durch Art und Ausmaß der behindertengerechten Veränderung der Charakter des allgemeinen Gebrauchsgegenstandes nicht mehr gegeben ist (z. B. orthopädische Schuhe, Arthrodesenstuhl, behindertengerechtes Bett).

Hilfsmittelverzeichnis

➤ Die Spitzenverbände der Krankenkassen haben gemeinsam ein Hilfsmittelverzeichnis erstellt, das gleichartige oder gleichwertige Hilfsmittel in Produktgruppen zusammenfaßt (Gesundheitsreformgesetz 1993). Die für die einzelnen Hilfsmittel vorgesehenen Festbeträge oder vereinbarten Preise sind darin angegeben. Das Verzeichnis wird regelmäßig ergänzt und fortgeschrieben. Für das komplette Hilfsmittelverzeichnis sind 34 Produktgruppen vorgesehen. Folgende Produktgruppen sind bisher in das Verzeichnis aufgenommen:
  - Bandagen (Produktgruppe 05):
    • Stabilisierungsbandagen (z. B. Mittelfußbandagen, Knöchelschienen, Sprunggelenksorthesen).
    • Kompressionsbandagen mit Pelotte (Patellabandagen).
    • Funktionssicherungsbandagen (z. B. elastische Knieführungsbandagen mit seitlichen Gelenkschienen oder starre Bandagen mit einstellbaren Gelenken).
    • Kompressionsbandagen (Ellenbogenbandagen z. B. Epitrain).

1.10 Hilfsmittel

- Anatomische Zervikalstützen (anatomisch geformte Schaumstoffkragen mit Trikotbezug und Klettverschluß auf der Rückseite).
- Schultergelenkbandagen.
- Lumbalbandagen (elastische Rumpforthesen mit Stützelementen, z. B. Verstärkung durch Stahlstäbe).
- *Einlagen (Produktgruppe 08):* (S. 422).
- *Elektrostimulationsgeräte (Produktgruppe 09):*
  TENS-Geräte, Muskelstimulationsgeräte u. a.
- *Gehhilfen (Produktgruppe 10):* Gehwagen, Gehstöcke, Gehstützen.
- *Sitz- und Liegehilfen zur Vorbeugung von Dekubitus (Produktgruppe 11):*
  - Sitzkissen, Sitzringe, Antidekubitusfelle.
  - Schaum- oder Weichpolstermatratzen, Spezialmatratzen (S. 159).
- *Inhalations- und Atemtherapiegeräte* (z. B. Pari-Geräte).
- *Hilfsmittel zur Kompressionstherapie (Produktgruppe 17):*
  - Kompressionsstrümpfe für Unterschenkel, Oberschenkel.
  - Kompressionsstrumpfhosen der Kompressionsklassen I, II oder III.
  - Befestigungssysteme (Hautkleber, Strumpfhaltersysteme, Leibteile).
  - Apparate zur Kompressionstherapie (Produktgruppe 17), S. 224.
- *Rollstühle, Krankenfahrzeuge (Produktgruppe 18):*
  - Toilettenrollstühle und Duschrollstühle.
  - Schieberollstühle, Rollstühle mit Greifreifenantrieb, Aktivrollstühle.
  - Treppenfahrzeuge, Treppenraupen, Spezialrollstühle wie Elektrorollstühle mit Hubvorrichtung.
- *Lagerungshilfen (Produktgruppe 20):* Lagerungsschalen, Abduktionsschienen u. ä.
- *Stomaartikel (Produktgruppe 29):* Einschließlich aller erforderlichen Zusatzartikel.
- *Schuhe (Produktgruppe 31):* Orthopädische Schuhe, mit Zusatzarbeiten z. B. an Sohle, Absatz; Stabilisationsschuh, z. B. bei Lähmungen.
- Sprach- Hörhilfen.
- Spastiker-Behandlungs- und Übungsgeräte.
- Hilfsmittel bei fehlenden oder fehlgebildeten Körperteilen.
- Hilfen für Querschnittsgelähmte.

Technische Hilfen

➤ Zur Unterstützung der Behandlung und zum Ausgleich fehlender Körperfunktionen dienen technische Hilfen, die allerdings nur *teilweise* in den Aufgabenbereich der gesetzlichen Krankenversicherung fallen:
  - Arm- und Beinprothesen, Orthesen.
  - Hilfsmittel, die einem Behinderten das An- und Ausziehen ermöglichen (z. B. Greifzangen, An- und Ausziehhilfen). Hilfen, die unverändert auch von Nichtbehinderten benutzt werden können, wie z. B. lange Schuhlöffel, sind Gebrauchsgegenstände und beinhalten keine Leistungspflicht der Krankenversicherung.
  - Hilfen, die das Essen und Trinken ermöglichen (Adaptationen für Gabel, Löffel, Messer, Eß- und Trinkhilfen).
  - Hilfsmittel im hygienischen Bereich (z. B. diverse Toilettenhilfen, Badewannensitz, Badewannenverkürzer, Adaptationen an Wasserhahn, Dusche sowie Vorrichtungen zur Körperreinigung).
  - Ein behindertengerechtes Bett kann als Hilfsmittel in Betracht kommen.

1.10 Hilfsmittel

- Krankenfahrzeuge (s. o.).
- Gehhilfen (z. B. Gehwagen, Gehgestell, Gehrad, s. Gangschulung S. 126).
- Behinderungsgerecht zugerichtete Fahrzeuge (z. B. Ausstattung eines Kraftwagens) sind außerhalb des Aufgabenbereiches der Krankenversicherung.
- Hilfsmittel zur Kommunikation (z. B. Adaptationen zum Halten eines Schreibgerätes, Blattwender, Lesehilfen u. ä.) sind indiziert bei dauernder Bettlägerigkeit und fehlender Greiffunktion.

➤ Orthesen (Produktgruppe 23) siehe S. 421.
➤ Prothesen (Produktgruppe 24) siehe S. 426.

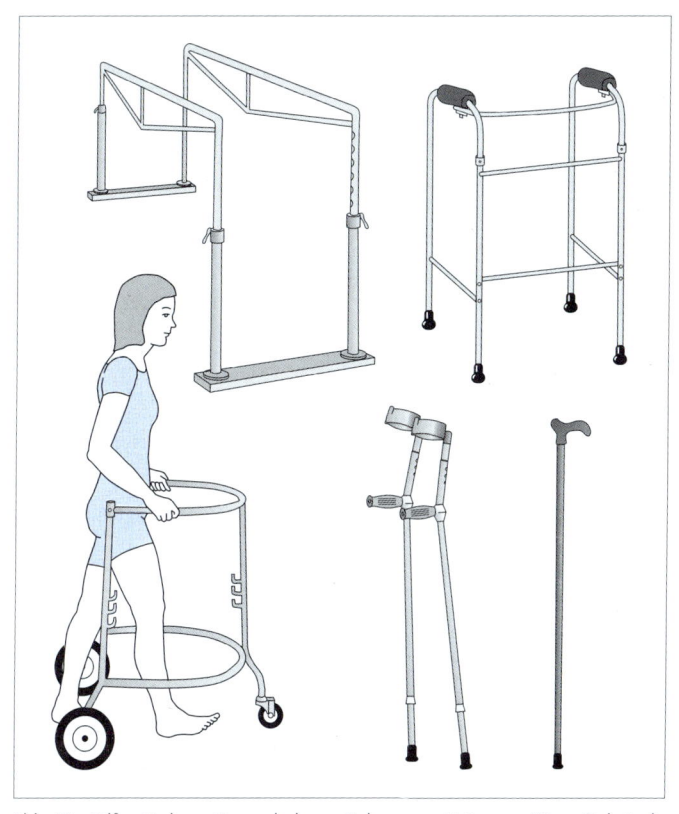

Abb. 12 Hilfsmittel zur Gangschulung: Gehwagen, Unterarmstütze, Gehstock, Gehgestell, Gehbarren

2.1 Hydro- und Balneotherapie

Grundlagen

- **Definitionen:**
  - *Hydrotherapie:* Anwendungen von kaltem und warmem Wasser, appliziert in Form von Bädern, Duschen, Waschungen, Güssen, Dämpfen, Sauna u. a.
  - *Balneotherapie:* Behandlung mit Bädern.
- Wasseranwendungen und Bäder gehören zu den ältesten Behandlungsmethoden in der Medizin. Je nach Art der Anwendung müssen mechanische, physikalische und chemische Aspekte berücksichtigt werden.

Physiologische Wirkungen des Wasserbades

- **Mechanische Wirkungen der Immersion:**
  - *Auftrieb:* Das Wasserbad bewirkt einen mechanischen Auftrieb mit Schwerelosigkeit des Körpers. Tonisch-afferente Impulse aus der Haut werden unterdrückt. Es kommt durch Unterdrückung efferenter Impulse zur Detonisierung der Muskulatur, die Beweglichkeit nimmt zu.
  - *Viskosität:* Bei Bewegung entsteht ein Reibungswiderstand.
  - *Hydrostatische Effekte:* Beim Untertauchen werden aus dem venösen Pool in den Bein-Beckenvenen und im Bauchraum ca. 700 ml Blut zum Herzen transportiert. Folgen sind:
    - Ansteigen des zentralen Venendruckes.
    - Ansteigen des Schlagvolumens und des Herzminutenvolumens.
    - Absinken des peripheren Gefäßwiderstandes.
    - Die Diurese nimmt zu, ebenso die Na- und K-Ausscheidung.
    - Ansteigen des pulmonalen Widerstandes: die Vitalkapazität sinkt, die funktionelle Residualkapazität steigt an, ebenso der arterielle Partialdruck.
  - *Endokrines System:* Absinken des Katecholaminspiegels, des Renin-Aldosteron-Angiotensinspiegels sowie des Vasopressinspiegels. Der atriale natriuretische Faktor, ein Hormon aus dem Herzvorhof, steigt während der Immersion an und bewirkt anschließend eine Diurese („Badediurese").
- **Thermische Wirkungen:**
  - *Warmes Bad:* Wärme wird zwischen Wasser und Organismus durch Leitung und Konvektion übertragen. Wärmewirkungen:
    - Vasodilatation durch direkte Temperaturwirkung auf die Gefäße.
    - Reflektorische Effekte auf kutane Rezeptoren (Verschaltung auf Rückenmarksebene, daher auch zentrale Effekte).
    - Veränderungen der Bluttemperatur. Über Zwischenhirn- bzw. Hypothalamus kommt es zu einem Anstieg der Temperatur des Körperkernes.
    - Bildung vasoaktiver Substanzen (Stimulation der Katecholaminausschüttung und des Renin-Angiotensin-Aldosteron-Systems).
    - Eine mäßige Hyperthermie des Organismus bewirkt eine Anregung des Immunsystems, Wachstumshemmung von Erregern, möglicherweise Schädigung maligner Tumorzellen.
  - *Kühles Bad* (Tauchbad, Eistauchbad, siehe auch Kryotherapie, S. 44):
    - Konstriktion der Hautgefäße.
    - Vasomotorische Reaktionen der Kälteabwehr.
    - Steigerung des Muskeltonus (Kältezittern der Muskulatur).
    - Steigerung des Blutdrucks, Absinken des Schlagvolumens.

2.1 Hydro- und Balneotherapie

> **Chemische Wirkungen:** Veränderungen der Ionendurchlässigkeit der Haut treten vor allem bei medizinischen und gashaltigen Bädern auf. Die Resorption von Substanzen aus dem Wasser ist gering; lediglich CO_2 wird in beträchtlicher Menge resorbiert. Kaltanwendungen regen das Immunsystem an.

Hydrotherapeutische Verfahren

> **Wannenvollbad:** Temperatur 36–38 °C, Dauer 10–20 Minuten, anschließend kalte Waschung oder kalter Abguß (bei empfindlichen Patienten nur Unterguß). Aufgrund der Allgemeinwirkungen Nachruhe von 15–30 Minuten.
> **Hydrogalvanische Anwendungen** (S. 35): Kombination des warmen Bades mit einer Gleichstromdurchflutung.
> **Teilbäder:** Dreiviertel-, Halb-, Arm-, Fuß-, Sitzbäder in kaltem (< 18 °C), warmem (36–38 °C) oder heißem (39–42 °C) Wasser; Wechselbäder dienen der Anregung des Kreislaufs.
> **Waschungen:** Feuchte Abreibungen des Körpers. Als schwächste Reize der Thermotherapie für bettlägerige, schwerkranke Patienten geeignet.
> **Güsse:** Bestandteil der Kneipptherapie (S. 38).
>   – *Blitzgüsse (Druckstrahlmassagen):* Thermischer und mechanischer Reiz durch Verwendung einer Blitzgußdüse mit 3–5 mm Durchmesser. Die Therapie erfolgt mit einem Druck von 2–3 atü, der Abstand zum Patienten beträgt ca 3 m. Anwendungsmöglichkeiten sind Knie- Schenkel- Rücken- oder Vollblitzgüsse. Für Teilblitzgüsse werden kalte und wechselwarme Temperaturen, für Rücken- oder Vollblitzguß heiße Temperaturen bevorzugt (Abb. 14). Nach der Behandlung ist eine ausreichend lange Nachruhe wichtig.

Medizinische Bäder

> **Badezusätze und ihre Wirkungen:**
>   – Baldrian, Melisse: Beruhigende, schlaffördernde Wirkung.
>   – Eichenrinde: Adstringierende Wirkung, Anwendung in der Dermatologie.
>   – Fichtennadel: Steigerung der Hautdurchblutung, Sekretolyse.
>   – Heublumen: Muskelentspannung, Schmerzlinderung, Verbesserung der Durchblutung.
>   – Kamille: Entzündungshemmung, Dämpfung allergischer Reaktionen (auch inhalative Wirkung).
>   – Kleie, Molke: Antiallergische und hautpflegende Wirkungen (vgl. auch S. 230).
>   – Rosmarin: Entspannung, Schmerzlinderung.
>   – Sole: Dermatolytische, hautreizende, durchblutungsfördernde Wirkung.
>   – Thymian: Sekretolytische Wirkung.
>   – Wacholder: Muskeldetonisation.
>   – Zinnkraut: Adstringierende, antiekzematöse Wirkung.

Indikationen, Durchführung

> **Hydrogalvanische Anwendungen:** Schmerzen und Bewegungseinschränkungen der gesamten Bewegungsorgane vor allem beim Kreuzschmerz (S. 304).
> **Medizinische Bäder mit Zusätzen:** Sedierung bei Nervosität, vegetativer Übererregbarkeit sowie bei psychosomatischen Erkrankungen. Auch die psychologische Wirkung ist erwünscht. Temperatur entsprechend dem Wunsch des Patienten; Dauer des Bades 20 Minuten.

2.1 Hydro- und Balneotherapie

- **Überwärmungsbad:** Beginnender grippaler Infekt; chronische Infektionen zur Abwehrsteigerung (mit abschließendem Kaltreiz), versuchsweiser Einsatz in der Onkologie. Beginn mit Körpertemperatur, langsam heißes Wasser zufließen lassen, bis eine Temperatur von 40–42 °C erreicht ist. Laufende Kontrolle und Überwachung des Patienten; Dauer des Bades 15–30 Minuten. Lange Nachruhe unerläßlich.
- **Ansteigende Armbäder:** Reflektorische Verbesserung der Durchblutung (konsensuelle Reaktion, S. 41) bei arterieller Verschlußkrankheit in den Stadien I und II. Langsame Erhöhung der Badetemperatur von 37 °C auf 40 °C; Badedauer 10–15 Minuten.
- **Warme Fuß- und Armbäder:** Bronchospasmolytische Wirkung, daher indiziert bei obstruktiven Atemwegserkrankungen, Erkrankungen der oberen Luftwege, Infektneigung.
- **Dampfbäder, Kopfdampfbäder:** Infektionen der oberen Luftwege. Wasser wird in einem Gefäß erhitzt, der Patient sitzt davor und wird zeltartig mit einem Tuch bedeckt. Als Zusatz zum Wasser werden Kamille, Eukalyptusöl oder Pinimenthol verwendet. Dauer des Dampfbades 5–10 Minuten, anschließend Nachschwitzen im Bett. Das Kopfdampfbad belastet den Kreislauf nicht und kann daher auch bei Patienten mit kardio-respiratorischer Insuffizienz angewendet werden.

Vorsichtsmaßnahmen, Kontraindikationen

- *Vollbäder sind kontraindiziert:* Bei kardialer und respiratorischer Insuffizienz sowie bis zu 4 Wochen nach frischen Bein- und Beckenvenenthrombosen. Bei Malignomen, Kachexie und nicht medikamentös eingestellten Patienten mit zerebralen Krampfleiden vorsichtige Indikationsstellung.
- **Warme Bäder, Dampfbäder:** Bei hochfieberhaften Infekten nur bedingt einsetzbar, bei Temperaturen von über 39 °C kontraindiziert. Vgl. auch Tab. 5.

Tabelle 5 Veränderungen, die bei der Balneotherapie und anderen physikalisch-therapeutischen Maßnahmen beim älteren Menschen zu berücksichtigen sind.

Einschränkung der pulmonalen und kardiovaskulären Belastbarkeit.

Nachlassende Elastizität des Gefäßsystems, Verletzbarkeit kleiner Blutgefäße bei unvorsichtiger Manipulation (z. B. Handmassage, Unterwassermassage).

Veränderter Hautturgor.

Herabgesetzte Sensibilität der Haut (Diabetes mellitus, Polyneuropathie, Paresen).

Reduktion der Muskulatur mit erhöhter Verletzungsgefahr.

2.2 Kohlensäurebad

Grundlagen

- **Definition:** Balneotherapeutische Anwendung, bei der Inhaltsstoffe des Wassers, hier Kohlensäure als gelöstes Gas, auf den Organismus einwirken.
- **Gewinnung kohlensäurehaltigen Wassers:**
  - *Natürliche Quellen (sogenannte Sauerbrunnen):* Zahlreiche Bäder in der Bundesrepublik, z. B. Bad Krotzingen, Bad Pyrmont, Bad Wildungen.
  - *Physikalische Herstellung:* In einer Mischanlage wird normalem Wasser unter Druck Kohlensäure zugesetzt.
  - *Chemische Herstellung:* Zu einem Kohlensäureträger ($NaHCO_3$) wird ein Kohlensäureentwickler ($ALSO_4$) zugegeben.
- **Konzentration:** Für die therapeutische Wirkung sind mindestens 800 mg CO_2/l Wasser notwendig; die optimale Konzentration beträgt 1000–1400 mg/l Wasser.

Physiologische Wirkungen

- Kohlensäure wird durch die Haut in beträchtlicher Menge (8 g bzw. 200 mmol CO_2 beim Erwachsenen mit 1,8 m^2 Hautoberfläche) aufgenommen. Das resorbierte CO_2 hat jedoch keine biochemische Wirkung im Organismus (Abb. 13).
- Hydrostatischer Effekt, Auftrieb (S. 32).
- Herabsetzung der Empfindlichkeit der Thermorezeptoren in der Haut; daher wird ein CO_2-Bad von 30–31 °C als angenehm empfunden.
- Senkung der Körperkerntemperatur, dadurch Dämpfung des gesamten Stoffwechsels; die Herzfrequenz geht zurück.
- Verbesserung der Hautdurchblutung, sichtbar an einer Hautrötung. Experimentell läßt sich eine Beeinflussung der präkapillären Gefäße nachweisen, die Viskosität des Blutes nimmt meßbar ab. Kapillarmikroskopisch sieht man eine vermehrte Blutströmung.
- Senkung eines erhöhten systolischen und diastolischen Blutdruckes (in kontrollierten Studien im Vergleich zu Bädern ohne CO_2-Zusatz nachgewiesen).

Indikationen

- Funktionelle Durchblutungsstörungen: Vegetative Dysregulation, Raynaud-Syndrom.
- Organisch bedingte arterielle Durchblutungsstörungen Grad I und II nach Fontaine zur Unterstützung des Bewegungstrainings.
- Progressive systemische Sklerodermie in allen Stadien.
- Chronische, schlecht heilende Wunden, nach Verbrennungen.
- Störungen der Trophik: Sympathische Reflexdystrophie, nach Traumen, Operationen oder neurologischen Krankheiten. Bei Erkrankung einer Extremität sollte die gesunde Extremität stets mitbehandelt werden (Nutzung der konsensuellen Reaktion). *Cave:* Insbesondere bei sympathischer Reflexdystrophie im Stadium I muß die Badetemperatur niedrig gehalten werden!
- Sedierung bei psychosomatischen Erkrankungen (Vollbäder).
- Hypertonie (Grenzwerthypertonie): Die Wirksamkeit der Durchführung von CO_2-Bäder-Serien ist in kontrollierten Studien nachgewiesen.
- Dermatologische Erkrankungen.

2.2 Kohlensäurebad

Kontraindikationen

- Kardiale und respiratorische Dekompensation.
- Akute hochfieberhafte Infekte.
- Relative Kontraindikation bei konsumierenden Prozessen.

Durchführung

- Anwendung als Vollbad oder Teilbad.
- **Zubereitung:** Die Wanne bzw. das Becken wird zu einem Viertel mit heißem Wasser gefüllt, anschließend mit dem CO_2-haltigen Wasser unterschichtet, bis die gewünschte Badetemperatur erreicht ist (Bei Vollbädern 30–33 °C, bei Teilbädern 28–32 °C).
- **Häufigkeit und Dauer:**
  - *Vollbäder:* Tägliche oder 2 tägige Anwendung, Badedauer 20 Minuten, Nachruhe mindestens 20–30 Minuten. Bei Langzeitbehandlung, z. B. bei Sklerodermie, 1–2× pro Woche.
  - *Teilbäder:* 2–3× täglich für jeweils 20 Minuten.

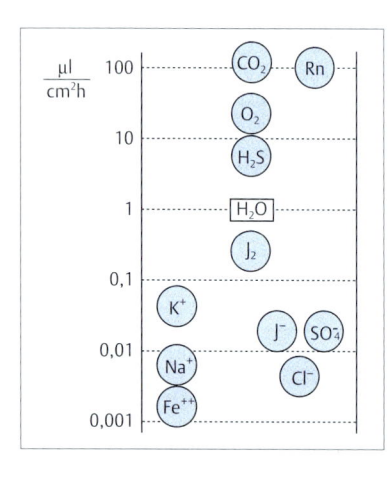

Abb. 13 Resorptionszahlen wichtiger Inhaltsstoffe von Bädern in Mikroliter pro Quadratzentimeter bespülter Hautfläche und 1 Std. Einwirkungsdauer. CO_2 weist eine besonders gute Hautdurchgängigkeit auf (nach Drexsel)

2.3 Hydrogalvanische Anwendungen

Grundlagen

- **Definition**: Voll- oder Teilbäder unter zusätzlicher Verwendung galvanischen Stroms (Gleichstroms). Hierbei wird das den Körper umfließende Wasser als Elektrode genutzt.
- **Verfahren:**
  - *Stangerbad* (benannt nach dem Gerbermeister Stanger, der dieses Verfahren Anfang dieses Jahrhunderts entwickelte): Hydrogalvanisches Vollbad. Eine genaue Dosierung des durch den Körper fließenden Stroms ist nicht möglich.
  - *Zellenbad (Zwei-/Vierzellenbad):* Hydrogalvanisches Teilbad für Arme und/ oder Beine. Hierbei ist eine genaue Dosierung des Gleichstroms möglich; der vollständig abgegebene Strom fließt durch das Wasser bzw. das eingetauchte Körperteil.

Physiologische Wirkungen

- Es kommt zu einer Addition von hydrostatischen und thermischen Effekten sowie den Wirkungen des Stromes.
- **Hydrostatische (mechanische) Wirkungen:**
  - Der Auftrieb verringert das Körpergewicht auf ein Zehntel des Ausgangswertes; Gelenke, Bänder und Muskeln werden entlastet. Impulse aus Propriozeptoren der Gelenke, Bänder und Muskulatur verschwinden, damit Rückgang efferenter Impulse vom ZNS auf den Bewegungsapparat. Dies bewirkt eine Muskelentspannung.
  - Beim Erwachsenen Verschiebung von ca 700 ml Blut durch Kompression extrathorakaler Gefäße in den Thorax (S. 30).
- **Thermische Wirkungen:** Wärmeübertragung im Bad durch Konduktion (Leitung).
  - Zunahme der Hautdurchblutung, verbesserte Trophik durch die Hyperämisierung.
  - Zunahme von Herzzeitvolumen und Herzfrequenz.
  - Schmerzlinderung durch Wärmewirkung.
  - Abnahme der Viskosität der Synovialflüssigkeit.
- **Wirkungen des galvanischen Stromes:**
  - Dilatation der Hautgefäße mit Hyperämie (oberflächlich).
  - Analgetische Wirkung: Durch Veränderungen des chemischen Gewebemilieus kommt es zur Beeinflussung der Nozizeptoren im Sinne einer Erregung. Dies führt zur Aktivierung von Kontrollzentren im ZNS, um den weiteren Zustrom solcher Erregung zu begrenzen, mit der Folge einer analgetischen Wirkung.

Indikationen

- Grundsätzlich sind hydrogalvanische Anwendungen zur Ergänzung physikalischer Therapiekonzepte bei Bewegungseinschränkungen und Schmerzzuständen des Bewegungsapparates geeignet.
- **Hydrogalvanisches Vollbad (Stangerbad):**
  - Schmerzhafte Zustände aller Art, wenn Wärme indiziert ist und vertragen wird: Halswirbelsäulensyndrome, Dorsalgien, Lumbalgien und Lumboischialgien (erste therapeutische Maßnahme), Osteoporose, Spondylarthritis ankylopoetica (Morbus Bechterew), Arthrosen wie z.B. Coxarthrosen mit muskulären Schmerzen und Verspannungen.

2.3 Hydrogalvanische Anwendungen

- Diffuse Schmerzsyndrome, z. B. Fibromyalgie, Weichteilrheumatismus.
- Versuchsweise bei Tumorschmerzen infolge Knochenmetastasierung (oft erfolgreich).

▶ **Hydrogalvanisches Teilbad (Zellenbad):**
- Patienten, bei denen aufgrund kardialer oder pulmonaler Vorerkrankungen ein Vollbad kontraindiziert ist.
- Polyneuropathien (diabetische, alkoholische, postinfektiöse, toxische, idiopathische Formen). Bei Polyneuropathien unklarer Genese sind die schlechtesten, bei sensibler diabetischer Polyneuropathie die besten Erfolge zu verzeichnen.

Kontraindikationen

▶ Dekompensierte Herzinsuffizienz, insbesondere bei Rhythmusstörungen.
▶ Respiratorische Insuffizienz, pulmonale Hypertonie.
▶ Bis zu vier Wochen nach frischer Bein- und Beckenvenenthrombose.
▶ Hautkrankheiten mit Verletzungen der Epidermis (kleine Hautläsionen werden mit Pflaster abgedeckt).
▶ **Beachte:** Endoprothesen stellen *keine* Kontraindikation dar. Die geringen Strommengen beeinträchtigen tiefliegende Implantate nicht.

Durchführung

▶ **Hydrogalvanisches Vollbad (Stangerbad):**
- Indifferente Wassertemperatur (36–38 °C), Anpassung an das Wohlbefinden des Patienten.
- Optimale Lagerung in der Wanne: Rückenlehne, Halskrause, eventuell Fußstütze, ein kyphotisches Durchhängen sollte bei akuter Lumbalgie vermieden werden.
- Die elektrische Polung erfolgt in der Regel von kranial nach kaudal. Die Schaltung der Elektroden ist variabel, möglich sind Querdurchflutung, diagonale Durchflutung sowie das Anbringen einer lumbalen Zusatzelektrode. Im schmerzhaften Bereich sollte eine möglichst hohe Stromdichte angestrebt werden.
- Dauer des Bades 15–20 Minuten.
- Wird die Wärme gut vertragen, kann im Anschluß an das Bad eine Wärmepackung (Fango, Moor) durchgeführt werden.
- Eine längere Nachruhe (20–30 Minuten) ist unbedingt einzuhalten.

▶ **Hydrogalvanisches Teilbad (Zellenbad, Abb. 15):**
- Durchführung 2× täglich für je 20 Minuten. Bei dieser Behandlungsfrequenz ist ein Erfolg bei Polyneuropathie bereits nach 8–10 Behandlungen zu erwarten.

◉ *Beachte:*
- Es ist nur eine Wasseranwendung (Stangerbad) am Tag empfehlenswert, vor allem bei älteren Menschen droht ansonsten eine Überlastung des Herz-Kreislaufsystems.
- Bei häufiger Anwendung sollte einem Austrocknen der Haut mit Fettcreme vorgebeugt werden.
- Eine „Stromallergie" (allergische Hautreaktionen infolge des galvanischen Stromes) ist sehr selten.

2.3 Hydrogalvanische Anwendungen

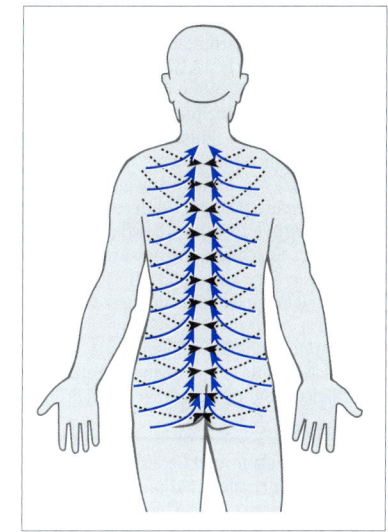

Abb. 14 Güsse sind altbewährte balneologische Maßnahmen. Blitzguß (Druckstrahlmassage): Strahlführung beim heißen „Rückenblitz"

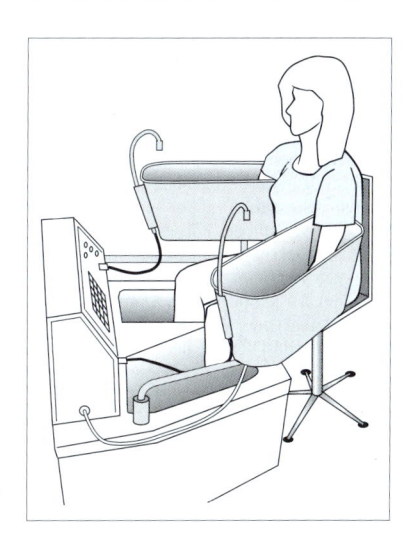

Abb. 15 Behandlung im Zellenbad

2.4 Kneipptherapie

Grundlagen

- Das von dem Pfarrer Sebastian Kneipp (1821–1897) entwickelte ganzheitliche komplexe Naturheilverfahren stellt ein umfassendes Konzept der primären und sekundären Prävention von Zivilisationskrankheiten dar.
- **Behandlungsprinzipien:**
    - *Hydrotherapie:* Einsatz kurzdauernder Kalt- oder Warmanwendungen (Thermoreiztherapie, „kleine" Hydrotherapie), die eine Reaktion des Organismus provozieren. Serielle Anwendungen führen zur Abhärtung.
    - *Bewegungstherapie:* Förderung der körperlichen und seelischen Erholung.
    - *Ernährungstherapie:* Natürliche, vollwertige Ernährung mit reichlich pflanzlicher Frischkost, die den krankmachenden Gewohnheiten der zivilisierten Länder („zu viel, zu fett, zu süß, zu salzig") entgegenwirken soll.
    - *Phytotherapie:* Behandlung von chronischen Krankheiten mit Phytopharmaka.
    - *Ordnungstherapie:* Regulierung der gesamten Lebensordnung. Kneipp sagte: „Ich brachte erst dann meine Patienten wieder zur Gesundheit, als es mir gelang, Ordnung in ihre Seelen zu bringen."

Indikationen

- Herz-, Kreislauf- und Gefäßerkrankungen.
- Vegetativ-nervale Funktionsstörungen.
- Rekonvaleszenz nach schweren Erkrankungen.
- Abhärtung und allgemeine Leistungssteigerung.

Durchführung

- Am wirksamsten ist die Kneippkur im Kurort über mindestens vier Wochen (Milieuwechsel).
- Möglich sind auch kurzzeitige Anwendungen („Wochenende mit Kneipp").
- Wünschenswert ist die regelmäßige Anwendung des Kneippschen Verfahrens im täglichen Leben: morgendliche kalte Güsse, abendliches Teil- oder Ganzbad, gesunde, naturbezogene Ernährung, Bewegungstherapie, Entspannung.
- **Hydrotherapie:**
    - Aufwärmen des Körpers mit warmem Wasser oder durch Bewegung.
    - Kneippsche Güsse in Form von kurzdauernden Kalt- oder Warmanwendungen als Untergüsse (Abb. 16), Obergüsse, Ganzkörpergüsse, Wechselbäder der Arme und Beine („Ummanteln" des zu behandelnden Körperteiles mit Wasser) oder Wassertreten in knietiefem Wasser („Storchengang").
    - Bei Bedarf können dem Wasser Kräuter zugesetzt werden:
        - Heublumen oder Fichtennadel zur Anregung der Hautdurchblutung.
        - Schachtelhalm bei Hauterkrankungen.
        - Lavendelblütenextrakt, Melisse oder Baldrian bei Nervosität.
- **Bewegungstherapie:**
    - Umfassende aktive und passive Bewegung je nach Fähigkeiten und Möglichkeiten: Gymnastik, Gehen, Wandern, Dauerlauf, Bewegungsbäder.
    - Die klassische Massage kann als Vorbereitung für die Bewegung eingesetzt werden.
    - Die Bewegungstherapie in der Gruppe (Gymnastik, Spiele, Ausflüge) vermittelt Spaß und Freude.

2.4 Kneipptherapie

- **Ernährungstherapie:** Ballaststoffreiche Vollwertkost mit hohem Gehalt an Vitaminen und Mineralien. Sie sollte nicht auf die Zeit der Kneippkur begrenzt bleiben.
- **Phytotherapie:** Einsatz von Phytopharmaka bei Störungen des Befindens und chronischen Leiden. Anwendungsbeispiele, Indikationen:
  - *Amara- oder Bitterstoffe* (Enzian, Wermut, Schafgarbe): In der Gastroenterologie.
  - *Ballast- und Quellstoffe* (Leinsamen, Malve, Bockshornklee): Obstipation.
  - *Cholagoga und Choleretika* (Pfefferminze, Löwenzahn, Mariendistel): Gallenwegerkrankungen.
  - *Bronchosekretolytika* (Primel, Süßholz, Eukalyptus, Thymian): Atemwegerkrankungen.
  - *Kreislaufaktive Flavondrogen* (Arnika, Roßkastanie, Weißdorn): Funktionelle Herz- und Kreislaufbeschwerden.
  - *Nervina und Sedativa* (Baldrian, Hopfen, Johanniskraut, Melisse): Nervosität oder Schlafstörungen.
- **Ordnungstherapie:**
  - Regulierung der Lebensordnung, Wechsel zwischen Tätigkeit, Ruhe und Entspannung, Nachdenken über Sinn, Zweck und Ziele des Lebens.
  - Therapeutische Gespräche; psychologische Betreuung; Erlernen und Durchführung von Entspannungstechniken; Gruppentherapie.

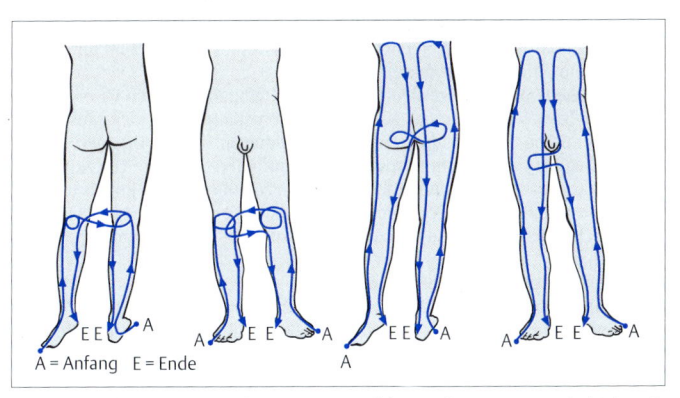

Abb. 16 Hydrotherapie nach Kneipp: Gußführung beim Unterguß (Kniguß, Schenkelguß). Nachdem der Körper gut aufgewärmt ist, wird er mit dem kalten Strahl vollständig „ummantelt"

2.5 Thermotherapie: Grundlagen

Thermosensorik

- An der Haut werden *Kalt- und Warmrezeptoren* unterschieden. Die größte Rezeptordichte findet sich mit > 12/cm² im Gesicht, die geringste an den Extremitäten (3–6/cm²), am Rumpf sind 6–12/cm² nachweisbar. Die maximale Impulsfrequenz für Kaltreize liegt zwischen 15–34 °C, für Warmreize zwischen 38–48 °C.
- Die Lage der Kaltrezeptoren ist oberflächlicher, die Reize werden schneller wahrgenommen und über schnelleitende, markhaltige Fasern weitergeführt (wichtiger Regulationsmechanismus für warmblütige Organismen).
- Thermosensible Strukturen finden sich auch in inneren Organen (Blutgefäße, Muskulatur, Magen, Zentralnervensystem).

Thermoregulation

- **Ablauf in Form eines Regelkreises:**
  - *Rückenmark:* Weiterleitung von Informationen aus der Peripherie und dem Körperinneren (kuti-viszerale Reflexe), auf diesem Wege läßt sich die Funktion innerer Organe durch Thermotherapie beeinflussen. Steuerung der peripheren Gefäßregulation.
  - *Hypothalamus:* Zentrale Schaltstelle der autonomen Temperaturregulation. Die aus der Peripherie und dem Inneren des Körpers eingehenden Informationen lösen bei Überschreitung bestimmter Schwellenwerte Gegenregulationsmechanismen aus. Vom Hypothalamus gibt es Verbindungen zur Formatio reticularis (Schlaf-Wach-Funktion, Kaltreize haben anregende Wirkung, Warmreize wirken entspannend, einschläfernd) und zum limbischen System (Emotionen, Affekte).
  - *Peripherie:* Hier erfolgt die Regulation der Temperatur durch Vasokonstriktion bzw. Vasodilatation, Schweißsekretion, Kältezittern der Muskulatur (chemische Wärmebildung) und Wärmebildung in inneren Organen. Die Gefäßregulation wird durch spinale und zentralnervöse Reize gesteuert. Ihre Reaktion ist abhängig vom Lebensalter (mit zunehmendem Alter nachlassende Reaktionslage des Organismus) und der Konstitution (Kreislauf- und Stoffwechselreaktionen sind beim mageren Menschen ausgeprägter als beim dicken).
- **Tagesregulation der Körpertemperatur:**
  - Aufheizungsphase: 3–15 Uhr, höhere Empfindlichkeit für Kaltreize.
  - Entwärmungsphase: 15–3 Uhr, höhere Empfindlichkeit für Warmreize.

2.6 Thermotherapie: Wärme

Grundlagen

- **Erwärmung von Geweben**:
  - *Unmittelbare Erwärmung:* Direktes Einfließen von Wärmeenergie aus einem Wärmeträger (z. B. Packung, Fango) oder als Strahlung (z. B. Infrarot).
  - *Mittelbare Erwärmung:* Wärmebildung erfolgt erst nach Energieabsorption (z. B. Hochfrequenztherapie).
- **Wärmetransport:**
  - *Konduktion* (Wärmeleitung): Packung, Peloid-Bäder.
  - *Konvektion* (Wärmeströmung): Wasserbad.
  - *Radiation* (Wärmestrahlung): Infrarotbestrahlung.
- **Erwärmungsgrad, -geschwindigkeit:** Wird bestimmt durch die Wärmekapazität, die Wärmeleitzahl und die Temperaturdifferenz.
  - Wärmekapazität: Maß für Wärmespeicherfähigkeit. Hoch bei Wasser und Peloiden, am höchsten bei Paraffin.
  - *Wärmeleitzahl:* Maß für die Geschwindigkeit des Wärmeverlustes. Heißer Sand und Fango als anorganische Materialien geben Wärme rasch ab, Moor als organische Substanz dagegen langsam, am langsamsten Paraffin. Eine wichtige Rolle spielt auch der Wassergehalt der Wärmeträger.
- **Dauer der Wärmeanwendung:**
  - *Kurze Anwendung:* Reflektorische Wärmewirkungen.
  - *Längere Anwendung:* Bewirkt einen direkten Temperatureinfluß.

Physiologische Wirkungen der Wärme

- Arterielle Hyperämie, dadurch Stoffwechselsteigerung: Gesteigerter Transport von Sauerstoff, Nährstoffen, Antikörpern, Phagozytose, Abstrom von Metaboliten.
- Schmerzlinderung und Muskeldetonisierung durch länger andauernde Wärmewirkung.
- Verbesserte Dehnfähigkeit von bindegewebigen Strukturen, damit Zunahme der Mobilität. Viskositätsabnahme der Synovia.
- Förderung von Wachstum und Regeneration durch wiederholte Wärmeanwendung.
- Bei Ganzkörperanwendung Steigerung der Pulsfrequenz (Anstieg der Körpertemperatur um 1 °C erhöht den Puls um 15–20 Schläge pro Minute).
- **Konsensuelle Reaktion:** Bei Erwärmung eines Armes erfolgt eine „Miterwärmung" des anderen Armes infolge gesteigerter Hautdurchblutung.
- Gegensätzliche Wirkung in inneren Organen (Dastre-Morat-Regel) bei Erwärmung der Haut, es kommt zum Abfall der Temperatur im segmental entsprechenden Organ. Ausnahmen stellen Herz, Nieren und Gehirn dar, diese Organe haben eine starke Autoregulation.

Indikationen

- Erkrankungen der Stütz- und Bewegungsorgane im chronischen Stadium: Arthrosen, Wirbelsäulen-Syndrom, Spondylitis ankylopoetica (Morbus Bechterew), muskuläre Verspannungen. Bei Arthritiden im chronischen Stadium oft angenehm.
- Im Anschluß an andere physikalische Maßnahmen (Massage, UWM etc.).
- Zur Entspannung und Sedierung bei psychosomatischen Erkrankungen, Nervosität.
- Unruhe- und Erregungszustände in der Psychiatrie.

2.6 Thermotherapie: Wärme

- Abwehrschwäche, insbesondere bei chronischen Atemwegsinfektionen (eine vermehrte Tätigkeit der Zilien des Atemwegsepithels bei warmem Fußbad ist nachgewiesen!).
- Beginnende virale Infekte (Überwärmungsbad), unspezifische „Abhärtung" besser durch Kaltreize (z. B. bei der Sauna).
- Versuchsweise Anwendung (unter strenger ärztlicher Überwachung) von Überwärmung in der Onkologie.

Kontraindikationen

- Akute Schübe von Arthritis, rheumatoider Arthritis, aktivierte Arthrose, Arthritis urica.
- Varikosis, Lymphabflußstörungen, arterielle Durchblutungsstörungen Grad III und IV nach Fontaine.
- Herz-Kreislaufinsuffizienz.
- Respiratorische Insuffizienz.
- Hochfieberhafte Infekte und konsumierende Erkrankungen sind relative Kontraindikationen.

Wärmetherapeutische Verfahren

- **Heißluft (Sauna), Packungen, Wickel, Hydrotherapie:**
  - *Heiße Rolle:* Ein Frottierhandtuch wird trichterförmig zusammengerollt; auf die innerste Schicht wird heißes Wasser gefüllt. Der zu behandelnde Körperteil wird kurzzeitig mit der Rolle berührt, es erfolgt hauptsächlich eine reflektorische Wirkung. Einsatz der heißen Rolle z. B. bei Muskelverspannungen, Insertionstendinosen; vor krankengymnastischen Behandlungen (Abb. 43).
- **Peloide:** Natürliche Heilmittel aus dem Boden (pelos = Schlamm), wie Moor, Torf, Schlamm und Fango. Peloidpackungen können als einzelne Therapiemaßnahme durchgeführt werden oder in Kombination mit Massage, Unterwassermassage o. ä. Die Dauer der Anwendung beträgt 20 Minuten.
- **Paraffinbad der Hände:** Untertauchen in flüssiges, auf ca. 45–50 °C erhitztes Paraffin für 4–5 Minuten; mehrmaliges Eintauchen der Hände erzeugt eine isolierende Schicht auf der Haut. Anschließend Einschlagen der Hände mit Tüchern für 15–20 Minuten. Sehr intensive Form der lokalen Wärmetherapie. Einsatz z. B. bei Polyarthrose der Hände.
- **Infrarot:** Einstrahlen optischer Energie.
- **Ultraschall** (S. 68): Mechanische Erwärmung.
- **Hochfrequenztherapie** (S. 65): Wärmeerzeugung mittels hochfrequenter elektromagnetischer Felder.
- **Heublumenbad, Heusack:** Spezielle Form der Wärmebehandlung, die aus der Volksmedizin stammt und durch Kneipp eingeführt wurde. Verwendung von Rückständen der Heulagerung wie Blüten, Früchte und andere oberirdische Teilen von Wiesenpflanzen, die sich am Boden ansammeln.
  - *Inhaltsstoffe, Wirkungen:* Wirkstoffe sind Cumarine und ätherische Öle. Cumarine stammen aus den in Wiesenpflanzen vorhandenen Cumaringlykosiden, sie rufen den typischen Heugeruch hervor und erzeugen an der Haut ein starkes, lang anhaltendes Erythem. Eine zentral-sedierende Wirkung der Cumarine wird diskutiert, da es nach Heublumenanwendungen zu einer starken Sedierung kommt.
  - *Indikationen:* Sämtliche Erkrankungen des Stütz- und Bewegungsapparates, bei denen Wärme indiziert ist.

2.6 Thermotherapie: Wärme

- *Durchführung:* Überbrühen der Heublumen und nachfolgendes Auspressen des heißen Wassers oder Erhitzen im Dampf, die Temperatur beträgt 40–42 °C. Der Heusack wird 30–40 Minuten auf die zu behandelnde Region aufgelegt. Extrakte aus Heublumen werden als Zusatz zu medizinischen Bädern verwendet.

Ganzkörperhyperthermie

- **Methoden:** Wasserbad, Infrarotbestrahlung.
- **Wirkungen:** Ansteigen der rektalen Körpertemperatur um durchschnittlich 1,8 °C; erhöhte Kortisolplasmawerte und eine relative Leukozytose sind nachgewiesen.
- **Indikationen:** Abwehrschwäche und chronische bakterielle Infekte. *Beachte:* Aufgrund der erheblichen Kreislaufbelastung durch die Hyperthermie sorgfältige Auswahl der zu behandelnden Patienten!
- **Durchführung Wasserbad:** Puls- und Blutdruckkontrolle des Patienten. Das Bad beginnt bei Körpertemperatur. Dann langsam heißes Wasser zufließen lassen, bis eine Wassertemperatur von 40–41 °C erreicht ist. Sorgfältige Beobachtung und Überwachung des Patienten (Puls, RR). Dauer des Bades ca. 30–45 Minuten. Vorsichtiges Abkühlen (bei empfindlichen Patienten nur der Extremitäten), langdauernde Nachruhe und Nachbeobachtung.

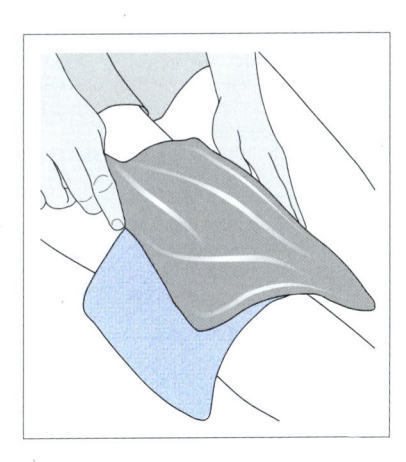

Abb. 17 Einmal-Naturmoorpackung wird am Patienten bei Körpertemperatur angelegt; darüber kommt der auf 60–65 °C erhitzte, wieder verwertbare Wärmeträger. Die Naturmoorpackung auf der Haut erwärmt sich allmählich und hält die Temperatur für ca. 25 Minuten (Haslauer)

2.7 Thermotherapie: Kälte (Kryotherapie)

Grundlagen
> Thermosensorik, Thermoregulation S. 40.

Physiologische Wirkungen der Kälte
> Dämpfung mechanisch, biochemisch oder infektiös bedingter Entzündungen durch Hemmung der Aktivität von Mediatoren bei Erniedrigung der Körpertemperatur (z. B. Rückgang der Kollagenaseaktivität auf ein Viertel bei Temperatursenkung um 3 °C).
> Herabsetzung der Nervenleitgeschwindigkeit, Hemmung der Nozirezeptoren.
> Kurzzeitige Kaltreize regen die Aktivität der Muskelspindeln an, es kommt zu einer Tonuserhöhung. Längerdauernde Kaltreize mindern die Aktivität der Muskelspindeln, der Muskeltonus wird gesenkt, Spastiken werden gedämpft.
> Blockierung von Axonreflexen des somatischen und vegetativen Nervensystems, z. B. Abnahme der Schmerzempfindung in bedeckten Gelenken bei Ganzkörperkältetherapie.

Indikationen
> Posttraumatisch, in der Sportmedizin: Kältespray, kalte Wickel, Kältepackungen.
> Erkrankungen des rheumatischen Formenkreises im akuten Schub: Eisbehandlung, Kaltluft und Kältekammer (s. u., Ganzkörperkältetherapie nur in bestimmten Zentren möglich).
> Kollagenosen, Autoimmunerkrankungen: Kaltluft, Ganzkörperkältetherapie.
> Schmerzen jeder Art (sorgfältige Diagnostik, laufende Kontrollen, *cave:* Traumen oder Tumoren dürfen nicht übersehen werden!).
> Im Rahmen der krankengymnastischen Behandlung (Bobathkonzept, PNF).
> Schlaffe Paresen: Eisabtupfungen.
> Spastiken, Multiple Sklerose (S. 235): Eistauchbad.
> Trophische Störungen, z. B. Sympathische Reflexdystrophie im Stadium I (S. 338).
  Cave: Vorsichtige Kälteanwendung, nur Wasser, kein Eis!
> Im Rahmen der Kneipptherapie (S. 40): Kalte Waschungen, kalte Güsse, Wassertreten als allgemein roborierende Maßnahmen und zur „Abhärtung".
> Fiebersenkung: Wadenwickel.

Kontraindikationen
> Kälteempfindlichkeit, Kälteallergie, Kälteurtikaria (Anamnese).
> Progressive systemische Sklerodermie, trophische Störungen, Morbus Raynaud.
> Periphere arterielle Verschlußkrankheit, Angina pectoris.
> Konsumierende Erkrankungen.

Kältetherapeutische Verfahren
> **Kneipptherapie** (S. 40): Fließendes Kaltwasser, Wassertreten, kalte Güsse, Barfußgehen.
> **Kältespray.**
> **Betupfen mit Eiswürfeln.**
> **Eistauchbad:** Durchführung in Arm- oder Fußwanne, Dauer 1 – 10 Minuten.
> **Kryopackungen, Eisbeutel:** Kein direkter Hautkontakt, Packungen dürfen nicht zu lange appliziert werden! Tuch zwischen Packung und Haut, regelmäßige Kontrollen.

2.7 Thermotherapie: Kälte (Kryotherapie)

- **Eiswickel** („Stöckliwickel"): Anwendung bei Ischialgien. Eintauchen eines Handtuches in Eiswasser, Auflegen unter Aussparung der Blasengegend, Einschlagen in warme Tücher. Wechseln, sobald das Handtuch erwärmt ist. Analoges Vorgehen beim Wadenwickel zur Fiebersenkung.
- **Kalte Packungen:** Moor, Lehm, Quark.
- **Kaltluft:** Kalte Luft (−30 – −40°C) oder gasförmiger Stickstoff (−160 – −180°C, Hautkontakt mit −120°C) wird auf die zu behandelnde Körperstelle gerichtet.
- **Ganzkörperkältebehandlung (Kältekammer):**
  - *Typen:*
    - Abkühlung durch flüssigen Stickstoff auf −110°C (Westfalen AG Münster).
    - Abkühlung durch Kaltluft auf −60°C (CRIO Medizintechnik Birkenfeld). Die Kammer ist mit einem Kälteaggregat ausgestattet, wobei Kaltluft von −60°C bis −110°C als laminare Strömung über eine Wandfläche in die Kammer geleitet und über die gegenüberliegende Wand wieder abgeführt wird (Crio, 75217 Birkenfeld). Dieses Verfahren ist ökonomischer als die Kammer, wo die Abkühlung durch flüssigen Stickstoff erfolgt.
  - *Wirkungen:* Anhaltende Schmerzlinderung, Besserung der Funktion, allgemeine Leistungssteigerung. Die Behandlung übt keine Streßwirkung aus (kein Anstieg von ACTH, Kortisol und Katecholaminen). Bei rheumatoider Arthritis sinken die T-Helferzellen über 3 Stunden ab, die T-Suppressorzellen steigen an.
  - *Durchführung:* Der Patient bewegt sich in Badekleidung und mit Akrenschutz (Handschuhe, Mund- und Nasenschutz) für 0,5–3 Minuten in der Kammer.
  - *Indikationen:*
    - Entzündlich-rheumatische Erkrankungen.
    - Degenerative rheumatische Erkrankungen, wenn entzündliche Prozesse im Vordergrund stehen (aktivierte Arthrose).
    - Vor der Bewegungstherapie, z.B. nach Gelenkersatz.
    - Versuchsweise bei Neurodermitis.

2.8 Inhalation

Grundlagen

- **Physiologie des Tracheobronchialsystems:**
  - *Bronchialsekret:* Dickflüssige Konsistenz auf der Schleimhaut (Gelphase), lumenwärts Verflüssigung (Solphase). Es hat oberflächenaktive und antimikrobielle Eigenschaften.
  - *Ziliartätigkeit:* Hierfür ist Feuchtigkeit unerläßlich. Austrocknung, entzündliche Veränderungen, Sekretstau und Rauchen lähmen die Ziliarbewegungen.
  - *Hustenreflex:* Explosionsartige Form der Ausatmung, Auslösung durch Fremdkörper, Reizgase, Sekretstau, Kälte und Mediatoren (Kinine, Histamin).
  - *Reinigung des Tracheobronchialsystems:* Physiologischerweise Selbstreinigung durch die Schleimsekretion und Ziliartätigkeit. Eingedrungene Partikel werden wie auf einer Rolltreppe nach oben befördert (Geschwindigkeit 6–10 mm/Sekunde).
  - *Reinigung des Alveolarraumes:* Die Reinigung der Gasaustauschfläche von ca. 70 m^2 geschieht mittels eines feinen Oberflächenfilms (Surfactant). Unlösliche Teilchen werden von Makrophagen aufgenommen und auf dem Lymphweg abtransportiert.
- **Aerosole:** In der Luft schwebende feste, flüssige oder gemischte Partikel mit einem Durchmesser von 0,001 bis 100 µm. Therapeutisch nutzbar sind Aerosole mit einem Durchmesser von 0,5–30 µm. Die Deposition und Retention eines Aerosols sind von der Atemfrequenz abhängig. Die höchstmögliche Deposition geschieht bei langsamer, tiefer Inhalation und Anhalten des Atems.

Herstellung von Aerosolen

- **„Natürliches" Aerosol:** An der Meeresküste kommt es durch die Brandung zu einer Zerstäubung des Wassers. Durch den Wind werden die salzhaltigen Partikel landeinwärts getragen.
- **Wasserdampferzeuger (Dampfbad, Bronchitiskessel):** Erzeugung eines Aerosols mit relativ großen Partikeln, die nur eine oberflächliche Wirkung bei Entzündungen im Nasen-Rachenraum haben. Die Hitze wirkt virostatisch. In Kliniken, Rehabilitationseinheiten, Kurorten wird eine Dampfinhalation in Räumen durchgeführt.
- **Druckluftbetriebene Düsenvernebler:** Ein Gasstrom wird über eine flüssigkeitsgefüllte Röhre geleitet, was eine Dispersion der Flüssigkeit bewirkt. Zur Erzeugung eines möglichst homogenen Inhaltes werden große Partikel von einem Prallkopf abgefangen (Abb. 18).
- **Ultraschallvernebler:** Eine piezoelektrische Schwingeinheit mit einer Frequenz von 1,3 MHz erzeugt in der darüberstehenden Flüssigkeit ein feindisperses Aerosol, das eingeatmet und mit dem Luftstrom bis in die unteren Luftwege getragen wird (Abb. 19).
- **Dosieraerosol:** Ein Pharmazeutikum wird in einem Treibgasgemisch durch eine oberflächenaktive Substanz in Schwebe gehalten. Ein Ventildruck setzt eine definierte Menge des Gemisches frei; ein Expander oder Spacer fangen größere Partikel auf, die sich sonst im Mund-Rachenraum niederschlagen.
- **Pulverinhalation:** Einatmen von Medikamenten in Pulverform.
- **Verwendete Substanzen:**
  - *Physiologische Kochsalzlösung, hypertone Salzlösungen (Sole):* Sekretlockerung. Bei Befeuchtung der Atemwege unter maschineller Beatmung ist die Verwendung isotoner Salzlösung günstiger als die destillierten Wassers (Sekreteindickung).

2.8 Inhalation

- *Kamille, Panthenol:* Zusatz bei entzündlichen Veränderungen.
- *Mukolytika* (z.B. N-Acetylcystein): Verflüssigung des Bronchialsekretes durch Aufbrechen von Sulfidbrücken der Fibrinmoleküle. Die Expektoration muß durch atemtherapeutische Maßnahmen unterstützt werden.
- *Ätherische Öle* (z.B. JHP-Öl Rödler): Subjektiv angenehme und erfrischende Wirkung. Wegen der Gefahr eines Bronchospasmus bei Hyperreagibilität des Bronchialsystems nur bei Erkrankungen der oberen Luftwege indiziert.
- *Dosieraerosole:* Medikamentöse Behandlung bei obstruktiven Erkrankungen der Atemwege: Schnelle Wirkung mit hoher Konzentration des Medikamentes am Wirkungsort, dadurch ist niedrigere Dosierung möglich, systemische Nebenwirkungen werden vermieden. Längerandauernde Applikation von Steroiden kann zu Halsschmerzen und Soorinfektionen führen. Substanzen:
  - β_2-Sympathikomimetika, z.B. Fenoterol (Berotec), Salbutamol (Sultanol), Terbutalin (Bricanyl).
  - Parasympathikolytika, z.B. Ipatropiumbromid (Atrovent).
  - Steroide, z.B. Budenosid (Pulmicort).

Indikationen

➤ Entzündungen der oberen Luftwege: Rhinitis, Sinusitis, Pharyngitis, Laryngitis, Tracheitis.
➤ Chronische Bronchitis, Obstruktionen des Bronchialsystems.
➤ Asthma bronchiale.
➤ Bronchopneumonie, Pneumonie.
➤ Anfeuchten der Atemwege bei künstlicher Beatmung.

Vorsichtsmaßnahmen

➤ Beobachtung schwerkranker, exsikkierter Patienten zu Beginn der Therapie, da das Anschwellen von eingetrocknetem, retiniertem Sekret durch Atemwegsverschluß eine Dyspnoe bewirken kann.
➤ Vorsicht bei bronchialer Hyperreagibilität: Vermeidung schleimhautreizender Medikamente, stattdessen Verwendung von Kochsalzlösung oder Sole.
➤ Verhinderung einer bakteriellen Kontamination der Geräte: Peinliche Sauberkeit, Desinfektion. Mundstücke müssen sterilisierbar sein.

Durchführung der Inhalation

➤ Anwendung der Inhalation mehrmals täglich (2–4×) je nach Erkrankung bzw. nach den vorhandenen Möglichkeiten mit einer Dauer von 5–10 Minuten. Bei schwerkranken Patienten 2 stündliche, bei Intensivpatienten, die beatmet werden, kontinuierliche Anfeuchtung der Atemluft.
◉ **Merke:** Bei Atemwegserkrankungen wie chronischer Bronchitis oder Asthma bronchiale bewährt sich die Kombination von Inhalation mit anschließender Atemtherapie.
➤ Beim Dosieraerosol und bei der Pulverinhalation sind eine exakte Einweisung des Patienten und häufige Kontrollen notwendig, andernfalls gibt es hohe Quoten fehlerhafter Bedienung. Das Niederdrücken des Ventilstammes muß mit der Inhalation koordiniert werden (wiederholt zeigen und in der Praxis üben lassen).

2.8 Inhalation

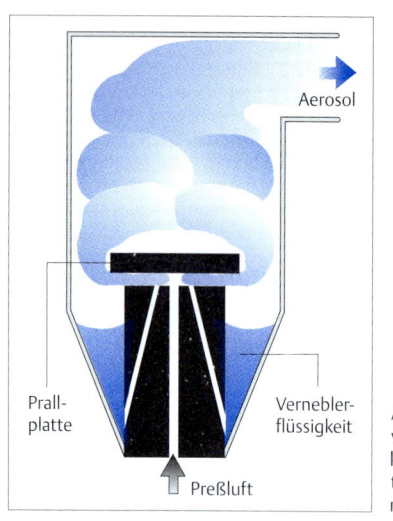

Abb. 18 Prinzip des Druckluftverneblers: über eine Flüssigkeitssäule wird Druckluft geleitet, die große Tröpfchen mitnimmt

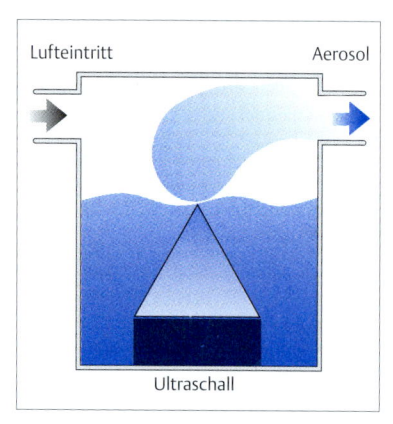

(Bildbeschriftungen: Aerosol, Prallplatte, Verneblerflüssigkeit, Preßluft)

Abb. 19 Prinzip des Ultraschallverneblers: ein Ultraschallerzeuger am Boden des Gefäßes erzeugt Schallwellen, die auf die Flüssigkeitsoberfläche zentriert werden; die Flüssigkeit wird in kleinste Teilchen „zerrissen", die von Druckluft abtransportiert werden

(Bildbeschriftungen: Lufteintritt, Aerosol, Ultraschall)

2.9 Klimatherapie

Grundlagen

- **Definition:** Behandlung mit den physikalischen und chemischen Wirkungen der freien Atmosphäre. Die Therapie soll *mit* dem Klima, nicht nur *in* einer bestimmten Klimazone erfolgen. Ziel ist eine Anpassung des Organismus an natürliche Umweltfaktoren unter Schonung bzw. Entlastung gegenüber bisherigen Einflüssen.
- **Wirksame meteorologische Parameter:**
    - *Thermischer Wirkungskomplex:* Lufttemperatur, Luftfeuchtigkeit, Windgeschwindigkeit und Infrarotstrahlung. Sie greifen in die Thermoregulation des Körpers ein (Thermotherapie, S. 40), beeinflussen die chemische Wärmeproduktion, die Wärmeabgabe und die physikalischen Regulationsmechanismen (Abstrahlung, Konvektion, Leitung und Verdunstung). An allen Formen der Wärmeabgabe ist der Kreislauf beteiligt, daher üben die thermischen Faktoren eine intensive Wirkung auf den Körper aus.
    - *Aktinischer Wirkungskomplex:* Strahlung, wobei neben der erwähnten Infrarotstrahlung das sichtbare Licht und die UV-Strahlung eine spezifische Wirkung haben.
- **Bioklimatische Zonen:**
    - *Seeklima:* Nordseeküste, Ostseeküste mit ihren Inseln. Charakteristisches Reizklima durch Strahlung, Wind und Aerosole aus dem Meerwasser. Reinheit der Luft, Allergenfreiheit, keine Schwüle im Sommer, relativ milde Temperaturen im Winter.
    - *Mittelgebirgsklima:* Bereiche von 300–1000 m in den Gebieten Harz, Sauerland, Eifel, Röhn, Pfälzer Wald, Odenwald, Fichtelgebirge, Bayerischer Wald, Schwarzwald und Alpenvorland. Im Luv des Gebirges entstehen Bewölkung und Niederschlag, im Lee findet sich geringere Bewölkung, längere Sonnenscheindauer. Im Herbst und Winter lagert in den Tälern kalte, austauscharme Luft (neblig-trüb), in den Höhenlagen herrscht große Luftreinheit und eine hohe Strahlungsintensität. Der Wald hat eine natürliche Filterfunktion. Ausgeglichener Temperaturtages- und -jahresverlauf, damit geringe Wärmebelastung für den Organismus.
    - *Hochgebirgsklima:* Höhenlagen ab 600 m über dem Meeresspiegel mit ihren Gebirgstälern: z.B. Kohlgrub, Berchtesgadener Land, Garmisch-Partenkirchen, Hindelang, Kreuth, Oberstdorf, Oberstaufen sowie Kurorte in Österreich und in der Schweiz. Das Hochgebirgsklima ist gekennzeichnet durch erhöhte UV-Strahlung, Windgeschwindigkeit und Luftreinheit, verringert sind Sauerstoffpartialdruck, Lufttemperatur und Luftfeuchtigkeit.

Expositionsverfahren

- Die hier genannten Verfahren der Klimatherapie wurden bereits Mitte bis Ende des 19. Jahrhunderts entwickelt.
- **Terrainkur:** Klassisches Beispiel ist das von Beckmann in Ohlstadt/Oberbayern entwickelte und noch heute praktizierte „*Ohlstädter Modell*": Dosiertes Gehen in ansteigendem Gelände zur Steigerung der körperlichen Ausdauerfähigkeit. Ziel ist eine vergrößerte aerobe Energiebereitstellung bei Belastung, bzw. eine Verzögerung des Zeitpunktes der anaeroben Energiegewinnung.
    - *Durchführung:* Ausdauertraining mit dynamischer Belastung großer Muskelgruppen über 3–4 Wochen, Frequenz 3–4× pro Woche bei einer kontinuierlichen Belastungsdauer von 30–40 Minuten pro Tag. Belastungsintensität:

2.9 Klimatherapie

> 65% der maximalen Sauerstoffaufnahmefähigkeit (aerob/anaerobe Schwelle), Laktatkonzentration im Blut etwa 4 mmol/l, Herzfrequenz ca. 130/Minute.
- *Trainingsadaptationen der Terrainkur:* Gesteigerte Sauerstoffaufnahme, Verminderung der Herzfrequenz in Ruhe und bei Belastung, Reduktion des systolischen Blutdrucks und des peripheren Widerstandes.
- *Periphere Wirkungen:* Erhöhte Stoffwechselleistung in den Muskelzellen (vermehrte Enzymaktivität, Zunahme des Myoglobingehaltes, Vergrößerung der Kapillaroberfläche), insgesamt vergrößertes Sauerstoffangebot an die Muskelzelle.
- **Liegekur:** Leichte Kälteexposition bei ruhigem Liegen.
  - *Wirkungen:* Kälteadaptation, Förderung der Regeneration, Steigerung der Ausdauerfähigkeit.
- **Heliotherapie:** Lichtexposition (UV-Strahlung). Bei einer Dosierung unterhalb der minimalen Erythemdosis besteht keine Gefährdung oder Schädigung.
  - *Wirkungen:* Steigerung der Vitamin-D-Bildung, Beschleunigung der Hautschuppung bei bestimmten Hautkrankheiten, Dämpfung der Aktivität der Langerhansschen Zellen bei Allergien, langfristig Verbesserung der Immunlage.

Indikationen

- **Therapie im Seeklima:**
  - *Atemwegserkrankungen:* Asthma bronchiale, chronisch obstruktive Bronchitis.
  - *Atopische Erkrankungen:* Endogenes Ekzem, Neurodermitis.
  - *Dermatologische Erkrankungen:* Psoriasis vulgaris, Mycosis fungoides, Parapsoriasis, bestimmte Formen der Urticaria, Pyodermien, Akne vulgaris.
- **Therapie im Mittelgebirgsklima:**
  - *Herz-, Kreislauf- und Gefäßerkrankungen:* Funktionelle Herz-Kreislauferkrankungen ohne Organbefund, koronare Herzkrankheit ohne Dekompensationserscheinungen, Nachbehandlung nach Herzinfarkt sowie nach Herzoperationen, arterielle Hypertonie, periphere arterielle Durchblutungsstörungen.
  - *Erkrankungen des Bewegungsapparates:* Arthrosen, degenerative Wirbelsäulenerkrankungen, Osteomalazie, Osteoporose, Weichteilrheumatismus, Fibromyalgie.
  - Chronische Infektneigung, insbesondere bei Atemwegserkrankungen.
  - Reduzierter Allgemeinzustand (Rekonvaleszenz), allgemeiner Trainingsmangel.
  - Psychosomatische Erkrankungen, Depressionen.
- **Therapie im Hochgebirgsklima:**
  - *Herz- Kreislauf- und Gefäßerkrankungen:* Funktionelle Herz-Kreislaufstörungen, organische Herz-Kreislauferkrankungen ohne Zeichen der Dekompensation (s.o.).
  - Rekonvaleszenz nach operativen Eingriffen und schweren Erkrankungen, allgemeine Leistungsschwäche.
  - Psychovegetative Syndrome.
  - Chronische Atemwegserkrankungen.
  - Infektanfälligkeit.

2.9 Klimatherapie

Kontraindikationen

- Floride entzündliche Erkrankungen, akute Infektionen.
- Konsumierende Erkrankungen, fortschreitende Tumorleiden.
- Mangelnde Einsicht und Kooperation. Ausgaben der Kostenträger für einen „Kurlaub" sind aus medizinischer wie ökonomischer Sicht nicht mehr zeitgemäß.

Therapie im Seeklima

- Klimakuren in den Seebädern (Thalassotherapie) haben lange Tradition. Fundierte Untersuchungen über therapeutische Wirkungen bei dermatologischen Erkrankungen, Asthma bronchiale und Herz-Kreislauferkrankungen liegen vor.
- **Beispiel Sylt:** Klimatherapie für Kinder und Jugendliche auf Sylt, wo Kinder mit Asthma bronchiale, Neurodermitis und konstitutionellem Ekzem aufgenommen werden:
  - *Asthma bronchiale:* Die beim Asthmatiker häufige Erkältungsneigung wird durch systematische Gewöhnung an die Kälte vermindert (Abhärtungsmaßnahmen), bei Kleinkindern durch Luftbäder, bei Kindern ab 4 Jahren durch Seebäder (Abb. 20). Die Kurdauer beträgt mindestens 4 Wochen. Die Effektivität der Abhärtungsmaßnahmen ist in kontrollierten Studien nachgewiesen.
  - *Dermatologische Erkrankungen:* Das Nordseeklima wird infolge seines beständigen meteorologischen Verhaltens (Einfluß des Golfstroms!) genutzt. Besonders nützlich ist die westliche Windlage mit schadstoffarmer, allergenfreier Luft. Therapeutisch wird die Heliotherapie (z. B. im Dünengelände) eingesetzt; temperierte Meerwasserbäder, Schlickanwendungen (Packungen, Schlickkneten) und krankengymnastische Behandlungen unterstützen die Therapie.

Therapie im Mittelgebirgsklima

- In Deutschland gibt es ca. 50 heilklimatische Kurorte im Mittelgebirge.
- **Beispiel Freudenstadt im Schwarzwald (Kompaktkur):**
  - Die Kurdauer beträgt mindestens 3 Wochen. Anfangsuntersuchung durch den ortsansässigen Kurarzt, Aufstellung eines Trainingsplanes. Während der gesamten Kur Betreuung durch Physiotherapeuten, die als Klimatherapeuten ausgebildet sind.
  - *Ablauf eines Trainingstages:*
    - Beginn mit Kneippschen Anwendungen.
    - Dann individuell dosiertes Ausdauertraining auf Terrainwegen (sieben verschiedene Terrainkurwege mit unterschiedlicher Länge und Schwierigkeit). Während der Terrainwanderung Kontrolle von Puls und Blutdruck. Abschließend entspannende Liegetherapie im windgeschützten Pavillon.
    - Physikalisch-therapeutische Anwendungen: Medizinische Bäder, Wärmepackungen, Massagen etc.
  - *Regenerationstage:* Durchführung im Wechsel mit den Trainingstagen mit Kneippschen Anwendungen, leichter Gymnastik, Liegekuren und Entspannung.
  - Zusätzlich werden Vorträge, Seminare und Gespräche zur gesundheitlichen Erziehung angeboten.
  - Am Wochenende steht ein Ruhetag zur freien Verfügung.

2.9 Klimatherapie

Therapie im Hochgebirgsklima

> **Beispiel Garmisch-Partenkirchen:** Vom Institut für Balneologie und Klimatologie der Ludwig-Maximilian-Universität München erarbeitete Klimakur; Nachweis der Wirksamkeit durch kontrollierte Studien.
> - Die Kurdauer beträgt mindestens 3 Wochen. Anfangsuntersuchung durch einen ortsansässigen Kurarzt, die Betreuung erfolgt durch einen klimatherapeutischen Berater. Zu Beginn erfolgt die Einteilung der Patienten in Therapiegruppen (durchschnittlich 6 Personen pro Gruppe). Das Kurprogramm wird täglich auf die meteorologischen Bedingungen abgestimmt.
> - *Bewegungstherapie:* Durchführung auf 17 Terrain-Kurwegen von unterschiedlicher Länge und Steilheit in verschiedenen Höhenlagen (800–3000 m Höhenlage). Begleitung und Kontrolle der Trainingsintensität durch einen Physiotherapeuten.
> - *Physiotherapeutische Maßnahmen:* Kneipp-Anwendungen, medizinische Bäder, Massagen, therapeutische Sportarten.
> - Zusätzliche Gesundheitsbildung in Form von Gesprächen und Seminaren.

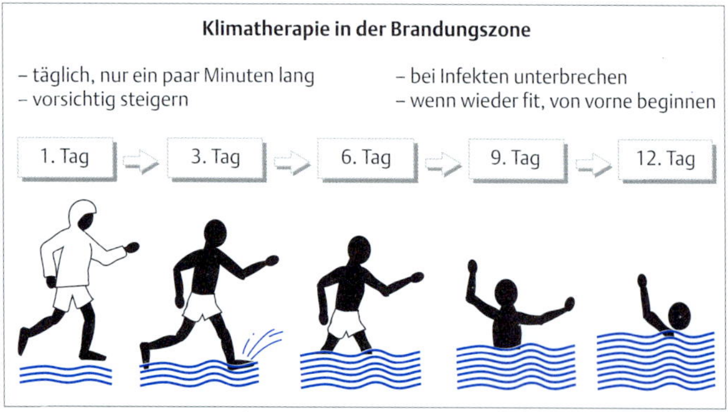

Klimatherapie in der Brandungszone

– täglich, nur ein paar Minuten lang
– vorsichtig steigern

– bei Infekten unterbrechen
– wenn wieder fit, von vorne beginnen

1. Tag ⇨ 3. Tag ⇨ 6. Tag ⇨ 9. Tag ⇨ 12. Tag

Abb. 20   Merkblatt für Kinder: Klimatherapie in der Brandungszone (Fachklinik Sylt Dr. Scheewe)

2.10 Kurortbehandlung

Grundlagen

- **Wirkprinzipien:** Im Gegensatz zur medikamentösen, operativen oder kombinierten Substitutionstherapie am Heimatort nutzt die Kurortbehandlung körpereigene Fähigkeiten und Entwicklungsmöglichkeiten (Anpassungsreaktionen):
    - *Ausschaltung schädlicher Einflüsse auf den Organismus:* Luftverunreinigung, Lärm, psychosozialer Stress, Fehlernährung, Medikamentenabusus.
    - *Übung körpereigener Regulationen:* Abhärtung, Ökonomisierung des Kreislaufs, Kräftigung oder Tonisierung des vegetativen Systems.
    - *Steigerung der Organleistung durch Anpassungsleistungen:* Training von Muskelkraft und Ausdauer, Steigerung der O_2-Mangel-Toleranz durch Höhenakklimatisation.
    - Verbesserung der Immunabwehr, Gesundheitserziehung.
- **Physiologische Aspekte:** Die Übung und Leistungssteigerung der Funktionen und Organe läuft in Phasen über einen längeren Zeitraum ab. Perioden des Wohlbefindens werden in einem Rhythmus von 7–10 Tagen durch eine Verschlechterung des Befundes unterbrochen (sog. Bade- oder Kurreaktionen, in der Sportmedizin Trainingskrise). Die Intensität der negativen Phasen hängt von der Konstitution des Patienten, dem Trainingszustand und der Dosierung der Behandlung ab. Nach vier Wochen sind diese reaktiven Perioden meist abgelaufen.
- **Wirtschaftliche Aspekte:** Vom wirtschaftlichen Standpunkt aus stellt sich die Frage, ob spezielle Methoden der Kurortbehandlung nicht ebenso am Heimatort erfolgen könnten. Dagegen spricht, daß z.B. Klimafaktoren nicht transferierbar sind und viele ortsgebundene Kurmittel (z.B. Heilquellen) beim Transport über weite Strecken nachteiligen Qualitätsänderungen unterliegen. Ausnahme: Als Versandheilwässer abgefüllte Heilquellen.
- **Psychologische und psychosoziale Aspekte:** Wesentlichen Einfluß hat das psychologische und psychosoziale Milieu des Kurortes; der Patient wird aus den Belastungen des häuslichen und beruflichen Lebens herausgenommen, um sich unbelastet der Gesundheit widmen zu können.

Methoden der Kurortbehandlung

- **Allgemeine Methoden:** Sie dienen der Entlastung des Organismus.
    - Harmonisierung des Tagesablaufes.
    - Gesunde Ernährung, Ausschalten oder Einschränken von Genußmitteln.
    - Bewegung im Wechsel mit Ruhe und Entspannung als Gegensatz zu den einseitigen Belastungen des Alltags.
    - Ausschaltung schädlicher Klimafaktoren.
- **Spezielle Methoden:**
    - Balneotherapie in ihren verschiedenen Formen (S. 30).
    - Klimatherapie (S. 49).
    - Ergänzende physikalisch-medizinische Maßnahmen am Kurort.

Indikationen

- **Rehabilitation:** Nach schweren Erkrankungen oder Operationen mit dem Ziel der schnellen Wiedereingliederung in die Gesellschaft und den Beruf.
- **Erstprävention:** Abbau von Risikofaktoren und Beseitigung von Funktionsstörungen, z.B. bei beruflicher oder familiärer Überlastung.

2.10 Kurortbehandlung

- **Sekundärprävention:** Prävention von Komplikationen oder Rückfällen bei chronischen Erkrankungen, z. B. nach Erkrankungen des Herz-Kreislaufsystems.
- **Behandlung chronischer Krankheiten:** Nutzung der noch vorhandenen Funktionsreserven und Training der körpereigenen Schutzmechanismen, z. B. bei Erkrankungen des rheumatischen Formenkreises oder degenerativen Veränderungen des Bewegungsapparates.

Einleitung einer Kur

- **Erwerbstätige:**
    - Der Kurantrag kann direkt bei der LVA/BfA gestellt werden oder über die Kasse an den Rentenversicherungsträger geleitet werden, was bei arbeitsunfähigen Versicherten generell so gehandhabt wird.
    - Bei Versicherten der BfA/LVA entscheidet der medizinische Dienst nach Aktenlage, bezugnehmend auf ein hausärztliches Attest und veranlaßt ev. eine Untersuchung.
    - Der Rentenversicherungsträger sucht die geeignete Klinik aus und gibt dort die Kostenzusage. Die Klinik/Kuranstalt teilt dem Versicherten den Termin des Kurantritts mit.
- **Rentner:**
    - Kostenträger sind die Krankenkassen.
    - Der Kurantrag wird durch den Versicherten zusammen mit einem ausführlichen Attest des behandelnden Arztes gestellt. Bei der stationären Kur können Patienten und Arzt einen Vorschlag zur Kurklinik machen; die Kurkliniken entscheiden nach medizinischen und vertragsrechtlichen Gründen. Bei der ambulanten Kur („offene Badekur") wählen Arzt und Patient den Kurort aus. Der Patient besucht dort mit Überweisungsschein einen Badearzt.
- **Patienten mit malignen Erkrankungen:** Kostenträger ist die Rentenversicherung, nach Vollendung des 65. Lebensjahres die Krankenkasse.

Kurortmedizin in Deutschland

- In Deutschland gibt es ca. 350 Kurorte, in denen etwa 280 000 Menschen beschäftigt sind (Stand März 1999). Jedes Jahr werden in den Kurorten insgesamt ca. 3 Millionen Heilverfahren durchgeführt (Angaben des Deutschen Bäderverbandes):
    - *Stationäre Kuren:* 1,5 Millionen Heilverfahren erfolgen in den staatlichen Kurbädern. Bei etwa 75 % dieser Heilverfahren tragen die gesetzlichen Rentenversicherungen die Kosten, bei etwa 15 % die gesetzlichen Krankenkassen; der Rest verteilt sich auf die gesetzlichen Unfallversicherungen, Kriegsopferversorgung und Sozialhilfeträger.
    - *Freie Kuren:* Etwa 1,5 Millionen Heilverfahren werden entweder von privaten Trägern finanziert oder erfolgen auf Krankenschein: die Patienten suchen mit einem Rezept oder Überweisungsschein ihres Hausarztes einen Arzt in einem Kurort auf. Viele gesundheitsbewußte Menschen finanzieren ihren Kuraufenthalt selbst.
- In Deutschland werden 4 Gruppen von Kurorten bzw. Heilbädern unterschieden: Mineral- und Moorheilbäder, heilklimatische Kurorte, Seebäder und Kneippkurorte, Schroth- u. Felke-Kurorte. Ein Verzeichnis aller Kurorte bzw. Heilbäder mit den entsprechenden Indikationen findet sich im „Deutschen Bäderkalender", zu beziehen vom Deutschen Bäderverband e.V., Schumannstr. 111, 53113 Bonn.

2.10 Kurortbehandlung

- ▶ **Mineral- und Moorheilbäder (Auswahl):**
  - *Erkrankungen des Stütz- und Bewegungsapparates:* Bad Aibling, Bad Bevensen, Bad Feilnbach, Füssen, Bad Kohlgrub, Bad Orb, Bad Soden am Taunus, Bad Brambach, Bad Elster oder Bad Liebenwerda.
  - *Herz-, Kreislauf- und Gefäßerkrankungen:* Bad Driburg, Bad Kissingen, Bad Säckingen, Bad Colberg, Bad Liebenstein, Bad Sulza.
  - *Erkrankungen der Atemwege:* Bad Ems, Bad Kreuznach, Bad Reichenhall, Bad Pyrmont, Bad Frankenhausen oder Bad Kösen.
  - *Stoffwechselerkrankungen:* Bad Brückenau, Bad Königshofen, Bad Mergentheim, Bad Berka.
  - *Frauenleiden:* Aachen, Bad Dürkheim, Bad Oeynhausen, Bad Doberan.
  - *Urologische Krankheiten:* Bad Neuenahr, Bad Wildungen, Bad Elster.
- ▶ **Heilklimatische Kurorte:** In Mittelgebirgen oder am Fuße der Alpen.
  - *Beispiele:* Bad Bergzabern, Bischofsgrün, Bad Harzberg, Freudenstadt, St. Blasien; Bayrischzell, Garmisch-Partenkirchen, Oberstdorf.
  - *Indikationen:*
    - Atemwegserkrankungen.
    - Herz-, Kreislauf- und Gefäßkrankheiten.
    - Hautkrankheiten.
- ▶ **Seeheilbäder:**
  - *Beispiele:* Cuxhaven, Norderney, Westerland auf Sylt, Wyk auf Föhr, Travemünde, Timmendorfer Strand, Graal-Müritz, Wustrow, Zingst.
  - *Indikationen:*
    - Erkrankungen der Atemwege.
    - Hautkrankheiten.
    - Krankheiten im Kindesalter.
- ▶ **Kneippkurorte:**
  - *Beispiele:* Bad Berneck, Bad Iburg, Bad Laasphe, Bad Wörishofen, Aulendorf, Hindelang, Mölln, Bad Waldsee, Berggießhübel.
  - *Indikationen:*
    - Herz-, Kreislauf- und Gefäßerkrankungen.
    - Vegetativ-nervale Funktionsstörungen.
    - Rekonvaleszenz nach schweren Erkrankungen.
    - Abhärtung und allgemeine Leistungssteigerung.

Kurorte in Österreich

- ▶ O = Oberösterreich, N = Niederösterreich, B = Burgenland, S = Salzburg, T = Tirol, K = Kärnten, St = Steiermark, V = Vorarlberg.
- ▶ **Akratopegen** (kalte Tiefenwässer): Seefeld in Tirol.
- ▶ **Akratothermen** (warme Tiefenwässer): Bad Bleiberg (K), Bad Kleinkirchheim (K), Bad Mitterndorf (St), Bad Vöslau (N), Warmbad Villach (K).
- ▶ **Moorbäder, Heilschlamme, Heilerden:** Bad Aussee (St), Althofen (K), Bad Leonfeldern (O), Bad Mitterndorf (St), Bad Tatzmannsdorf (B), Bad Wimsbach-Neydharting (O), St.Felix/Lamprechtshausen (S), Gmös/Laakirchen (O), Kitzbühel (T), Loipersdorf (St), Mattsee (S), Reuthe (V), Salzburg, Hochmoos/St. Martin (S), Schwanberg (St).
- ▶ **Eisenhaltige Wässer:** Bad Gams (St), Bad Schönau (N), Bad Tatzmannsdorf (B), Weinbad (O), Reuthe (V).
- ▶ **Sulfatwässer:** Bad Aussee (St), Bad Ischl (O), Dürrnberg (S), St. Lorenzen/Lesachtal (K), Vigaun (S).

2.10 Kurortbehandlung

- **Radonhaltige Wässer, Aktratothermen, radioaktive Thermalstollen:** Bad Zell (O), Badgastein S), Bad Hofgastein (S), Böckstein/Badgastein (S).
- **Heilstollen:** Bad Bleiberg (K), Oberzeirinberg (St).
- **Mineralsäuerlinge, Mineralthermalsäuerlinge:** Bad Gams (St), Bad Gleichenberg (St), Bad Radkersburg (St), Bad Sauerbrunn (B), Bad Tatzmannsdorf (B), Eisenkappel-Vellach (K), Trebesing (K).
- **Schwefelwässer, Schwefelthermen:** Bad Deutsch-Altenburg (N), Baden bei Wien, Bad Goisern (O), Bad Häring (T), Bad Ischl (O), Bad St. Leonhard/Lavanttal (K), Bad-Schallerbach (O), Burgwies (S).
- **Solen:** Bad Aussee (St), Bad Gleichenberg (St), Bad Ischl (O), Dürrnberg (S), Kleinzell/Salzerbad (N), Paracelsus-Kurmittelhaus Salzburg, Bad Hall (Jodsole; T)
- **Heilklimatische Luftkurorte:** Aflenz (St), Mitterndorf (St), Gröbming (St), Kötschach-Mauthen (K), Laßnitzhöhe (St), Mallnitz (K), Millstatt (K), Mönichkirchen (N), Puchberg/Schneeberg (N), Reichenau an der Rax (N), St Radegund/Graz (St), St Veit im Pongau (S), Semmering (N), Weißensee (K).

Kurorte in der Schweiz

- Überwiegend geeignet zur Klimatherapie (Hochgebirgsklima).
- **Andeer** (Graubünden): Rheuma, Erkrankungen des Bewegungsapparates.
- **Baden** (bei Zürich): Degenerative Erkrankungen des Bewegungsapparates.
- **Bad Ragaz** (Graubünden): Rheuma, neurologisches Rehabilitationszentrum.
- **Bad Scuol - Tarasp-Vulpera** (Graubünden): Stoffwechselerkrankungen, Magen-Darmleiden, Herz-Kreislauferkrankungen.
- **Breiten** (Wallis): Solbad. Rheumatische, gynäkologische und Stoffwechselerkrankungen.
- **Klosters-Serneus** (Graubünden): Rheumatische Erkrankungen.
- **Lavey-les-Bains** (Wallis): Rheumatische und degenerative Erkrankungen.
- **Leuk i.S.** (Wallis): Rheuma, Hautleiden.
- **Leukerbad** (Wallis): Rheuma, degenerative Erkrankungen.
- **Bad Losdorf** (Basel): Rheuma, degenerative Erkrankungen, Hautleiden.
- **Bad Ramsach** (Basel): Rheuma, degenerative Erkrankungen.
- **Rheinfelden** (Basel): Rheuma, degenerative und gynäkologische Erkrankungen.
- **St. Moritz-Bad** (Graubünden): Rheuma, degenerative und gynäkologische Erkrankungen, Hauterkrankungen.
- **Schwefelberg-Bad** (Berner Oberland): Rheuma, degenerative Erkrankungen.
- **Bains-des-Saillon** (Wallis): Rheuma, degenerative Erkrankungen.
- **Stabio** (Tessin): Rheuma, degenerative Erkrankungen, Hautleiden.
- **Vals-Valsertal** (Graubünden): Rheuma, degenerative Erkrankungen, Stoffwechselleiden
- **Yverdon-les-Bains** (Waadt): Thermalbad, Rheuma, neurologische Erkrankungen, Atemwegserkrankungen.
- **Bad Zurzach** (Thurgau): Rheuma, degenerative Erkrankungen.

2.11 Trinkkuren

Grundlagen

- Trink- oder Brunnenkuren gehören zu den traditionellen Behandlungsmethoden der physikalischen Medizin. Sie können im Kurort wie auch am Heimatort durchgeführt werden.
- **Klassifikation von Heilwässern:** Es muß ein Mindestgehalt von 1000 mg/l an festen und gelösten Bestandteilen vorhanden sein. Zur Namensgebung werden die Stoffe herangezogen, deren Äquivalentanteil an der Konzentration der Gesamtmineralstoffe mindestens 20 % beträgt. Besondere wertbestimmende Bestandteile sind u. a.:
  - *Eisenhaltige Heilwässer:* Mehr als 20 mg Eisen pro Liter Wasser.
  - *Jodidhaltige Heilwässer:* Mehr als 1 mg Jodid pro Liter Wasser.
  - *Schwefelhaltige Heilwässer:* Mehr als 1 mg Sulfidschwefel pro Liter Wasser.
  - *Fluoridhaltige Heilwässer:* Mehr als 1 mg Fluorid pro Liter Wasser.

Physiologische Wirkungen

- **Unmittelbare Wirkungen (Immediateffekte):** Beeinflussung der Schleimhäute im Verdauungstrakt, dadurch Auslösung motorischer und sekretorischer Reaktionen sowie Veränderungen des Darminhalts.
- **Mittelbare Wirkungen (nach Resorption):** Auslenkungen im Wasser- und Elektrolythaushalt, Substitution von Elektrolyten (Eisen, Kalzium) und pharmakodynamische Wirkungen (Magnesium). Durchspülung der ableitenden Harnwege, Beeinflussung der Schleimhaut, Änderung der Urinzusammensetzung, damit Beeinflussung des Risikos der Steinbildung.
- **Langzeitwirkungen:** Adaptive Umstellungen von Stoffwechselparametern, Urinzusammensetzung sowie motorischer und sekretorischer Verdauungsfunktionen sind nachgewiesen.

Finanzierung einer Trinkkur

- **Kurörtliche Trinkkuren:** Sie sind verschreibungspflichtig, werden jedoch im allgemeinen von den Kostenträgern der Gesamtmaßnahme (S. 23) mitfinanziert.
- **Haustrinkkuren:** Eine Abrechnung über die Krankenkassen ist nicht möglich.

Heilwässer und ihre Indikationen

- **Hydrogenkarbonathaltige Wässer:** Na, Ca, Mg als Kationen.
  - *Wirkungsmechanismus:* Bindung freier Magensäuren in äquivalenten Mengen, Entzündungshemmung und Schleimlösung.
  - *Indikationen:* Hyperazidität, Ulkuskrankheit; bei kurmäßiger Anwendung wird auch Subazidität gebessert (adaptative Normalisierung der Magensäuresekretion).
- **Sulfathaltige Wässer:** Na, Ca, Mg als Kationen.
  - *Wirkungsmechanismus:* Laxierende Wirkung, Freisetzung gastrointestinaler Hormone (z. B. Cholecystokinin); Normalisierung motorischer Verdauungsfunktionen.
  - *Indikationen:*
    - Störungen der Darmmotilität ohne nachweisbare organische Ursache (verschiedene Formen der Obstipation, Colon irritabile).
    - Dyskinesien der ableitenden Gallenwege, v.a. auch postoperative Beschwerden. Anregung der Gallen- und Pankreassekretion.
    - Prophylaxe von Kalzium-Phosphat-Harnsteinen, unterstützend bei Infektionen.

2.11 Trinkkuren

- **Natriumhaltige Wässer:** Mehr als 1000 mg NaCl pro Liter.
  - *Wirkungsmechanismus:* Anregung der Magensekretion, Steigerung der nächtlichen Diurese nach anfänglicher Retention. Bei Hypertonie besteht, entgegen manchen Vorurteilen, *keine* Gefahr von Blutdruckanstiegen (zumindest bei gleichzeitigem Hydrogencarbonat-Gehalt). Die Na- und Cl-Konzentrationen der in Deutschland verwendeten Heilwässer liegen weit unterhalb der von der Deutschen Gesellschaft für Ernährung empfohlenen täglichen Kochsalz-Zufuhr.
  - *Indikationen:*
    - Anregung des Appetits.
    - Funktionelle Störungen des Magens und Dünndarms.
  - *Kontraindikationen:*
    - Akute Gastritis und Enteritis, Blutungsneigung im Intestinaltrakt, Abflußstörungen von Galle und Pankreas.
    - Herz-Kreislaufinsuffizienz.
    - Arterielle Hypertonie bei nachgewiesener Kochsalz-Empfindlichkeit und Ödemneigung.
    - Gestosen.
- **Kalziumhaltige Heilwässer:** Hydrogenkarbonat und Sulfat als Anionen.
  - *Wirkungsmechanismus:* Tonusminderung und Entzündungshemmung am Darm, antiallergische Wirkung durch nachgewiesene dosisabhängige Hemmung der Histaminfreisetzung, Hemmung der intestinalen Resorption von Oxalat (häufigste steinbildende Substanz) durch oral aufgenommenes Kalzium.
  - *Indikationen:*
    - Alimentäre Kalziummangelzustände.
    - Osteoporose (auch zur Langzeitsubstitution geeignet, keine Gefahr der Harnsteinbildung infolge der erhöhten Flüssigkeitszufuhr!).
    - Unterstützend bei allergischen Erkrankungen.
    - Chronische Harnweginfekte (Kalzium-Magnesium-Hydrogenkarbonat-Wässer), unterstützend bei antibiotischer Behandlung.
    - Prophylaxe und Metaphylaxe von Oxalat-, Karbonat- und Phosphatsteinen, auch postoperativ und nach Lithotripsie. Hier kein CaCl-Wasser verwenden, sondern Calcium-Magnesium-Hydrogenkarbonat-Wässer.
  - *Kontraindikationen:*
    - Hyperresorptive Hyperkalziurie und Harnsteinbildung.
    - Hyperparathyreoidismus.
- **Magnesiumhaltige Wässer:** Vorkommen meist gemeinsam mit Kalzium; Sulfat und Hydrogenkarbonat als Anionen.
  - *Wirkungsmechanismus:* Schutzfaktor gegen Kalziumsteinbildung im Harntrakt, entzündungshemmender Effekt im Intestinaltrakt. Prophylaxe von durch Magnesiummangel verursachten Rhythmusstörungen, Koronarspasmen und Infarkten am Herzen.
  - *Indikationen:*
    - Magnesiummangelzustände, v.a. bei Herzrhythmusstörungen, koronarer Herzkrankheit.
    - Erhöhter Magnesiumbedarf in Wachstum, Schwangerschaft und Stillzeit, Leistungssport.
    - Pro- und Metaphylaxe kalziumhaltiger Harnsteine, z.B. postoperativ nach Lithotripsie.

2.11 Trinkkuren

- **Kohlensäurehaltige Heilwässer (Säuerlinge):** Wirksam ab Konzentrationen von über 2000 mg/l.
  - Wirkungsmechanismus: Im Magen wird CO_2 freigesetzt und bewirkt einen Dehnungsreiz (beschleunigte Entleerung) sowie eine Sekretionsanregung (Gastrinfreisetzung).
  - *Indikationen:*
    - Allgemeine Anregung der Verdauungsfunktionen, Appetitstörungen.
    - Förderung der Diurese bei urologischen Erkrankungen.
  - *Kontraindikationen:* Vorschädigungen der Magenwand mit Rupturgefahr.

Kontraindikationen für Trinkkuren

- Akute Zustände sämtlicher Erkrankungen des Verdauungstraktes.
- Passagehindernisse wie Schrumpfungen, Stenosen, Invaginationen etc.
- Relative Kontraindikationen: Herzinsuffizienz, eingeschränkte Nierenfunktion.
- Floride maligne Prozesse (zur Nachbehandlung nach operativen Eingriffen sind Kuraufenthalte und Trinkkuren indiziert).

Kurorte (Auswahl)

- **Natriumhaltige Wässer:** Aachen, Baden-Baden, Bad Ems, Bad Harzburg, Bad Kissingen, Bad Orb, Bad Pyrmont, Bad Soden/Taunus.
- **Kalzium-, Magnesium-, Hydrogenkarbonathaltige Wässer:** Bad Driburg, Bad Godesberg, Bad Griesbach, Bad Honnef, Bad Lippspringe, Bad Neuenahr, Bad Rippoldsau, Bad Wildungen.
- **Kohlensäurehaltige Wässer:** Bad Bocklet, Bad Brückenau, Bad Fachingen, Bad Hönningen, Bad Krozingen, Bad Meinberg, Bad Nauheim, Bad Neuenahr, Bad Rothenfelde, Bad Salzschlirf, Bad Überkingen, Bad Vilbel, Bad Wildungen.

Tabelle 6 Wirksame Mindestkonzentrationen und Mindest-Tagesaufnahme der wichtigsten in Heilwässern enthaltenen Mineralstoffe

Mineralstoff	Wirksame Mindestkonzentration	Wirksame Mindest-Tagesaufnahme
Kationen:		
Natrium (Na^+)	500 mg/l	500 mg/d
Calcium (Ca^+)	20 mg/l	300 mg/d
Magnesium (Mg^{++})		50 mg/d
Eisen (II) (Fe^{++})		
Anionen:		
Chlorid (Cl^-)	?	
Hydrogencarbonat (HCO_3^-)	1 300 mg/l*	
Sulfat (SO_4^-)	1 200 mg/l**	
Fluorid (F^-)	1,0 mg/l***	
Jodid (J^-)	1,0 mg/l	(0,1 mg/d)
Gelöste Gase:		
Kohlendioxyd (CO_2)	2 000 mg/l	

* Gastroenterologische Indikationen: 1 500 mg/l
** Abführende Dosis 3 000 mg
*** Bei Osteoporose bzw. Osteopenie 20 mg/d

2.12 Elektrotherapie

Grundlagen

- **Elektrischer Strom:** Bewegung elektrischer Ladungen in leitfähigen Medien. Ladungsträger sind negativ geladene Elektronen (metallische Leiter, Leiter 1. Klasse) oder positive und negative Ionen (Elektrolyte, Leiter 2. Klasse).
- **Leitmedium Mensch:** Der menschliche Körper entspricht einem Leiter 2. Klasse; anders als beim Elektronenleiter bewegen sich in einer elektrolytischen Lösung bei Stromfluß immer gleichzeitig Anionen (negative Ionen) und Kationen (positive Ionen) in entgegengesetzter Richtung. Die Wirkungen des Stromes stellen also eine Summation des unterschiedlichen Ionentransportes dar. Der Körper ist ein Volumenleiter: der gesamte Strom fließt durch das vorhandene Volumen. Wegen der Inhomogenität des Organismus läßt sich die genaue Verteilung des Stromes nicht vorhersagen.
- **Stromdichte:** Maß für die Stromstärke pro durchströmtem Querschnitt, angegeben in mA/cm^2. Dies ist therapeutisch nutzbar (verstärkte Wirkung unter der kleineren Elektrode), kann aber auch zu Nebenwirkungen führen (versehentlicher Elektroden-Haut-Kontakt!).
- **Wirkungen des Stromes auf den menschlichen Organismus:**
  - Bewegung von Ladungsträgern (Ionen).
  - Auslösen von Aktionspotentialen an Nervenfasermembranen, dadurch Entstehung sensibler Empfindungen (afferente Reizung) bzw. Muskelkontraktionen (efferente Reizung).
  - Reizung von Rezeptoren (freie Nervenendigungen) durch Verschiebung des Membranpotentials, dadurch Entstehung sensibler Empfindungen.
  - Erwärmung des durchströmten Gewebes durch Reibung von Ionen mit den Atomen und Molekülen des umgebenden Mediums.

Galvanisation, Niederfrequenzströme

- **Galvanisation (Gleichstromtherapie):**
  - *Physikalische Grundlagen:* Gleichbleibende Stromrichtung und konstante Stromstärke.
  - *Wirkungsprinzip:* Der Ladungstransport bewirkt eine Ionenverschiebung und Veränderung des Elektrolytmilieus im Gewebe, dadurch kommt es zu Reizung von Schmerz-Rezeptoren. Nerven- und Muskelfasern reagieren nicht.
  - *Therapeutische Ziele:* Analgesie, Sedierung, Erregungshemmung.
  - *Gleichstromanwendung:* Hydrogalvanische Anwendungen (S. 37, Stangerbad, Zellenbad), Gleichstromdurchflutung, Iontophorese (s. u.).
  - *Anwendungsbeispiel Iontophorese:* Ein ionisiert vorliegender Wirkstoff wird unter einer Elektrode als Lösung oder Gel aufgebracht. Die Wirkstoffionen übernehmen einen Teil des Ladungstransportes. Großflächige Elektroden, hohe Stromdichten bis zur Toleranzgrenze und eine lange Therapiedauer (30 Minuten) erhöhen die Effizienz. Um einen Therapieerfolg zu beurteilen, sind 8–10 Applikationen notwendig.
    - Indikationen: Insertionstendinosen, Periarthropathien, Epicondylopathie, Achillessehnenbeschwerden, Arthrosen.
    - Verwendete Substanzen: Etofenamat (Rheumongel, Traumongel), Diclofenac (Voltaren Emulgel), Arthrosenex, Aescin (Reparil-Gel).

2.12 Elektrotherapie

- Verteilung: Begrenzte Eindringtiefe des Medikamentes: direkt unter der Hornschicht findet sich eine erhöhte Konzentration, beim Erreichen des oberflächlichen Gefäßnetzes wird der Wirkstoff resorbiert und systemisch vor allem in der Körperschale verteilt (keine „Anreicherung" in einem darunterliegenden Gelenk).

▶ **Niederfrequente Reizströme:**
  - *Physikalische Grundlagen:* Therapeutisch genutzter Frequenzbereich von 1–150 Hz, zahlreiche Stromformen (Rechteck-, Dreieckimpulse, Schwellstrom, amplituden- oder frequenzmodulierte Ströme u.a.; Abb. 22). Die therapeutische Wirkung im Organismus ist bei den genannten Stromformen ähnlich. Für die Praxis genügt es daher, sich mit einer Stromform bzw. einem bestimmten Gerät vertraut zu machen und dies anzuwenden. Wichtig ist die Unterscheidung zwischen uni- und bidirektionalen Strömen:
    - Unidirektionale Ströme: Die Ionen wandern „impulsweise" in die gleiche Richtung.
    - Bidirektionale Ströme: Die Ionen pendeln im Rhythmus der Impulse hin und her; ein effektiver Ionentransport kommt nicht zustande (keine Verätzungsgefahr, da keine Elektrolyse).
  - *Wirkungsprinzip:* Auslösung von Aktionspotentialen an Nerven- und Muskelfasern. Die rasche Depolarisation der Membranen wird durch Impulsströme bewirkt.
  - *Therapeutische Ziele:* Muskelstimulation, analgetische Wirkung.
  - *Anwendungsbeispiel diadynamische Ströme:* Impulsstrom in Form von Sinushalbwellen von 10 ms Impulsbreite in Ein- oder Doppelweggleichrichtung mit der Ausgangsfrequenz 50 Hz, der mit einem konstanten Gleichstrom unterlagert ist (Abb. 21).
    - Wirkungen: MF (monophasé fixe) wirkt stärker motorisch und sensibel reizend; CP (courte période) resorptionsfördernd. DF (diphasé fixe) hat einen analgetischen, LP (longue période) einen detonisierenden Effekt.
    - Indikationen: Analgesie, Resorptionsförderung.
    - Umschriebene Schmerzen (Insertionstendinosen, Arthroseschmerz u.ä.): Anbringen einer kleineren Elektrode auf die schmerzende Stelle, die Gegenelektrode wird ober- oder unterhalb davon plaziert. Der Strom wird langsam einschleichend eingeschaltet, bis der Patient ein Kribbeln verspürt. LP oder CP 2× 4 Minuten (umpolen), anschließend DF 4 Minuten. 6–8 Behandlungen sind erforderlich, um einen Erfolg der Behandlung beurteilen zu können.
    - Distorsionen, Hämatome, Gelenkschwellungen: Die Elektroden werden querdurchflutend angelegt. CP oder LP 2× 4 Minuten, abschließend DF 4 Minuten.
  - *Anwendungsbeispiel Ultrareizstrom nach Träbert:* Rechteckimpulse von 2 ms Dauer mit 5 ms Pause (Frequenz 140 Hz).
    - Indikation: Analgesie.
    - Kathode über dem Schmerzpunkt anlegen; Stromstärke bis zum Auftreten eines vibrierenden Stromgefühls einregulieren, Behandlungsdauer 15 Minuten. Behandlungsserie: mindestens 6 Anwendungen.

2.12 Elektrotherapie

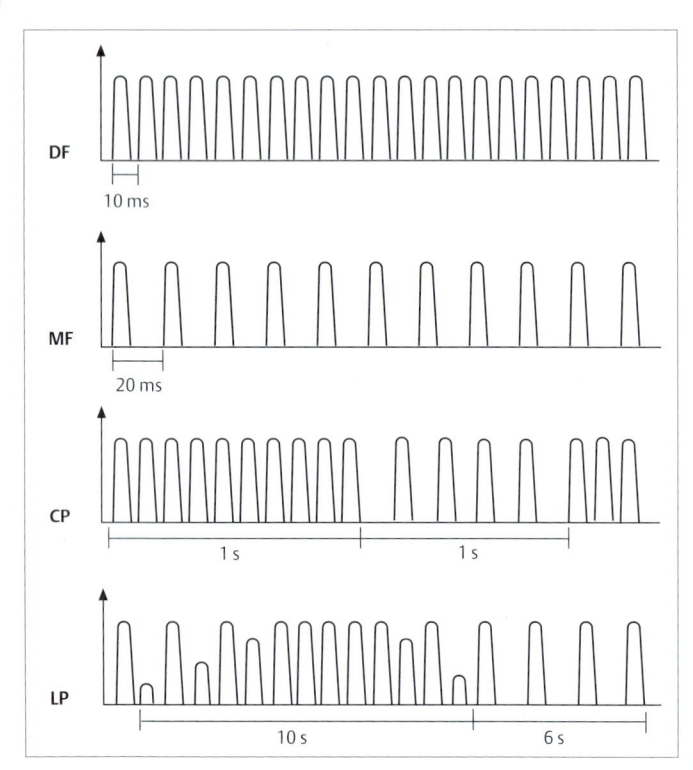

Abb. 21 Diadynamische Ströme: DF (diphasé fixe), MF (monophasé fixe), CP (courte période) LP (longue période)

◉ *Nebenwirkungen:* Gefahr der Hautverätzung durch Anhäufung von Elektrolyseprodukten unter den Elektroden (Ausnahme: bidirektionale Stromformen). Zwischen Elektrode und Haut muß zur Vermeidung ein ausreichend dicker, feuchter Viskoseschwamm oder eine Frottee-Zwischenlage eingebracht werden. Die Unterlage muß die Elektrode allseits überragen.

Mittelfrequente (Wechsel)ströme

➤ **Physikalische Grundlagen, Wirkungsprinzip:** Frequenzbereich zwischen 1000 und 100 000 Hz, in der Praxis wird vorwiegend sinusförmiger Strom von 4 – 20 kHz verwendet. Da dieser nulliniensymmetrisch ist, entstehen keine Elektrolyseprodukte (keine Gefahr der Hautverätzung). Unmodulierte Mittelfrequenzströme benötigen zur Auslösung einer motorischen Reaktion eine höhere effektive Stromstärke. Es löst scheinbar nicht ein einzelner Impuls, sondern erst die gemeinsame Wirkung mehrerer aufeinanderfolgender Impulse ein Aktionspotential am Muskel aus (sog. *Gildemeister-Effekt*).

2.12 Elektrotherapie

- **Therapeutische Ziele:** Muskelbehandlung bei relativ geringer sensibler Belästigung (durch die hohe Impulsfrequenz kommt es nicht zu Membranwirkungen an den Zellen, Zellrezeptoren können nicht so schnell „mitreagieren").
- **Indikationen:**
  - Stimulation partiell denervierter Muskulatur.
  - Therapie reflektorisch bedingter Muskelverspannungen. Die analgetische Wirkung ist gering.
- **Verfahren:**
  - *Direkte mittelfrequente Reizung* (Prinzip nach Wyss): Konstanter, im Laufe von mehreren Sekunden geschwellter Strom von 11 kHz, der mit einem niederfrequenten Strom (250 Hz) unterlegt ist. Die Zuleitung zum Körper erfolgt über 3 Elektroden (dünne, leitende Kautschuk- oder Gummifolien).
  - *Extern amplitudenmodulierter Mittelfrequenzstrom* (Geräte: Sinus/Zimmer bzw. Amplipuls/TUR): Ein Stromkreis, bei einem MF-Strom mit Frequenz zwischen 4–20 Hz wird die Modulation bereits im Gerät erzeugt.
  - *Interferenzstromverfahren* (Prinzip nach Nemec, Gerät: z. B. Nemectron): 2 sinusförmige, mittelfrequente Wechselströme unterschiedlicher Frequenz werden über 2 getrennte Stromkreise dem Behandlungsgebiet zugeführt. Die Elektroden (Platten- oder Kissenelektroden) liegen so, daß sich beide Ströme im Körper überlagern. Die Frequenz des einen Stromkreises ist stabil (4000 Hz), die des anderen variiert zwischen 3900–4000 Hz. Durch Addition oder Subtraktion der sich überlagernden Stromamplituden entsteht endogen, d. h. im Behandlungsfeld, ein Interferenzstrom zwischen 0–100 Hz. Eine Reizwirkung auf die Muskulatur kommt im Bereich von 25–50 Hz zustande. Dem Frequenzbereich zwischen 90–100 Hz wird eine sympathikusdämpfende und analgetische Wirkung zugeschrieben. Die gleichzeitige Applikation von Interferenzstrom und pulsierenden Saugelektroden (ermöglichen das Anbringen an sonst schlecht zugänglichen Stellen wie Schulter oder Hüfte) hat einen hyperämisierenden Effekt.

Hochfrequenztherapie

- **Physikalische Grundlagen, Wirkungsprinzip:** Es werden elektromagnetische Wellen und Felder im Frequenzbereich von 13,56–2400 MHz verwendet. Infolge der hohen Frequenz von Impulsen erfolgt keine sensible oder motorische Reizwirkung, sondern eine Erwärmung des Gewebes („Reibung" der Ladungsträger). Im Gegensatz zur Wärmepackung oder der Infrarotbestrahlung wird die Wärme nicht in den Körper geleitet, sondern entsteht im Gewebe. Der Ort der höchsten Erwärmung liegt 1–4 mm unter der Haut, die „Tiefenwirkung" darf nicht überschätzt werden.
- **Indikationen:**
  - Erkrankungen des Bewegungsapparates, bei denen eine Wärmebehandlung indiziert ist: Arthrosen, Wirbelsäulensyndrome, Periarthropathien, Muskelschmerzen, Myotendinosen.
  - Erkrankungen innerer Organe, bei denen eine Wärmebehandlung indiziert ist: Chronische Adnexitis (bewirkt reflektorisch eine Mehrdurchblutung im kleinen Becken), versuchsweise bei chronischer Bronchitis.
- **Kontraindikationen:**
  - Patienten mit Herzschrittmachern (s. o.).
  - Gestörte Sensibilität, akute Entzündungen, floride Tumoren.
  - Gravidität, starke Periodenblutung.

2.12 Elektrotherapie

➤ **Verfahren:**
- *Kurzwelle (27 MHz):* Behandlung im hochfrequenten elektrischen (Kondensator) oder magnetischen Feld (Spule).
  - Das elektrische Feld der Kondensatorplatten erzeugt den wärmewirksamen Stromfluß im dazwischenliegenden Gewebe. Fett erwärmt sich dabei stärker als Muskulatur.
  - Das magnetische Feld der Spulenelektrode oder des Induktionskabels erzeugt durch Induktion Wirbelströme, die gut leitende Gewebe (Muskulatur) stärker erwärmen.
- *Dezimeter- und Mikrowelle (434 und 2450 MHz):* Elektromagnetische Wellen; die Applikatoren sind Antennen. Der Unterschied zwischen beiden Wellen liegt in der „Tiefenwirkung", die bei der Mikrowelle < 1 mm, bei der Dezimeterwelle ca. 3 mm beträgt. Von dort geht die Wärmewirkung durch Konduktion in die Tiefe.

➤ **Dosierung:** Entsprechend dem subjektiven Empfinden des Patienten:
- Stufe 1: Knapp unterschwellige Wärme.
- Stufe 2: Knapp überschwellige Wärme.
- Stufe 3: Angenehmes Wärmegefühl.
- Stufe 4: Starke, noch erträgliche Wärme.

➤ **Nebenwirkungen:**
- *Verbrennungsgefahr durch Streustrahlung:* Nur ein Teil der emittierten Energie wird vom Patienten absorbiert, es entsteht eine Streustrahlung im Raum, v. a. bei Kurzwellengeräten. Es bilden sich Feldverdichtungen um metallische Gegenstände, werden diese berührt, können Verbrennungen entstehen. Metallteile vom Bestrahlungsgebiet fernhalten (Ringe, Uhren, Schmuck, Vorsicht auch beim Gestell der Liege oder dem Infusionsständer). Bei metallischen Endoprothesen oder Osteosynthesematerial sollte besser auf eine Hochfrequenztherapie verzichtet werden.
- *Störung elektrischer Geräte:* Die Streustrahlung kann benachbarte elektronische Geräte stören, daher muß ein Sicherheitsabstand von mindestens 5 m eingehalten werden. Cave: Patienten mit Herzschrittmacher dürfen keinesfalls mit Hochfrequenzgeräten behandelt werden!
- *Gefahr einer Linsentrübung:* Die Augen müssen vor Wärme geschützt werden: bei Mikrowellenbehandlung im Gesicht Drahtschutzbrille tragen, Kurzwelle nicht im Gesichtsbereich anwenden.

Reizstromdiagnostik

➤ Heute bis auf wenige Indikationen durch die EMG-Diagnostik ersetzt.
➤ **Wirkungsprinzip:** Die „faradische Erregbarkeit" erlaubt eine Unterscheidung zwischen denervierten und innervierten Muskeln. Durch die Denervation verliert der Muskel die Erregbarkeit auf sehr kurze Impulse. Mittels der sogenannten I/t-Kurve (Verhältnis von Impulshöhe zu Impulszeit) werden die Minimalstromstärken bestimmt, die bei vorgegebenen Impulsbreiten zu einer gerade noch sicht- und fühlbaren Muskelkontraktion führen. Die Kurve erlaubt eine Aussage über die Reizbarkeit der Muskulatur.

➤ **Indikation:**
- Unmöglichkeit der Durchführung einer Elektromyografie durch willentlich (vorgetäuschte Muskellähmung!) oder unwillentlich (Bewußtseinsstörungen) unkooperative Patienten.
- Verlaufskontrolle bei elektrostimulierender Behandlung.

2.12 Elektrotherapie

Transkutane elektrische Nervenstimulation (TENS)

- **Wirkungsprinzip:** Sensible, schmerzlose Reizung sensibler Nerven durch nullinien-symmetrische, bidirektionale Stromformen. Erregung von Mechanorezeptoren in der Haut. Über schnelleitende Nervenfasern wird die Reizung an das Rückenmark weitergemeldet, dort erfolgt eine Blockierung über Interneuronen. Schmerzimpulse, die von langsam leitenden Fasern transportiert werden, finden keinen Eingang, höhere schmerzhemmende Systeme werden aktiviert, wie durch eine Endorphinausschüttung nachgewiesen wurde.
- **Indikationen:** Akute und chronische Schmerzzustände durch Neuralgien, Tumoren, degenerative Veränderungen im Bereich der Gelenke und der Wirbelsäule, versuchsweise beim Phantomschmerz. Beim akuten Zoster resultiert oft eine gute Schmerzlinderung, der chronische Zosterschmerz spricht nur selten an.
- **Geräte:** Es stehen Taschengeräte mit einem oder zwei Kanälen zur Verfügung, die über Klebeelektroden Impulse abgeben. Die Elektroden werden direkt über der schmerzenden Stelle angelegt; bei diffusen Schmerzen Applikation im zugehörigen Hautsegment oder über Triggerpunkten. Ein TENS-Gerät kann als Hilfsmittel rezeptiert werden. Voraussetzung ist, daß das Gerät genügend lange erprobt wurde und sich als erfolgreich erwies.
- **Durchführung:** Anlegen der Elektroden, Einschalten des Gerätes. Individuelles Einregulieren des Stromes, bis ein Schwirren oder Vibrieren an der Haut verspürt wird. Die Behandlungsdauer beträgt mindestens 20 Minuten, bei gutem Ansprechen auch mehrere Stunden oder über Nacht. Es besteht keine Gefahr einer Hautverätzung (bidirektionaler Strom, keine Elektrolyse).
- **Therapieerfolg:** Insgesamt sprechen initial etwa 50% der Patienten positiv an; bei Langzeitanwendung gutes Ansprechen bei 15–20%.

Elektrostimulation des neuromuskulären Systems

- **Wirkungsprinzip, Indikationen:** Einsatz niederfrequente Ströme zur Stimulation neuromuskulärer Strukturen:
  - *Elektrostimulation peripher partiell denervierter Muskeln:* Bei Wiederanschluß eines Muskels an reinnervierende Nerven nach einer Läsion. Eine Elektrostimulation total denervierter Muskeln mit dem Ziel, eine Atrophie zu verhindern, ist nicht aussichtsreich. Die elektrische Stimulation ersetzt nicht das aktive Beüben eines Muskels!
  - *Elektrostimulation spastisch gelähmter Muskeln:* Einsatz versuchsweise zur Verminderung der Spastik. Bei starker Spastik kommt es rasch zu einer Schwäche der Antagonisten. Die elektrische Erregung der geschwächten Muskulatur führt auch zu einer Hemmung der spastischen Muskulatur, erklärbar durch das Prinzip der reziproken Innervation von Sherrington. Bei dem Zweikanalverfahren nach Hufschmidt wird der spastische Antagonist ermüdend stimuliert, dann der zu trainierende Agonist elektrisch stimuliert.
  - *Elektrostimulation von Organen mit glatter Muskulatur (Blase, Enddarm):* Stimulation der Sphinkteren bei neurogener Blasenlähmung oder Beckenbodenstimulation bei Streß-Inkontinenz. Obwohl entsprechende Geräte erhältlich sind, haben sich diese Methoden noch nicht breit durchgesetzt.

2.12 Elektrotherapie

▶ **Durchführung:** Größere denervierte Muskeln werden längs durchströmt; auf kleinere Muskeln wird eine runde Schwammelektrode aufgelegt. Die Gegenelektrode kann beliebig angebracht werden. Bei peripherer Facialisparese kann die Elektrostimulation unterstützend zu Übungen der mimischen Muskulatur eingesetzt werden. Hier ist besonders sorgfältig auf die Plazierung der Elektroden zu achten: bei fehlerhafter Lage können gesunde Muskeln stimuliert werden oder eine Reinnervation wird „fehlgeleitet". Behandlung ein bis zwei Mal täglich, Behandlungsdauer 10–15 Minuten. Ein Übertraining ist nicht sinnvoll, denervierte Muskeln sind rascher ermüdbar.

Hochvolttherapie

▶ **Wirkungsprinzip:** Einsatz ultrakurzer Impulse von 20–30 μs, dadurch gute motorische Reizwirkung bei geringer sensibler Belästigung, bessere Tiefenwirkung als bei niederfrequenten Strömen. Im Vergleich zu älteren Stromformen (Faradisation) ist die sensible Hautwirkung weit geringer. Die modernen niederfrequenten Ströme sind der Hochvolttherapie gleichwertig.
▶ **Geräte:** Klein, handlich, tragbar, da birektionale Stromformen verwendet werden, besteht keine Gefahr der Hautverätzung.

Therapie mit Softlasern

▶ **Physikalische Grundlagen:** Laserlicht zeichnet sich aus durch Monochromasie (exakte Wellenlänge), Kohärenz (synchrone Wellenzüge) und geringe Divergenz (extreme Fokussierbarkeit). Damit ist eine hohe punktuelle Leistungsdichte (Energie pro Fläche) möglich. Die in der Chirurgie und Technik eingesetzten hochenergetischen Laser haben sich bewährt. Softlaser haben eine weit geringere Energie. Ihre Eindringtiefe in die Haut liegt unter 1 mm.
▶ **Wirkungsprinzip:** Über die Wirkungen auf das Gewebe gibt es Vorstellungen, die jedoch spekulativ und wissenschaftlich nicht gesichert sind. Positive Effekte sind ebensowenig bewiesen wie die Wirkungslosigkeit. Es gibt zahlreiche Erfolgsberichte über Laserbehandlungen, jedoch kaum klinisch kontrollierte Studien. Eine extrem niedrig dosierte Bestrahlung mit Laserlicht (Softlaser, s. u.) soll positive Wirkungen auf den Zellstoffwechsel haben („Biostimulation").
▶ **Verfahren:**
  - *Helium-Neon-Laser:* Kontinuierliche Emission bei 632,8 nm (rotes Licht). Empfohlen bei oberflächlichen Hautläsionen.
  - *Dioden-Laser:* Gepulste Strahlung im Infrarotbereich (ca. 900 nm). Soll bei tieferliegenden Prozessen (Epicondylopathie, Periarthropathien) wirksam sein.
  - *Laser-Akupunktur:* Bestrahlung von Akupunkturpunkten (milde Form der Akupunktur). Gute Erfolge bei Kindern werden berichtet.

Niederfrequente Magnetfelder

▶ **Wirkungsprinzip:** Knochen hat piezoelektrische Eigenschaften, d. h. bei mechanischer Verformung entsteht eine elektrische Spannung. Im Tierversuch wurde nachgewiesen, daß der elektrische Strom die Kallusbildung fördert. Da magnetische Wechselfelder im Gewebe schwache elektrische Spannungen erzeugen, entstand die Hypothese, daß Magnetfelder die Osteosynthese positiv beeinflussen.

2.12 Elektrotherapie

> **Verfahren:**
> - *Invasives Verfahren nach Kraus-Lechner (Magnetisch induzierte Elektro-Osteostimulation):* Intraoperativ wird eine Spule (Überträger) an das Osteosynthesematerial angeschlossen. Postoperativ wird der Körperteil einem Magnetfeld ausgesetzt, in der Spule entsteht eine Wechselspannung und ein Stromfluß im Bruchspalt. Erfolgsquoten von 90 % bei Pseudarthrosen wurden angegeben.
> - *Verfahren nach Basset:* Ein Funktionsgenerator liefert sinusförmige Stromimpulse an ein Doppelspulensystem. Senkrecht zu den magnetischen Feldlinien sollen in der Knochenlängsachse elektrische Feldstärken induziert werden können, die an Knochendefekten Heilungsvorgänge in Gang setzen. Es werden hohe Erfolgsquoten angegeben; in kontrollierten Doppelblindstudien ließen sich die Ergebnisse nicht bestätigen.

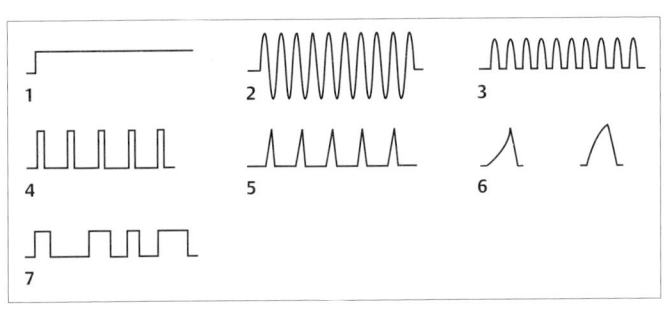

Abb. 22 Verschiedene Stromformen in der Elektrotherapie: 1 Galvanisation, 2 Sinusförmiger Wechselstrom, 3 gleichgerichteter sinusförmiger Wechselstrom, 4 Rechteckimpulse, 5 Dreieckimpulse, 6 Exponentialströme, 7 Stochastische Rechteckimpulse (nach Seichert)

Kontraindikationen der Elektrotherapie

- Unüberwindliche Angst oder Abneigung eines Patienten gegenüber Elektrotherapie.
- Metalle im Körper des Patienten: Kontraindikation für Hochfrequenztherapie; keine niederfrequenten Ströme im Bereich eines metallischen Fremdkörpers (an anderen Körperstellen jederzeit möglich). Mittelfrequente Ströme auch bei Metallen im Behandlungsgebiet möglich.
- Vorsicht bei erhöhter Blutungsneigung (Marcumarbehandlung).
- Hochfrequenztherapie bei Herzschrittmacher strikt kontraindiziert; nieder- oder mittelfrequente Ströme an anderen Körperstellen möglich.
- Gravidität im Behandlungsgebiet; nieder- oder mittelfrequente Ströme in anderen Gebieten möglich.
- Arterielle Durchblutungsstörungen Fontaine III und IV, Sensibilitätsstörungen.
- Hautschäden, akute Entzündungen, frische Thrombosen im Behandlungsgebiet.

2.13 Ultraschalltherapie

Grundlagen

- **Definition:** Erwärmung von Körpergewebe durch mechanische Longitudinalwellen mit einer Frequenz von 800–1000 kHz mit analgetischer, hyperämisierender und muskelrelaxierender Wirkung, Verbesserung der Gewebetrophik, Dämpfung der Sympathikusaktivität.
- **Wirkungsmechanismus:**
  - *Erzeugung von therapeutischem Ultraschall:* Therapiegeräte erzeugen eine hochfrequente elektrische Spannung, die vom Schallkopf mittels des umgekehrten piezoelektrischen Effektes zu mechanischen Schwingungen seiner Frontfläche umgewandelt werden. Wird der Schallkopf direkt an die Haut gehalten, dringen die Ultraschallwellen ein.
  - *Kontaktmedien:* Eine Ankopplung des Schallkopfes an den Körper ist durch Verwendung geeigneter Kontaktmedien möglich:
    - Paraffinöl: Applikation zwischen Haut und Schallkopf.
    - Wasser: Behandlung im Wasserbad.
    - Salben (Ultraphonophorese): z. B. Voltaren Emulgel (ähnlich der Iontophorese).
  - *Wirkungen im Gewebe:*
    - Die Eindringtiefe (Halbwertsdicke) beträgt bei 800 kHz 1,7–3,5 cm.
    - Wärmewirkung: Die entstehende Wärme kommt durch Absorption zustande und ist frequenzabhängig. Gewebe mit höherem Wassergehalt (z. B. Muskel) absorbieren viel und erwärmen sich stärker. An Knochen kommt es zu einer Reflexion der Ultraschallwellen.
    - Mechanische Wirkung: Dem Ultraschall wird auch eine mechanische Wirkung zugeschrieben, die durch eine „Mikromassage" des Gewebes zustande kommen soll.
    - Ultraschall kann auch nach Implantation von Metallteilen angewendet werden.

Indikationen

- Kann als unterstützende Behandlungsmethode in zahlreiche physikalische Therapiekonzepte mit eingebaut werden (z. B. Kombination mit krankengymnastischer Behandlung).
- Alle Krankheitsbilder, bei denen eine intensive, lokalisierte Wärmetherapie erwünscht ist.
- **Traumatologische Krankheitsbilder:**
  - Z. n. Frakturen, Luxationen, verzögerte Frakturheilung.
  - Kontusionen, Distorsionen, Muskelzerrungen, Tendinosen, Kontrakturen.
  - Sympathische Reflexdystrophie (Morbus Sudeck, S. 338) in den Stadien II/III.
- **Erkrankungen des rheumatischen Formenkreises:**
  - Arthrosen (S. 284).
  - Degenerative Wirbelsäulenerkrankungen (S. 304).
  - Rheumatoide Arthritis (S. 322), Spondylitis ankylosans (Morbus Bechterew, S. 328).
  - Myalgien, Epikondylopathien (S. 293), Periarthropathia humeroscapularis (S. 289), Weichteilrheumatismus (S. 335).

2.13 Ultraschalltherapie

> **Sonstige Erkrankungen:**
> - Dupuytrensche Kontraktur (Therapieversuch).
> - Narbenkeloide (z. B. nach Verbrennungen, versuchsweise einsetzen. Als Kontaktmedium Contractubex verwenden).

Kontraindikationen

> Patienten mit Herzschrittmachern.
> Akute fieberhafte Entzündungen, floride Tumoren.
> Beschallung jugendlicher Knochen, Keimzellen (Ovarien, Testes), Augen.
> Rückenmarkserkrankungen.
> Koronare Herzkrankheit (Beschallung der Herzregion), Anwendung im Bereich von Gefäßerkrankungen (Thrombophlebitis, Thrombosen, AVK, hämorrhagische Diathesen).

Durchführung

> **Art der Ultraschallbehandlung:**
> - *Lokale Ultraschallbehandlung:* Gebräuchlichste Behandlung mit Beschallung umschriebener Areale, z. B. Gelenke. Die Beschallung erfolgt in der Regel dynamisch, d. h. der Schallkopf wird kreisend hin- und herstreichend bewegt.
> - *Segmentale Ultraschallbehandlung:* Paravertebrale Behandlung ganzer Segmente. Empfohlen bei lokal noch zu akuten Prozessen.
>
> **Dosierung, Häufigkeit:**
> - *Intensität:* 0,3 W/cm^2 (niedrig); 0,6 W/cm^2 (mittel); 0,9 W/cm^2 (hoch), max. 2 Watt/cm^2.
> - *Dauer:* 3 Min. (kurz); 6 Min. (mittellang); 9 Min. (Lang); Steigerung auf max. 15–20 Minuten bei guter Verträglichkeit.
> - *Behandlungsfrequenz:* Durchführung täglich oder 2tägig, insgesamt 5–10 Behandlungen; dann Behandlungspause für einige Wochen–Monate.

2.14 Phototherapie

Grundlagen

- **Definition:** Einsatz von optischer Strahlung zu prophylaktischen und therapeutischen Zwecken. Aus dem gesamten elektromagnetischen Spektrum werden neben dem sichtbaren Licht Infrarot- und UV-Strahlung eingesetzt.
- **Wirkungsmechanismus:**
  - *Infrarot-Strahlentherapie:* Durch Strahlungswärme am Absorptionsort hyperämisierende, analgetische, muskeltonisierende und resorptionsfördernde Wirkung.
  - *Heliotherapie:* Sonnenlicht enthält eine Mischung von Infrarotlicht (17%), kurzwelligem Licht (39%), sichtbarem Licht (39%), UV-A (4,9%) und UV-B (0,1%) und hat entsprechend vielfältige Wirkungen: Erythembildung (Sonnenbrand), Hypophysenstimulation, Förderung der Androsteronbildung, Stärkung der Reaktionslage und Infektabwehr.
  - UV-Strahlentherapie:
    - UV-A_1: Rasche Hautpigmentierung (Stimulation der Melanozyten), Förderung zellulärer Abwehrmechanismen.
    - UV-A_2: Pigmentierung, Erythembildung, Bakterizidie.
    - UV-B: Wandelt 7-Dehydrocholesterin in Vitamin D_3 um. Es führt zur „indirekten Pigmentierung" (Umwandlung der Dopaoxidase in Tyrosinase; Tyrosinase oxydiert Dopa zum Melanin in den Melanozyten der Haut).
    - UV-C: Starke erythemerzeugende Wirkung, karzinogene Wirkung. Das natürliche UV-C erreicht durch Absorption die Erde nicht; das in Strahlern erzeugte UV-C wird in der Glaswandung abgefiltert.

Indikationen

- Siehe auch dermatologische Erkrankungen S. 230.
- **Infrarot-Strahlentherapie:**
  - Erkrankungen des Bewegungsapparates, bei denen Wärme vertragen wird.
  - Erwärmung vor Bewegungstherapie.
  - Chronische Entzündungen, z. B. Entzündungen der Nasennebenhöhlen.
- **Heliotherapie:**
  - Stärkung der Reaktionslage und Infektabwehr.
  - Rachitis, Osteoporose.
  - Psoriasis vulgaris, Neurodermitis, Acne vulgaris.
- **UV-Strahlentherapie:**
  - Stärkung der Reaktionslage und Infektabwehr.
  - Psoriasis, Parapsoriasis, Mycosis fungoides, Neurodermitis, Pruritus.
  - PUVA-Therapie: UV-A in Kombination mit 8-Methoxypsoralen systemisch bei schweren Formen der Psoriasis, Psoriasis arthropathica, Mycosis fungoides, versuchsweise bei Vitiligo.
  - Photo-Sole-Therapie: Bad in hochprozentiger Solelösung oder Meerwasser, anschließende UV-Bestrahlung; indiziert bei Psoriasis (Prinzip der Behandlung am Toten Meer) und Ichthyosis. UV-A und niedrig dosierte Sole (1%ig) bei Neurodermitis.

2.14 Photothérapie

Kontraindikationen

- Lichtsensibilität, Photodermatosen.
- Floride Erkrankungen wie rheumatoide Arthritis, Hyperthyreose, akute Entzündungszustände.
- Dekompensierte Herzinsuffizienz, Herzrhythmusstörungen, Zustand nach Myokardinfarkt.
- Durchblutungsstörungen, Sensibilitätsstörungen.

Durchführung

- Verwendung von Quecksilberhochdrucklampen.
- **Messung der Erythemschwellendosis:** Zur Ermittlung der individuellen Lichtempfindlichkeit.
  - *UVB-Fototestung (Lichttreppe):* wird mit dem zur Therapie verwendeten Gerät durchgeführt. Die gesamte Haut wird mit Ausnahme von 6 scharf begrenzten Hautarealen (Schablone mit Ausschnitten) bedeckt; die Testareale werden mit zunehmenden UVB-Dosen bestrahlt. Nach 6 Stunden erste Erythemreaktion erkennbar, nach 24 Std. Bestimmung der minimalen Erythemdosis (MED).
  - *Beurteilung:*
    - 0   Kein Erythem.
    - +   Gerade noch erkennbares Erythem (= 1 MED).
    - +   Hellrosa Erythem.
    - ++   Deutliches Erythem, keine Schmerzen.
    - +++   Feuerrotes Erythem, geringe Schmerzen.
    - ++++ Livides Erythem, starkes Ödem, Schmerzen, Blasenbildung.
  - *Beachte:* Die individuelle Toleranz des Patienten ist bei jeder Form der Phototherapie zu berücksichtigen! Rothaarige und blonde Menschen reagieren stärker; feuchte Haut ist grundsätzlich empfindlicher gegenüber Strahlung; behaarte Hautpartien zeigen ein geringeres Ansprechen.
  - *Beachte:* Exakter Strahlenabstand und genaues Einhalten der Bestrahlungszeit (automatische Zeitschaltuhr) sind unerläßlich!

2.15 Biofeedback

Grundlagen

- **Definition:** Rückkoppelung von Biosignalen zu den Sinnesorganen des erzeugenden Organismus durch elektronische Hilfsmittel. Gestörte Organfunktionen werden elektronisch erfaßt, die Rückvermittlung erfolgt über optische und akustische Signale. Damit sind gestörte physiologische Abläufe (Dysfunktionen) für Patient und Behandler erkennbar und können korrigiert werden.
- **Wirkungsprinzip:** Jede biologische Größe ist einer Regulation innerhalb physiologischer Schwankungsbreiten unterworfen. Eine Störung der Funktion, eine fehlgesteuerte oder verlorengegangene Funktion sowie Veränderungen der physiologischen Grenzbereiche stören das System. Das willkürliche Eingreifen in Regelkreise der Körperfunktion benötigt einen längeren Lernprozeß, der durch fehlende oder nur teilweise Verfügbarkeit des afferenten Schenkels erschwert ist. Das Biofeedback schließt diesen Regelkreis und ermöglicht damit einen sensomotorischen Lernvorgang.

Myofeedback

- **Definition:** Biofeedback mittels Oberflächen-EMG zur neuromuskulären Rehabilitation.
- **Wirkungsprinzip:**
  - *Sensomotorik, Propriozeption:* Voraussetzung für eine bewußte und kontrollierte Steuerung der muskulären Aktivität. Im täglichen Leben sind aufgrund der sensomotorischen Voraussetzungen Informationen aus der Peripherie nur schwach im bewußten Empfinden ausgedrückt. Dieser Vorgang ist bei Traumen oder anderen Schädigungen noch mehr gestört. Das Oberflächen-EMG repräsentiert den Spannungszustand der Muskulatur und vermittelt damit eine „künstliche Tiefensensibilität".
  - *Transformation muskulärer Aktivität in optische oder akustische Signale:* Ermöglicht Rückinformation über muskuläre Aktivität und damit eine bewußte Steuerung. Unter Aktivität ist dabei nicht nur die Spannungsaktivität, sondern auch eine bewußte Entspannung zu verstehen. Über sensorische Bewegungsbilder werden Einzelmuskelkontraktionen, Bewegungsabläufe und letzlich komplexe Bewegungsvorgänge erfahren, wieder erlernt, gesteuert und korrigiert. Vgl. Abb. 23.
- **Indikationen:**
  - *Allgemeine Indikationen:*
    - Wiedereingliederung eines Muskels in bestehende Aktivitätsmuster (nach peripheren Lähmungen, Ruhigstellung, Schmerzhemmung).
    - Dämpfung unwillkürlich fehlgesteuerter Muskelaktivität (Spastik, Verspannung), z.B. Spannungskopfschmerz.
    - Koordinationsschulung, Kraft- und Ausdauertraining.
  - *Spezielle Indikationen:*
    - Dystrophe Syndrome.
    - Torticollis spasticus, Schreibkrampf.
    - Zentrale Paresen, z.B. Wiedererlernen der Funktionen von oberer und unterer Extremität bei Hemiplegie.
    - Periphere Lähmung mit Reinnervation.
    - Muskelatrophie nach Traumen, z.B. Frakturen.
    - Nach Gelenkeingriffen (Band- Sehnenrekonstruktion) oder nach Muskel-Sehnentransfer.

2.15 Biofeedback

- **Kontraindikationen:**
  - Fehlende Motivation und Nichtbegreifen des Behandlungsprinzips.
  - Bei Kombination mit Elektrostimulation gelten die Kontraindikationen für die Elektrostimulation.
- **Behandlungsmöglichkeiten:** Systematisches Training durch Behandlung einzelner Muskeln, Muskelanteile, Synergisten, Antagonisten/Agonisten, rechts-links-Koordination. Das Biofeedback kann mit einer elektrischen Muskelstimulation kombiniert werden (Reafferenzverstärkung durch Muskelkontraktion).
- **Geräte:** Zum Einsatz kommen Tischgeräte und transportable, batteriebetriebene Geräte zur häuslichen Anwendung.
- **Durchführung:**
  - Erläuterung des Behandlungsprinzips und des Gerätes.
  - Einstellung der EMG-Schwelle nach Empfindlichkeit; Wahl des Vermittlersignals (optisch oder akustisch).
  - "Spielerisches Ausprobieren", Innervation und Muskelrelaxation.
  - Festlegen des Therapieziels, Behandlung.
  - Bei funktioneller Muskelstimulation mit einem EMG-Feedback Festlegung der Stimulationsparameter.
  - Dosierung: Die Behandlungszeit beträgt 10–30 Minuten pro Region; es werden 1–3 Behandlungen pro Tag durchgeführt.
  - Behandlungsaufbau: Halte- und Entspannungsübung, dynamische Übung, Bewegungskomplex (Sitz, Stand, Gang).

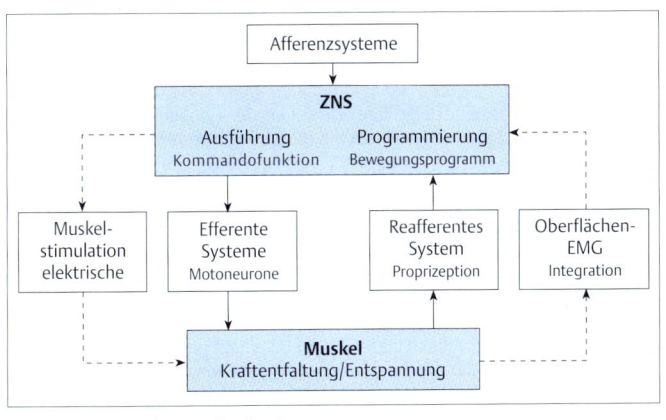

Abb. 23 Prinzip des Myofeedback

3.1 Lymphdrainage, physikalische Entstauungstherapie

Grundlagen

- **Definitionen:** Umfassendes Therapiekonzept bei Lymphödemen.
  - *Manuelle Lymphdrainage (ML):* Von Dr. Vodder entwickelte Massagetechnik zur Steigerung der Lymphangiomotorik.
  - *Komplexe physikalische Entstauungstherapie (KPE):* Von Földi eingeführtes umfassendes Konzept mit Bandagetechniken und bewegungstherapeutische Maßnahmen.
- **Physiologische und anatomische Grundlagen:**
  - *Aufgabe des Lymphgefäßsystems:* Aufnahme der „lymphpflichtigen Lasten", im wesentlichen von Eiweiß, Wasser, Zellen und Zellbestandteilen.
  - *Lymphtransport:* Der Weitertransport der Lymphe geschieht durch die Eigenmotorik der Lymphangione (Gefäßsegment zwischen zwei Klappen). Die Frequenz der Lymphangiomotorik beträgt in Ruhe ca. 1–10 pro Minute, bei erhöhter lymphpflichtiger Last 20–25 pro Minute („Sicherheitsventilfunktion"). Muskel- und Gelenkpumpen, Arterienpulse und Atmung unterstützen den Lymphtransport.
  - *Große Lymphgefäße:* Die Lymphe aus Gebieten unterhalb des Zwerchfells und aus der linken Körperhälfte sammelt sich im Ductus thoracicus und mündet in den linken Venenwinkel (Zusammenfluß von V. subclavia und V. jugularis). Die Drainage der rechten oberen Körperseite erfolgt über den Truncus lymphaticus dexter in den rechten Venenwinkel.
  - *Territorien:* Die Abflußgebiete der kutanen und subkutanen Lymphgefäße sind durch lymphgefäßarme Zonen, sog. „Wasserscheiden", voneinander getrennt. Verbindungen dieser Territorien durch größere Kollektoren gibt es nur an einigen Stellen, z. B. interaxilläre Anastomosen über dem Brustbein und axillo-inguinale Anastomosen an der Flanke. Sie werden therapeutisch genutzt.
  - *Lymphknoten:* Hier erfolgt eine „Filtration" der Lymphe; ihre immunologischen Funktionen werden durch die Lymphdrainage allerdings nicht beeinflußt.

Therapieprinzipien, Ziele

- **Kombinationsbehandlung:** Eine isoliert verordnete und durchgeführte ML ist bei der Mehrzahl der Indikationen sinnlos, ein optimaler Therapieerfolg ist nur in Kombination mit Hautpflege, Kompression, Bewegungs- und Atemtherapie möglich.
- **Zweiphasentherapie des Lymphödems:**
  - *Phase I:* Entstauung durch tägliche Lymphdrainage und Kompressionsbandage. Bei ausgeprägtem, fortgeschrittenem Lymphödem empfiehlt es sich, die „komplexe physikalische Entstauungstherapie (Földi)" stationär einzuleiten. Fortsetzung in der ambulanten Praxis.
  - *Phase II:* Konservierung des erreichten Zustandes durch Kompression mittels maßangefertigter Kompressionsstrümpfe, ML nur noch bei Bedarf. Behandlung ausschließlich ambulant.
- **Therapieziele der manuellen Lymphdrainage:**
  - Aufnahme lymphpflichtiger Lasten in die initialen Lymphgefäße, Verschiebung von Lymphe und Gewebeflüssigkeit.
  - Steigerung der Lymphangiomotorik durch Quer- und Längsdehnung der Kollektoren.
  - Lockerung fibrosklerotischen Bindegewebes.

3.1 Lymphdrainage, physikalische Entstauungstherapie

Indikationen
- Primäre und sekundäre Lymphödeme (S. 221).
- Lipödem und seine Kombinationsformen (S. 224).
- Phlebolymphostatisches Ödem bei chronischer Beinveneninsuffizienz (S. 218).
- Zyklisch-idiopathische Ödemsyndrome.
- Posttraumatische und postoperative Ödeme.
- Sympathische Reflexdystrophie (Morbus Sudeck) in Kombination mit anderen Maßnahmen. Die ML senkt nachweisbar den Sympathikotonus und wirkt daher schmerzlindernd. Eine Bandagierung ist meistens nicht möglich.
- Schwellungszustände bei Sklerodermie.
- Starke Ödeme bei Hemiparesen („Hemihand").
- Ödeme im Gefolge von rheumatischen Erkrankungen.

Kontraindikationen
- Entzündungen mit Beteiligung pathogener Keime (Erysipel, Fußpilz).
- Kardiales Ödem bei dekompensierter Herzinsuffizienz.
- Akute Thrombophlebitis, tiefe Beinvenenthrombose.
- Keine ML-Halsbehandlung bei Hyperthyreose, Überempfindlichkeit des Sinus caroticus, Herzrhythmusstörungen sowie besondere Vorsicht bei über 60jährigen Patienten.
- Keine Bauch-/Bauchtiefbehandlung in der Schwangerschaft, bei entzündlichen Darmerkrankungen, Aneurysmen, Strahlenschäden.
- Keine Kompressionsbandage bei arteriellen Durchblutungsstörungen oder kardialen Ödemen.

Durchführung
- **Manuelle Lymphdrainage:**
  - *Grifftechnik:* Die Griffe werden großflächig und langsam unter an- und abschwellendem Druck durchgeführt, das Gewebe wird nicht über die Elastizität hinaus verformt. Entsprechend dem Verlauf größerer Kollektoren sind spezielle Griffreihenfolgen festgelegt. Die Schubphase erfolgt in Abflußrichtung (Abb. 24).
  - *Grundgriffe:*
    - Stehender Kreis: Flächig aufgelegte Hände verschieben die Haut kreisförmig mit Schub in Abflußrichtung. Kann in allen Regionen eingesetzt werden.
    - Pumpgriff: Umfassen der zu behandelnden Extremität mit der ganzen Hand, langanhaltender Schub in Abflußrichtung.
    - Schöpfgriff: Ebenfalls an den Extremitäten durchführbar. „Rotationsbewegung" im Handgelenk mit kreisförmiger Verschiebung der Haut in Abflußrichtung.
    - Drehgriff: Spezieller Griff für die großen flächigen Rumpfregionen.
  - *Modifizierte „Spezialgriffe":*
    - Ödemgriff: Durch länger anhaltenden Schub erfolgt eine vermehrte Flüssigkeitsverschiebung.
    - „Fibrosegriffe": Wichtig für sekundäre Gewebeveränderungen (Fibrosklerose) beim Lymphödem (Kombination mit speziellen Bandagetechniken ist sinnvoll).

3.1 Lymphdrainage, physikalische Entstauungstherapie

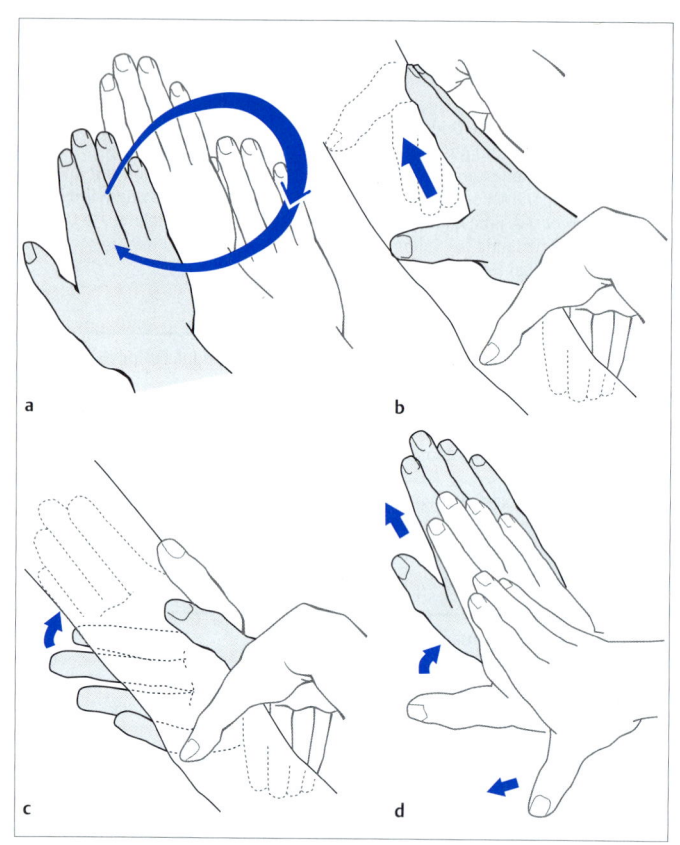

Abb. 24 Grifftechniken der manuellen Lymphtherapie (mit freundlicher Genehmigung von Herrn O. Gültig): stehende Kreise (a), Pumpgriff (b), Schöpfgriff an Extremitäten (c), Drehgriff an großflächigen Körperteilen (d)

▶ **Kompression:**
  – *Material:* Die Grundlage bildet ein Baumwollschlauchverband auf der Haut, darauf erfolgt eine Polsterung mit Wattebinden oder Schaumstoff, die Kompression geschieht mittels textilelastischer Kurzzugbinden. Nach maximaler Abnahme des Umfanges der gestauten Extremität wird ein Kompressionsstrumpf nach Maß angefertigt, den der Patient möglichst regelmäßig tragen soll.
  – *Bewegungsübungen:* Zur Förderung des Lymphrückflusses sind begleitende entstauende Bewegungsübungen unter Kompression unerläßlich.

3.1 Lymphdrainage, physikalische Entstauungstherapie

Behandlungsbeispiele

- **Ödeme im Hals- und Gesichtsbereich:** Einleitung mit Durchbewegen des Schultergürtels, „Stehende Kreise" über der seitlichen Halslymphknotenkette, entlang der Linea nuchae sowie vor und hinter dem Ohr. Dann Behandlung der unter dem Unterkiefer gelegenen Lymphknoten und des Gesichts; von dort erfolgt der Schub immer in Richtung zu den oberen Halslymphknoten.
- **Sekundäres Armlymphödem** (Entfernung der axillären Lymphknoten):
  - *Vorbehandlung:* Gründliche Behandlung der Lymphknotengebiete am Hals, der kontralateralen axillären Lymphknoten und des zugehörigen gesunden Rumpfquadranten in Rücken- und Bauchlage. Behandlung der gleichseitigen Leistenlymphknoten und der Flankenregion.
  - *„Schaffung von Verbindungen":* Entstauung des ödematösen Rumpfquadranten auf dem Brustbein, zwischen den Schulterblättern sowie an der Flanke über die lymphatischen Wasserscheiden hinweg zu den vorbehandelten Gebieten.
  - *Extremitätenbehandlung:* Beginn proximal am Oberarm, langsames Vorarbeiten nach distal unter Umgehung der geschädigten bzw. entfernten axillären Lymphknoten. Die Ödemflüssigkeit wird über die vorbehandelten Anastomosen weiter „geschoben".
  - Hautpflege, Bandage und Bewegungstherapie schließen die Behandlung ab.
- **Dauer der Therapie:** Je nach Ausprägung des Lymphödems 20–40 Minuten; bei Lymphödemen beider Beine Therapiezeit bis zu 1 Stunde.
  - Bei „frischen" Fällen eines Lymphödems Behandlung tgl.; im weiteren Verlauf (Phase 3 der KPE) 1–2 × wöchentlich, evtl. auch längere Intervalle.

3.2 Massage

Grundlagen

- **Definition:** Massage ist eine manuelle Behandlung, d.h. die Hand ertastet und behandelt einen Befund.
- Abgegrenzt von der sog. „klassischen" Massage werden:
  - Massageformen mit bestimmten Grifftechniken, z.B. Manipulativmassage nach Terrier (S. 83), Marnitztherapie (Druckpunktmassage bestimmter Regionen, Integration manueller und bewegungstherapeutischer Techniken).
  - Reflektorisch wirkende Massageformen, z.B. Bindegewebsmassage (S. 80).

Physiologische Wirkungen

- **Mechanische Wirkungen:** Lösung von Adhäsionen in Gleit- und Verschiebegeweben zwischen Haut, Subkutis, Faszien, Muskeln und Bändern; Beschleunigung des Flüssigkeitstransportes aus dem Gewebe.
- **Biochemische Wirkungen:** Freisetzung von Gewebehormonen, Abtransport schmerzerzeugender Substanzen (Milchsäure, Schmerzmediatoren), Beseitigung einer kapillären Ischämie, Steigerung der lokalen Durchblutung, Anregung des Muskelstoffwechsels: die Erholungsphase nach der Muskelarbeit verkürzt sich.
- **Immunologische Wirkungen** (eigene Untersuchungen): Stabilisierung verschiedener Parameter des Immunsystems, allgemein „sedierende" Wirkung auf immunologische Aktivitäten (Gamma-Interferon, Interleukin 2).
- **Nervale Wirkungen:** Die Aktivität der Muskelspindeln wird beim Muskelhypertonus herabgesetzt, beim Hypotonus gesteigert. Die Erregung von Mechanorezeptoren steigert die Aktivität afferenter Fasern und bewirkt auf Rückenmarksebene eine segmentale Schmerzhemmung *(Gate-Control-Theorie)*. Die anregende bzw. dämpfende Wirkung bestimmter Massagegriffe ist erklärbar durch Verbindungen aufsteigender Bahnen zur Formatio reticularis bzw. zum limbischen System („neurovegetative Stabilisierung").
- **Psychische Wirkungen:** Ausgeprägte psychische Wirkungen durch die Be-„hand"-lung und Zuwendung.

Indikationen

- Muskulärer Hypertonus („Hartspann"), Muskelverspannungen, Myogelosen.
- Muskelschmerzen infolge statischer und degenerativer Wirbelsäulen- und Gelenkveränderungen.
- Weichteilrheumatische Schmerzzustände an Extremitäten, Nacken, Schultergürtel, Rücken und in der Beckenregion.
- Vermehrte Konsistenz, schlechte Verschieblichkeit im subkutanen Gewebe (Pannikulose).
- Narbige und andere Strukturveränderungen, posttraumatische und postoperative Störungen der Muskulatur (nicht im akuten Stadium oder unmittelbar im erkrankten Gebiet!).
- Detonisierung und Lockerung der Muskulatur vor der Bewegungstherapie.

3.2 Massage

Kontraindikationen

- Akute internistische und chirurgische, hochfieberhafte Erkrankungen, Kachexie, manifeste HIV-Infektion.
- Dekompensierte Herzinsuffizienz, maligner Hypertonus, frischer Herzinfarkt, laufende Antikoagulantienbehandlung (Hämatombildung! Ausnahme: low-dose-Heparinbehandlung), frische Thrombosen (Emboliegefahr).
- Periphere arterielle Verschlußkrankheit, sympathischer Reflexdystrophie (Morbus Sudeck): keine Massage der betroffenen Extremität.
- Akute und chronische Entzündungen der Haut, frische Operationsnarben: keine Massage im betroffenen Gebiet.

Durchführung

- **Art der Massage:** Überwiegend werden Teilmassagen und Großmassagen durchgeführt (Rücken, Extremitäten, Schultergürtel, Beckengürtel). Ganzmassagen sind nur ausnahmsweise indiziert.
- Eine Wärmebehandlung vor der Massage ist nur bei Unterkühlung (ambulanter Bereich) indiziert; generell ist eine Thermotherapie nach der Massage zu empfehlen.
- **Umgebung und Lagerung:** Der Behandlungsraum soll gut temperiert, ruhig und freundlich sein, die Massagebank stabil und höhenverstellbar, Entspannungslagerung des Patienten.
- **Gleitmittel:** Verwendung nur bei trockener, spröder oder stark behaarter Haut.
- **Massagetechniken:**
  - *Streichungen:* Berührungskontakt mit dem Patienten, beruhigende und flüssigkeitsverschiebende Wirkung. Großflächige Griffe von peripher nach zentral.
  - *Reibungen, Zirkelungen, Friktionen:* Druckschwankungen im Gewebe mit Verschieben der interstitiellen Flüssigkeit; oberflächliche und tiefe Reibungen. Kreisförmige Bewegungen mit an- und abschwellendem Druck. Verbesserung der Verschieblichkeit zwischen Haut, Subkutangewebe, Faszien, Muskeln und Periost.
  - *Knetungen:* Behandlung von Muskelgruppen, die von der Hand erfaßt werden können. Die knetende Hand geht gewebsverformend unter an- und abschwellendem Druck vom Muskelursprung zum -ansatz.
  - *Walkungen (Rollungen):* Quer zum Muskelverlauf geführte Griffe an den Extremitäten. Verbesserung der Gewebeverschieblichkeit, Detonisierung und Lockerung des Muskels.
  - *Erschütterungen (Hacken, Klopfen, Vibrationen):* Je nach Ausführung detonisierende oder tonisierende Wirkung:
    - Vibrationen: Detonisierung des Muskels, Erschütterung mit hoher Frequenz (15–20×/Sek.) und niedriger Amplitude („Zitterbewegungen").
    - Schüttelungen: Lockerung und Entspannung der Muskulatur einer Extremität bei gleichzeitigem Zug versetzt die Muskulatur in gleichmäßige Schwingungen.
- **Behandlungsdauer:** 20 bis maximal 30 Minuten.
- **Nachruhe:** Im Anschluß an eine Massage sollte eine Ruhephase eingehalten werden.

3.3 Reflexzonentherapie

Grundlagen

- **Definition:** Beeinflussung krankhafter Veränderungen innerer Organe auf reflektorischem (kutanoviszeralem und muskuloviszeralem) Weg durch spezielle Massagetechniken.
- **Physiologische und anatomische Grundlagen:**
  - *Reflexverbindungen:* Grundlage für die Reflexzonentherapie, besonders die Bindegewebsmassage, sind die anatomischen Verbindungen der von einem Spinalnerven versorgten Gebiete (Dermatom, Sklerotom, Myotom, Enterotom) mit dem vegetativen Nervensystem. Weitere Verbindungen zwischen Großhirn, vegetativen Hirn- und Hirnstammzentren (limbisches System, Formatio reticularis) und den peripheren Bahnen des somatischen Nervensystems sind bekannt. W. Kohlrausch wies nach, daß segmental zugeordnete innere Organe auf kuteroviszeralem Weg beeinflußt werden können.
  - *Bindegewebszonen:* Sie sind von der Lokalisation her weitgehend identisch mit den Headschen Zonen und befinden sich am Rumpf im Bereich des Unterhautgewebes. Bei pathologischen Veränderungen innerer Organe weisen die Bindegewebszonen tastbare Verquellungen und sichtbare Einziehungen der Haut auf.

Reflextherapeutische Verfahren

- **Bindegewebsmassage (BGM):**
  - *Technik nach Elisabeth Dicke:* Sie entwickelte diese Massagetechnik ausgehend von Erfahrungen mit einer eigenen Erkrankung mit lokal wirkenden langen Fingerkuppenzügen (entsprechend einer lokalen Neuraltherapie).
  - *Technik nach Hede Teirich-Leube:* Verwendung kurz anhakender Fingerkuppenstriche mit dem Ziel einer neurovegetativen Gesamtbeeinflussung.
- **Periostbehandlung:** Von Vogler entwickelte punktförmig rhythmisch mit Fingerkuppen und -knöcheln ausgeführte Druckmassage über dem Periost, die segmentbezogene Reflexvorgänge als Erklärung heranzieht (Druck von 1 – 15 kg). Durch eine Periostbehandlung am Mastoid und über dem Hinterhaupt wird z. B. versucht, Schwindel und Tinnitus zu beeinflussen; vgl. Abb. 25.
- **Segmentzonenmassage:** Das von Gläser-Dalicho entwickelte Verfahren arbeitet mit modifizierten Griffen der klassischen Massage und speziell entwickelten Griffvariationen mit Knetungen, Friktionen und Vibrationen. Alle Gewebeschichten zwischen Haut und Periost werden erfaßt. Es entsteht eine Steigerung der Durchblutung, Verbesserung der Gewebeverschieblichkeit, Schmerzlinderung und Detonisierung hypertoner Gewebezustände; gleichzeitig werden segmental zugeordnete innere Organe in ihrer Funktion verbessert.
- **Marnitztherapie:** Manuelle Behandlung mit meist punktförmigen Friktionen mit an- und abschwellendem Druck im Bereich sogenannter Schlüsselzonen in Kombination mit Bewegungstherapie.
- **Fußsohlenreflextherapie:** Diesem von der amerikanischen Masseurin Ingham und dem Arzt Fitzgerald entwickelten Verfahren wird eine neuroreflektorische Wirkung zugeschrieben. Es ist leicht zu erlernen und wird vor allem von Naturheilkundlern, Homöopathen, Physiotherapeuten und Masseuren favorisiert. In wissenschaftlichen Studien konnte die Wirksamkeit bisher nicht belegt werden. Grundlage stellt die Hypothese dar, daß alle Organe des Körpers in bestimmten Arealen auf der Fußsohle „abgebildet" sind. Durch eine Druckmassage der entsprechenden Areale sollen die verschiedensten Krankheitsbilder beeinflußbar werden.

3.3 Reflexzonentherapie

- **Kolonbehandlung:** Auf Vogler zurückgehende reflextherapeutische Methode, bei der unter Anwendung weicher, großflächig streichender Massage des Abdomens eine manuelle, analwärts gerichtete Druckbewegung auf das Kolon an definierten Punkten ausgeübt wird. Wirkt reflektorisch anregend auf das Kolon; Wirksamkeit durch Verkürzung der Transitzeit nachgewiesen. Hochwirksam zur Behandlung der chronischen Obstipation und funktioneller Darmerkrankungen; Kombination mit anderen physikalischen Maßnahmen (Ernährungsumstellung, reichlich Flüssigkeitsaufnahme, Bewegungstherapie) unerläßlich. Kontraindiziert bei allen mechanischen Passagehindernissen sowie bei entzündlichen Prozessen (Kolitis, Peritonitis etc.).
- **Japanische Stäbchentherapie:** Mittels abgerundeter Holzstäbchen wird ein Druck auf tieferliegende Gewebe wie Bindegewebe und Muskeln ausgeübt.

Indikationen

- Funktionelle Erkrankungen innerer Organe:
  - *Kolonbehandlung:* Chronisch funktionelle Obstipation, Darmträgheit, Störungen der Darmentleerung bei neurologischen Erkrankungen, z.B. Querschnittsläsionen.
  - *Bindegewebsmassage:* Asthma bronchiale, Atemwegsobstruktionen.
- Funktionelle Störungen der Verdauungsorgane: Reizmagen, Reizkolon.
- Dysfunktionen des vegetativen Systems, vegetativ-endokrines Syndrom der Frau.
- Raynaud-Syndrom.
- Frühe Formen der Sklerodermie.
- Sympathische Reflexdystrophie (Morbus Sudeck) in Kombination mit anderen Maßnahmen.
- Versuchsweise bei vasomotorischen Kopfschmerzen (Periostbehandlung).

Kontraindikationen

- Kolonbehandlung: Kontraindiziert bei mechanischen Hindernissen und chirurgischen Erkrankungen des Darmes.

Durchführung

- **Bindegewebsmassage:**
  - *Inspektion der Haut:* Das Augenmerk ist auf Einziehungen und „Quellungen" von Haut und Unterhautsegmenten zu richten.
  - *Diagnostische Bindegewebstastung:* Flächiges, weiches Verschieben einer Hautfalte über dem Rumpf, weiches Anheben und Loslassen einer Hautfalte parallel zu den Rippen.
  - *Technik nach Dicke, Schliack und Wolf:* Gleichmäßiger schematischer Aufbau, der erste Reiz ist vom betroffenen Areal entfernt.
    - Grundaufbau: Beim sitzenden Patienten „Anhaken" der Haut mit den Fingern und Ausstreichen, was anfangs einen scharfen Schmerz verursachen soll. Beginn am Kreuzbein, Strichführung auf dem Beckenkamm, entlang der LWS zur unteren Thoraxgrenze.
    - Großer Aufbau: Von unten nach oben gesetzte dorsale Interkostalstriche sowie je nach Krankheitsort Behandlung von Schulter, Achsel, Nacken, Hals, Extremitäten.
  - *Technik nach Teirich-Leube:* Gezielte Behandlung von Lokalbefunden ohne Grundaufbau.

3.3 Reflexzonentherapie

- *Überwachung des Patienten, Nachruhe:* Der Patient ist sorgfältig auf vegetative Reaktionen wie Schweißausbruch, Blässe, Kollapsneigung hin zu beobachten. Eine Nachruhe ist unerläßlich.

► **Kolonbehandlung:**
- Vor jeder Therapie muß die Blase entleert werden, die letzte Mahlzeit sollte mindestens 1 Stunde zurückliegen.
- *Technik:* Weiche, großflächig streichende Massage des Abdomens an definierten Punkten (Coecum, Colon ascendens unter dem rechten Rippenbogen und einem lienalen Punkt unter dem linken Rippenbogen, Colon descendens spiegelbildlich zum Coecum, Colon sigmoideum). Anschließend weiche rhythmische Massage der genannten Kolonpunkte über 3–5 Minuten, wobei Behandlungsrhythmus und Atmung synchron verlaufen.
- *Behandlungsfrequenz:* In der Klinik werden täglich 2–3 Behandlungen durchgeführt, im ambulanten Bereich möglichst 1× täglich, insgesamt 15–20 Behandlungen. Patienten mit chronischen Erkrankungen, z.B. Querschnittsläsionen, werden in die Kolonbehandlung eingewiesen und führen diese dann selbständig durch.
- *Weitere unerläßliche Behandlungsmaßnahmen:* Reichliche Flüssigkeitszufuhr, diätetische Methoden, Mobilisierung.
- Die Kolonbehandlung kann versuchsweise auch bei neurologisch verursachten Störungen der Darmentleerung eingesetzt werden (eigene günstige Erfahrungen bei der Rehabilitation Querschnittsgelähmter).

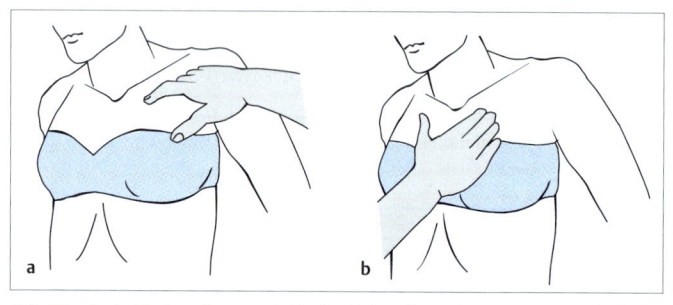

Abb. 25 Periostbehandlung nach Vogler: Behandlung der 1. Rippe unterhalb der Klavikula mit der Mittelfingerkuppe (a). Behandlung am Ansatz der 1. Rippe am Sternum. Die Mittelfingerkuppe arbeitet etwas nach kranial-medial (b)

3.4 Manipulativmassage nach Terrier

Grundlagen

- **Definition:** Von Dr. med. J. C. Terrier entwickelte Behandlungsmethode, bei der gelenknahe, reflektorisch veränderte Gewebe (Muskeln, Sehnen, Sehnenansätze und Bänder) gleichzeitig durch Zug passiv mobilisiert, gedehnt und mit kleinflächigen Griffen massiert werden.
- **Therapieprinzipien, Ziele:** In der Umgebung krankhaft oder degenerativ veränderter Gelenke können reflektorisch bedingte Veränderungen der tendomuskulären Gelenkanteile palpiert werden. Ziel der kombinierten Therapie ist es, diese Tonusungleichheiten („periartikuläre Dystonie"), die zu einer „funktionellen Periarthrose" führen und damit den Krankheitsprozeß im Sinne eines „Circulus vitiosus" unterhalten, zu beeinflussen durch:
  - Stimulierung von Propriorezeptoren in der behandelten Region.
  - Schmerzdämpfung durch Reizüberlagerung.
  - Günstige Beeinflussung des „Gelenkmilieus" durch Anregung „gegenregulatorischer Prozesse".

Indikationen

- Funktionelle Bewegungseinschränkungen auf Grund tendomuskulärer Dystonie (Hypo- oder Hypertonie).
- Arthromuskuläre Beschwerden des Bewegungsapparates mit Muskelhartspann, Tendomyosen, z.B. bei Arthrose, Spondylarthrose, Weichteilrheumatismus.
- Posttraumatische und postoperative Funktionsstörungen des Bewegungsapparates.

Kontraindikationen

- Allgemeine Kontraindikationen der Massagetherapie (S. 78).

Durchführung

- Untersuchung, Massage und Mobilisation bilden eine Einheit. Die zu mobilisierende Extremität wird sicher und breitflächig gefaßt, evtl. auch am Körper fixiert.
- Die solchermaßen „geschiente" Extremität wird nun in einem gleichmäßigen Rhythmus mit der einen Hand mobilisiert und gleichzeitig mit der anderen Hand die zu behandelnde Region massiert.
- Die „Massagehand" bleibt mit angepaßtem Druck auf der zu behandelnden Struktur liegen. Durch die Bewegung erfolgt sowohl eine direkte Massagewirkung als auch ein Dehnungsreiz. Behandlungszeit 10 Minuten pro Region.
- **Beispiel:** Bei der *Behandlung der Glutealregion* (z.B. Behandlung einer Coxarthrose) liegt der Patient in Bauchlage. Der Therapeut steht auf der zu behandelnden Seite und „schient" das im Knie rechtwinkelig gebeugte Bein. Während einer geführten Innen- und Außenrotation im Hüftgelenk massiert die „kopfwärtige" Hand stationär die kleinen Glutealmuskeln mit Druck entgegen der Rotationsrichtung (Abb. 105, S. 375).
- Einzelne Grifftechniken können in jede „normale" Massage integriert werden.
- Kombination mit Wärme, Elektrotherapie, Krankengymnastik u.a. ist möglich.

3.5 Unterwassermassage

Grundlagen

- **Definition:** Großflächige Massagebehandlung des Körpers in Spezialwannen mittels eines regulierbaren Düsen-Druckstrahles unter Nutzung des Auftriebes und der warmen Wassertemperatur.
- **Technisches Prinzip:** Durch ein Pumpenaggregat mit einer Leistung von 5–6 atü wird Wasser aus der Behandlungswanne angesaugt und über ein Druckregelventil durch einen Massageschlauch gepreßt. Der Druckstrahl wird dann mit einem Druck von 0,5–3 atü (1 atü = 1 kg/cm) über den Körper geführt. Die auf dem Massageschlauch befindliche Düse hat einen Durchmesser von 10–12 mm; die Düsenöffnungen können variiert werden, z. B. Brausedüse zur Behandlung empfindlicher Gewebe.
- **Wirkungsmechanismus:** Zu den Wirkungen der Immersion (Auftrieb des Körpers, S. 30) und den thermischen Reizen (S. 41) durch die Wassertemperatur addiert sich die massierende Wirkung des Druckstrahls auf die entspannte Muskulatur. Hinzu kommen die Allgemeinwirkungen des warmen Bades (S. 30) sowie vegetativ-psychische Entspannung.

Indikationen

- Muskelverspannungen, Muskelkontrakturen, bei allen Erkrankungen des Stütz- und Bewegungsapparates.
- Zustand nach Traumen mit narbigen oder muskelmechanischen Störungen.
- Bewegungseinschränkungen bei Arthrosen (S. 284), Periarthrosen, degenerativen Wirbelsäulenerkrankungen (S. 299), Lumbalgien (S. 304), Osteoporose (S. 315), Morbus Bechterew (S. 328), Weichteilrheumatismus (S. 335).

Kontraindikationen

- Kardiale und respiratorische Insuffizienz.
- Medikamentös nicht eingestellte arterielle Hypertonie.
- Schwere arterielle Verschlußkrankheit.
- Frische Thrombosen.
- Gravidität ab 4. Schwangerschaftsmonat.

Durchführung

- **Vorbereitung:** Vor Beginn der Massage sollte der Patient sich für 5–10 Minuten an das Bad gewöhnen.
- **Wassertemperatur:** 34–38 °C.
- **Strahlführung:** Je akuter ein Prozeß ist, desto vorsichtiger die Behandlung durchführen (bei akutem Lumbago großflächige Düse mit niedrigem Druck wählen). Der Strahl sollte mit einem Winkel von 60–90° auf die Körperoberfläche treffen. Dabei ist die Düse handbreit (8–10 cm) vom Körper entfernt zu halten. Je nach Indikation (s. o.) werden mit dem Strahl gerade oder zickzackförmige Linien, Kreise o. ä. beschrieben oder der Strahl wird direkt punktförmig auf die zu behandelnden Körperstellen gerichtet. Der auftreffende Druckstrahl erzeugt eine Delle, die der Therapeut während der Behandlung vor sich herschiebt.
- *Beachte:* Keine Strahlführung auf Knochenvorsprünge, Kniekehle, Achselhöhle, Genitalbereich und weibliche Brust!
- **Behandlungsdauer:** 10–20 Minuten.
- **Nachbehandlung:** Eine Nachruhe von 20–30 Minuten ist unerläßlich, da es zu einer „doppelten" Belastung des Organismus (Kreislauf, Massagewirkung) kommt.

3.5 Unterwassermassage

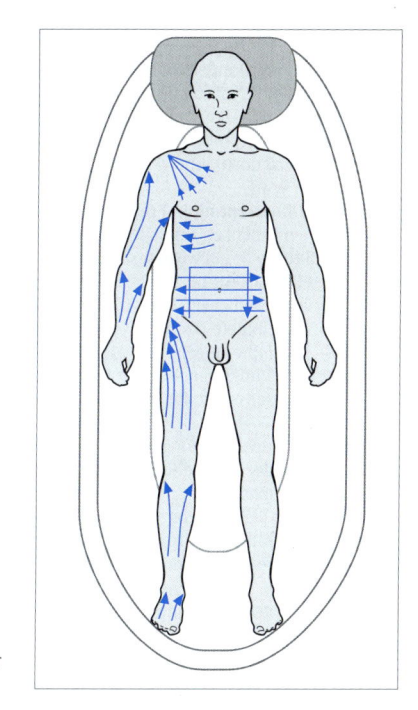

Abb. 26 Strahlführung bei der Unterwassermassage

4.1 Grundlagen

Manuelle Medizin

- **Definition:** Jahrhundertealte „Handgrifftechniken" (lat. manus: Hand) auf der Grundlage der Biomechanik und Reflexlehre zur Behandlung von Dysfunktionen (Schmerz, Hypo-/Hypermobilität und Weichteilaffektionen) des Bewegungsapparates und reflektorischer Auswirkungen. Die Manuelle Medizin umfaßt die Manuelle Diagnostik und Therapie (fließende Übergänge), wie sie von Ärzten ausgeführt wird.
- **Ziele und Ansatzpunkte:** Erhalt oder Wiederherstellung normaler Funktion in betroffenen Gelenken und allen anatomisch und funktionell damit verbundenen Strukturen des Bewegungsapparates.
- **Fachgesellschaften:** 1968 erfolgte die Gründung der Internationalen Föderation für Manuelle Medizin (FIMM). Die ärztliche Fachgesellschaft in Deutschland ist die 1966 gegründete Deutsche Gesellschaft für Manuelle Medizin (DGMM). Sie umfaßt 3 Gruppierungen:
  - *FAC:* Forschungsgemeinschaft für Arthrologie und Chirotherapie.
  - *MWE:* Gesellschaft für Manuelle Wirbelsäulen- und Extremitätengelenktherapie.
  - *ÄMM:* Ärztevereinigung für Manuelle Medizin.
- **Richtungen der Manuellen Medizin:**
  - *Chirotherapie:* Handgrifftechniken an Gelenken. Der Name Chirotherapie wurde für die Zusatzbezeichnung für Manualmediziner gewählt, um eine Assoziation mit der Chiropraktik zu bewirken.
  - *Osteopathie:* Der Chirurg Still (geb. 1824) entdeckte die Bedeutung von Manipulationen an der Wirbelsäule und gründete 1894 die erste Osteopathenschule. Osteopathen integrieren heutzutage die manuelle Therapie, die Viszeraltherapie (sog. Manipulationen an den Eingeweiden) mit der Kraniosakraltherapie.
  - *Chiropraktik (Chiropraxis):* Von Palmer entwickelte, wahrscheinlich von der Osteopathie abgeleitete Handgrifftechniken zur Manipulation an der Wirbelsäule. Sein Sohn gründete 1897 die erste chiropraktische Schule. Chiropraktik und Osteopathie haben heutzutage den Charakter eines Hochschulstudiums. D.O. ist der Doctor of Osteopathy; D.C. ist der Doctor of Chiropractic. Chiropraktik wurde vor allem durch Heilpraktiker in Deutschland populär.
  - *Chirogymnastik:* Bei dieser von Laabs entwickelten Methode, die von der Chirotherapie abzugrenzen ist, handelt es sich um eine funktionelle Wirbelsäulengymnastik, also keine Manuelle Medizin im engeren Sinne.

Manuelle Therapie

- **Definition:** Der Teil der Manuellen Medizin, der auch von Physiotherapeuten (respektive Krankengymnasten, Masseuren) durchgeführt wird.
- **Verordnung:** Manuelle Therapie (MT) wird von den Krankenkassen als eigene Leistung anerkannt. Voraussetzung ist eine entsprechende Rezeptierung.
- **Ausbildung:** Mit 60 Stunden ist die Manuelle Therapie in die physiotherapeutische Ausbildung z.T. integriert. Sonderkurse von 260 Stunden berechtigen zur Abrechnung.

4.1 Grundlagen

▶ **Ziele und Ansatzpunkte:** Erhalt oder Wiederherstellung normaler Funktion in betroffenen Gelenken und allen anatomisch und funktionell damit verbundenen Strukturen des Bewegungsapparates. Die Maßnahmen zur Rezidivprophylaxe haben in der Physiotherapie einen besonderen Stellenwert. Die Manuelle Therapie ist keine Monotherapie. Kombinationen mit anderen Methoden wie z. B. Therapeutische Lokalanästhesie (TLA, S. 174), Propriozeptive Neuromuskuläre Fazilitation (PNF, S. 143) etc. sind möglich und sinnvoll.

▶ **Manualtherapeutische Techniken (Schulen):**
  - *Arlen:* Atlastherapie („Manipulationen"), daher Wirbeltherapie und keine direkte gelenkspezifische Therapie. Effekt der generellen Tonusminderung als Adjuvans zur Manuellen Therapie. Mit HIO-Technik (Hole in one des Golfsports) der Chiropraktiker vergleichbar.
  - *Brügger* (S. 114): Spezielle Funktionsanalyse am Bewegungsapparat.
  - *Cyriax* (S. 120): Englischer Arzt. Betonung der Weichteildiagnostik und Therapie. OMMT: Orthopädische Medizin und Manuelle Therapie.
  - *Kaltenborn/Evjenth:* Norwegische (nordische) Richtung mit starker Verbreitung in Deutschland. Gelenkspieltest und translatorische gelenkschonende Mobilisation. OMT: Orthopädische Manuelle Therapie.
  - *Maitland* (S. 140): Kaltenborn vergleichbar. Stärkere Betonung medizinischen Denkens in der Therapie. Weniger Manipulationen, mehr Oszillationen.
  - *McKenzie* (S. 137): Bandscheibendiagnostik und Therapie bei Protrusionen. Bandscheibenprobleme werden oft als Kontraindikationen zur Manuellen Therapie aufgeführt. Ziel ist die Zentralisation der Schmerzausbreitung durch Zentrierung („Rückverlagerung") des Nucleus pulposus.
  - *Mitchell:* Amerikanischer Osteopath. Behandelt gestörte Funktionen im Sinne der Bewegungseinschränkung unter direkter und indirekter Mithilfe der Muskulatur, daher die Bezeichnung Muskelenergietechnik (MET). Aus ihr entwickelten sich die Muskelentspannungstechniken, z. B. die Postisometrische Relaxation (PIR).
  - *Terrier* (S. 83): Schweizer Arzt. Verbindet kleinflächige Massage mit einer Mobilisation. Die Bezeichnung vom Autor selbst lautet Manipulativmassage.
  - *Tracey:* Druckwellenmobilisation mit Hilfe von Säcken. Adjuvans zur Manuellen Therapie.

Biomechanische Grundlagen

▶ **Behandlungsebene:** Begriff der Manuellen Medizin. *Synonyma:* Gelenkebene, Tangentialebene. Sie schneidet die Verbindungslinie zwischen dem Berührungspunkt zweier Gelenkpartner und deren Rotationsachse bei einer Bewegung in einer Ebene; sie liegt im/auf dem konkaven Gelenkpartner. Bei nahezu planen Gelenken genügt die Verbindung der distalen Randpunkte des konkaven Partners.

▶ **Gelenkstellungen:**
  - *Nullstellung* (Neutral-Null-Methode, S. 7): Für jedes Gelenk definierte Position; Ausgangsstellung der Messung nach der Neutral-Null-Methode.
  - *Ruhestellung:* Maximale Entspannung von Muskulatur und Kapsel, geringstmöglicher Kontakt der Gelenkpartner.
  - *Verriegelung:* Maximale Straffung von Muskulatur und Kapsel, größtmöglicher Kontakt der Gelenkpartner.

4.1 Grundlagen

- **Gelenkbewegungen:**
  - *Rotation (anguläre Bewegung):* Alle aktiven und passiven Bewegungen im Raum, die sich um Achsen vollziehen (Flexion/Extension, Abduktion/Adduktion, Innenrotation/Außenrotation) und eine Veränderung des Winkels der Gelenkpartner bewirken. Im Gelenk kommt es dabei zu Roll- und Gleitbewegungen. Cave: In der Physikalischen Therapie werden Achsen oft über Ebenen definiert und nicht umgekehrt (siehe FBL, S. 123).
  - *Konvex-Konkav-Regel (Kaltenborn):* Bei Gleitbewegungen bewegt sich der konkave Gelenkpartner in Richtung der Knochenbewegung; der konvexe Gelenkpartner, in dem sich die Rotationsachse befindet, jedoch entgegengesetzt. Unterscheide deshalb Arthro- von Osteokinematik (Gelenk-/Knochenbewegung).
  - *Translation (lineare Bewegung):* In den meisten Gelenken nur als Gelenkspiel möglich. Diagnostische und therapeutische Nutzung als passive Verschiebung in einer Ebene parallel zur Achse, wobei sich die Winkel der Gelenkpartner nicht verändern. Einteilung der Behandlungsrichtung:
    - Traktion: Translation im rechten Winkel zur Behandlungsebene.
    - Gleiten: Translation parallel zur Behandlungsebene.

Indikationen

- **Arthrogene Störungen:** Alle reversibel gestörten Gelenkfunktionen, somit primär eine Bewegungseinschränkung (sog. Blockierung, Hypomobilität, Steifheit). Diese kann allein oder als Begleiterscheinung einer anderen Grundkrankheit auftreten und ist meist mit Schmerzen verbunden.
- **Muskuläre Störungen:** Abgeschwächte und/oder verkürzte Muskulatur (erweiterte Indikation). Arthrogene Störungen sind grundsätzlich vor muskulären zu behandeln.

Kontraindikationen

- **Gelenkmobilisation:** Keine. *Beachte:* Ein hypermobiles Gelenk bedarf keiner Mobilisation, sondern Stabilisation. Ausnahme ist aktuelle Blockierung.
- **Manipulation:**
  - *Allgemeine Kontraindikationen:* Gelenknahe entzündliche oder destruierende Prozesse, schwere Osteoporose, Traumen mit Verletzung anatomischer Strukturen.
  - *Kontraindikationen für die Behandlung der Wirbelsäule:* Verdacht auf Erkrankungen oder Anomalien der A. vertebralis bei HWS-Behandlung (Ursache schwerster Zwischenfälle: Zerebrale Schäden bis Exitus); Antikoagulation.

Behandlungstechniken

- **Strukturen:** Objekt der Behandlung ist immer das einzelne Gelenk (Articulatio) oder Segment, da hier Bewegung stattfindet. Die komplexe Bewegung in kinesiologischen Ketten wird primär nicht gemeinsam therapiert (s. PNF, S. 143). Strukturen wie Gleitlager, Bänder, Muskulatur etc. gehören im weiteren Sinne zum funktionellen Gelenk, d. h. erweitert wird das Arthron rsp. Vertebron (S. 4) behandelt. Der Unterschied zur Orthopädie liegt in einer verfeinerten Untersuchung des Bewegungsapparates (Gelenkspieltests, Endgefühl etc.) und gezielter Therapie von funktionellen Störungen.

4.1 Grundlagen

- **Grifftechnik:** Die Griffe erfolgen so gelenknah wie möglich. Einen Gelenkpartner als Punctum fixum, den zu mobilisierenden Gelenkpartner als Punctum mobile wählen. Punctum mobile ist meist der distale Partner.
- **Traktion:** Eine Form der Mobilisation; dient außerdem der Vermeidung von punktuellem Druck im Gelenk. Nur bei einer Knorpelbehandlung wird gleichmäßiger Druck ins Gelenk gegeben. Pression und Traktion erfolgen senkrecht zur Behandlungsebene.
- **Gleitmobilisation:** Im Gegensatz zur Traktion erfolgt die Gleitmobilisation parallel zur Behandlungsebene, und zwar je nach Radius und Kongruenz der Gelenkpartner translatorisch (linear) oder gebogen (angulär unter Traktion).
- **Intensitäten der Mobilisation:**
  - *Stufe I (Lösen):* Vorbereitung für die Mobilisation.
  - *Stufe II (Straffen):* Schmerzbehandlung. Überdeckung der Nozireaktion durch Mechanorezeption (Kombination mit Vibrationen und Oszillationen).
  - *Stufe III (Dehnen):* Mobilisationsbehandlung.
- **Weichteiltechniken:** Kompression, Querfriktion, Quer- und Längsdehnung eines Muskels dienen der Vorbereitung und/oder Ergänzung der Therapie.
- **Manipulation:** Durchführung einmalig mit geringer Kraft und hoher Geschwindigkeit bei geringem Weg (impulsiv). Es handelt sich hierbei um eine Reflextherapie: Allgemeine Detonisierung der Muskulatur mit Deblockierung.
- **Stabilisation:** Durch Kräftigung abgeschwächter Muskulatur. Beim Vorliegen einer muskulären Dysbalance kommt Dehnen vor Kräftigen. Kompensation ligamentärer Hypermobilität durch Physiotherapie, Sklerotherapie.
- **Verriegelung:** Dient dem Schutz nicht zu therapierender Gelenke. Es sind Endstellungen im Gelenk bei größtmöglichem Gelenkflächenkontakt. In der Wirbelsäule werden unphysiologische Begleitbewegungen zur Verriegelung benutzt (kombinierte Einstellung).
- **Berücksichtigung nervaler Einflüsse:** Sellsche Irritationspunkte, Kibler-Falte, Patrick-Zeichen, neuromuskuläre Techniken, Muskelenergietechnik, Blickwendetechnik, Atmung etc. zur Erleichterung von Diagnostik und Therapie.
- **Dauer der einzelnen Behandlungsschritte:** Richtet sich nach der Störart und dem Störort:
  - *Dehnung strukturell verkürzter Muskulatur oder Kapselanteile:* Ca. 40 Sekunden (Ausnutzung eines Fließ- oder Kriecheffektes).
  - *Dehnung reflektorisch verkürzter Muskulatur:* Ca. 7 Sekunden nach vorheriger Anspannung (Ausnutzung der Entspannungsphase, sog. postisometrische Relaxation, PIR). Repetition solange Erfolg, jedoch nicht länger als ca. 15 Minuten.

4.2 Durchführung

Extremitäten

➤ **Schulter** (Abb. 27): Der Schultergürtel besteht aus einer kinesiologischen Kette mit mehreren Gelenken und funktionellen Beziehungen zur HWS. Jedes Gelenk wird einzeln behandelt. Am Anfang steht die Traktion, gefolgt von Gleitmobilisation. Weichteilbehandlung als Ergänzung.

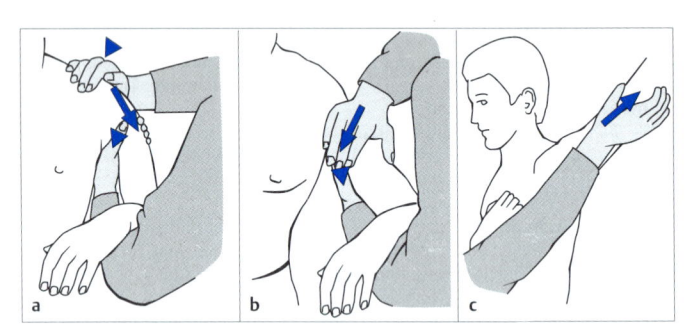

Abb. 27 Traktion im Glenohumeralgelenk (a), Kaudalgleiten im GHG für eingeschränkte Abduktion (b), Beispiel einer Weichteilbehandlung: M. pectoralis maj. (c)

➤ **Hand** (Abb. 28): Das Handgelenk ist ein komplexes zusammengesetztes Gelenk, das global im Radiokarpal-/Mediokarpalgelenk therapiert werden kann. Der Behandlungsschwerpunkt kann auch auf einzelne Komponenten gelegt werden. Besondere Aufmerksamkeit ist der Skaphoidkippung zu schenken.

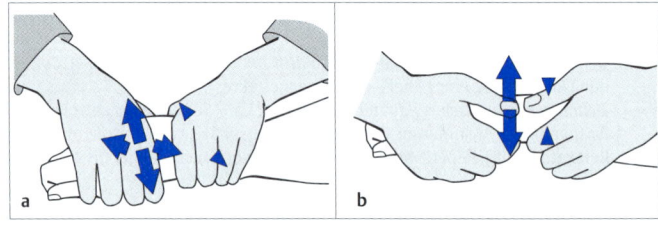

Abb. 28 Translatorische Gleitmobilisation im Radiokarpalgelenk nach ulnar, radial, dorsal und palmar je nach vorliegender Störung (a), Test und Therapie einzelner Karpalknochen z. B. Os scaphoideum (b)

4.2 Durchführung

> **Hüfte** (Abb. 29): Das Hüftgelenk gehört funktionell zur Lenden-Becken-Hüftregion (LBH). Durch die Kongruenz der Gelenkpartner wird durch axialen Zug am distalen Teil immer eine Gelenktraktion erzwungen. Ideal ist natürlich eine Traktion senkrecht zur Gelenkfläche, d. h. nach lateral, anterior (ventral), inferior (kaudal); ansonsten ist nur gebogenes Gleiten möglich. Die Kohärenzkräfte lassen sich durch den intraartikulären Fettkörper relativ leicht überwinden (Druckausgleich). Zur Arbeitserleichterung können auch Gurte zu Hilfe genommen werden. Auch maschinelle Traktionen sind möglich (z. B. mit Trutrac-Gerät).

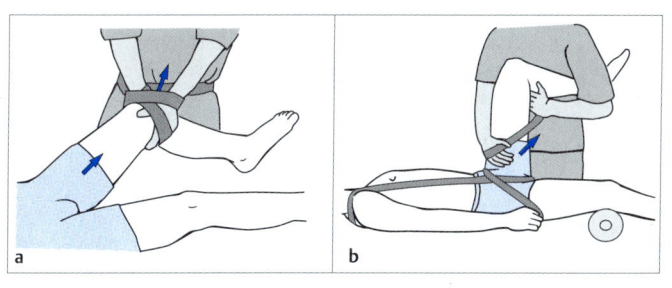

Abb. 29   Hüfttraktion mit Gurt, distale Fassung (a), proximale Fassung (b)

> **Fuß** (Abb. 30b): Das obere Sprunggelenk (OSG) ist funktionell u. a. mit den Tibiofibulargelenken (TFG) verbunden. Sie sind bei Bewegungseinschränkungen immer mitzuberücksichtigen.

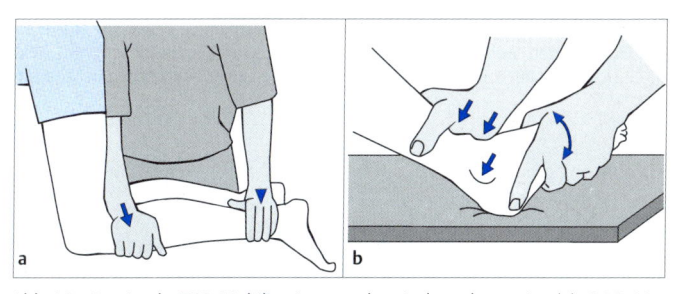

Abb. 30   Proximales TFG: Mobilisation translatorisch nach anterior (a), OSG: Mobilisation translatorisch nach anterior, d. h. Tibia und Fibula nach posterior, bei eingeschränkter Plantarflexion (b)

4.2 Durchführung

Wirbelsäule

➤ **Atlantookzipitalgelenk** (Abb. 31): Das AOG ist ein echtes synoviales Gelenk mit meist diedrischer Gelenkfläche (d. h. nicht konvex, sondern aus 2 Formen abgeleitet) und der Tendenz zur Zweiteilung. Ausfüllung der Inkongruenzen mit Synovialzotten und somit störanfällig durch mechanische Blockierungseffekte. Reflektorische Zeichen sind zu beachten.

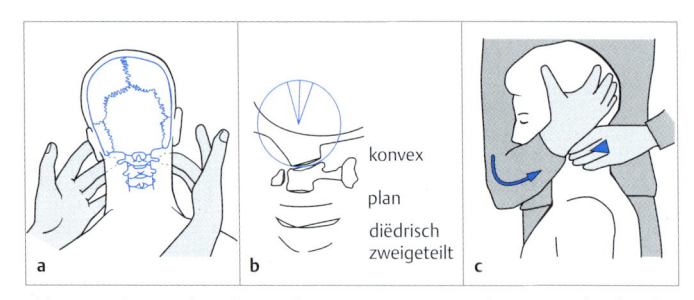

Abb. 31 Palpation der Atlasquerfortsätze im Raum zwischen Mastoid und Kieferwinkel: Stellungsdiagnose (a), Palpation unter Bewegung: Bewegungsdiagnose (b,c). Mobilisation geht dann über die pathologische Grenze hinaus

➤ **Sakroiliakalgelenk** (Abb. 32): Das SIG gehört wie das Hüftgelenk zur LBH-Region. Das Gelenk ist eine Amphiarthrose mit unebener Gelenkfläche. Die Bewegungen sind minimal, aber störanfällig. Die Stellungsdiagnose wird durch Rechts-Links Vergleich markanter Punkte am Beckenring durchgeführt. Beckenschiefstand durch anatomische Beinlängendifferenz ist von der Beckenverwringung mit variabler Beinlängendifferenz zu unterscheiden. Bewegungsdiagnose z. B. durch den sog. Vorlauftest. Bei LWS-Flexion wird bei Blockierung eine Beckenschaufel eher mitgenommen. Meist Vorliegen einer Blockierung in Nutation

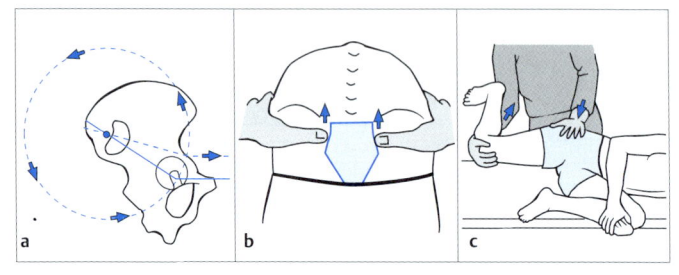

Abb. 32 Variable Beinlänge durch Beckenverwringung. Test mit Abrollvorgang über Tubera ischiadica (Derbolowsky, Vorlauf im Liegen) (a), Vorlauftest im Stehen: linke Seite ist blockiert (b), Test in Seitenlage (Sacroiliac strain nach Mennell) (c)

4.2 Durchführung

(Flexion des Sakrums). Auf reflektorische Zeichen ist zu achten. Test- und Therapiegriffe können am Sakrum, Ileum und mit Hebelverlängerung am Bein durchgeführt werden.

➤ **Brustwirbelsäule** (Abb. 33): Die Gelenke der Brustwirbelsäule sind funktionell mit den Gelenken am Brustkorb gekoppelt. Einzelne Rippen können die ganze Atemexkursion blockieren (sog. Schlüsselrippen). Kreuzgriffe sind durch Variationen der Auflagepunkte und Krafteinleitung unterschiedlich einsetzbar: Traktion und Rotation im BWS-Bereich und Mobilisation der Rippen (Kostovertebralgelenke: Kostotransversalgelenke, Rippenkopfgelenke).

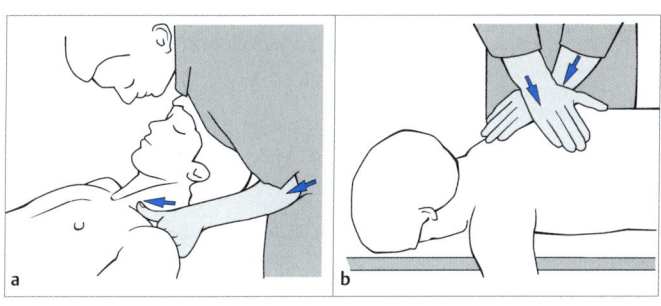

Abb. 33 Test und Therapie der ersten Rippe (a), Ventralisierender Kreuzgriff (b)

➤ **Lendenwirbelsäule** (Abb. 34b): Die Lendenwirbelsäule gehört zur LBH-Region. Bei Bandscheibenproblematik ist v.a. eine axiale Traktion indiziert. Diese wirkt nicht spezifisch segmental. Aufspüren segmentaler Dysfunktionen durch die Kibler-Falte. Als Provokation- und Stabilitätstest dient der sog. Federungstest (Springing-test). Ansonsten Therapie in allen 3 Ebenen. Dies gilt für alle Wirbelsäulenabschnitte.

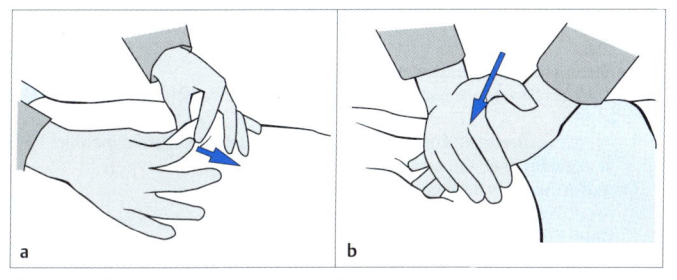

Abb. 34 Kibler-Falte (a), Federungstest (b)

5.1 Krankengymnastische Basistechniken

Grundlagen

- **Physiotherapeutische Basistechniken:**
  - *Bewegen:* Dynamische Kontraktionen der Muskulatur.
  - *Halten:* Statische Kontraktionen der Muskulatur.
- **Aktive und passive Techniken:** Diese Behandlungstechniken werden in der Praxis meist kombiniert angewendet und somit dem individuellen Krankheitsbild angepaßt:
  - *Aktive Techniken:* Auslösung einer Muskelaktivität:
    - Bewegen (dynamische/phasische Kontraktion).
    - Halten (statische/tonische Kontraktion).
    - Bewegen und Halten (dynamische und statische Kontraktion).
  - *Passive Techniken:* Keine Auslösung von Muskelaktivität beim Patienten:
    - Lagerung.
    - Entlastende Ausgangsstellungen.
    - Passives Bewegen.
    - Traktionen (Manuelle Medizin, S. 86).
    - Massage (S. 80).
    - Schüttelungen.
    - Transfers.
- **Ausgangsstellungen:** Körperstellungen, in denen eine Bewegung beginnt und in denen Bewegen und Halten ausgeführt werden: Liegen, Sitzen, Stehen, Hängen, jeweils mit verschiedenen Variationen (z. B. beim Sitzen: Sitz auf dem Hokker, auf dem Therapieball, Grätschsitz, Langsitz, Fersensitz etc.).

Aktive Techniken: Bewegen

- **Definition:** Bewegungen des Körpers um die Drehpunkte (Achsen) der Gelenke, die durch dynamische Muskelkontraktion hervorgerufen werden.
- **Bewegungsformen:**
  - Flexion/Extension.
  - Außenrotation/Innenrotation.
  - Abduktion/Adduktion.
  - Supination/Pronation.
  - Inversion/Eversion.
  - Zirkumduktion: Summe aller möglichen Bewegungen in dreiachsigen Gelenken.
- **Isoliertes und komplexes Bewegen:**
  - *Isoliertes Bewegen:* Bewegung um eine Achse (ein Freiheitsgrad) in einem Gelenk.
  - *Komplexes Bewegen:* Bewegung um eine oder mehrere Achsen (mehrere Freiheitsgrade) in einem oder mehreren Gelenken.
- **Grundformen des Bewegens:**
  - Assistives (unterstütztes) Bewegen.
  - Freies Bewegen.
  - Resistives Bewegen.

5.1 Krankengymnastische Basistechniken

Assistives Bewegen (Abb. 35)

➤ **Definition:** Bewegen unter Abnahme der Eigenschwere mit Hilfe von manueller Unterstützung (Therapeut), von Geräten (Schlingentisch. Pezziball) oder infolge des Wasserauftriebs (Bewegungsbad).
➤ **Therapeutische Wirkungen:**
   - Unterstützung wiederkehrender Muskelfunktionen.
   - Mobilisierung, z. B. bei übungsstabilen Frakturen, Kontrakturprophylaxe.

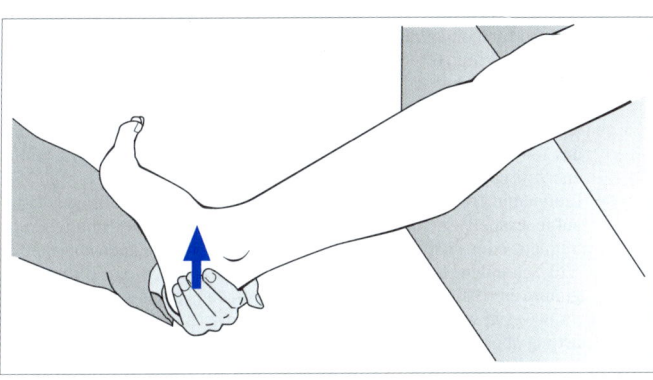

Abb. 35   Assistives (unterstütztes) Bewegen

Freies Bewegen

➤ **Definition:** Aktives Bewegen ohne Unterstützung und zusätzlichen Widerstand. Synonyme: Aktives Bewegen, Stoffwechselgymnastik, Dauergymnastik.
➤ **Therapeutische Wirkungen:**
   - Steigerung der Haut- und Muskeldurchblutung.
   - Beschleunigung des venösen Rückstroms (mit Kompression) durch Muskelpumpe.
   - Erhaltung des Bewegungsausmaßes.
   - Verbesserung der Muskelkoordination und Muskelausdauer.
   - Ökonomisierung der Herzarbeit und Steigerung des Herzminutenvolumens (reaktive Anpassung).
➤ **Behandlungsparameter:**
   - Reizintensität (Belastungsstärke festgelegt durch Trainingspulsfrequenz).
   - Reizdauer (Zeitdauer der Reizeinwirkung) und Reizdichte (Häufigkeit der Reize in der festgelegten Zeit).
   - Reizumfang (Gesamtzeit der Belastung und der Pausen).
   - Pausendauer:
     • Lange (vollständige) Erholungspause: 3–5 Minuten und länger.
     • Kurze (unvollständige) Erholungspause: 10–120–180 Sekunden.
   - *Beispiel Intervalltraining:* Die Reizintensität beträgt 60–70% der maximalen Leistungsfähigkeit bei begrenzter Pausendauer, indiziert bei peripheren arteriellen Durchblutungsstörungen.

5.1 Krankengymnastische Basistechniken

- **Gestaltung:** Durch Einsatz von Geräten und Musik sowie durch die Wahl unterschiedlicher Ausgangsstellungen kann das freie Bewegen abwechslungsreich gestaltet werden. Dabei handelt es sich meist um ein komplexes Bewegen.
- **Formen freien Bewegens:**
  - *Freies Bewegen in intermittierender Dauerform:* Bewegen gleicher Muskelgruppen über einen Zeitraum von mindestens 5 Minuten. Die Belastungsphasen werden durch Pausen aufgelockert, deren Dauer sich nach der Leistungsfähigkeit des Patienten und der Belastungsintensität richtet. Beispiele:
    - Bewegungsserien: 5–10–20 Bewegungswiederholungen bei kleinen, mittelgroßen und großen Muskelgruppen.
    - Gehen im Tempo 60–80–100–120 Schritte/Minute (Reizdauer 1–10 Minuten, Pausen 1–5 Minuten).
    - Treppengehen: Reizintensität: 5–10 Stufen im Tempo 1 Stufe/Sekunde. Bei wenig belastbaren Patienten langsame Steigerung der Stufenzahl und des Tempos je nach Leistungsfähigkeit. Das Treppaufgehen ist die größte energetische Belastung im täglichen Leben.
    - Laufen und Traben im Wechsel: Als Reizintensität „intervallisierter" Lauf auf federnder Unterlage entweder mit einer vom Arzt bestimmten Pulsfrequenz oder 180 minus Lebensalter und einer Pausendauer von 30–60–120 Sekunden. Indikation für Laufen und Traben ist ein Minimalprogramm zum Kreislauftraining bei herzgesunden Patienten.
  - *Freies Bewegen in kontinuierlicher Dauerform:* Gleichbleibende dynamische Belastung über mindestens 5–10 Minuten unterhalb oder im Bereich der individuellen Belastungsgrenze (anaerobe Energiebereitstellung). Beispiele:
    - Gehen auf ebener Strecke mit einer Reizdauer von 5–10–20–30 Minuten. Als Reizintensität Gehen im gleichbleibenden, an den körperlichen Befund sowie das subjektive Empfinden des Patienten angepaßten Tempo. Indikation bei Patienten nach längerer Liegezeit, mit Herzinsuffizienz sowie mit gestörter pulmonaler Funktion.
    - Laufen oder Traben in gleichbleibendem Tempo auf ebener Strecke mit einer Reizdauer von 5–10–20–30 Minuten. Vorher Ermittlung von individueller Kreislaufleistung (Ergometrie) und Trainingspulsfrequenz.

Resistives Bewegen (Abb. 36)

- **Definition:** Bewegen gegen zusätzlichen Widerstand zur Eigenschwere und Schwerkraft, wobei der Widerstand der gewünschten Bewegung entgegengesetzt wird.
- **Formen resistiven Bewegens:**
  - *Manuell:* Exakter Führungs-/Richtungswiderstand durch den Therapeuten beim isolierten und komplexen Bewegen, z. B. PNF (S. 145).
  - *Apparativ:* Schlingentisch, Medizinball, Sandsack, Theraband, Hanteln etc.
  - Gehen im Wasser (Wasserwiderstand), Radfahren.
- **Therapeutische Wirkungen:**
  - Verbesserung von Muskelausdauer, Bewegungskraft und Koordination.
  - Erhaltung der Knochensubstanz.
  - Steigerung der Haut- und Muskeldurchblutung.
  - Steigerung des venösen Rückstroms.
  - Ökonomie der Herzarbeit.

5.1 Krankengymnastische Basistechniken

➤ **Dosierung des Widerstands:**
  – *Geringer Widerstand:* Unter 15–20% der Maximalkraft, entsprechend der aeroben Energiebereitstellung, dadurch wird eine längere Belastungsdauer ermöglicht.
  – *Hoher Widerstand:* 40–50% der Maximalkraft, entsprechend der anaeroben Energiebereitstellung, dadurch nur kürzere Belastungsdauer gestattet.

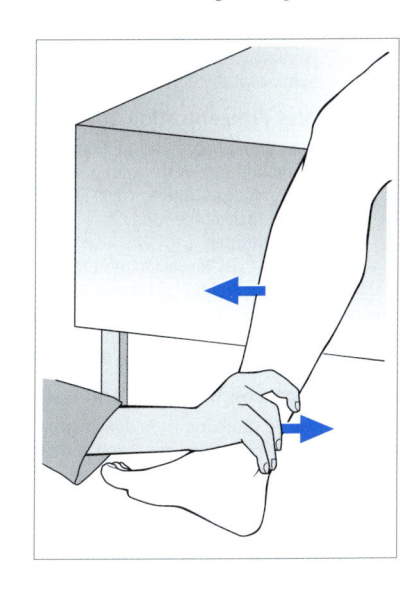

Abb. 36 Resistives Bewegen (Bewegen gegen Widerstand)

Aktive Techniken: Halten

➤ **Definition:** Halten von Stellungen eines oder mehrerer Gelenke durch statische Muskelkontraktion. Das Halten wird in Prozent der Maximalkraft ausgedrückt.
➤ **Maximalkraft:** Kraft, die bei willkürlicher, maximal statischer Muskelanspannung aufgewandt wird (nach Hollmann und Hettinger, 1980). Wirkungen der Maximalkraft:
  – Gelenkmobilisation.
  – Gelenkstabilisation.
  – Gelenkbelastung.
  – Erhaltung der Knochensubstanz.
  – Muskeltonussteigerung (ab 50% der Maximalkraft während Belastung).
  – Muskeltonussenkung (ab 50% der Maximalkraft nach Belastung).
  – Verbesserung der Haltekraft und -dauer (ab 50% der Maximalkraft).
  – Reaktive Hyperämie und Steigerung des Sympathikotonus.
➤ **Empfohlene Behandlungsparameter:**
  – Reizintensität: 50–70% der Maximalkraft.
  – Reizdauer: 5–10 Sekunden.
  – Reizdichte: 3–5 Wiederholungen/Tag.

5.1 Krankengymnastische Basistechniken

> **Formen des Haltens:**
> - *Isometrische Spannungsübungen:* Anspannen bestimmter Muskelgruppen in Form von Anspannen - Halten - Entspannen; Steigerung mit zunehmender Kraft und Haltedauer.
> - Halten gegen den Widerstand der Schwerkraft, z.B. Rückenmuskeltraining.
> - Halten gegen manuellen Widerstand (durch den Therapeuten oder den Patienten).
> - Halten gegen den Widerstand feststehender Gegenstände oder Geräte:
>   - Symmetrisch: Drücken beider Hände gegen die Wand.
>   - Asymmetrisch: Stemmen einer Ferse gegen den Boden.

Halten unter Konzentration auf den Spannungswechsel

> **Definition:** Schulung der Körperwahrnehmung des Patienten beim An- und Entspannen unter Bewußtmachung von:
> - Veränderung der Atmung (Tiefe, Frequenz, Pausen, Nachatmung etc.).
> - Veränderung des Lage- und Gewichtempfindens des Körpers bzw. einzelner Körperabschnitte.
> - Veränderung der Muskelspannung.
>
> **Therapeutische Ziele:**
> - Gelenkstabilisation und Gelenkbelastung.
> - Erhaltung der Knochensubstanz.
> - Entwicklung von Körper- und Bewegungswahrnehmung.

Kombination von Bewegen und Halten

> **Definition:** Koordination von dynamischer und statischer Muskelarbeit.
>
> **Grundformen des Bewegens und Haltens:** Einschalten des Haltens während oder am Ende eines Bewegungsablaufes und Übergänge von einer Körperstellung in die andere. Beispiele:
> - Placing im Bobath-Konzept: Assistives Bewegen und Halten.
> - Drehen von der Rücken- in die Bauchlage.
>
> **Therapeutische Ziele:**
> - Stabilisierung von Körperstellungen.
> - Schulung der Muskelkoordination.
> - Auslösung von Stell- und Gleichgewichtsreaktionen.

Passive Techniken: Lagerung

> **Wirkungen der Lagerung:**
> - Entlastung der Haut.
> - Schmerzlinderung und Erhaltung der Gebrauchsstellungen der Gelenke.
> - Entspannung und Dehnung hypertoner Muskulatur, Tonusregulierung.
> - Entstauung der Extremitäten (Hochlagerung).
> - Respirationstrakt: Umverteilung des Blutes (durch Umlagerung), Sekrettransport (durch Drainagelagerung).
>
> **Formen der Lagerung:** Es gibt eine Vielzahl von Lagerungsmöglichkeiten (Rükken-, Seit-, Bauchlage). Die Lagerungen müssen individuell auf den Patienten und dessen Krankheitsbild abgestimmt werden, sie müssen angenehm und zumutbar sein.

5.1 Krankengymnastische Basistechniken

Passive Techniken: Bewegen

- **Definition:** Bewegen der Gelenke durch den Therapeuten oder durch Geräte (z. B. Motorschiene) ohne eigene Muskelaktivität des Patienten.
- **Therapeutische Ziele:**
  - Kontrakturprophylaxe: Erhaltung der Gleitfähigkeit der gelenkbildenden Flächen sowie Dehnfähigkeit der umgebenden Weichteilgewebe.
  - Kreislaufaktivierung.
  - Prüfung der Gelenkbeweglichkeit und der Tonusverhältnisse.
- **Indikationen:**
  - Lähmungen, Tonusstörungen.
  - Bewußtlosigkeit.
  - Verbrennungen.
- **Durchführung:**
  - Fixation proximal des zu bewegenden Gelenkes.
  - Langsame Bewegungsführung unter leichtem Zug (Traktion).
  - Volles Bewegungsausmaß in allen Bewegungsrichtungen (achsengerecht oder diagonal).

Behandlungsbeispiel „Gelenkschonende Maßnahmen"

- **Behandlungsziel:**
  - die Folgen einer Immobilisierung verringern.
  - Subluxierte Gelenke wieder zentrieren.
  - Bewegen ohne Belastung.
  - Erlernen von Entlastungsstellungen.
- **Durchführung:**
  - statische Muskelarbeit.
  - Durchbewegen der nicht ruhiggestellten Extremitäten (Erhaltung der Muskeltätigkeit durch Irradiation im betroffenen Bereich).
  - Traktion und Kompression mit gelenknahen Griffen ohne Effekte auf ruhiggestellte Strukturen.
  - Pathologisch veränderte Gelenke vor der passiven/aktiven Bewegung zentrieren, um die stabilisierende Muskulatur beüben zu können.
  - Bewegen ohne Belastung (hubfreies Bewegen, Pendelübungen, Schlingentisch, Bewegungsbad).
  - Erlernen von Entlastungsstellungen für das betroffene Gelenk sowie für Nachbargelenke.
  - Entlastung durch Hilfsmittel.

5.2 Atemtherapie

Grundlagen

- **Einsatz der Atemtherapie:** Prävention, Therapie und Rehabilitation. Sie wird häufig unterstützend zur medikamentösen Behandlung oder als adjuvante Therapie zu technisch-apparativen Maßnahmen angewandt. Die Wirksamkeit vieler Methoden der Atemtherapie ist experimentell und klinisch nachgewiesen (kontrollierte Studien). Gegenüber den apparativen und maschinellen Atemhilfen hat die physikalische Atemtherapie den unschätzbaren Vorteil der menschlichen Zuwendung (Be-„hand"lung!) z. B. in der Intensivmedizin.
- **Therapeutische Ziele der physikalischen Atemtherapie:**
  - (Wieder)erlernen einer physiologischen Atmung.
  - Optimierung des pulmonalen Gasaustausches.
  - Atemlenkung und Atemvertiefung.
  - Verbesserung der Thoraxbeweglichkeit.
  - Lösung und Expektoration von Sekret.
  - Pneumonieprophylaxe.
  - Steigerung der körperlichen Leistungsfähigkeit.
  - Entspannung.

Prä- und postoperative pulmonale Komplikationen

- **Häufigkeit:** Insbesondere nach großen bauch- und thoraxchirurgischen Eingriffen drohen in bis zu 70% aller Fälle pulmonale Komplikationen (siehe auch Kardiochirurgie, Abdominalchirurgie S. 210, 436).
- **Ursachen:**
  - *Störungen der Ventilation:* Eingeschränkte Lungenfunktion durch reduzierte Vitalkapazität (bis zu 20% des Ausgangswertes), reduzierte funktionelle Residualkapazität (FRC), veränderte Atemmechanik (Atmungs- und Bewegungsmotorik beeinträchtigt, Dysfunktion des Zwerchfells).
  - *Verteilungsstörungen:* Verringerte Belüftung der unteren Lungenabschnitte, Verschiebung von Blutvolumen in den thorakalen Raum.
  - *Gestörte muköziliare Reinigung:* Einengung des Bronchiallumens, Reizung und Schädigung des Bronchialepithels durch intra- und/oder postoperative Beatmung, ineffizienter Husten.
- **Risikofaktoren:**
  - Höheres Lebensalter.
  - Rauchen.
  - Liegende Position, Adipositas (Höhertreten des Zwerchfelles, verminderte FRC).
  - Chronisch obstruktive Lungenerkrankungen.
- **Verlauf:** Die Veränderungen erreichen am 1.–2. postoperativen Tag ihren Höhepunkt, dann allmähliche Besserung bis zum Erreichen der Normalwerte nach 5–10 Tagen.
- **Wirksamkeit der perioperativen Atemtherapie:** In kontrollierten Studien konnte eine Reduzierung von pulmonalen Komplikationen einwandfrei nachgewiesen werden. Voraussetzung für eine effektive postoperative Atemtherapie ist eine intensive präoperative Vorbereitung des Patienten.

5.2 Atemtherapie

Indikationen der Atemtherapie

- **Allgemeine Indikationen:**
  - Obstruktive und restriktive Atemwegerkrankungen (Chronische Bronchitis S. 189, Asthma bronchiale S. 192, Lungenemphysem S. 193, Pneumonie S. 194).
  - Erkrankungen im Abdominalbereich.
  - Prä- und/oder postoperative Prophylaxe pulmonaler Komplikationen (s.o.).
  - Bestandteil des therapeutischen Gesamtkonzeptes der Mobilisierung schwerkranker Patienten.
  - Unterstützend bei Erkrankungen des lymphatischen und venösen Systems (Lymphödem, S. 221).
- **Langzeitbeatmung:** Respiratorische Insuffizienz, komatöse Patienten.
- **Auswahl der geeigneten Methoden:** Entsprechend den vorliegenden Symptomen: z.B. bei chronischer Bronchitis (S. 191): Inhalation, schleimlösende manuelle Techniken, Expektorationshilfen, Drainagelagerungen.
- **Drainagelagerungen:** Massive Sputumproduktion bei Mukoviszidose, Bronchiektasen, chronischer Bronchitis, Atelektasen (bei akuter Atelektase eines Lungenlappens sind Drainagelagerung und Perkussion kombiniert mit medikamentöser Broncholyse dem bronchoskopischen Absaugen gleichwertig!).

Kontraindikationen

- Drainagelagerungen sowie manuelle Techniken (Perkussion etc.) am Thorax sind kontraindiziert bei folgenden Erkrankungen:
  - Instabilität des Herz-Kreislaufsystems (Schock, Myokardinfarkt, Rhythmusstörungen, Lungenödem etc.).
  - Erhöhungen des intrakraniellen Druckes.
  - Pleuraerguß, Hämoptyse, Veränderungen an Speiseröhre und Zwerchfell (Reflux, *Cave:* liegende Ernährungssonde!).
  - Instabilität des Thorax.
  - Schwere Osteoporose oder Metastasen im knöchernen Thorax.
  - Nach Hauttransplantation und Hautlappen.
  - Ängstliche, verwirrte Patienten, die die Behandlung nicht akzeptieren oder ablehnen.

Durchführung

- **Atemführung, Wahrnehmung der Atmung (Abb. 37):**
  - Schnüffelnde Inspiration durch die Nase, bis die Lungen maximal gefüllt sind.
  - Bei geschlossenem Mund gähnende Inspiration durch die Nase (reflektorische Erweiterung der oberen Luftwege).
  - Wahrnehmung der Zwerchfellatmung durch Auflegen der Hände des Therapeuten oder der eigenen Hände.
  - Wegatmen einer Hautfalte am Thorax.
  - Lippenbremse: Rein passive Ausatmung durch den Mund mit gespitzten Lippen, subjektive Beseitigung der Atemnot, Verbesserung der Blutgase.
  - Tönende Ausatmung (aa, oo, uu).
  - Atemfördernde Stellungen und Lagerungen: Mondsichellagerung, Drehdehnlage, Hängelage nach Quincke.

5.2 Atemtherapie

- **Dehnung bindegewebiger und muskulärer Strukturen:**
  - Aktiv-assistiertes Dehnen des M. pectoralis, seitliche Dehnung der Wirbelsäule, dabei jeweils in die gedehnte Seite einatmen (Abb. 38). Die Dehnung verbessert die Beweglichkeit des Thorax und bewirkt reflektorisch eine Spasmolyse am Bronchialsystem.
  - Entlastende Sitzstellung, z.B. Kutschersitz, andere entlastende Stellungen (Päckchenstellung, Abb. 39).
- **Manuelle Techniken:**
  - Packegriffe (Abb. 40): Anheben und Abrollen einer Hautfalte über dem Thorax. Reflektorische Wirkung, Spasmolyse an der glatten Muskulatur des Bronchialbaumes.
  - Ausstreichen der Interkostalräume mit den Fingern: Reflektorische Anregung der Atmung.
- **Sekretlösende Maßnahmen:**
  - Drainagelagerungen: Kopftieflage, hohe Seitlage; gezielte mechanische Drainage aus dem Bronchialsystem.
  - Handgriffe zur Lockerung von Sekret: Vorsichtiges Beklopfen der Thoraxwand mit der Handkante oder mit der flachen Hand; Vibrationen der Thoraxwand mit der Hand, evtl. Unterstützung durch ein Vibrationsgerät.
  - Thoraxkompression (Abb. 41) zur Erleichterung der Expektoration.
- **Einfache apparative Hilfen:**
  - Giebelrohr (Totraumvergrößerung): Patient erhält eine Nasenklemme und atmet durch ein Kunststoffrohr. Erhöhung des CO_2-Partialdruckes im Blut als zentrales Stimulans für die Atemtätigkeit.
  - Aufblasen eines Luftballons, Wegblasen eines Papiertaschentuches, Seifenblasen, Blubbertopf.
- **Dauer und Häufigkeit der Behandlung:** Abhängig vom Krankheitsbild und dem Zustand des Patienten, wenn möglich tägliche Behandlung:
  - Ambulanter Patient: 1–2× 15–20 Minuten bei gutem Allgemeinzustand.
  - Intensivpatient: Bis zu 3–4× 10 Minuten.

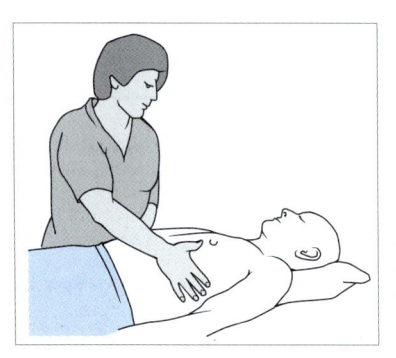

Abb. 37 Atemführung und Atemlenkung: durch Auflegen der Hand und gezieltes Atmen wird die Abdominalatmung bewußt gemacht

5.2 Atemtherapie

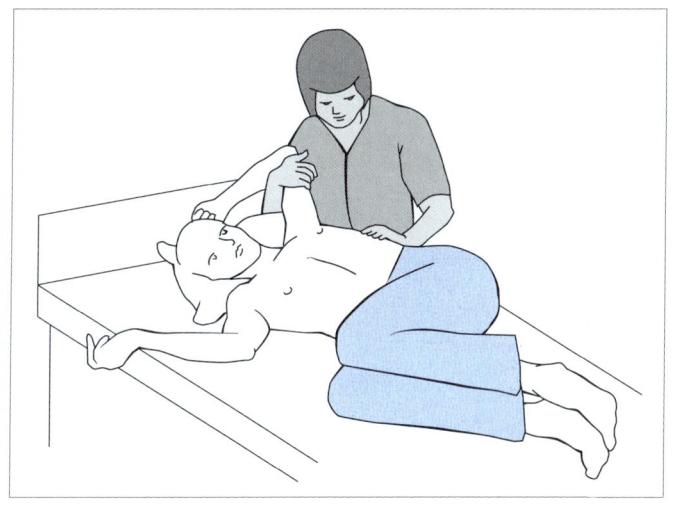

Abb. 38 Dehnlagerungen bewirken mechanisch und reflektorisch eine Belüftung verschiedener Lungenabschnitte

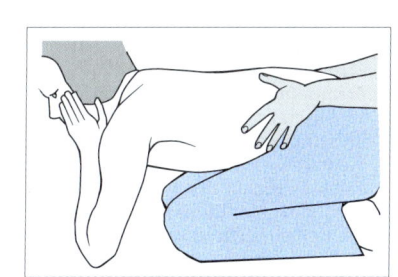

Abb. 39 Päckchenstellung (Fersen-Ellenbogen-Sitz)

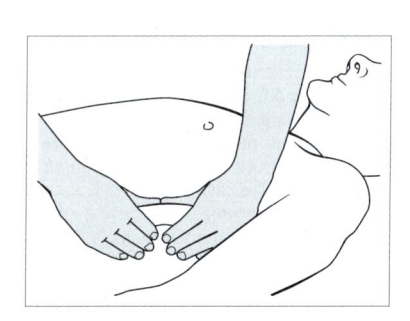

Abb. 40 Packegriffe: Abheben einer Hautfalte und Abrollen über dem Thorax

5.2 Atemtherapie

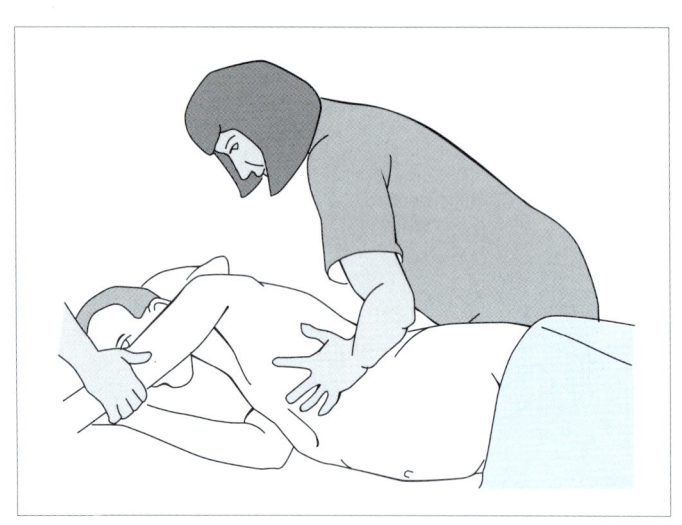

Abb. 41 Kompression des Thorax zur Erleichterung der Expektoration

Apparative Maßnahmen

- **Stufenkonzept:** Der Einsatz der unterschiedlichen Verfahren ist abhängig vom Grad der Störung und Fähigkeit zur Spontanatmung.
- **Atemtrainer (sustained maximal inspiration):** Offenhalten der Alveolen durch Verlängerung und Vertiefung der Inspiration in Anlehnung an die Seufzeratmung. Prävention von Atelektasen, vor allem prä- und postoperativ anwendbar. Weiterer Vorteil des Verfahrens ist die Stimulation der Surfactant-Produktion durch die Füllung der Alveolen. Atemtrainer stellen Biofeedbackgeräte dar, die durch eine Sichtbarmachung von Atemfluß oder Volumen zu regelmäßiger Übung motivieren sollen. 2 Gerätetypen stehen zur Verfügung:
  - *Floworientierte Atemtrainer* (Abb. 42a): Der Patient atmet über ein flexibles Verbindungsstück durch Kammern ein, in denen sich ein Ball befindet, der durch den Sog aufsteigt. Der Flow kann variabel zwischen 200 und 1200 ml/Sekunde eingestellt werden.
  - *Volumenorientierte Geräte* (Abb. 42b): Anzeige des ausgeatmeten Volumens. Anwendung 1–2×/Stunde für 10–20 Atemzüge. Exzessive Anwendung birgt die Gefahr der Hyperventilation!
- **Continuous positive airway pressure (CPAP):** Anwendung von positivem Atemwegsdruck während des gesamten Atemzyklus bei erhaltener Spontanatmung über Gesichtsmaske oder Endotrachealtubus. Bei CPAP wird auch während der Einatmung der positive Atemwegsdruck aufrechterhalten. CPAP wird kombiniert mit Atemführung, Dehnlagerungen, drainierenden Maßnahmen, manuellen Techniken. Indikationen:
  - Behandlung einer Hypoxämie, wenn eine maschinelle Beatmung vermieden werden soll.

5.2 Atemtherapie

- Vermeidung von Atelektasen, z. B. nach großen chirurgischen Eingriffen.
- Entwöhnung maschinell beatmeter Patienten (Weaning).

➤ **Synchronized intermittent mandatory ventilation (SIMV):** Assistierte Beatmung mit positivem Atemwegsdruck. Patient atmet über einen Endotrachealtubus spontan ein, dann übernimmt das Gerät patientengetriggert die Atemarbeit, die Lunge wird bis zum eingestellten Druck aufgeblasen.

➤ **Intermittent positive pressure ventilation (IPPV):** Kontrollierte Beatmung mit positivem Atemwegsdruck und ggf. PEEP (positiv endexspiratory pressure) über einen druckgesteuerten Respirator. Es wird Luft oder ein Luft-Sauerstoffgemisch verwendet. Der Einsatz erfolgt bei Patienten, die andere Maßnahmen nicht tolerieren; spezielle Ausrüstung und Personal müssen vorhanden sein.

➤ **Intrapulmonale Perkussion (IPUP), Jetinhalation:** Kombination von Inhalation mit einer Art von Perkussion und Vibration. Es werden von einem Hochfrequenzrespirator Gasimpulse geliefert, über Mundstück, Maske oder Endotrachealtubus in das Tracheobronchialsystem geleitet, das dadurch in Schwingungen versetzt wird. Hierdurch lockert sich das Bronchialsekret. Geräte arbeiten mit Druckluft (Wandanschluß oder Kompressor), erzeugen 300–400 Impulse pro Minute mit einem Abstrahldruck von 1–2 bar. Eine Verbesserung der Ventilation und Beseitigung von Atelektasen ist nachgewiesen.

➤ **Physikalische Atemtherapie beim intubierten/tracheotomierten, maschinell beatmeten Patienten (Pneumonieprophylaxe):**
- Atemführung, Kombination von Absaugen und Atemtherapie.
- Drainierende Maßnahmen: Klopfungen, Vibrationen, Packegriffe, Ausstreichen der Intercostalräume, Drainagelagerungen (links-rechts-Seitenlage; Bauchlage, dabei vom Kopfende her Vibrationen am Thorax sowie manuelle Kompression).
- Die Mobilisation von intubierten und beatmeten Patienten an der Bettkante oder im Stuhl.

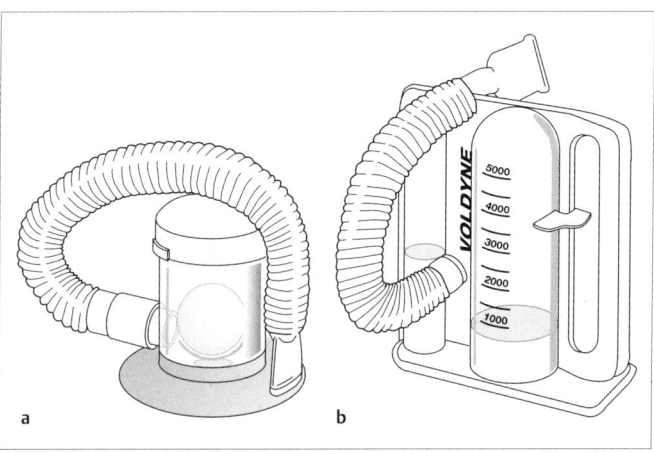

Abb. 42 Floworientierter Atemtrainer (a). Volumenorientierter Atemtrainer (b)

5.2 Atemtherapie

Maßnahmen zur Unterstützung der Atemtherapie

- **Inhalation** (S. 46).
- **Bindegewebsmassage** (S. 80): Bewirkt eine reflektorische Spasmolyse am Bronchialsystem. Der Einsatz vor allem bei jugendlichen Asthmatikern, kann zur Einsparung von Medikamenten führen.
- **Lockerungsmassage und milde Wärmeanwendung:** Bei Schmerzen und Verspannungen der Atemhilfsmuskulatur und des Rückens.
- **Heiße Rolle** (Abb. 43): 1–2 Frottierhandtücher werden trichterförmig zusammengerollt, innen wird heißes Wasser eingefüllt, das in die äußeren Schichten hindurchdiffundiert. Die Berührung der Haut löst reflektorische Wirkungen an inneren Organen aus.
- **Reflektorische Atemtherapie:** Von Dr. L. Schmitt entwickeltes Konzept. Durchführung in 3 Schritten:
  - *Wärmebehandlung:* Auflegen von in heißes Wasser getauchten und wieder ausgewrungenen Frotteetüchern auf den Rücken.
  - *„Reizgriffe" an Thorax und Extremitäten:* Drehende Streichungen, Druckverschiebung mit den Fingerkuppen, Abziehgriffe an der unteren Thoraxapertur, im Ober- und Unterbauch; Wirkung: Starker Drang zur Inspiration, Übergang von kostosternaler zu kostoabdominaler Atmung mit Anheben des unteren Sternumabschnittes („atemmechanischer Knotenpunkt").
  - *Atemgymnastik, intensive Entspannung.*
- **Atemtherapie in Gruppen:** Vorteilhaft bei mobilen Patienten ist das Gruppenerlebnis und die Austauschmöglichkeit mit anderen Betroffenen.

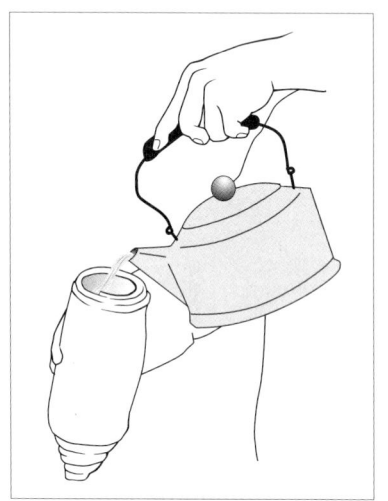

Abb. 43 Zubereitung einer heißen Rolle

5.3 Bewegungsbad

Grundlagen

- **Definition:** Krankengymnastische Behandlung im Wasser unter Nutzung des Auftriebs, des Reibungswiderstandes und der Wärme.

Physiologische Wirkungen der Immersion

- **Auftrieb:** Die Immersion bewirkt einen mechanischen Auftrieb mit Schwerelosigkeit des menschlichen Körpers (1/10 des Körpergewichtes). Hierdurch werden die Gelenke entlastet und die Muskulatur von der andauernden Arbeit gegen die Schwerkraft befreit. Die Möglichkeit, sich fast schwerelos zu bewegen, verleiht ein umfassendes, positives Bewegungserlebnis, vorhandene Schmerzen werden vermindert.
- **Reibungswiderstand:** Die Viskosität des Wassers setzt schnellen Bewegungen einen hohen Widerstand entgegen, langsame Bewegungen werden erleichtert. Der Reibungswiderstand kann zur Kräftigung genutzt werden; er läßt sich durch Vergrößerung der Handfläche (Brett, Paddel) noch steigern.
- **Wärme:** Durch die Wärme des Wassers wird die Berührungs- und Drucksensibilität der Haut aktiviert und die Bewegungsaktivität angeregt.
- **Hydrostatischer Druck** (S. 30): Durch das Untertauchen werden Blutdepots im Bein-Becken-Bauchraum mobilisiert (beim Erwachsenen ca. 700 ml) und belasten das Herz. Beim herzgesunden Patienten bestehen keinerlei Probleme, bei dekompensierter Herzinsuffizienz oder pulmonaler Insuffizienz verbietet sich das Bewegungsbad.

Indikationen

- Funktionsstörungen des Stütz- und Bewegungsapparates.
- Degenerative Erkrankungen des Bewegungsapparates (Arthrosen, Wirbelsäulenerkrankungen, weichteilrheumatische Erkrankungen, Fibromyalgie, Osteoporose).
- Erkrankungen des rheumatischen Formenkreises (nicht im akuten Schub!), bei denen eine Aktivierung der Muskeln und Gelenke unter Entlastung erwünscht ist.
- Postoperativ in der Traumatologie und Orthopädie (Frakturen, Luxationen, Distorsionen, Endoprothesen etc.), sobald stabile Verhältnisse gegeben sind. Therapeutisches Ziel ist eine Kräftigung der Muskulatur und die Wiederherstellung und Erhaltung der Beweglichkeit.
- Neurologische Erkrankungen wie Morbus Parkinson, Encephalomyelitis disseminata, periphere Paresen; versuchsweise auch bei Spastik (Verbesserung oder Verschlechterung des Zustandes möglich).
- Chronische Atemwegerkrankungen (sofern keine Kontraindikationen).
- Psychosomatische und psychische Störungen.
- Unterstützend zur Bewegungstherapie, um nach operativen Eingriffen den Organismus wieder zu kräftigen.
- Beim Diabetes mellitus zur Anregung des Stoffwechsels.

Kontraindikationen

- Kardiale und respiratorische Insuffizienz.
- Fieberhafte Infekte, Kachexie.
- Nässende, offene Wunden, generalisierte Hauterkrankungen, Pilzerkrankungen. Kleine Wunden oder Ulzera können abgedeckt werden.
- Inkontinenz von Urin oder Stuhl.

5.3 Bewegungsbad

- Vorsicht bei schlecht eingestellter Hypertonie sowie bei Epilepsie (evtl. Begleitung durch den Therapeuten).
- Hauterkrankungen, z. B. Psoriasis, Chlorallergie.
- Nieren-Blasen-Störungen (bei Wassertemperatur unter 34 °C).

Durchführung

- **Wassertemperatur:** 29–32 °C. Bei Patienten mit degenerativen Erkrankungen des Bewegungsapparates (Arthrose, rheumatische Erkrankungen, Rückenbeschwerden) werden oft höhere Temperaturen gewünscht (33–34 °C). In jedem Fall sind die Patienten nach Verlassen des Bades wegen der Kollapsgefahr zu beobachten.
- **Behandlungsdauer, Behandlungsfrequenz:** 15 bis maximal 30 Minuten. Im Anschluß an die Behandlung erfolgt eine Nachruhe von 15–20 Minuten. Prinzipiell sollte nur eine Wasseranwendung pro Tag erfolgen. Wannenbad und Bewegungsbad am gleichen Tag sind zu vermeiden (Herz- und Kreislaufbelastung). Sind beide Maßnahmen indiziert, werden sie alternierend verordnet.
- **Bewegungsübungen im Wasser:**
    - Der Patient steht am Beckenrand, hält sich evtl. an einer Stange fest.
    - Der Therapeut befindet sich außerhalb (bei speziellen Indikationen auch im Wasser, s. u.), gibt Anweisungen, zeigt die gewünschten Übungen, korrigiert und assistiert. Neben der Einzelbehandlung oft Gruppentherapie sinnvoll.
    - Durchbewegen des ganzen Körpers, gezielte Bewegungsübungen bei erkrankten Gelenken. Vergrößerung der Handfläche mit einem Brett oder Paddel erhöht den Reibungswiderstand und dient zur Kräftigung.
- **Beachte:** Mit ängstlichen Patienten nicht ins tiefe Becken gehen, zur Sicherheit Schwimmflügel, Ring verwenden! Bei schwerkranken und sehr ängstlichen Patienten geht der Therapeut mit ins Wasser.

Schwimmtherapie (Halliwick-Methode)

- **Definition:** Von dem englischen Ingenieur MacMillan entwickeltes Programm, das Sicherheitsgefühl, Gleichgewicht und Koordination im Wasser sowie sportliche Aktivität und Freude an der Bewegung fördern soll.
- **Durchführung:** 10-Punkte-Programm:
    1. Wassergewöhnung, Angstabbau.
    2. Selbständigkeit im Wasser, Abbau von Hilfen.
    3. Vertikale Rotationskontrolle: Halten des Gleichgewichts, z. B. „Sitz".
    4. Laterale Rotationskontrolle: z. B. Drehung um die Längsachse.
    5. Kombinierte Rotationskontrolle: Vertikale und laterale Rotationskontrolle.
    6. Geistige Umstellung: z. B. Untertauchen, Erspüren des Auftriebs im Wasser.
    7. Halten des Gleichgewichts im Wasser in Ruhe.
    8. Gleiten auf dem Wasser.
    9. Elementare Schwimmbewegungen.
    10. Individueller Schwimmstil.

5.4 Bobathkonzept

Grundlagen

- **Definition:** Von dem Ehepaar Berta und Dr. Karel Bobath entwickeltes Konzept zur Behandlung zerebraler Bewegungsstörungen.
- Das Bobathkonzept wurde ursprünglich zur Therapie bei zerebral-paretischen Kindern entwickelt. Ausgangspunkt war die Feststellung, daß passive Kopfbewegungen einen Einfluß auf Haltungs- und Stellreflexe von Rumpf und Extremitäten haben. Vermittelt über Rezeptoren in den Vestibularorganen und in der Halsmuskulatur lassen sich Tonusverschiebungen von einzelnen Muskelgruppen in andere erzielen sowie Gleichgewichts- und Komplexbewegungen auslösen. Heute wird die Therapie auch bei Erwachsenen eingesetzt und ist unverzichtbar in der Behandlung erworbener Schäden des Zentralnervensystems (S. 261).

Physiologische Grundlagen

- **Bewegung:** Erfolgt nach einem bestimmten, im Zentralnervensystem gespeicherten und programmierten Muster. Die Bewegung ist nur möglich, wenn eine Haltung und ein Tonus vorhanden sind, sie ist als eine Kette von Haltungsänderungen zu verstehen.
- **Haltungskontrolle:** Wird propriozeptiv von den Muskelspindeln sowie den Rezeptoren in Sehnen und Gelenken geleistet. Sie erfordert Gleichgewichtsreaktionen, um der Schwerkraft entgegenzuwirken. Folgende Mechanismen ermöglichen die Einnahme einer aufrechten Körperhaltung:
  - *Stellreflexe:* Sind bereits bei der Geburt vorhanden (z. B. Stellung des Kopfes, des Halses, des Rumpfes im Raum). Sie sind anfangs nicht ausgereift, im Verlauf der Entwicklung kommt es zur „Verflüssigung" und Reifung, so daß eine harmonische Körperhaltung im Raum ermöglicht wird.
  - *Gleichgewichtsreaktionen:* Entwicklung ab dem 6. Lebensmonat zuerst in Bauchlage, dann im Rückenlage, im 8. Monat im Sitzen und zwischen dem 10.–12. Monat im Stand. Sie sind erst um das 6. Lebensjahr vollendet. Die ganze Breite der menschlichen Entwicklung reicht von den ersten Versuchen des Aufrichtens und Stehens beim Kleinstkind bis hin zur vollendeten Anmut der Ballettänzerin und der Perfektion des Zirkusartisten.
  - *Spinale Reflexe.*
  - *Statisch-tonische Reflexe:* z. B. Kopfhaltung, „Ruhetonus" der Muskulatur.
  - *Intakte Senso-Motorik:* Alle sensorischen Informationen (Inputs) werden im Gehirn integriert sowie verarbeitet und werden als Motorik sichtbar.
  - *Reziproke Innervation:* Das Zusammenspiel der agonistisch und antagonistisch wirkenden Muskeln ist eine wichtige Voraussetzung für die normale Bewegung. Bei einer Kontraktion der Beuger entspannen sich automatisch die Strecker. Ein Gelenk kann durch gleichzeitige Anspannung von Agonisten und Antagonisten stabilisiert werden (Kokontraktion). Nur durch eine präzise Koordination des Muskelspiels wird eine kraftvolle Bewegung mit geringem Energieaufwand möglich.
  - Die Perzeption durch Auge, Ohr, Geschmack, Geruch und das taktil-kinästhetische System sind wichtig für die Orientierung des Körpers im Raum.

5.4 Bobathkonzept

Pathophysiologische Grundlagen

- **Pathologische Muster von Haltung und Bewegung:** Im Rahmen einer erworbenen Schädigung des ZNS z.B. einer Halbseitenlähmung, können alle Hirnleistungen beeinträchtigt sein: Störungen von Haltung, Tonus, Gleichgewichtsreaktionen, sensiblem und taktil-kinästhetischem System sowie Störung der reziproken Innervation.
  - *Spastizität:* Die Spastik des Erwachsenen ist charakterisiert durch einen geschwindigkeitsabhängigen Dehnungswiderstand der Muskulatur; dieser korreliert mit einer gesteigerten EMG-Aktivität, die während einer schnellen Muskeldehnung abgeleitet werden kann und im entspannten Muskel Gesunder nicht vorkommt. Die spastische Tonuserhöhung beruht auf einer zentralen Erregbarkeitssteigerung von α-Motoneuronen, die auf eine Enthemmung von Interneuronensystemen auf Rückenmarksebene und möglicherweise auf strukturelle Plastizität zurückzuführen ist.
  - *Assoziierte Reaktionen:* Ausgelöste Haltungsreaktionen in Muskeln, die der willentlichen Kontrolle entzogen sind.
  - Dysfunktion der reziproken Innervation: Beeinträchtigung des Zusammenspiels von Agonisten und Antagonisten. Ein Mangel an reziproker Innervation kann zur übermäßigen Erschlaffung der Antagonisten führen; die Bewegungen werden schleudernd und ausfahrend, es kommt zur Ataxie. In anderen Fällen entsteht eine überschießende Kokontraktion und die Bewegung wird maximal erschwert oder ganz unmöglich (der Patient mit Spastik „kann vor Kraft nicht gehen"). Die Fehlverteilung des Muskeltonus zwischen Agonisten und Antagonisten erschwert die Aufrechterhaltung einer Körper- oder Gliedmaßenstellung.
  - Massenbewegungen: Der Hemiplegiker kann die Muskeln der betroffenen Seite nur in 1- oder 2 Massensynergien aktivieren, nicht mehr in den vielfältigen selektiven Bewegungen des Gesunden.

Therapeutische Ziele des Bobathkonzeptes

- *Merke:* Ein normalisierter Tonus und eine normalisierte Haltung sollen dem ZNS wieder eine physiologische Information über die betroffene Seite vermitteln. Ermöglichung einer normalen Bewegung, Befreiung von pathologischen Bewegungsmustern der Hemiplegie (Spastizität, assoziierte Reaktionen, Massenbewegungen).
- Die Aussicht auf Wiederherstellung von Funktionen sind gut, da das ZNS, entgegen früheren Ansichten, über eine gewisse Plastizität und eine große Anpassungsfähigkeit verfügt.
- Das Bobathkonzept ist eine umfassende, ganzheitliche Behandlung, die den ganzen Tagesablauf eines Patienten umfaßt. Die Behandlungsgrundsätze müssen von jedem, der mit dem Patienten in Kontakt steht (Ärzte, Pflegepersonal, Therapeuten, Angehörige), verfolgt werden.

Behandlungstechniken

- **Inhibition:** Hemmung pathologischer Bewegungsmuster und des Tonus, um eine normale Ausgangslage für selektive Bewegungen zu ermöglichen.
- **Fazilitation:** Anbahnung physiologischer Bewegungsmuster.
- **Stimulation:** Vorbereitung und Einleitung von Bewegungen durch unterschiedliche Techniken, wobei die hemmende und die aktivierende Stimulation unterschieden werden.

5.4 Bobathkonzept

- ➤ Die Hemmung und die Bahnung werden dadurch erreicht, daß bestimmte Ausgangsstellungen gewählt werden, die den pathologischen Bewegungsmustern entgegenwirken und Tonussituationen begünstigen.
- ➤ Manuelle Hilfen werden an sogenannten Schlüsselpunkten des Körpers eingesetzt; proximale Schlüsselpunkte befinden sich am Rumpf, distale an den Extremitäten. Die Techniken der Stimulation sollen die Bewegungsimpulse anregen oder spastische Muster hemmen.
- ➤ Neurophysiologische Erklärung für die tonussenkenden Effekte: Jede Intervention, die die Entladung spinaler α-Motoneuronen senkt, reduziert auch den spastischen Muskeltonus. Wird ein spastischer Muskel tonisch gedehnt, adaptieren sich die Muskelspindelrezeptoren an die neue Dehnungsbedingung. Wird nach der Dehnung die Ausgangsposition wieder eingenommen, ist die erregende Wirkung der afferenten Impulse vermindert, es kommt zu einer geringeren motoneuralen Entladungsbereitschaft. Die Spastik läßt nach.

Hemiplegie des Erwachsenen

- ➤ **Klinisches Bild:** Ablauf in 3 ineinander übergehenden Stadien:
  - 1. Stadium: Schlaffe Lähmung.
  - 2. Stadium: Spastisches Stadium.
  - 3. Stadium: Relative Wiederherstellung.
- ➤ **Behandlungsprinzip:** Das Bobathkonzept richtet sich im Einzelfall nach den Bedürfnissen des Patienten: Bei erniedrigtem Muskeltonus oder fehlender Rumpfkontrolle wird versucht, einen Tonus aufzubauen, bei gesteigertem Muskeltonus oder ausgeprägter Spastik wird die Behandlung entsprechend tonusreduzierend ausgerichtet, um eine Annäherung an eine normale Bewegung zu schaffen.
- ➤ **Pusher-Symptomatik:** Der Patient schiebt sich mit der nichtbetroffenen Seite auf die betroffene Seite, was beim Sitzen, beim Stand und beim Gehen besonders deutlich wird.
  - *Vorkommen:* Insbesondere bei rechtshirnigen Läsionen, als Durchgangssymptomatik bei linksparietalen Schäden.
  - *Ursachen, Symptomatik:*
    - Wahrnehmungsstörungen (Körperwahrnehmung, Raumwahrnehmung): Die Körpermitte kann nicht wahrgenommen werden und ist ca. 10–15° zur betroffenen Seite geneigt. Taktile, visuelle und akustische Informationen, die von der betroffenen Seite an den Patienten gelangen, werden nicht wahrgenommen. Im klinischen Alltag fällt auf, daß die Patienten keinerlei Krankheitseinsicht haben (Übersteigen des Bettgitters, unkontrolliertes Aufstehen aus dem Rollstuhl etc.).
    - Tonusstörungen: Der Tonus im Rumpf ist zu gering; es resultiert eine ungenügende Rumpfaufrichtung und eine Verlängerung der betroffenen Seite. Der Tonus der gesamten nicht betroffenen Seite, v.a. Arm und Bein, ist erhöht. Komplexe Bewegungen sind nicht ausführbar, da der Ablauf von Handlungen gestört ist. Eine fachgerechte Lagerung im Bett (sog. „Bananen"- oder „Kipferl"-Stellung) ist kaum möglich, da der Patient mit der nicht betroffenen Seite ständig in Bewegung ist („Chaos-Syndrom").

5.4 Bobathkonzept

Therapie im Stadium der schlaffen Lähmung

- **Lagerung:** Eine optimale Lagerung des Patienten vom ersten Krankheitstag an ist unverzichtbar, um die Entwicklung pathologischer Muster zu verhindern und mögliche Schäden zu vermeiden. Die Lagerung darf nicht als Zwangslage verstanden werden, sie muß schmerzfrei und angenehm sein.
  - *Lagerung auf der betroffenen Seite:* Der Kopf liegt auf einem Kissen (HWS und Kopf sind horizontal eingestellt), die Schulter ist vorgezogen, der Arm nach vorne gestreckt, die Handfläche zeigt zur Decke. Das betroffene Bein wird in der Hüfte gestreckt und im Knie leicht gebeugt, das nicht betroffene Bein liegt in Flexionsstellung auf einem Kissen vor dem betroffenen Bein (Abb. 77, S. 266).
  - *Lagerung auf der nicht betroffenen Seite:* Der nicht betroffene Arm liegt gebeugt vor dem Körper, der betroffene Arm wird nach vorne ausgestreckt und auf einem Kissen gelagert. Das betroffene Bein ist im Knie und in der Hüfte gebeugt nach vorne auf einem Kissen gelagert.
  - *Beachte:* Bei Rückenlage und allen Lagerungen und Transfers des Patienten darf die Schulter nicht nach hinten fallen, es besteht die Gefahr einer schmerzhaften Schulter und eines Schulter-Arm-Syndroms mit schweren trophischen Störungen.
  - *Integration der betroffenen Seite:* Vom ersten Krankheitstag an muß die betroffene Seite bewußt gemacht und in alle Aktivitäten miteinbezogen werden:
    - Jeder Umgang mit dem Patienten (Ansprechen, Pflegemaßnahmen, Visite, Besuche) erfolgt über die betroffene Seite.
    - Raumgestaltung: Das Bett sollte so plaziert werden, daß die betroffene Seite zur Raummitte zeigt, Nachttisch, Stuhl, Fernsehapparat werden auf diese Seite gebracht.

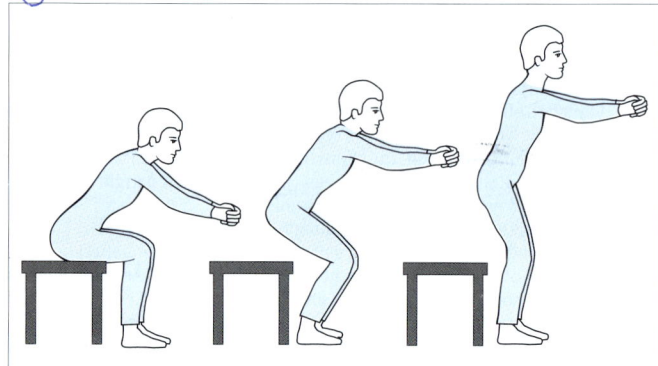

Abb. 44 Bobathkonzept: Aufstehen und Hinsetzen mit gefalteten Händen, der Patient hemmt sich selbst (Arme sind gestreckt, dabei kommen die Schultern nach vorn)

5.4 Bobathkonzept

➤ **Tonusregulierende Maßnahmen:**
  - *Stabilisation des Rumpfes:* Wichtige Maßnahme, da eine Bewegung der Extremitäten nicht möglich ist, wenn der Rumpf instabil ist und nicht als „Widerlager" dienen kann.
  - *Wiedererlangen des Gleichgewichtes:* Das Aufsetzen des Patienten am Bettrand zur Kontrolle der Rumpfstabilität ist wegen fehlender Funktionen schwierig. Einfacher und wirkungsvoller für das Wiedererlangen des Gleichgewichtes ist das Sitzen in einem Stuhl mit fester Rückenlehne und Armlehnen an einem Rollstuhltisch.
  - *Händefalten* (Abb. 44): Erste Maßnahme der Selbsthemmung (Maßnahmen, die der Patient selbständig gegen eine entstehende Spastik einsetzen soll) und des Schutzes für die Schulter. Durchführung bei allen Transfers, beim Aufsetzen etc.

Therapie im Stadium der Spastik

➤ **Ausbau der Aktivitäten des 1. Stadiums:**
  - Schulung der fehlenden Rumpfkontrolle, Ausbau erreichter Erfolge.
  - Erlangung des Gleichgewichtes im Sitzen und Stehen.
➤ **Tonussenkende Maßnahmen:** Entgegenwirkung einer beginnenden/ausgebildeten Spastik durch Dehnungen der Extremitäten, Autoinhibition durch den Patienten, z. B. Falten der ausgestreckten Arme und Hände, Transfers vom Bett in den (Roll)stuhl.
➤ **Übung der Tätigkeiten des täglichen Lebens:** Umsetzen, Waschen, Anziehen, Essen, Trinken, enge Zusammenarbeit mit Ergotherapeuten (S. 157).
➤ **Erarbeitung des freien Sitzens, Stehens und Gehens:** Bei allen Aktivitäten wird Gleichgewicht und Symmetrie trainiert, Gewichtsübernahme auf die betroffene Seite.
➤ **Anbahnen von Bewegungen der Extremitäten:** Ausgehend vom Rumpf werden Stimulation über taktile (Streichen) oder propriozeptive Reize (Druck oder Zug) sowie über das vestibuläre System (Vor- und Zurückbewegen, Bewegen nach rechts und links) ausgeübt.
◉ *Beachte:* Bei allen Aktivitäten Hochlagerung des betroffenen Armes!
➤ **Therapie bei Pusher-Symptomatik:** Intensive Schulung der Gleichgewichtsreaktionen. In der betroffenen Seite sind Aktivitäten zu stimulieren, in der nicht betroffenen Seite zu senken; alle Aktivitäten des täglichen Lebens werden intensiv geübt.

Therapie im Stadium der relativen Wiederherstellung

➤ **Erhaltung der bisher erreichten Therapieerfolge:** Alle Aktivitäten des täglichen Lebens werden geübt und verbessert.
➤ **Einsatz von Hilfsmitteln** (S. 29): Bei bleibenden Defiziten wird z. B. die Valenser Schiene bei Peronaeus-Parese, der Rollstuhl für die Fortbewegung über längere Strecken, der Rollator oder ein Gehstock bei Unsicherheit im Stehen und Gehen eingesetzt.

5.5 Therapie nach Brügger

Grundlagen

- **Definition:** Von dem Neurologen und Psychiater Dr. Alois Brügger (Zürich) in den 50er Jahren entwickeltes Therapiekonzept für die Behandlung von Funktionsstörungen des Bewegungsapparates.
- **Pseudoradikulärer Schmerz** (Begriff zur Abgrenzung gegenüber radikulärer Symptomatik, heute: „reflektorische Tendomyosen"): Von Brügger geprägter Begriff, der auf der Beobachtung beruhte, daß Patienten nach Bandscheibenoperationen weiter über radikulär anmutende, ausstrahlende Schmerzen klagten. Die Schmerzen waren nicht den bekannten Segmentgrenzen zuzuordnen, ebensowenig waren motorische Ausfälle und Reflexstörungen nachweisbar, es bestanden jedoch Schmerzen in den Muskeln.
- **Tendomyose:** Funktionsgebundene Schmerzhaftigkeit des Muskels (Schutz der Afferenz durch die Efferenz). Einige Muskeln sind druckschmerzhaft bei Dekontraktion, andere bei Kontraktion.

Physiologische Grundlagen

- **Entstehungsmechanismus von Funktionskrankheiten:** Krankheiten des Bewegungsapparates gehen primär nicht nur auf lokale Störungen oder Veränderungen zurück, sondern werden durch *Schutzmechanismen* ausgelöst, die vom ZNS gesteuert werden. Kommt es z. B. zur Fehlbeanspruchung eines oder mehrerer Gelenke, beeinflussen die Schutzmechanismen die Funktion des Bewegungsapparates, es entsteht eine Funktionskrankheit. Das arthromuskuläre System (Einheit von Gelenk und umgebender Muskulatur) reagiert als Warnsignal mit Schmerzen. Wird die Störung beseitigt, bildet sich die Funktionskrankheit zurück. Bleibt die Störung dagegen bestehen, kommt es zu bleibenden Veränderungen der Gewebestrukturen. Lokalmaßnahmen wie z. B. Massagen wirken nur symptomatisch und haben keinen dauerhaften Erfolg. Nur wenn die zugrundeliegende Störung beseitigt wird, kann eine Wiederherstellung erwartet werden.
- **Nozizeptiver somatomotorischer Blockierungseffekt (NSB):** „Übergeordnetes Prinzip der Funktionskrankheiten". Die menschliche Bewegung wird, gesteuert durch afferente und efferente Impulse, durch das Zusammenspiel von agonistischen und antagonistischen Muskeln (Synergismus) ermöglicht. Bei Überlastung des afferenten Systems entstehen efferente Reflexaktivitäten, die den Bewegungsapparat schonen oder entlasten. Auf andauernden Einfluß von Störfaktoren, z.B. einer Fehlhaltung, reagiert der Organismus seinerseits mit reflektorischen Störungen des Muskels (v.a. Tonusänderungen, den Tendomyosen). Muskeln, die durch ihre Kontraktion das gereizte Gelenk *ent*lasten, werden hyperton tendomyotisch. Muskeln, die durch ihre Kontraktion den Reizherd *be*lasten, werden hypoton tendomyotisch und adynam.

Körperhaltung

- Nach Brügger ist die Schmerzhaftigkeit der Muskeln (Tendomyose) von der Haltung abhängig. Hohen Stellenwert nimmt die Körperfehlhaltung ein.
- **Aufrechte Körperhaltung:** Die 3 Räder des Brüggerschen Zahnradmodells stellen die Primärbewegungen der aufrechten Haltung dar:
  - Beckenkippung nach vorne.
  - Thoraxanhebung.
  - Nackenstreckung.

5.5 Therapie nach Brügger

- **Körperfehlhaltung** („krumme" Haltung, Abb. 45): Das Becken ist aufgerichtet, der Thorax ist gesenkt, die Lenden- und Brustwirbelsäule kyphosiert mit kompensatorischer Lordose der Halswirbelsäule und Reklinationsstellung der Kopfgelenke, der Schultergürtel ist vorne hochgezogen; Hüften in Adduktion und Innenrotation, Füße in Supination und Plantarflexion. Diese „sternosymphysale Belastungshaltung" verursacht eine Biegespannung der Wirbelsäule, bringt Scherkräfte auf die Sternokostal- und Akromioklavikulargelenke und engt die Körperhöhlen ein; Atmung und Motilität des Magen-Darmtraktes werden beeinträchtigt. Der resultierende nozizeptive somatomotorische Blockierungseffekt (NSB, s.o.) beeinflußt das Muskelsystem, es kommt zu hypertonen und hypotonen Tendomyosen, die die dekontraktionsgestörte Muskulatur schützen und je nach Körperhaltung auch wechseln können (hyperton ⇔ hypoton).

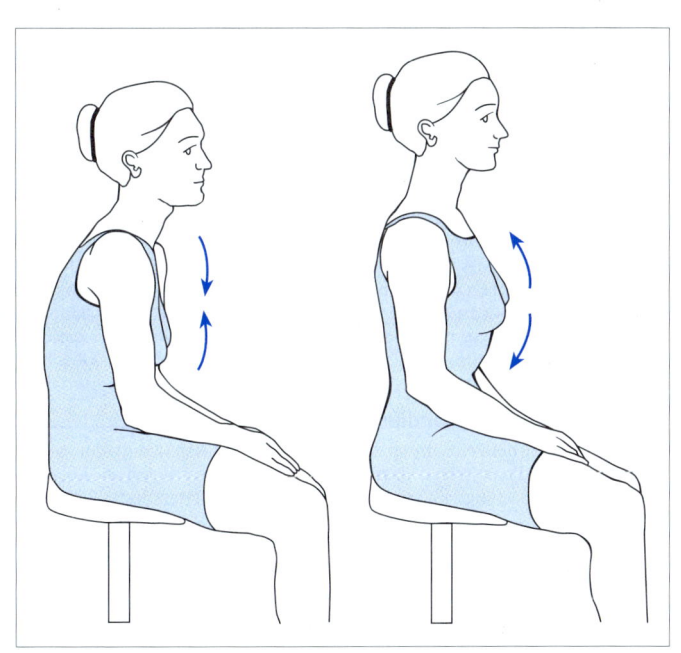

Abb. 45   Körperfehlhaltung („krumme" Haltung) nach Brügger

Indikationen

- Alle durch eine Fehlhaltung ausgelösten Störungen der Bewegungsorgane:
  - Rückenbeschwerden.
  - Schulter-Armschmerzen.
  - Nacken-Kopfschmerzen.
  - Beschwerden aufgrund monotoner Haltung mit ständig wiederkehrenden (einseitigen) Bewegungen (z.B. Bildschirmarbeitsplatz).

5.5 Therapie nach Brügger

Kontraindikationen

- Wirbelsäulenbeschwerden mit eindeutig radikulären Symptomen (Vorsicht bei akutem Bandscheibenvorfall!).
- Entzündliche und tumoröse Erkrankungen der Wirbelsäule.
- Instabile Frakturen.

Diagnostische Untersuchung (Funktionsanalyse)

- **Ziel:** Erkennung pathologischer Afferenzen und der reflektorischen Entstehung eines Schutzmechanismus, der eine Funktionsstörung des Bewegungsapparates bewirkt. Ist die Belastungshaltung Ursache für die reflektorischen Schmerzen? Entstehen durch stereotype, ständig wiederholende Bewegungen Belastungen?
- **Anamneseerhebung:**
  - Lokalisation des Schmerzes.
  - Art des Schmerzes: Eine schmerzhafte Müdigkeit bei Kontraktion läßt auf eine hypotone Tendomyose; eine schmerzhafte Steife bei Dekontraktion auf eine hypertone Tendomyose schließen.
  - Zeitpunkt und Auslöser (Bewegungen) des Schmerzauftretens.
  - Beeinflußbarkeit des Schmerzes, Schonung des Reizherdes.
- **Inspektion:**
  - Erfassung der gewohnheitsmäßigen Haltung im Sitzen, Stehen und in der Bewegung in Beruf und Freizeit. Vor allem im Gangbild zeigen sich am deutlichsten Modifikationen der Bewegung!
  - Beurteilung der korrigierten Haltung: Umfang der Aufrichtung, Möglichkeit der Einnahme einer Entlastungshaltung.
- **Palpation:** Aufsuchen durckschmerzhafter Gelenke und Muskelansätze in der krummen und in der aufrechten Haltung. Verschwindet der Druckschmerz in der Entlastunghaltung, ist erwiesen, daß der Schmerz reflektorischer Natur ist. Bleibt der Schmerz auch nach Dekontraktion, ist es ein autochthoner Reizherd. Es wird versucht, die Ursachen der arthrotendomyotischen Reaktion zu erfassen.

Durchführung der Behandlung

- **Ziel:** Korrektur der Fehlhaltung zur Ausschaltung des NSB (Zahnradmodell als anschauliches didaktisches Hilfsmittel), Erlernen, Automatisieren und Konditionieren der Entlastungshaltung im Rahmen aller Aktivitäten des täglichen Lebens.
- **Behandlung autochthoner Reizherde:** Primäre Behandlung zur Vermeidung weiterer Nozizeptoraktivitäten: Heiße Rolle (S. 106), hyperämisierende Salben, Ultraschall, Bindegewebsstriche oder Deep friction nach Cyriax (S. 120).
- **Wiederherstellung des muskulären Gleichgewichtes:**
  - *Vorbereitung:* Wärmepackung zur Lockerung der Muskulatur für ca. 30 Minuten.
  - *Haltungskorrektur:* Erlernung der Entlastungshaltung, Normalisierung der Tonusverhältnisse, Verbesserung der Kontraktions- und Dekontraktionsfähigkeit (muskuläre Dekontraktionstechniken ohne mechanische Beanspruchung des Reizherdes). Erlernen von Dekontraktionsübungen, die der Patient täglich mehrmals durchführen soll.

5.5 Therapie nach Brügger

> **Haltungsschulung für den Alltag:**
> - Analyse von Alltagssituationen, Haltung und Bewegung in Beruf und Freizeit, Haltung und Lagerung im Schlaf. Ausführliche Information des Patienten über Sinn und Zweck der Entlastungshaltung.
> - Individuelle Zusammenstellung therapeutischer Übungen für jeden Patienten. Wenn möglich, wird direkt am Arbeitsplatz geübt. Großen Stellenwert nehmen Dehnübungen ein.
> - Bei sitzenden Berufen werden erleichternde Hilfsmittel (Keilkissen, Lordose- oder Schlafkissen) zur Verfügung gestellt.

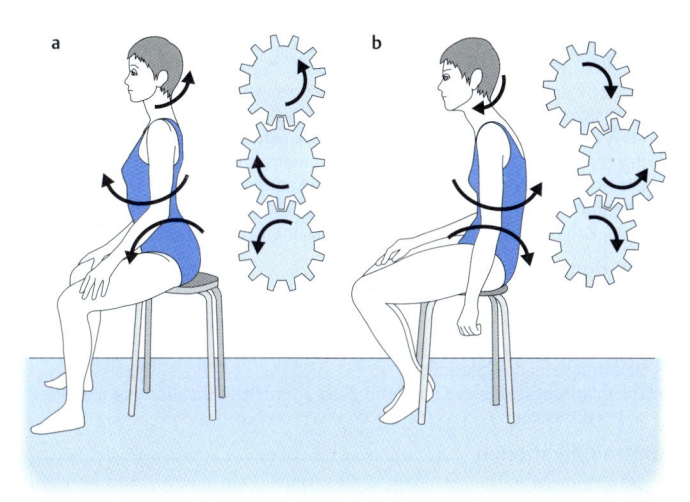

Abb. 46   Aufrichtung des Rumpfes nach dem Zahnradmodell von Brügger. a) Entlastungshaltung, b) Belastungshaltung

5.6 Therapie nach Brunkow

Grundlagen

- **Definition:** Von der Krankengymastin Roswitha Brunkow (gest. 1978) entwickelte Methode zur Regulierung von Muskeldysbalancen mittels isometrischer Muskelspannung (Aktivierung bestimmter Muskelketten). Ihre Erfahrungen entspringen nicht nur der Arbeit mit neurologischen und orthopädischen Patienten, sondern eigenen Erfahrungen als Rollstuhlpatientin nach einem Unfall.
- **Therapieprinzip:** Die Extremitäten werden in bestimmte Haltungen eingestellt; es erfolgt ein Schub ("einstemmen") auf Hände und Füße. Maximale Dorsalextension der Hände bzw. der Füße, dies wird kombiniert mit einem (gedachten) nach peripher gerichteten Stemmen von der Handwurzel bzw. der Ferse aus. Agonisten und Antagonisten spannen gleichstark an und stabilisieren die Gelenke. Die Muskelspannung wird in den Rumpf fortgeleitet und bewirkt dadurch eine Aufrichtung mit isometrischer Ganzkörperspannung. Die Aufrichtung vollzieht sich von Gelenk zu Gelenk in kleinsten Schritten. Die Körpermuskulatur erfährt eine Tonusregulierung zugunsten der aufrichtenden Muskeln durch Reflexgeschehen. Die Beibehaltung des Stemmens trotz des Bewegens bewirkt eine ausgeprägte intra- und intermuskuläre Koordination.
- **Therapieziele:** Die Stemmführung soll fehlerhafte Haltungen korrigieren, physiologische Körpermuster entwickeln und automatisieren.

Indikationen

- Haltungsschulung (Haltungsinsuffizienz, Prophylaxe).
- Erkrankungen der Wirbelsäule durch degenerative Veränderungen, Operationsfolgen (z. B. Diskusoperationen) oder Verletzungen.
- Belastungsstabile Frakturen.
- Durchblutungsstörungen (Förderung der arteriellen Durchblutung und des venösen Rückstroms).

Kontraindikationen

- Erkrankungen, bei denen infolge der Anspannung ein Blutdruckanstieg oder eine Erhöhung des intrathorakalen Druckes zu befürchten ist: Arterielle Hypertonie, dekompensierte Herzinsuffizienz, Herzinfarkt, pulmonare Insuffizienz.
- Spastische Zustände, bei denen assoziierte Reaktionen ausgelöst werden können.

Durchführung

- **Grifftechniken an den Extremitäten:** Neben der verbalen Aufforderung wird die Aufmerksamkeit des Patienten und damit die Muskelaktivität durch manuelle Hilfen gesteigert: Verbesserung der Extremitätenpositionen durch Hautwischen, weiches, großflächiges oder tiefes Streichen, Druck- und Stauchimpulse. Die stemmende Hand soll eine "kuppelförmige" Einstellung einnehmen.
- **Ausgangsstellungen:** Stemmübungen können in Bauchlage, Rückenlage, Sitz, Stand und Vierfüßlerstand erfolgen, vgl. auch Abb. 101, S. 357.
- **Beispiel 1:** Schwäche der Bauch- und Beckenbodenmuskulatur nach Schwangerschaft:
  - Ausgangstellung Rückenlage.
  - Die Beine sind ausgestreckt, liegen hüftbreit auseinander. Die Füße sind dorsal extendiert, durch Schub auf die Fersen stellen sich Knie und Hüftgelenke in leichter Beugung ein (Beine können auch in leichter Kniebeugung angestellt sein). Die Arme liegen leicht flektiert neben dem Körper, Hände dorsal extendiert.

5.6 Therapie nach Brunkow

- Eine Stemmführung der Beine in Richtung zur Decke bewirkt eine Kontraktion der Bauchmuskulatur und aktiviert den Synergismus zwischen Unterbauch und Beckenboden (Abb. 47).
- ➤ **Beispiel 2:** Haltungsinsuffizienz infolge Schwäche der Rückenmuskulatur:
- Ausgangsstellung Vierfüßlerstand.
- Die Hände stehen unter den Schultern, dann wird der rechte Arm ausgestreckt und die rechte Hand dorsal extendiert. Das linke Bein wird extendiert und der linke Fuß dorsal extendiert.
- Stemmführung des Armes und des gegensinnigen Beines nach oben und dorsal.

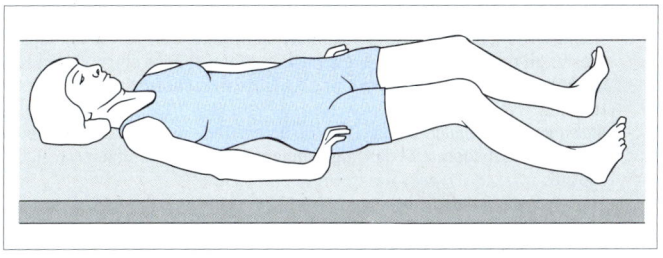

Abb. 47 Stemmübungen nach Brunkow zur Kräftigung der Bauch- und Beckenmuskulatur, z. B. Wochenbettgymnastik

5.7 Orthopädische Medizin nach Cyriax

Grundlagen

- **Definition:** Durch den englischen Orthopäden James Cyriax (1904–1985) entwickeltes System der manuellen Therapie zur Diagnostik und Therapie von Weichteilläsionen, basierend auf einer exakten klinischen Untersuchung, die Störungen der Bewegungsorgane (sog. Strukturschäden) einwandfrei erfaßt.
- **Strukturschäden (mögliche Ursachen und Ausgangspunkte für Beschwerden):**
  - *Gelenkerkrankungen:* Posttraumatische Arthritiden, Distorsionen, Subluxationen, postinfektiöse Arthritiden, Arthrosen, kongenitale oder stoffwechselbedingte Gelenkschäden.
  - *Störungen der Kapsel (sog. „Kapselmuster" nach Cyriax):* Bewegungseinschränkungen, die in einem festen Muster ablaufen, treten an durch Muskeln stabilisierten Gelenken wie Hüfte, Knie und Schulter auf. Bei einem Kapselmuster an der Schulter ist z. B. die Außenrotation stärker eingeschränkt als die Abduktion, welche wiederum stärker eingeschränkt ist als die Innenrotation.
  - *Störungen der Bänder:* Akute (Überdehnung, Teil- oder Totalruptur) oder chronische Schäden (Überlastungsschmerz, Gelenkinstabilität nach Bandruptur).
  - *Störungen der Bandscheiben:*
    - Protrusion: Lokale Schmerzen, intermittierende Schonhaltung, keine neurologischen Ausfälle.
    - Prolaps: Ausstrahlende Schmerzen, dauernde Schonhaltung, neurologische Ausfälle wie sensible Störungen, Kraftlosigkeit, Verschwinden der Reflexe, Lähmungen.
  - *Störung der Wirbelgelenke:* Diffuse pseudoradikuläre Beschwerden.
  - *Störungen der Muskeln und Sehnen:* Tendopathien, Tendosynovitiden, Tendovaginitis stenosans, Überdehnung, Teil- oder Totalruptur von Muskeln.

Indikationen

- Degenerative, postentzündliche oder posttraumatische Schäden des Bewegungsapparates, insbesondere:
  - Supraspinatussyndrom.
  - Insertionstendopathien der Schulter.
  - Epicondylopathie (Golfer- oder Tennisellenbogen).
  - Patellarspitzensyndrom.
  - Posttraumatische Weichteilläsionen in der Sportmedizin.
  - Tendovaginitis, Muskeltrauma, Corpus liberum.

Kontraindikationen

- Akute infektiöse Prozesse.
- Störungen der Schmerzempfindung, z. B. sensible Ausfälle durch neurologische Störungen, Polyneuropathien.
- Rheumatoide Arthritis.
- Kalkeinlagerung in Weichteilen.

5.7 Orthopädische Medizin nach Cyriax

Diagnostische Untersuchung

- **Inspektion:** Beurteilung der Haltung in Ruhe und Bewegung, Feststellung der schmerzauslösenden Bewegung. Bei Schulterbeschwerden wird der Arm typischerweise in Ruhe angewinkelt gehalten. Bei Bewegung, z. B. beim Gehen, wird beobachtet, ob das Armpendel erfolgt, inwieweit das Bewegungsausmaß auf der betroffenen Seite beeinträchtigt ist, ob Ausweichbewegungen des Rumpfes erfolgen.
- **Funktionsprüfung:** Ermittlung von Schmerz, Bewegungseinschränkung und Kraftverlust. 4 Untersuchungsabschnitte:
  - *Prüfung der aktiven Bewegung:* Bewegungsumfang, Schmerzen, Bewegungsbereitschaft, Koordination.
  - *Prüfung der passiven Bewegung:* Beurteilung von Schmerz und endgradiger Bewegung (Endgefühl) unter Ausschaltung der aktiven Muskelbewegung. Vergleich mit den Ergebnissen der aktiven Bewegungsprüfung.
  - *Prüfung der isometrischen Kontraktion gegen Widerstand:* Untersuchung der Schmerzhaftigkeit (subjektiv) und der Kraft in allen möglichen Bewegungsrichtungen eines Gelenkes mittels isometrischer Widerstände, die durch den Therapeuten vorgegeben werden (resistive Tests).
  - *Zusatztests:* Konkretisierung der Funktionsprüfung. Besteht z. B. der Verdacht auf eine Schädigung der langen Bizepssehne, erfolgt ein isometrischer Widerstandstest aus der Dehnstellung heraus, der eine verstärkte Belastung der Sehne bedeutet.
  - Es muß beachtet werden, daß Schmerzen auch an anderen Lokalisationen entstehen können, die nicht inspiziert oder palpiert werden können (fortgeleitete Schmerzen aus Erkrankungen innerer Organe; „Schutzschmerzen" durch Schonhaltung).
- **Palpation:** Sie wird bewußt nachgestellt und bestätigt das Ergebnis der Funktionsuntersuchung. In Ruhe werden die bei der Funktionsprüfung als schmerzhaft erkannten Strukturen erneut ertastet. Um Verspannungen zu vermeiden, wird das Schmerzgebiet immer zuletzt palpiert. Einige Strukturen, z. B. die Gelenkkapsel, können bei Bewegung leichter ertastet werden.

Durchführung

- **Prinzip:** Nach exakter Ermittlung der für die Bewegungsstörung verantwortlichen Weichteilstrukturen erfolgt eine lokalisationsbezogene Therapie am Ort der Schädigung.
- **Peridurale Infiltrationstherapie:** Von Cyriax propagierte peridurale Infiltration von Lokalanästhetika durch den Hiatus sacralis bei radikulären Beschwerden im Lumbalbereich.
- **Tiefe Querfriktion („deep friction", Abb. 48):** Massageform, die mit Finger oder Daumen quer zur betroffenen Struktur, also an Sehnen, Muskeln oder Bändern, ausgeführt wird. Reiben auf der Haut ist zu vermeiden. Der Wirkungsmechanismus ist unklar, denkbar ist eine lokale Ausschüttung von Gewebehormonen oder Adhäsiolyse verklebter bindegewebiger Strukturen.

5.7 Orthopädische Medizin nach Cyriax

- **Manipulationsbehandlung:** Hat sich vor allem bei periartikulären Läsionen durchgesetzt und bewährt. Cyriax empfiehlt eine Impulsbehandlung mit detonisierendem Effekt für die Muskulatur. Es wird unterschieden zwischen einer Mobilisation der Muskeln (Dehnung) und der Gelenke (siehe auch manuelle Medizin, S. 88). Bei der Behandlung von Wirbelsäulenläsionen beschrieb Cyriax Traktions- und Manipulationsbehandlungen, die mit den angewandten physikalischen Kräften (Traktion mit 120 kp Zug, Manipulation durch zwei Hilfspersonen) in den deutschsprachigen Ländern kaum Eingang gefunden haben.
- **Behandlungsbeispiel: Supraspinatussyndrom der Schulter:**
    - *Diagnostische Untersuchung:* Phänomen des „schmerzhaften Bogens (painful arc)" bei Beteiligung oberflächlicher Anteile des M. supraspinatus: Kompression von Strukturen im subakromialen Raum (Bursa subacromialis, Sehne des M. supraspinatus, M. infraspinatus). Bei seitlicher Abduktion des Arms zwischen 60–120° treten heftige Schmerzen auf, die jedoch bei weiterem Anheben wieder verschwinden. Aktive und passive Elevation sowie Innen- und Außenrotation können endgradig schmerzhaft eingeschränkt sein. Schmerzen treten auf bei der Bewegung gegen Widerstand in Abduktion und Außenrotation. Bei der Palpation findet sich ein Druckschmerz des Supraspinatusansatzes am Tuberculum majus.
    - *Durchführung der tiefen Querfriktion:* Lagerung des Patienten im Sitzen mit Rückenlehne, der Arm befindet sich in Innenrotation und Retroversion. Der Zeigefinger des Therapeuten, verstärkt durch den Mittelfinger, wird quer zum Sehnenverlauf des M. supraspinatus gelegt und in einer bogenförmigen Bewegung über eine Strecke von ca. 2 cm mit Druck auf die Struktur bewegt (Abb. 48). Drucklose Bewegung zurück zum Ausgangspunkt unter Beibehaltung des Hautkontaktes. Die Querfriktionen erfolgen unter konstantem Druck über ca 15 Minuten. Die Maßnahme darf unangenehm, soll aber nicht schmerzhaft sein.

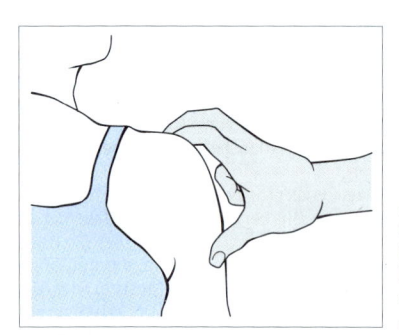

Abb. 48 Orthopädische Medizin nach Cyriax: Querfriktionen am M. supraspinatus (Ausgangs- und Endstellung der friktionsausübenden Hand bei Behandlung am Tuberculum majus)

5.8 Funktionelle Bewegungslehre Klein-Vogelbach (FBL)

Grundlagen

- **Definition:** Von Dr. med. h. c. Susanne Klein-Vogelbach, Gymnastiklehrerin, Physiotherapeutin und langjährige Leiterin der Schule für Physiotherapie im Kantonsspital Basel entwickelte Form der Bewegungstherapie zur Wiederherstellung normaler, physiologischer Bewegungen bei reversiblen Störungen bzw. optimaler Verbesserung bei irreversiblen Störungen.
- **Physiologische Grundlagen:** Zugrunde gelegt wird ein idealer Körperbau des Menschen, welcher der hypothetischen Norm mit genau definierten Proportionen (Längen, Breiten, Tiefen, Statik) entspricht. Bei Abweichungen von dieser hypothetischen Norm kommt es zu Überlastungen einzelner Strukturen, Abschervorgängen an den Gelenken und Dysbalancen der Muskelaktivität.

Indikationen

- Orthopädischer Bereich: Schmerzlinderung im Stütz- und Bewegungsapparat bei funktionellen Einschränkungen im Bereich der Wirbelsäule, Hüfte, Knie, Schulter und Ellenbogen.
- Neurologischer Bereich: Hemiparesen, Schädelhirntraumen, Encephalomyelitis disseminata, Ataxie, infantile Zerebralparesen.
- Erkrankungen des rheumatischen Formenkreises mit Bewegungseinschränkungen.
- Prophylaktisch und therapeutisch bei Haltungsschäden und zur Rückenschulung.
- Psychosomatische Störungen.

Kontraindikationen

- Keine.

Durchführung

- **Genaue Analyse des Bewegungsverhaltens:** Erstellung durch den Therapeuten. Beurteilt werden:
  - *Kondition:* Somatischer und psychosozialer Zustand. Ernährungszustand? Trainingszustand? Zusätzliche Krankheiten? Soziale Stellung? Motivation und Kooperation?
  - *Konstitution:* Längen, Breiten, Tiefen und Gewichte von Körperabschnitten und deren Abweichungen von der hypothetischen Norm.
  - *Statik:* Schubbelastung, veränderte Gewichtsverteilung, Muskeltonus. Welchen Einfluß hat die Haltung auf die Strukturen des Bewegungsapparates?
  - *Beweglichkeit:* Unter Ausschluß von weiterlaufenden Bewegungen.
  - *Gangtest:* Beinachsen, Schrittmechanismus. Wie geht der Patient? Hinken? Asymmetrien?
  - *Bückverhalten:* Vertikaler, horizontaler oder neutraler Bücktyp.
  - *Atmung.*
- **Interpretation der Bewegungsanalyse:** Aus dem funktionellen Status und den Abweichungen von der Norm resultiert das funktionelle Problem. Aufgrund der Analyse werden Bewegungsübungen und Bewegungsübergänge ausgewählt, die momentan die beste Möglichkeit bieten, das Bewegungsverhalten zu verändern. Dabei werden die therapeutischen Übungen für den jeweiligen Patienten so angepaßt, daß es nicht zu Überlastungen von Strukturen kommt. Durch ständige Wiederholung wird das neue, physiologische Bewegungsverhalten automatisiert.

5.8 Funktionelle Bewegungslehre Klein-Vogelbach (FBL)

- **Instruktionen:** Durch eine spezielle Nomenklatur werden die Bewegungen aufgeschlüsselt; jeder andere Therapeut kann damit die Bewegung nachvollziehen und das funktionelle Problem erkennen:
  - *"Actio":* Primärbewegung zur Initiierung von zweckmäßig erdachten Bewegungsabläufen.
  - *"Reactio":* Aktivierte passive Widerlagerung und Veränderung der Unterstützungsfläche.
  - *"Conditio":* Festgelegter Parameter in Form von relativen oder absoluten räumlichen Fixpunkten, gleichbleibenden Abständen am Körper des Patienten.
  - *"Limitatio":* Begrenzung der Primärbewegung durch aktivierte passive Widerlagerung und Veränderung der Unterstützungsfläche, Stabilisation und aktive Widerlagerung, ökonomische Aktivität durch Finden des Idealtempos.
- **Behandlungstechniken und Übungen:** Spezielle Übungen, die sich nach den Erkenntnissen der Biomechanik und Neurophysiologie richten, sollen wieder ein normales Bewegungsverhalten ermöglichen. Die Hauptprinzipien sind Ökonomie durch hubarme und dynamische Stabilisation. Stetige Wiederholung und Anpassung sind notwendig:

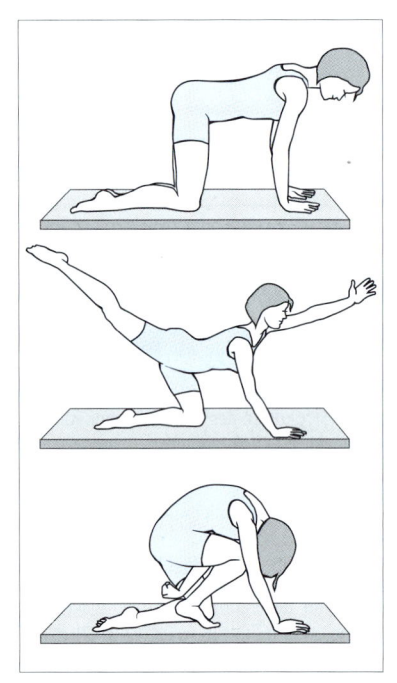

Abb. 49 Funktionelle Bewegungslehre Klein-Vogelbach: „Vierfüßler" zur Mobilisation der Wirbelsäule

5.8 Funktionelle Bewegungslehre Klein-Vogelbach (FBL)

- Hubfreie/hubarme Mobilisation von Gelenken/Wirbelsäule: Bewegungen, bei denen ein möglichst geringes Körpergewicht gegen die Schwerkraft zu heben ist.
- Erlernen von Entlastungsstellungen.
- Widerlagernde Mobilisation: Bewegen des proximalen und distalen Zeigers mit zusätzlicher Drehpunktverschiebung, um früher an das Bewegungsende zu gelangen ohne weiterlaufende Bewegung.
- Funktionelles Rumpfmuskel- und Atemtraining: Spezielle Übungen (Bauchmuskelübung „Frosch", Rückenmuskelübung „Vierfüßler", Abb. 49, Rotationsübung) werden für die abweichenden Längen und Gewichte des Patienten angepaßt und für die Therapie genutzt.
- Einsatz von einfachen Hilfsmitteln (z. B. Pezziball).
- Gangschulung (S. 126): Analyse des Gangbildes, Ökonomisierung des Bewegungsablaufes durch Zerlegung fehlerhafter Bewegungen und Beübung in Teilen.
- Übung von Gleichgewichtsreaktionen: Balancetraining auf dem Ball kombiniert mit Mobilisation um die Koordination, Stabilisation, Mobilität und Kraft zu optimieren.
- Mobilisierende Massage (vgl. S. 83).

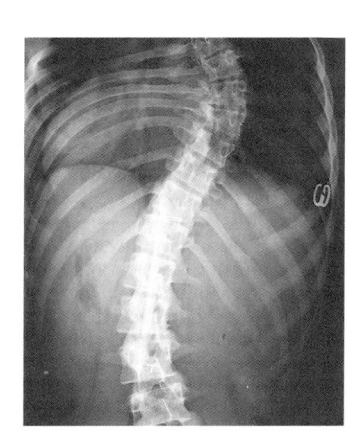

Abb. 50 Zur Therapie von Skoliosen kann neben der dreidimensionalen Therapie nach Lehnert-Schroth die funktionelle Bewegungslehre eingesetzt werden. Röntgenbild einer schweren Skoliose

5.9 Gangschulung

Grundlagen

- **Definition:** Vermittlung eines physiologischen, normalen Gangbildes mit oder ohne Hilfsmittel.
- **Physiologie des menschlichen Gehens:** Das menschliche Gehen ist ein stetiges Aufgeben und Wiedererlangen des Gleichgewichtes, es kommt zu einer ständigen Verlagerung des Körperschwerpunktes. Der normale menschliche Gang wird in eine Stand- und eine Schwungphase unterteilt; zwischen beiden Phasen liegt der sogenannte Doppelstand:
  - *Standphase:* Während des Standes sind Rumpf und Kopf aufgerichtet, die Schultern stehen auf gleicher Höhe. Ab einer Geschwindigkeit von 70 Schritten/Minute schwingen die Arme wechselseitig und gegensinnig (Armpendel reaktiv durch Rotation des Schultergürtels auf dem Thorax), die Schritte sind gleich lang und stimmen zeitlich überein. Während der *mittleren Standphase* haben die Füße Sohlenkontakt mit dem Boden; mit dem Abheben der Ferse (*Abrollphase*) wird das Körpergewicht verlagert und die Schwungphase vorbereitet.
  - *Schwungphase:* Während der Schwungphase schwingt das Bein nach vorne, bis wieder Bodenkontakt mit beiden Füßen erreicht wird.

Indikationen

- Störungen des normalen Ganges sind bei zahlreichen orthopädisch/chirurgischen und neurologischen Krankheiten möglich:
  - Verletzungen der unteren Extremitäten, Wirbelsäule.
  - Degenerative Veränderungen, z.B. Coxarthrose.
  - Angeborene oder erworbene Schäden des ZNS.
  - Periphere Nervenlähmungen.
  - Alle schweren, zur Immobilisierung führenden Erkrankungen.

Durchführung

- **Gangschulung mit Hilfsmitteln:** Ist krankheitsbedingt oder infolge ungenügender Belastbarkeit (z.B. infolge Frakturen) ein freies Gehen noch nicht möglich, werden Hilfsmittel eingesetzt (s. Abb. 12, S. 29):
  - *Gehbarren:* Erlaubt ein sicheres Üben vor allem der Standbeinphase. Unverzichtbar bei der Behandlung neurologischer Störungen (Lähmungen).
  - *Rollator, Gehwagen* (Abb. 31): Indiziert bei geschwächten, unsicheren Patienten und bei Patienten, die sich aktiv nicht stützen können, z.B. bei gleichzeitiger Schwäche der Arme und Beine infolge Frakturen oder neurologischer Läsionen. *Beachte:* Achselstützen sollten wegen der Gefahr einer Plexus axillaris-Druckschädigung vermieden werden.
  - *Unterarmstützen:* Notwendig, wenn nur eine Teilbelastung eines Beines erfolgen darf.
    - Dreitaktgang: Zur Entlastung *eines* Beines wird das betroffene Bein mit Bodenkontakt zwischen die beiden Unterarmstützen gesetzt, sodaß der Vorfuß zwischen den Stützen steht, anschließend wird das andere, gesunde Bein durchgezogen.
    - Viertaktgang: Zur Entlastung *beider* Beine wird erst die rechte Unterarmstütze vorgestellt, dann das linke Bein vorgesetzt, anschließend die linke Unterarmstütze vorgestellt und das rechte Bein vorgesetzt.

5.9 Gangschulung

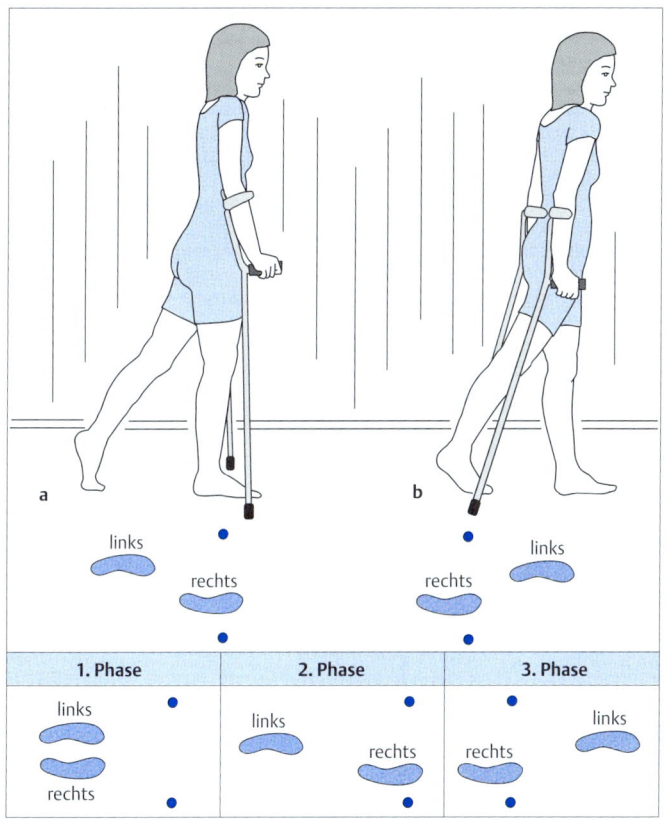

Abb. 51 Gangschulung mit Unterarmstützen (a, b), zeitlich auseinandergezogen (c)

- *Treppengehen:* Hier gilt als Grundsatz: „Gesund geht es aufwärts, krank geht es abwärts", d. h. beim Treppaufgehen wird das gesunde Bein vorgestellt, beim Abwärtsgehen das kranke Bein.
- *Belastung:* Die Belastbarkeit eines Beines, z. B. nach einer Fraktur, wird vom Operateur/behandelnden Arzt vorgegeben. Einüben der Belastung: Der Patient wird mit dem betroffenen Bein auf eine Personenwaage gestellt, der andere Fuß hüftbreit auf gleiche Höhe (z. B. auf Holzbrettchen). Anschließend erfolgt eine Verlagerung des Körpergewichtes so weit auf die betroffene Seite, bis die erlaubte Belastung erreicht ist (z. B. 20 kg). Sohlenkontakt bedeutet keine Belastung, Eigenschwere des Beines bedeutet ca. 15 kg Belastung.

5.9 Gangschulung

> **Gangschulung bei neurologischen Erkrankungen:**
> - *Peronäuslähmung:* Hochbinden des Fußes mit einer Binde, Peronäus- oder Valenserschiene bei bleibenden Defekten.
> - *Paraplegie:* Fortbewegung mit Zuschwung- oder Durchschwunggang im Gehbarren: Beide Beine werden gleichzeitig zwischen den Gehbarren geschwungen. Alternativ erfolgt die Fortbewegung mit Hilfe speziell angepaßter Schienenapparate und Unterarmstützen. Da das Anlegen der Schienen und die ständige Übung zum Erhalten der Technik erfahrungsgemäß zeitaufwendig und umständlich ist, verzichten viele Patienten im Alltag auf die Hilfsmittel und somit auf das Gehen!
> - *Erhaltene Funktion der Rumpfmuskulatur:* Ermöglichung des sog. Latissimusganges (Vierpunktgang): Das Becken und damit auch das Bein wird mit Hilfe des M. latissimus und der seitlichen Rumpfmuskulatur vorgebracht.

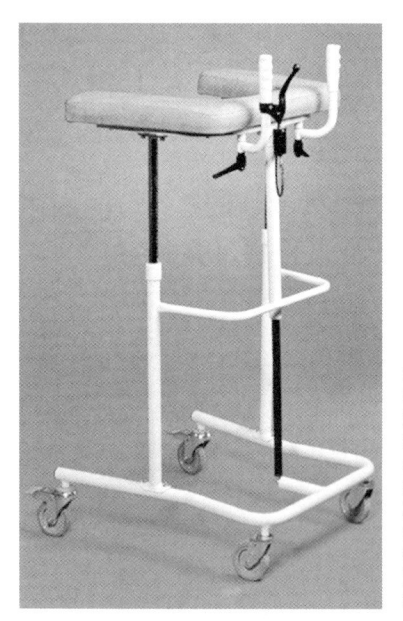

Abb. 52 Gehwagen: Eva-Walker mit Gasdruckfeder. Die Armauflage ernöglicht auch Patienten mit Bewegungsstörungen der oberen Extremitäten die Benutzung. Die Gasdruckfeder ist mit 25 kg oder 30 kg entsprechend dem Patientengewicht bzw. den therapeutischen Erfordernissen lieferbar (Fa. Huber und Waldner, München)

5.10 Hippotherapie

Grundlagen

- **Definition:** Physiotherapeutische Methode auf neurophysiologischer Grundlage mit und auf dem Pferd (griech. „hippos"). Das Pferd dient als therapeutisches Medium durch Bewegungsübertragung in der Gangart Schritt.
- **Verordnung, Kostenübernahme:** Die Verordnung erfolgt durch den Arzt, sie muß als dringliche krankengymnastische Maßnahme begründet sein. Im Verordnungskatalog der Krankenkassen steht die Hippotherapie noch nicht; im Sinne einer Einzelentscheidung werden die Kosten entsprechend der Höhe der Position 1 c (Einzelbehandlung auf neurophysiologischer Grundlage) übernommen.
- **Durchführung:** Erfolgt durch Krankengymnasten mit einer Zusatzausbildung (neurophysiologische Methoden, z.B. Bobath S. 111, reiterliche Grundlagen). Die Methode ist vom Deutschen Verband für Physiotherapie und dem Zentralverband der Krankengymnasten (ZVK) anerkannt.
- **Neuromotorisches Prinzip:** Der Bewegungsablauf des Pferdes im Schritt ist dem menschlichen Gang verwandt. Über die Kontaktfläche Pferderücken/Patientengesäß werden pro Minute 9–10 mehrdimensionale Schwingungen in folgenden Richtungen auf den Reiter übertragen:
  - Hoch-tief in der Körperlängsachse (gegen die Schwerkraft).
  - Vor-zurück in der Sagittotransversalebene.
  - Seit-seit in der Frontotransversalebene,
  - Rotation um die Körperlängsachse.
  - Diagonalbewegungen um den funktionellen Körpermittelpunkt.
- **Grundprinzip hippotherapeutischer Wirkung:** Beübung des Rumpfes in der Aufrichtung und rhythmische Vorwärtsbewegung durch Stimulation eines für den menschlichen Gang typischen Bewegungsmusters. Die rhythmisch einwirkenden Impulse stimulieren Bewegungsantworten des Körpers, die der Therapeut zur Bewegungskorrektur nutzt. Dies geschieht durch Stimulation von Gleichgewicht, Tonusregulierung, Koordination, Muskelkräftigung und Bewegungssymmetrie:
  - *Schulung der Rumpfkoordination:* Erfolgt in der Sitzbalance bei gangtypischer Vorwärtsbewegung, es kommt zur physiologischen Beckenmobilisation und Aufrichtung der Wirbelsäule. Es resultiert eine optimale Gangschulung. Die Stimulation feinkoordinierter Bewegungen des Rumpfes ermöglicht die entwicklungsphysiologische Einübung von Balance und Bewegungskorrekturen.
  - *Entwicklung der Motorik:* Einleitung über das Erlernen des Sitzens als Voraussetzung für ungestörte Kopf-, Arm- und Beinfunktion. Über diese Bewegungen lassen sich Korrekturen der Wirbelsäule und der Hüftgelenke anbahnen.
- **Sensomotorische Stimulation:** Außer dem neuromotorischen Prinzip vermittelt die Hippotherapie eine sensomotorische Stimulation über Einüben von Basisfunktionen:
  - Raum- und Lagebewußtsein.
  - Bewegungsplanung.
  - Taktile Wahrnehmung.
  - Reaktionsfähigkeit, Geschicklichkeit und Körperbewußtsein.
  - Das psychomotorische Feedback ist von überragendem therapeutischem Nutzen.

5.10 Hippotherapie

- **Eigenständige Wirkprinzipien der Hippotherapie:**
  - Rumpfübung durch mehrdimensionale physiologische Bewegungsstimuli.
  - Übertragung dieser Muster im biologischen Rhythmus über die Zeit.
  - Tonusregulierung.
  - Einüben der Symmetrie der Bewegung.

Indikationen

- **Neurologische Bewegungsstörungen:**
  - Frühkindliche Hirnschädigung bei Kindern.
  - Erworbene Schäden des ZNS (Schlaganfall, Schädelhirntrauma); Folgen entzündlicher Hirnerkrankungen (multiple Sklerose).
- **Erkrankungen des Bewegungsapparates:** Mobilisation und Funktionsverbesserung.
- **Störungen der Wahrnehmung, Verhaltensstörungen** (soziomotorische Effekte). Die psychische Mitarbeit der Patienten bei der Therapie ist einzigartig.

Kontraindikationen

- Ist der Behandlungserfolg mit anderen Methoden zu erzielen, muß auf Hippotherapie verzichtet werden.
- Neurologie: Fehlende freie Sitzbalance und Kopfkontrolle, unzureichender Spreitzsitz, nicht einstellbares Anfallsleiden.
- Orthopädie: Fehlstellungen von Wirbelsäule, Becken und Hüftgelenken; entzündliche Prozesse, Osteoporose.
- Innere Medizin: Akute Zweitkrankheiten, Herzinsuffizienz, maligne Hypertonie, Thrombophlebitis, Antikoagulantientherapie.
- Allergie gegen das Pferd und seine Umgebung.
- Unüberwindliche Angst.
- Übergewicht (Körpergewicht über ca. 90 kg).
- Altersgrenze: Kinder nicht unter 4 Jahren, Erwachsene nicht über 60 Jahren.

Durchführung

- Ein geeignetes, speziell ausgebildetes Pferd wird vom Helfer im Schritt geführt.
- Der Therapeut korrigiert die Bewegungsstörungen des passiv ohne Sattel auf dem Pferderücken sitzenden Patienten mit Hilfe der rhythmisch-symmetrisch übertragenen Bewegungsimpulse (Pferderücken/Patientengesäß).
- Die Behandlung dauert 20–30 Minuten und sollte 1–2× wöchentlich erfolgen, alternierend dazu unterzieht sich der Patient einer konventionellen Krankengymnastik.

5.11 Klappsches Kriechen

Grundlagen

- **Definition:** Traditionelles, in der Orthopädie entwickeltes Verfahren zur Förderung der Beweglichkeit von Wirbelsäule und großen Stammgelenken durch rhythmische Fortbewegungstechniken.
- **Therapieform:** Vorwiegend Einzelbehandlung, bei Behandlung in der Gruppe sollte diese mit maximal 4–6 Patienten durchgeführt werden, damit eine Korrektur möglich ist.
- **Ausgangsstellung:** Vierfüßlerstand, d. h. der Stand auf Händen, Knien, Unterschenkeln und Füßen. Zur Schonung der Knie sollten Kniekappen getragen werden.

Indikationen

- Mobilisierung der Wirbelsäule nach Frakturen oder Operationen.
- Behandlung von Skoliosen.
- Thoraxdeformitäten wie Trichterbrust zur Vertiefung des Thorax.
- Torticollis (Dehnung des verkürzten M. sternocleidomastoideus).

Kontraindikationen

- Entzündliche Veränderungen der Wirbelsäule.
- Tumoren (z. B. Metastasen).
- Instabile Frakturen.
- Frischer Bandscheibenvorfall.

Durchführung

- **Therapieziel:** Mobilisierung der Wirbelsäule.
- **Vierfüßlergang:** Die Arme sind gestreckt und schulterbreit auseinander, die Hände haben vollen Bodenkontakt, die Finger sind nach vorn gerichtet. Die Oberschenkel stehen beckenbreit senkrecht zum Rumpf, der horizontal gehalten wird. Die Fortbewegung erfolgt im Kreuzgang (rechte Hand, linkes Knie/linke Hand, rechtes Knie). Die Wirbelsäule beschreibt bei der Fortbewegung einen konvexen Bogen („C-Skoliose").
- **Tiefkriechen mit Durchziehen:** Aus dem Vierfüßlerstand werden die Arme gebeugt, die Hände werden nach außen geschoben, die Oberarme stehen in einer Ebene mit dem gesenkten Rumpf und bilden eine geradlinige Verlängerung des Schultergürtels. Der Kopf zieht in Verlängerung des Rumpfes in Streckung. Bei der Fortbewegung werden die Hände um die Länge einer Hand vorgesetzt, die Arme bleiben gebeugt, der Oberkörper tief. Es folgt ein kleiner Knieschritt. Dann wird der Kopf eingerollt und die Wirbelsäule kyphosiert, anschließend erfolgt ein weiterer Knieschritt.
- **Rutschen:** Die gestreckten Arme ziehen mit den Handflächen am Boden soweit vor, bis der Oberkörper mit dem Brustbein fast den Boden berührt. In der Fortbewegung ziehen der Kopf und die Hände auf dem Boden stetig weiter vor, die Knie folgen mit kleinen Schritten nach.
- **Schlängeln:** Die Wirbelsäule wird nach links bzw. rechts bewegt.
- **Kriechen mit Arm- oder Beinstrecken.**

5.12 Medizinische Trainingstherapie (MTT)

Grundlagen

- **Definition:** Herstellung der bestmöglichen Funktion der Muskeln (Kraft, Ausdauer, Koordination), der Gelenke und deren Strukturen (Bänder, Sehnen, Knorpel). Erlernung alltags- und sportspezifischer Bewegungsmuster zur Vorbeugung erneuter Verletzungen oder Erkrankungen.
- **Stufenmodell für die Rehabilitation** (nach Froböse):
  - *Stufe 1:* Neuromuskuläres Training
    Bahnung, Aktivierung und Verbesserung der Wahrnehmung (intermuskuläre Koordination).
  - *Stufe 2:* Allgemeines und lokales Muskelausdauertraining.
  - *Stufe 3:* Muskelaufbautraining.
  - *Stufe 4:* Steigerung der neuromuskulären Fähigkeiten (intramuskuläre Koordination).
  - *Stufe 5:* Entwicklung vielfältiger und situationsabhängiger Kraftquellen.
  - *Phase I:* Frühphase (Stufe 1 u. 2) bis zur Vollbelastung.
  - *Phase II:* Übergangs- bzw. Stabilisierungsphase (Stufe 2–4), 2–4 Wochen.
  - *Phase III:* Spät- und Wiederherstellungsphase (Stufe 4–5) bis zur Alltags- Berufs- Sportfähigkeit.
- **Effektivität:** Ein 2× wöchentlich über ca. 60 Minuten durchgeführtes Training verbessert innerhalb von ca. 7 Wochen die allgemeine Ausdauer um 15%, Kraft und Kraftausdauer sogar um 30%.
- **Trainingsplan/Organisationsmodelle:**
  - *Zeitliche Abfolge:* Die Festlegung erfolgt individuell je nach Grundkondition, Art der Erkrankung oder Verletzung, Art des Operationsverfahrens und Behandlungsschemas.
  - *Sequenztraining:* Je nach Phase erfolgt eine Kombination von z.B. 5 Übungen in jeweils einer von mindestens 3 Sequenzen. Dieses Sequenztraining sollte eine Steigerung von leichten zu schwierigen Übungen beinhalten (z.B. Sequenz 1: leichte Übungen; Sequenz 2: mittelschwere Übungen; Sequenz 3: schwere Übungen). In Zwischensequenzen können neben den in den (Haupt-)Sequenzen trainierten, krankheitsbedingt betroffenen Muskeln auch andere Muskelgruppen trainiert werden.
- **Trainingsinhalte:**
  - *Aufwärmphase:* Teilbelastetes (z.B. 50 Watt) Trainieren der gesamten Muskulatur, evtl. die erkrankte Region auslassen.
  - *Individuelle Physiotherapie:* Krankheits-/verletzungsspezifische Anwendung individueller KG- und Massagetechniken wie z.B. segmental mobilisierende und/oder stabilisierende Techniken der manuellen Therapie (S.92), PNF (S.143), Lymphdrainage (S.74) etc.
  - *Dehnung:* Passiv statische Techniken wie Stretching, An- und Entspannungsdehnen, aktiv statisches Dehnen, dynamisches Dehnen, passive therapeutische Mobilisation, wie z.B. Funktionsmassage nach Evjenth, Querfriktion nach Cyriax (S.120), Dekontraktion nach Brügger (S.114), postisometrische Relaxation, reziproke Hemmung (Sherrington 2) etc.
  - *Koordinations- und Schnelligkeitstraining:* Erfolgt nach individuellen Möglichkeiten, z.B. auf dem Trampolin, Schaukelbrett, Kreisel unterschiedlicher Größen, Matten etc.
  - Alltags- berufs- und sportartspezifisches Training: z.B. über 2 Seilzüge Nachahmen einer belastenden beruflichen Situation bei Beugedrehbewegung.

5.12 Medizinische Trainingstherapie (MTT)

- *Kraft- und Ausdauertraining* (Tab. 7): Das Training erfolgt mit speziell für medizinische Belange ausgerichteten Geräten, wie Kraftmaschinen unterschiedlichster Form (Abb. 53) und Ergometern.
  - Maximalkrafttraining: Erfolgt zunächst aerob für 10 Sekunden über das Kreatinphosphatsystem (KPS), dann 10–30 Sekunden anaerob-alaktazid (ca. 50 Maximalkontraktionen), anschließend weitere 60 Sekunden über anaerobe Glykolyse (anaerob-laktazid).
  - Kraftausdauertraining: Erfolgt zunächst über aerobe Glykolyse, evtl. später zusätzlich über anaerobe Glykolyse bzw. aeroben Fettabbau. Je nach Trainingsart erfolgt die Trainingssteuerung über die submaximale Herzfrequenz (180 Schläge/min minus Lebensalter) bzw. sehr viel genauer über die Laktatmessung (Tab. 9).
- *Abkühlung („cool down"):* Belastung am Ende langsam reduzieren.

Tabelle 7 Methoden des Kraft- und Ausdauertrainings

Methode	Vorteile	Nachteile
Statisches (isometrisches) Krafttraining	Selektive Muskelauswahl, gute Dosierbarkeit, frühe Durchführbarkeit	Nicht koordinativ, nur tonische (langsame) Typ 1-Muskelfasern trainierbar
Dynamisches Krafttraining – konzentrisch – exzentrisch – auxoton	Physiologische und komplexe Bewegungsformen trainierbar, sehr variabel, Typ 1- und Typ 2-Muskelfasern trainierbar	Apparativ und personell aufwendig, Vorkommen von Verletzungen und Überlastungen bei unsachgemäßer Anwendung möglich
Isokinetisches Krafttraining	Testsystem, genaue Dosierung und individuelle Anpassung möglich, abhängig vom Gerätetyp auch konzentrische oder exzentrische Trainingsformen möglich, sämtliche Muskelfasertypen trainierbar, auch als neuromuskuläres Aufbautraining einsetzbar	Apparativ und personell aufwendig, Vorkommen von Verletzungen und Überlastungen bei unsachgemäßer Anwendung möglich, physiologische Bewegungsabläufe und komplexe Bewegungsformen nur bei neuesten Geräten trainierbar

Tabelle 8 Anwendung unterschiedlicher Krafttrainingsmethoden

Anwendung	Wiederholung	Belastung (in % der Maximalkraft)	Wiederholung	Belastung (in % der Maximalkraft)	Wiederholung	Belastung (in % der Maximalkraft)
Maximalkraft	statisch-isometrisch		konzentrisch		exzentrisch	
Atrophieprophylaxe	7–12	75–90	–	–	–	–
intramuskuläre Koordination	3–5	80–100	1–6	80–100	1–6	100
Kraftausdauer	25–30	30–50	20–40	40–50	–	–
Schnellkraft	–	–	10–20	30–60	6–12	60–90

5.12 Medizinische Trainingstherapie (MTT)

Tabelle 9 Laktatkonzentrationen bei verschiedenen Formen des Kraft- und Ausdauertrainings

Art des Trainings	Laktatkonzentration Freizeitsportler	Laktatkonzentration Ausdauertrainierter
Aerobes Ausdauertraining, z. B. Radfahren, Laufen	3,0 – 4,0 mmol/l	2,5 – 3,0 mmol/l (intensiv) 2,0 – 3,0 mmol/l (extensiv) 1,0 – 2,5 mmol/l (regenerativ)
Kraftausdauertraining	bis 4,0 mmol/l	4 mmol/l
Muskelaufbautraining	4,0 – 6,0 mmol/l	4 – 6 mmol/l

Indikation

➤ Alle Patienten mit Defiziten bezüglich Ansteuerung, Kraft, Kraftausdauer, Koordination bzw. Dysbalancen, z. B.:
  – Zustand nach Hüft-TEP.
  – Zustand nach vorderer Kreuzbandplastik.
  – Zustand nach lumbaler Bandscheiben-Operation und chronischer lumbosakraler Instabilität (segmentale Stabilisation möglich).
  – Nicht aktivierte Arthrose der großen Gelenke.

Kontraindikation

➤ **Relative Kontraindikation:**
  – Fehlende Übungsstabilität oder -fähigkeit nach Verletzungen, Operationen, Infektionen, massiven Weichteilschwellungen.
  – Abneigung des Patienten, mangelnde Compliance.
  – Kompensierte Herzinsuffizienz (Belastbarkeit weniger als 100 Watt).
  – Muskelschwäche mit Kraftgraden unter 3/5 (Bewegung gegen die Schwerkraft nicht möglich, unter Abnahme der Schwerkraft jedoch möglich).
  – Spezielle neurologische Erkrankung wie z. B. Muskeldystrophien, multiple Sklerose, Hemiparese u. a., leichte Schmerzen.
➤ **Absolute Kontraindikation:**
  – Manifeste Herzinsuffizienz.
  – Starke Schmerzen.

Durchführung

➤ **Untersuchungen:**
  – *Funktionsuntersuchung:* Vor Behandlungsbeginn muß der Patient im Hinblick auf Bewegungsdefizite (Neutral-Null-Methode, Abb. 3, S. 7), Muskelverkürzungen, Kraftdefizite (Maximalkraft, Kraftausdauer) untersucht werden.
  – *Wiederholungsuntersuchungen:* Regelmäßige Durchführung zur Überprüfung des Trainingserfolges, der Bewegungsumfangzunahme, des Schmerz- bzw. Schwellungsrückganges.
➤ **Trainingsinhalte:** Das Training erfolgt unter besonderer Berücksichtigung des erkrankten oder verletzten Körperteils und der nicht betroffenen Seite, wobei verletzungs-, sportart-, krankheits- und berufsspezifische Trainingsinhalte dominieren, d. h. Ausgangsstellung und Bewegungsausführung sollten vorzugsweise entsprechend den **A**nforderungen des **t**äglichen **L**ebens (ATL), des Berufs oder des ausgeübten Sportes gewählt werden. Bei Bewegungseinschränkungen

5.12 Medizinische Trainingstherapie (MTT)

sollte im möglichen Bereich der Bewegungsbahn behandelt werden. Die Dosierung erfolgt je nach Zielsetzung Ansteuerung ↔ Kraft ↔ Kraftausdauer ↔ Ausdauer (Kraftausdauertraining s. o.).

➤ **Aufstellung eines individuellen Trainingsplanes:** Der Trainingsaufbau sollte in folgenden 5 Stufen je nach individueller Situation erfolgen. *Beachte:* Zur Vermeidung von Überlastung sollte der Krafteinsatz in den ersten Trainingstagen *sehr klein* sein (überhöhte Dosierung häufigster Fehler in der med. TT durch Patienten), d. h. anfangs mit max. 40 bis 60% der Maximalkraft (s. u.) trainieren!
  1. Basistraining der Stufe 1: Schulung der Bewegungskoordination, Innervation und Propriozeption, intermuskuläre Koordination; 10 bis 30% Intensität der Maximalkraft;
  2. Basistraining der Stufe 2: lokales Muskelausdauertraining; 30 bis 40% Intensität der Maximalkraft;
  3. Muskelaufbautraining: Auftrainieren des Muskelquerschnittes mit 40 bis 70% Intensität der Maximalkraft;
  4. Steigerung der neuromuskulären Kraftqualitäten mit 50 bis 100% Intensität der Maximalkraft;
  5. Entwicklung vielfältiger situationsabhängiger Kraftqualitäten mit ca. 30% Intensität der Maximalkraft.

➤ **Häufigkeit und Dauer der Trainingseinheiten:**
  – Täglich 1 –(maximal) 3 Therapie-/Trainingseinheiten von 30 –(maximal) 240 Minuten (Regel: 60 – 90 Minuten), mindestens 3× pro Woche.
  – Pausen: Zwischen den Trainingseinheiten müssen bei Hochleistungssportlern 3 – 6 Stunden (bis zu 7 Tagen), bei fortgeschrittenen Patienten sowie Anfängern 12 – 48 Stunden, bei unerfahrenen Patienten 18 – 48 Stunden Sportpause zur Verhinderung von Übertraining eingehalten werden.

➤ **Gesamttrainingsdauer:** Mehrere Wochen bis Monate, je nach Ausgangslage und Fortschritten.

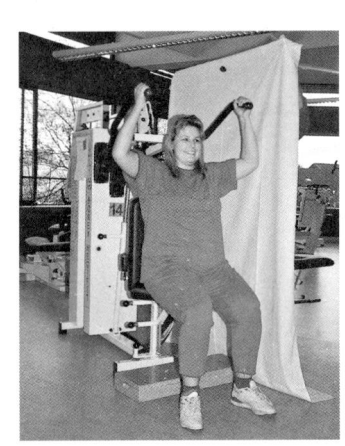

Abb. 53 Kraftmaschine zum Funktionstraining für die Armbeuger und die Streckmuskulatur des Rumpfes

5.12 Medizinische Trainingstherapie (MTT)

- **Betreuung:** Grundsätzlich ist eine Einweisung in Übungen und Geräte (Einstellung, Benutzung) sowie regelmäßige Kontrolle durch speziell ausgebildete Physiotherapeuten für eine erfolgreiche Behandlung von entscheidender Bedeutung. Regelmäßige ärztliche Kontrolle ist selbstverständlich.
- **Beurteilung der Maximalkraft:** Da eine Messung in den ersten beiden Phasen der Rehabilitation wegen der eingeschränkten Funktionsfähigkeit noch nicht möglich ist, erfolgt eine Abschätzung nach der Tabelle 10 (modifiziert nach Rühl) und Berechnung der Maximalkraft (kg):

$$\frac{\text{Max. Belastungsintensität}\,(100\%) \times \text{IST-Gewicht}\,(10\,\text{kg})}{\text{ST-Intensität}\,(60\%)} = 16{,}6\,\text{kg}$$

Tabelle 10 Abschätzung der Maximalkraft im Rahmen eines gemischten Sequenztrainings im geschlossenen Sysstem. 30jähriger Patient mit Z.n. vorderer Kreuzbandplastik. Belastungsintensität individuell steigend von sehr wenig bis immer höher; Wiederholungszahl individuell verändern

Belastungsintensität		Wiederholungszahl	
Phase 1 (Frühphase)	Phase 2 (Vollbelastung)	Phase 1 (Frühphase)	Phase 2 (Vollbelastung)
<<<<<	100	30–50	1
<<<<	95	<	2
<<<	90	<	3–4
<<	85	<<	5–6
<	80	<<	7–8
>	75	<<<	9–10
>>	70	<<<	11–13
>>>	65	<<<<	14–16
>>>>	60	<<<<	17–20
>>>>>	55	<<<<<	21–24

5.13 McKenzie

Grundlagen

- **Definition:** Mobilisierende Behandlungstechnik des neuseeländischen Physiotherapeuten Robert McKenzie zur Therapie und Prophylaxe von Lumbalgie und Ischialgie sowie Nackenbeschwerden auf der Grundlage einer mechanistischen Denkweise.
- **Ausgangspunkte:**
  - *Klinische Beobachtungen:* Eine Lumbalgie verschlechtert sich meist bei Kyphosierung.
  - *Biomechanische Untersuchungen:* Nach Ergebnissen von Nachemson u. a. bewegt sich der Nucleus pulposus bei Kyphosierung nach dorsal, bei Lordosierung nach ventral (Abb. 54), bei Lateralflexion zur Gegenseite.
- **Einteilung der Lumbalgie/Ischialgie:**
  - *Haltungssyndrom („Fehlstellung"):* Haltungsbedingte Schmerzen nach längerdauernder gleicher Stellung, verursacht durch Dehnung gesunder Strukturen. Die Schmerzen sind bei Bewegung nicht mehr vorhanden.
  - *Dysfunktionssyndrom:* Weichteilverkürzung infolge chronischer Haltungsinsuffizienz nach Traumen oder „Dérangement", Schmerzentstehung in verkürzten, pathologisch veränderten Geweben. Der Zustand läßt sich durch längerdauernde, konsequente Behandlung beheben.
  - *Dérangementsyndrom:* Mechanische Deformierung schmerzempfindlicher Gewebe mit bleibenden Veränderungen. Beispiel: Posteriores Dérangement durch Verlagerung des Nucleus pulposus nach dorsal, Dehnung des hinteren Längsbandes, abnorme Stellung der Facettengelenke, Fehlhaltung der LWS (skoliotische Fehlhaltung, lateraler Shift: der Oberkörper ist im Vergleich zum Becken seitlich verschoben, kontralateraler Shift: Verschiebung von der Schmerzseite weg). Die Schmerzen entstehen am Bewegungsende (sog. Endphasenschmerz) durch die Dehnung verkürzter bindegewebiger Strukturen und sind meist ständig vorhanden. Je nach Schmerzlokalisation und Ausstrahlung werden verschiedene Dérangements (D) unterschieden (gilt entsprechend für HWS):
    - D1: Zentraler Schmerz in Höhe L4/L5.
    - D2: Zentraler Schmerz in Höhe L4/L5 mit oder ohne Gesäß- und/oder Oberschenkelschmerzen mit lumbaler Kyphose.
    - D3: Unilateraler Schmerz in Höhe L4/L5 mit oder ohne Gesäß- und/oder Oberschenkelschmerzen. Keine Deformierung.
    - D4: Unilateraler Schmerz in Höhe L4/L5 mit oder ohne Gesäß- und/oder Oberschenkelschmerzen. Lumbale Skoliosierung.
    - D5: Unilateraler Schmerz in Höhe L4/L5 mit oder ohne Gesäß- und/oder Oberschenkelschmerzen mit Beinschmerzen bis unter das Knie ausstrahlend. Keine Deformierung.
    - D6: Unilateraler Schmerz in Höhe L4/L5 mit oder ohne Gesäß- und/oder Oberschenkelschmerzen mit Beinschmerzen bis unter das Knie ausstrahlend. Lumbale Skoliosierung.
    - D7: Symmetrischer oder asymmetrischer Schmerz in Höhe L4/L5 mit oder ohne Gesäß- und/oder Oberschenkelschmerzen mit einer akzentuierten lumbalen Lordosierung.
- **Leitsymptom Schmerzverhalten:** Zunehmend peripheres Auftreten des Schmerzes bedeutet eine Verschlechterung, eine „Zentralisation" des Schmerzes eine Besserung.

5.13 McKenzie

Indikationen

- Akute und chronische Lumbalgien und Lumboischialgien.
- Protrusion einer Bandscheibe.
- Prophylaxe bei Haltungsinsuffizienz.

Kontraindikationen

- Radikuläre Beschwerden mit neurologischen Ausfällen, besonders, wenn der Schmerz konstant und bei keiner Testbewegung reduzierbar ist.
- Nachgewiesener Bandscheibenvorfall mit Sequester.
- Instabilität der Wirbelsäule; Spondylolisthese.
- Entzündliche und tumoröse Erkrankungen der Wirbelsäule.

Durchführung

- **Therapieziele:**
  - Wiederherstellung der verlorenen Funktion.
  - Reduktion eines Dérangements durch entsprechende Bewegungen und Stellungen.
  - Erhaltung dieser Reduktion über 24 Stunden.
  - Verhütung von Rezidiven durch regelmäßige Prophylaxe.
- **Aufklärung:** Der Patient wird über mögliche Ursachen des Schmerzes und die Notwendigkeit seiner aktiven Mitarbeit aufgeklärt.
- **Ausschaltung von Störfaktoren:** In der akuten Phase müssen alle schmerzverursachenden und der LWS schadenden Einflüsse vermieden werden. Da die absolute Schmerzfreiheit Priorität hat, ist eine kyphosierende Lagerung ggf. erlaubt. Flexionsstellungen müssen dagegen vermieden werden.
- **Haltungssydrom, Dysfunktionssyndrom:** Erlernung lordosierender Übungen. Im akuten Zustand sollten täglich 6–8 (max. 10) Reihen dieser Übungen, möglichst gleichmäßig über den Tag verteilt, vom Patienten durchgeführt werden.
- **Dérangementsyndrom:** Versuch einer Reduktion des Dérangements und Erhaltung dieses Zustandes über 24 Stunden. Beispiel: D1: Erhaltung der Lordose, Lendenkissen beim Sitzen, beim Schlafen, stündlich 10× Extensionen im Liegen (Abb. 54), Korrektur einer vorhandenen Verschiebung, manuell durch den Therapeuten, später durch den Patienten selbst.

5.13 McKenzie

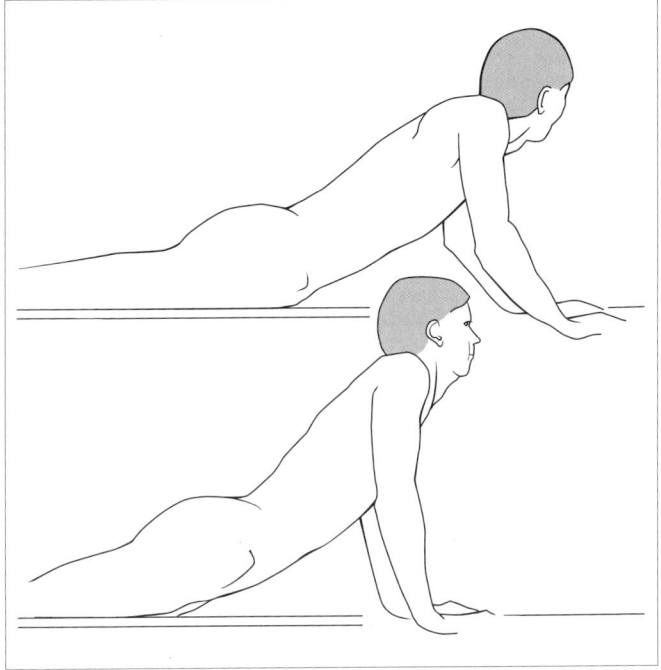

Abb. 54 McKenzie: Lordosierende Übung, die vom Patienten selbst regelmäßig im Tagesablauf wiederholt werden soll

5.14 Manuelle Therapie nach Maitland

Grundlagen

- **Definition:** Vom Australier G. D. Maitland entwickeltes Konzept der passiven Mobilisation und Manipulation der peripheren Gelenke und der Wirbelsäule.
- **Grundprinzipien:**
  - Maitland (Schüler von Cyriax, Kontakte zu Kaltenborn, McKenzie und anderen Manualtherapeuten) stellt 3 eng miteinander in Beziehung stehende Punkte heraus:
    - Anamnese und Untersuchung: Hierbei wird, angesichts der Zunahme der apparativen Medizin, größter Wert auf das eingehende anamnestische Gespräch mit dem Patienten gelegt (aktives Zuhören, geordnete Fragen, Interpretation der Symptome).
    - Behandlung: Größtenteils passive, oszillierende Bewegungen.
    - Beurteilung des Behandlungsergebnisses. Genaues Verhalten der Symptome während der Behandlung, unmittelbar danach und in der Zeit zwischen den Behandlungen.
  - *Vorgehen:* 2 Ebenen:
    - Theoretische Ebene: Aufstellung von Hypothesen über die Ursachen der vorliegenden Störung und die Lokalisation der betroffenen Strukturen.
    - Klinische Ebene: Analyse der Beschwerden im Alltag und anhand von Bewegungstests.
- **Passive Mobilisation:** Nach Maitland wichtigste Behandlungsart innerhalb des Spektrums der physikalischen Therapie.
- **Unterstützende Maßnahmen:**
  - Thermo-, Kryo- und Elektrotherapie.
  - Automobilisation, Muskeldehnungen und -kräftigungen sowie allgemeine Haltungsschulung je nach klinischem Bild.

Indikationen

- Funktionsstörungen des Stütz- und Bewegungsapparates.
- Funktionseinschränkungen der Gelenkbeweglichkeit.
- Akute und chronische Reizzustände von Gelenken und Wirbelsäule.
- Irritation neuro-meningealer Strukturen.

Kontraindikationen

- **Relative Kontraindikationen:**
  - Osteoporose.
  - Mangelnde Kooperation des Patienten.
  - Psychosomatische Gelenkschmerzen.
  - Unklare Schmerzsyndrome.
- **Absolute Kontraindikationen:**
  - Instabilitäten der Wirbelsäule.
  - Frische Wirbelfrakturen.
  - Diskusprolaps mit radikulären neurologischen Störungen.
  - Stenose des Spinalkanals.
  - Entzündliche Gelenkprozesse: Bakterielle Entzündungen, rheumatoide Arthritis, aktiver Morbus Bechterew, Osteomyelitis.
  - Schlecht eingestellte Blutgerinnungsstörungen.

5.14 Manuelle Therapie nach Maitland

Durchführung

- **Anamneseerhebung:**
  - Subjektive Beschreibung und Beurteilung der Beschwerden während des Tagesverlaufes durch den Patienten:
    - Art der Beschwerden (Schmerz, Steifigkeit, Parästhesien).
    - Zeitpunkt des Auftretens der Beschwerden.
    - Schmerzlokalisation.
    - Schmerzqualität: Oberflächlich, tiefsitzend, hell, dumpf, schneidend.
    - Schmerzintensität.
    - Schmerzauslösende Faktoren.
  - Einzeichnung der Symptomatik entsprechend ihrer Lokalisation auf einem Körperschema.
  - Erarbeitung einer hypothetischen Vorstellung über die Weichteilstrukturen, die für die Beschwerden verantwortlich sind durch den Therapeuten. *Cave:* Vorschnelle Interpretationen müssen vermieden werden!
- **Untersuchung:**
  - *Durchführung aktiver Testbewegungen.*
  - *Durchführung passiver Testbewegungen:* Reproduktion der beschriebenen Symptome, Auslösung vergleichbarer Zeichen, z.B einer lokalen Schmerzreaktion. Die Untersuchung mit passiven Bewegungen umfaßt physiologische Bewegungsrichtungen (Flexion/Extension, Abduktion/Adduktion, Innenrotation/Außenrotation) und Zusatzbewegungen (posterior/anteriore Bewegungen, transversale/longitudinale Rotationsbewegungen). Im gesamten Bewegungsweg werden 4 Grade der Bewegung unterschieden:
    - Grad I: Kleine Amplitude am Beginn der Bewegung.
    - Grad II: Große Amplitude am Beginn der Bewegung.
    - Grad III: Große Amplitude am Bewegungsende.
    - Grad IV: Kleine Amplitude am Bewegungsende.
  - *Analyse der passiven Testbewegungen:* Konkretisierung der anfänglich aufgestellten Hypothese und des gesamten Beschwerdebildes:
    - Schmerzreaktion.
    - Einschränkung der freien Beweglichkeit, Steifigkeit.
    - Evtl. vorhandene reflektorische Schutzaktivität der Muskulatur während der Bewegung.
  - *Testkombinationen:* Aktive und passive Bewegungstests, Tests zur Prüfung der Beweglichkeit und/oder Irritation der neuro-meningealen Strukturen.
- **Diagnosestellung:** Basierend auf den subjektiven Angaben und der objektiven Untersuchung wird entschieden, welches Problem im Vordergrund steht:
  - Von Gelenken und intra- oder periartikulären Strukturen ausgehender Schmerz als Bewegungs-limitierender Faktor.
  - Artikuläre Bewegungseinschränkung.
  - Muskuläre Dysbalance.
  - Fehlhaltung und ungünstiges Bewegungsverhalten des Patienten.
  - Irritation neuro-meningealer Strukturen.
  - Kombination mehrerer Faktoren.
- **Behandlung, mobilisierende Techniken:**
  - *Schmerz im Gelenk:* Behandlung des Gelenkes mit feinen Zusatzbewegungen kleiner Amplitude, die absolut ohne Schmerz, sehr sanft und langsam am Beginn des Bewegungsweges ausgeführt werden (Grad I). Große amplitude Bewegung innerhalb des ersten Teils des Bewegungsausmaßes (Grad II).

5.14 Manuelle Therapie nach Maitland

- *Steifigkeit/Bewegungseinschränkung:* Behandlung des Gelenkes mit Zusatz- und physiologischen Bewegungen (Druck und Zug) am Ende der verfügbaren Bewegungsmöglichkeiten (große amplitude Bewegung innerhalb des 2. Teiles des Bewegungsausmaßes = Grad III; kleine Bewegung an seinem Ende = Grad IV) unter Berücksichtigung der Schmerzreaktionen des Patienten.
- Die verwendeten mobilisierenden Techniken erlauben eine feine Abstimmung, sowohl in der Dosierung wie in der Wahl der Bewegungsrichtung. Manipulationen sind selten notwendig.

▶ **Beurteilung (befundorientierte Therapie):**
- *Erstuntersuchung:* Die gewonnenen Informationen (Anamnese, klinische Symptome, Schmerzreaktionen) werden zueinander in Beziehung gesetzt.
- *Testbewegungen:* Durchführung im Anschluß an jede Applikation zur Sicherstellung des Behandlungserfolges (Erzielung des gewünschten Effektes auf Schmerz, Steifigkeit oder reflektorisch gesteuerte Schutzmechanismen) durch die gewählte Behandlungstechnik. Dies erlaubt eine permanente Anpassung der Behandlungstechniken an Veränderungen des Gelenkproblemes.

Theorie		Klinischer Befund
Bekannte Faktoren	→ Diagnose ←	Anamnese
Unbekannte Faktoren		Verhaltensmuster der subjektiven Befunde
Hypothesen		Körperlicher Ausdruck der objektiven Symptome

→ Behandlungskonzept ←

Beurteilung etwaiger Veränderungen während der Therapie

Fortlaufende Erstellung einer Prognose

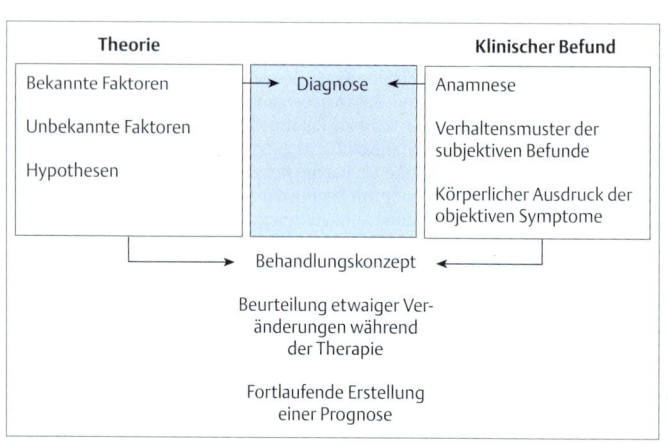

Abb. 55 Der Denkprozeß des Maitland-Konzeptes erfolgt auf 2 Ebenen: einer theoretischen und einer klinischen. Daraus resultieren Folgerungen für die Behandlung, Veränderungen während der Behandlung werden beurteilt; eine fortlaufende Prognose wird erstellt

5.15 Propriozeptive neuromuskuläre Fazilitation (PNF)

Grundlagen

- **Synonym:** Komplexbewegungstechnik.
- **Definition:** In den 50er Jahren von der Physiotherapeutin Margaret Knott und dem Physiologen Dr. Herman Kabat in Vallejo/Kalifornien entwickelte krankengymnastische Ganzkörperbehandlung auf neurophysiologischer Grundlage mit ausgewählter Reizsetzung (Verbesserung des Zusammenspiels zwischen Muskel und Nerv durch Setzung von exterozeptiven und propriozeptiven Reizen, s. u.). Ziel ist das (Wieder)erlangen der normalen Bewegung bei physiologischen Funktionsstörungen.
- **Physiologische Grundlagen:**
  - *Propriozeptive Reize:* Die Motoneurone unterliegen bezüglich ihrer Aktivität Einflüssen und Informationen aus dem Bewegungsapparat (propriozeptive Reize aus Muskelspindeln, Sehnen- und Gelenkrezeptoren).
  - *Bewegungsmuster:* Die normale Bewegung des Menschen erfolgt nicht durch Aktivierung einzelner Muskeln, sondern durch Bewegungsmuster, die in bestimmten, stets wiederkehrenden Kombinationen eingesetzt werden. Die Bewegungsmuster des Körpers verlaufen in spiral- und diagonalförmiger Richtung. Die Bewegung findet dreidimensional mit einer Flexions-/Extensions-, einer Abduktions-/Adduktions- und einer Rotationskomponente in allen Gelenken statt.
  - *Verknüpfung von Muskelkontraktionen:* Die Kontraktion eines Muskels ist stets mit der Aktivität in anderen Muskeln kombiniert. Die Muster solcher Verknüpfungen wechseln, wenn sich die Ausgangsstellung des Gelenkes ändert; bestimmte Ausgangsstellungen und Bewegungsrichtungen aktivieren bzw. fördern bestimmte Muskeln innerhalb einer Kette.
  - *Muskelvordehnung:* Wird ein Muskel unmittelbar vor einer aktiven Bewegung gedehnt, verstärkt dies die beginnende Willküraktivität der Motoneurone. Verantwortlich hierfür sind die Muskelspindeln, die als Dehnungsrezeptoren die aktuelle Länge des Muskels registrieren und ihre Information ans spinalmotorische System geben. Hinkt die tatsächliche Muskellänge der angestrebten Länge nach, werden damit immer mehr Motoneurone als Antwort auf die Spindelaktivität rekrutiert. Die Vordehnung eines Muskels sowie ein Führungswiderstand gegen die beabsichtigte Bewegungsrichtung gehören zu den wichtigsten Techniken der PNF.
  - *Exterozeptive Reize:* Weitere Impulse auf die Aktivität des neuromuskulären Systems:
    - Taktiles System (Hautreize).
    - Visuelles System (Stimulation über den Blickkontakt zum Therapeuten und zur eigenen Körperregion).
    - Akustisches System (verbale Stimulation durch genaue Beschreibung oder sogenannte Aktionskommandos, kurze, prägnante Anweisungen).
- **Grundprinzipien der Fazilitation:**
  - *Pattern:* Komplexe Bewegungsmuster, die durch exterozeptive und propriozeptive Reize ausgelöst werden und sich an Alltagsbewegungen orientieren. An einem Pattern sind jeweils Flexion/Extension, Adduktion/Abduktion sowie Innen-/Außenrotation beteiligt, so daß die Bewegungen diagonal und spiralförmig verlaufen (Abb. 56). Die PNF beinhaltet insgesamt 4 Pattern.
  - *Timing:* Normaler Bewegungsablauf von distal nach proximal.

5.15 Propriozeptive neuromuskuläre Fazilitation (PNF)

- *Stretch:* Kurzer, schneller Dehnreiz, der dem Auslösen von Reflexen dient. Damit wird eine Bewegungsanbahnung und Kontraktion der zu beübenden Muskelgruppe bewirkt.
- *Traktion, Approximation:* Eine Gelenkstimulation erfolgt über Zug (Traktion) zur Steigerung der Mobilität oder Druck (Approximation) zur Steigerung der Stabilität.
- *Widerstand:* Der Therapeut setzt den Bewegungen des Patienten einen aktiven Widerstand entgegen, der immer der vorhandenen Kraft und dem Bewegungsausmaß optimal angepaßt wird.
- *Irradiation (overflow):* Überfließen der Kraft von einer kräftigen Muskelgruppe auf eine schwächere innerhalb einer Muskelkette. Dies geschieht durch eine Summation von exterozeptiven und propriozeptiven Reizen, z.B. Stretch, Kommando, Blickkontakt, maximaler Widerstand. Maximale Isometrie der starken Muskelgruppe führt zu maximaler Anspannung der schwächeren Muskeln. Beispiel: Im Falle einer Kreuzbandplastik am Knie wird intensiv mit den nicht betroffenen Extremitäten und dem Rumpf geübt, um ein Überfließen der Muskelanspannung auf das operierte Bein zu erreichen.

▶ **Therapeutische Ziele der PNF:**
- Koordination physiologischer Bewegungsabläufe.
- Abbau pathologischer Bewegungsmuster.
- Normalisierung des Muskeltonus.
- Dehnung und Kräftigung der Muskulatur.
- Verbesserung der Ausdauerkomponente.

Indikationen

▶ **Orthopädische und traumatologische Erkrankungen:**
- Kräftigung schwacher Muskulatur nach Frakturen, sowie nach Verletzungen von Bändern und Sehnen.
- Sportverletzungen, Kontrakturen.
- Degenerativen Erkrankungen der Wirbelsäule und der Gelenke.
- Z.n. Implantation von Gelenkendoprothesen.
- Z.n. Amputationen.

▶ **Neurologische Erkrankungen:**
- Rückenmarkserkrankungen mit Para- und Tetraparesen.
- Perceptionsstörungen (Störungen der Tiefen- oder Oberflächensensibilität).
- Koordinationsstörungen (Ataxien, verminderte motorische Kontrolle, z.B. Morbus Parkinson).
- Funktionsstörungen der Kopf- und Halsmuskulatur (Atmung, Schlucken, Gesichtsparese, Kopfschmerzen).
- Tonusstörungen (Parese, Plegie, Spastik), z.B. Zerebralparese, multiple Sklerose.
- Muskelerkrankungen.

Kontraindikationen

▶ Frische, noch nicht belastbare Frakturen.
▶ Entzündliche Zustände, Fieber.
▶ Maligne Tumoren mit Metastasierung.
▶ Herzinsuffizienz.
▶ Unmotivierte Patienten bzw. solche, die nicht kooperieren können.

5.15 Propriozeptive neuromuskuläre Fazilitation (PNF)

Durchführung, Behandlungstechniken

- **Wahl der geeigneten Technik:** Je nach Erkrankung erfolgt der Einsatz der Techniken bei jedem PNF-Pattern:
  - *Rhythmische Bewegungseinleitung (rhythmic irritation):* Rhythmisch wiederholte Bewegung durch den verfügbaren Bewegungsweg. Hierbei wird nur ein Pattern geschult. Ausführung zunächst passiv, dann assistiv und schließlich aktiv.
  - *Dynamische Umkehr (dynamic reversal):* Andauernde Bewegung von Agonist und Antagonist gegen Widerstand ohne Entspannung, um die Kraft zu verbessern und das Bewegungsausmaß zu vergrößern. Bei vielen Bewegungen des täglichen Lebens werden die Antagonisten aktiviert, um die Agonisten zu dehnen, z. B. Greifen und Loslassen, Gehen und Laufen, Ausholen zum Wurf.
  - *Halten und Entspannen (hold-relax):* Statische Technik, bei der am Ende des Bewegungsausmaßes eines Pattern keine Bewegung zugelassen wird. Anwendung zur Entspannung verspannter/verkürzter Muskulatur. Die Technik ist für den Patienten schwieriger auszuführen.
  - *Anspannen und Entspannen (contact-relax):* Dynamische Technik, wobei eine kleine, begrenzte Bewegung zugelassen wird. Es erfolgt eine dynamische Muskelarbeit verspannter/verkürzter Muskulatur (Patient hält maximale Dehnstellung eines Pattern), gefolgt von einer Entspannung, damit wird das Bewegungsausmaß aktiv und passiv vergrößert.
  - *Stretch auf kontrahierte Muskulatur (initial- und restretch):* Die Muskulatur ist kontrahiert, es erfolgen wiederholte Dehnreize bei fortgesetzter dynamischer Muskelarbeit („restretch"). Nach dem „initialen Stretch" wird während des gesamten Bewegungsweges im gesamten Muster neu gedehnt.
  - *Wiederholte Kontraktionen (repeated contractions):* Dehnreiz/Stretch auf vorgedehnte bzw. kontrahierte Muskulatur. Durch wiederholte Dehnreize am Bewegungsanfang wird eine Bewegung initiiert: Die Muskulatur ist entspannt, die Extremität wird passiv in eine Dehnlage gebracht. In dieser Stellung wird der Dehnreflex ausgelöst, indem die Extremität schnell und kurz über den Punkt der Vordehnung hinaus bewegt wird; es folgt eine dosierte, aktive Arbeit des Agonisten eines Bewegungsmusters.
  - *Rhythmische Stabilisation (sog. statische Umkehr):* Isometrische Kontraktionen für Agonisten und Antagonisten im Wechsel ohne Entspannung, es folgt eine aktive und passive Zunahme des Bewegungsumfanges.
- **Weitere Maßnahmen der PNF:** Üben von Bewegungsmustern (Pattern):
  - *Mattenprogramm:* Aktivitäten auf der Matte. Einsatz bei motorischen Entwicklungsstörungen, wobei sich die Übungen am Zustand des Patienten orientieren. Das Mattenprogramm beinhaltet:
    - Einnahme und Halten bestimmter Ausgangsstellungen: Vierfüßlerstand, Ellenbogenkniestand.
    - Fortbewegung aus einer Ausgangsstellung heraus: Aufstehen, Hinsetzen, Kniestand, Kniegang etc.
    - Durchführung der Übungen auf der Behandlungsliege (aus Rückenlage, Seitlage, Bauchlage).
  - *Gangschulung* (S. 126): Üben von Sitz, Aufstehen, Stand, Gang (Skapula- und Beckenpattern).
  - *Gesichtsstimulation.*

5.15 Propriozeptive neuromuskuläre Fazilitation (PNF)

➤ **Ergänzende Maßnahmen:**
  – Kurzdauernde Eisabreibungen zur Tonussteigerung.
  – Längerdauernde Eistauchbäder zur Detonisierung oder Reduktion einer Spastik.

◉ *Merke:* PNF ist in der Therapie der verschiedenartigsten Bewegungsstörungen vielseitig einsetzbar. Sie erfordert eine intensive aktive Mitarbeit des Patienten.

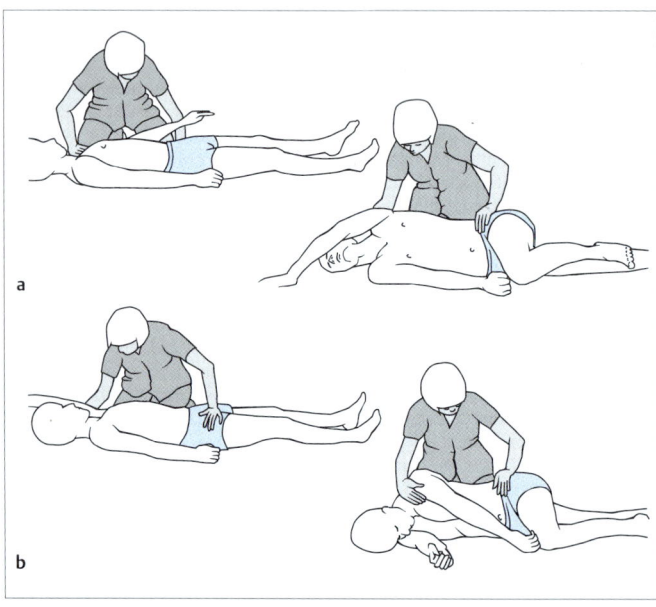

Abb. 56 Bei den Komplexbewegungen handelt es sich um bestimmte Bewegungskombinationen mit spiralförmigem, diagonalem Charakter. Drehen von der Rückenlage in die Seitenlage: Extension/Adduktion/Innenrotation der oberen Extremität, Flexion/Adduktion/Außenrotation der unteren Extremität, manueller Kontakt an Skapula und Becken durch den Therapeuten (a). Drehen von der Rückenlage in die Bauchlage: Flexion/Adduktion/Außenrotation der oberen und unteren Extremität, manueller Kontakt an Skapula und Becken durch den Therapeuten (b)

5.16 Rückenschulung

Grundlagen

- **Ursachen, Risikofaktoren und Epidemiologie des Rückenschmerzes:** In Deutschland stellen Rückenschmerzen eine der häufigsten Ursachen von Arbeitsunfähigkeit, Krankenhauseinweisungen, Anschlußheilbehandlungen und Frühberentung dar. Die Ausgaben des Gesundheitswesens für die Behandlung von Rückenerkrankungen und ihren Folgen liegen bei 20 Milliarden DM im Jahr. Rückenbeschwerden und Haltungsschäden sind zunehmend auch bei jungen Menschen und Kindern nachweisbar (Anerziehung eines falschen Sitzverhaltens, langandauerndes Sitzen in schlechter Haltung). Ursächlich sind Lebensgewohnheiten und Bewegungsverhalten. Einerseits ist schwere körperliche Belastung mit Heben, Tragen und vor allem Drehbewegungen ein Risikofaktor für den Rückenschmerz. Andererseits sind Rückenschmerzen trotz zunehmendem Abbaus der körperlichen Belastung nicht seltener, sondern häufiger geworden. Risikofaktoren:
  - Bewegungsmangel, fehlende körperliche Betätigung.
  - Sitzende Lebensweise in rückenbelastender Haltung.
  - Sitzen und monotone Arbeitshaltung, z. B. am Bildschirmarbeitsplatz.
  - Belastung von Gelenken und Wirbelsäule durch harte Böden.
  - Schlaffe Körperhaltung bei fehlenden Lebenszielen.
  - Psychische Überlastung durch beruflichen oder privaten Streß.
  - Übergewicht und einseitige Ernährung (Kalziummangel und Phosphatüberschuß in der Nahrung als Risikofaktor für Osteoporose) stellen umstrittene Risikofaktoren dar.
  - Einseitig belastende Sportarten (Squash, Tennis, Golf).
- **Stellenwert der Rückenschulung:**
  - Sämtliche konservative und operative Verfahren zur Therapie von Kreuzschmerzen können Rezidive nicht verhindern; dies gelingt nur durch konsequente Schulung von rückengerechtem Verhalten.
  - Ziele der Rückenschule: Information und Schulung des Patienten, der die Verantwortung für seinen Rücken selbst übernehmen, sein Bewegungsverhalten kontrollieren und sich im Alltag „rückengerecht" verhalten soll.
  - Vorteile der Gruppenbehandlung gegenüber der Einzeltherapie (Begegnung und Erfahrungsaustausch mit anderen Betroffenen, Gruppendynamik).

Konzept und Durchführung der Rückenschulung

- **Zusammenarbeit:** Voraussetzung ist eine optimale Zusammenarbeit zwischen Arzt, Krankengymnast oder (gut geschultem) Gymnastiklehrer bzw. Sportpädagogen.
- **Aufgaben des Arztes:**
  - *Inhalte:* Vermittlung von medizinischen Grundlagen, dem aktuellen Stand des ärztlichen Wissens und der Ergonomie: Darstellung von Epidemiologie, Häufigkeit und Ursachen des Kreuzschmerzes; Anatomie und Physiologie der Wirbelsäule und des Bewegungsapparates (Gelenke); pathophysiologische Erkenntnisse und Behandlungsmöglichkeiten beim Kreuzschmerz, medizinische Begründung für rückengerechtes Verhalten.
  - *Arbeitsmaterialien:* Dias, Folien, Schaubilder, Modelle (Wirbelsäulenmodell). Sie sind im Buchhandel erhältlich und werden von Krankenkassen, Versicherungen, pharmazeutischen Firmen u.ä. angeboten.

5.16 Rückenschulung

- **Aufgabe des Therapeuten:**
  - *Voraussetzungen:* Spezielle Ausbildung, die 60 Unterrichtseinheiten beinhaltet. Hier werden medizinische Grundlagen, Krankengymnastik, Sportpädagogik, psychologische und ergonomische Gesichtspunkte sowie Gruppenführung (Psychodidaktik) vermittelt. Ein „Schnellkurs" an 1–2 Wochenenden genügt nicht!
  - *Inhalte* (Durchführung s. u.)
  - *Arbeitsmaterialien:* Als Hilfsmittel dienen verschiedene Sitzmöbel (z. B. Hocker), alltagspraktische Gegenstände, Pezzibälle etc.
- **Praktische Durchführung, Planung:**
  - *Anpassung an die Bedürfnisse der Teilnehmer:* Auf die unterschiedlichen Gesichtspunkte z. B. für Büroangestellte, Hausfrauen, Menschen in körperlich arbeitenden Berufen, für Jugendliche, Kinder oder für Patienten, die eine Wirbelsäulenerkrankung überstanden haben, sollte im Rahmen einer Rückenschulung eingegangen werden.
  - *Rückenschulung:* Mindestens 8× 2 Unterrichtseinheiten (90 Minuten) 1–2× wöchentlich. Eine Fortsetzung durch regelmäßige Rückengymnastik ist wünschenswert.
  - *Wiederholung der Rückenschulung:* Nach $^1/_2$–1 Jahr ist eine Wiederauffrischung zur Korrektur von Fehlern und Erlangung neuer Motivation sinnvoll.
  - *Teilnehmerzahl:* Eine Gruppe sollte möglichst eine Zahl von 12 Teilnehmern bei 1 Therapeuten nicht überschreiten.
  - Im Idealfall (z. B. in der Klinik) sind Arzt und Therapeut in jeder Kursstunde anwesend. Bei ambulanten Gruppen erfolgt der Einführungsvortrag durch den Arzt; die Anwesenheit des Arztes am letzten Abend ist wünschenswert, damit noch entstandene medizinische Fragen beantwortet werden können.
- **Inhalte der Rückenschule:** Der Ablauf einer Unterrichtsstunde sollte flexibel an die Bedürfnisse der Gruppe angepaßt werden:
  - Aufwärmtraining zu Beginn jeder Stunde (Dehnübungen, kleine Spiele).
  - Jede Stunde hat ein bestimmtes Programm. Alle Themen müssen auf den Alltag der Gruppenteilnehmer bezogen sein. In jeder Stunde werden den Teilnehmern 2–3 Übungen (nicht mehr!) als Hausaufgabe mitgegeben.
  - In den folgenden Stunden werden die Übungen regelmäßig wiederholt.
  - In einer eigenen Stunde wird das Freizeitverhalten (Gartenarbeit, Hobbies) bzw. die sportliche Betätigung (Darstellen von Sportarten, die den Rücken belasten bzw. entlasten) besprochen.
  - Kleine Spiele und Partnerübungen lockern das Programm auf, fördern die rückengerechte Koordination und Reaktion und machen Spaß.
  - Entspannung: Abschluß jeder Stunde.
- **Beispiel für eine Rückenschulung:**
  1. Stunde: Einführung, Vortrag des Arztes. Erlernen der aufrechten Haltung (Stehen, Sitzen), Selbstbeobachtung, Körperwahrnehmung.
  2. Stunde: Rückengerechtes Sitzen (verschiedene Sitzmöbel), Sitzen am Arbeitsplatz, im Auto etc., Entlastungshaltungen.
  3. Stunde: Liegen, Bewegungsübergänge, z. B. Aufstehen aus dem Liegen.
  4. Stunde: Alltagsverhalten zu Hause (morgens am Waschbecken, in der Küche, am Schreibtisch, abends vor dem Fernseher); Bücken und Heben (Abb. 57). Erlernen von Minipausen für den Alltag.
  5. Stunde: Heben und Tragen; Verhalten am Arbeitsplatz, Arbeitsplatzgestaltung, Hausarbeit.

5.16 Rückenschulung

6. Stunde: Eigenübungsprogramm: Mobilisieren, Dehnen, Kräftigen.
7. Stunde: Freizeitverhalten, Hobbies, Sport.
8. Stunde: Abschließendes Gespräch mit dem Arzt, Beantwortung von Fragen, Quiz. Gemütliches Beisammensein.

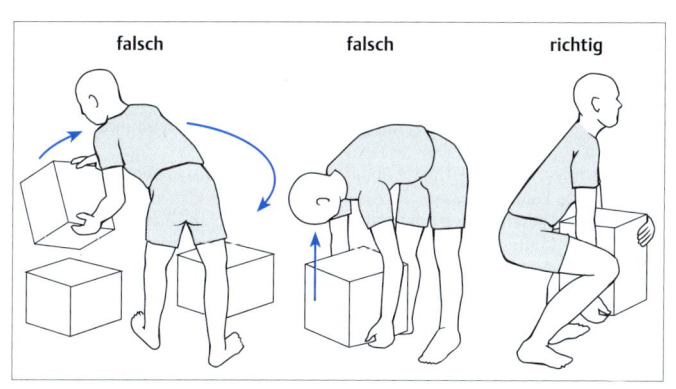

Abb. 57   Rückenschulung: Beim Bücken und Heben werden Hüfte und Knie gebeugt, die Last wird möglichst nahe an den Körper genommen. Rotationsbewegungen sind beim Heben zu vermeiden, da sie der Wirbelsäule schaden

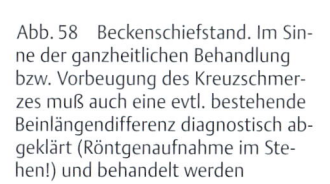

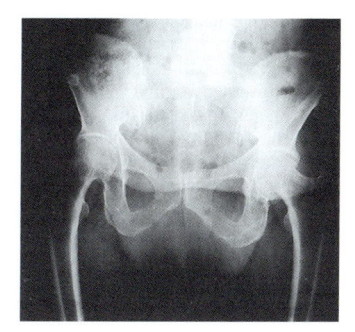

Abb. 58   Beckenschiefstand. Im Sinne der ganzheitlichen Behandlung bzw. Vorbeugung des Kreuzschmerzes muß auch eine evtl. bestehende Beinlängendifferenz diagnostisch abgeklärt (Röntgenaufnahme im Stehen!) und behandelt werden

5.17 Schlingentisch-Therapie

Grundlagen

- **Definition:** Metallkonstruktion mit einer darin stehenden Behandlungsbank zur Behandlung von Bewegungsstörungen unter Ausnutzung der Schwerelosigkeit. Hauptsächlich Extremitäten, aber auch der gesamte Körper, werden mit speziellen Seilzügen und Schlingen an bestimmten Aufhängepunkten schwerelos aufgehängt.
- **Vorläufer:** Bereits vor dem 2. Weltkrieg wurden Übungstische entwickelt, die dem heute verwendeten Schlingentisch ähnlich sind:
  - Thompsen entwarf einen Übungstisch, bei dem mit Hilfe von Gewichtszügen schwache Muskulatur gekräftigt und Gelenkkontrakturen mobilisiert wurden.
  - Guthrie-Smith konstruierte Apparate, um Patienten mit Poliomyelitis behandeln zu können.
  - Schede beschrieb erstmalig Bewegungsübungen im Schlingentisch ohne Schwerkrafteinwirkung sowie die Bedeutung des Aufhängepunktes.
  - Halter entwickelte die Möglichkeiten des Schlingentisches weiter und weitete sie auf andere Fachgebiete aus.
- **Prinzip:** Je nach Lage der Aufhängepunkte können Bewegungen erleichtert oder erschwert werden, es kann Zug oder Druck auf ein Gelenk einwirken, Muskeln lassen sich dehnen oder kräftigen. Die Technik der ST-Therapie muß vom Therapeuten in speziellen Kursen erlernt werden.

Indikationen

- Alle orthopädischen und traumatologen Erkrankungen des Bewegungsapparates, bei denen eine konservative Therapie angestrebt wird, können im Schlingentisch behandelt werden:
  - Arthrosen (Coxarthrose, Gonarthrose).
  - Periarthropathia humeroscapularis, Schultergürtel- und Schultergelenkbeschwerden.
  - Rheumatoide Arthritis.
  - HWS-Syndrom mit und ohne radikuläre Symptome.
  - Lumbalgie, Ischialgie.
  - Morbus Scheuermann.
  - Osteoporose.
  - Morbus Bechterew.
  - Periphere Lähmungen.
  - Postoperative Schlingentischbehandlung nach Gelenkoperationen, insbesondere Endoprothesen und Wirbelsäulenoperationen (z. B. Diskusoperation).

Kontraindikation

- Großflächige oder offene Hautverletzungen.
- Schwere Kreislauferkrankungen, Schwindelanfälle (Vermeidung einer Ganzkörperaufhängung).
- Unkooperative Patienten.

5.17 Schlingentisch-Therapie

Durchführung

- **Schlingentische:**
  - *Standard-Schlingentisch:* Metallgestell, bestehend aus einer breiten Basis und einem schmalen Deckenteil. Seitenteile und Deckenteil besitzen Querverstrebungen mit festverschweißten Ösen. Unter diesem Metallgestell steht eine Behandlungsbank, auf der der Patient gelagert wird. Die zu behandelnden Extremitäten werden durch Schlingen gehalten und über Seilzüge in den Ösen fixiert. Bei der seltener angewandten Ganzkörperaufhängung wird der Patient vollständig von den Schlingen gehalten und schwebt über der Bank. Neben Seilzügen können Expander und Stahlfedern zur Muskelkräftigung eingesetzt werden.
  - *Schlingentisch-Käfig:* Käfigähnliche Metallkonstruktion mit offener vorderer Seite. Die Aufhängepunkte können sehr individuell angewählt und zusätzliche Seilzüge, Expander und Stahlfedern an den Seitenwänden und der Rückwand angebracht werden.
- **Wirkung der Aufhängepunkte:**
  - *Einpunktaufhängung:* Alle Seilzüge der verschiedenen Körperabschnitte werden in eine Öse gehängt. Die Bewegungen erfolgen um einen Drehpunkt, wodurch mehr Mobilität entsteht. Bei der häufig eingesetzten *axialen Aufhängung* befindet sich der Aufhängepunkt senkrecht über der Schlinge des zu behandelnden Gelenkes, wodurch eine hubfreie Bewegung ermöglicht wird.
  - *Mehrpunktaufhängung:* Alle Seilzüge haben einen eigenen Aufhängepunkt. Die Bewegungen erfolgen um mehrere Drehpunkte, wodurch das Bewegungsausmaß beschränkt und mehr Stabilität ermöglicht wird. Bei der häufig eingesetzten *neutralen Aufhängung* befinden sich alle Aufhängepunkte senkrecht über den Schlingen, wodurch die Übertragung von Zug oder Druck auf ein Gelenk vermieden wird.
- **Therapiemöglichkeiten im Schlingentisch** (vgl. Abb. 110, S. 413; Abb. 102, S. 365):
  - *Kräftigung:* Stärkung geschwächter und gelähmter Muskulatur, z. B. Pendeln, Halten ohne oder mit Widerstand.
  - *Dekontraktion:* Behandlung von Muskel- und Gelenkkontrakturen, Gelenkmobilisation.
  - *Schmerzlinderung:* z. B. durch Traktion.
  - *Muskeldehnungen:* Dehnung verkürzter Muskeln durch Dehnlagerung.
  - Schulung der Koordination.
  - Entspannungstherapie.
- **Kombination der Schlingentischtherapie mit anderen therapeutischen Techniken:**
  - Manuelle Therapie zur Behandlung von Gelenkkontrakturen.
  - Dekontraktionstechniken bei Muskelverkürzungen.
  - Heiße Rolle.
  - Wärmepackungen, Massagegriffe zur Schmerzlinderung während der Aufhängung.

5.18 Vojta

Grundlagen

- **Definition:** Von Dr. Vaclav Vojta entwickeltes neurophysiologisch orientiertes Bahnungssystem zur (Wieder)herstellung physiologischer Bewegungsmuster, die durch angeborene oder erworbene Läsionen des Zentralnervensystems blockiert sind.

Neurophysiologische Grundlagen

- **Prinzip der „reflexbedingten Fortbewegung" (Reflexlokomotion):** Die Entwicklung der Bewegung im 1. Lebensjahr („Idealmotorik") ist im ZNS des Menschen verankert. Diese physiologischen Haltungs- und Bewegungsmuster beinhalten alle notwendigen Bestandteile, die für die Aufrichtung und die Fortbewegung notwendig sind, vom Krabbeln des Kleinstkindes bis zum aufrechten Gang des Menschen. Durch Berührung und propriozeptive Reize an bestimmten Körperstellen (Auslösezonen) lassen sich reflektorische Bewegungen hervorrufen. Diese Reflexfortbewegungsmuster sind ein „Konzentrat der idealen Motorik".
- **Auslösezonen:** Am Körper werden 20 untereinander gleichwertige und kombinierbare Auslösezonen definiert, die in Haupt- und Nebenzonen eingeteilt werden. Die Hauptzonen liegen an den Extremitäten, die Nebenzonen am Rumpf. Die Reizung einer einzigen Zone kann bei Säuglingen bis zur 6. Lebenswoche das gesamte Reflexmuster auslösen. Bei Säuglingen jenseits der 6. Lebenswoche, bei Kindern mit Erkrankungen des ZNS sowie bei Erwachsenen ist meist eine Reizung mehrerer Zonen notwendig.
- **„Reflexkriechen" und „Reflexumdrehen":** Von Vojta genutzte haltungskorrigierende Bahnungssysteme, die alle notwendigen Bewegungsmuster beinhalten, d. h. die automatische Körperhaltung, die Aufrichtungsmechanismen gegen die Schwerkraft und die zielgerichtete, phasische Beweglichkeit unter Einsatz der Halte- und Bewegungsfunktionen der Schlüsselgelenke (Schulter- und Hüftgelenke):
  - *Reflexkriechen:* Kriechbewegung in Bauchlage, die durch Aktivierung bestimmter Zonen von außen provoziert wird (nicht zu verwechseln mit der normalen Bewegung des Krabbelns und Robbens des Säuglings in der Bauchlage!).
  - *Reflexumdrehen:* Bewegungskomplex des Umdrehens von der Rückenlage über die Seitlage bis in die Krabbelstellung und zum Vierfüßlergang, entsprechend den Bewegungen des spontanen Umdrehens im 6. Lebensmonat.
- **Zentraler Wirkungsmechanismus:**
  - Angenommen wird eine *„supraspinale Aktivierung"* über:
    - Sensitive Bahnen der spinalen Hinterstränge.
    - Spinocerebelläre Bahnen (indirekter Weg).
    - Spinoretikuläre Bahn.
  - *Reihenfolge der Bahnung:* Entspricht der Reihenfolge der Entwicklung: Vegetativum → Sensorik → Motorik.
  - Über die Efferenzen wird eine aktive und oft wiederholbare Kontraktion der Muskulatur in einem physiologischen Haltungsmuster erreicht. Wird dieser Zustand dem ZNS wiederholt angeboten, steht er der Spontanmotorik zur Verfügung.
  - Die Bahnung der aktiven, koordinierten, ganzheitlichen Bewegungsmuster ist kein kognitiver Lernprozeß, sondern das Abrufen genetisch verankerter Bewegungsabläufe. Dadurch ist eine Regulation z. B. des Muskeltonus möglich: Hypotonus wird aktiviert, Hypertonus wird reduziert.

5.18 Vojta

Indikationen

➤ **Neuromuskuläre Erkrankungen:** Sämtliche Störungen zentralen oder peripheren Ursprungs können mit der Vojta-Methode behandelt werden, sofern eine neuronale Verbindung zwischen ZNS und der Peripherie besteht.
  - Zerebral und spinal bedingte Bewegungsstörungen (Tetra-, Hemi-, Mono- und Diplegien) beim Säugling und Kleinkind.
  - Zustand nach Schädelhirntrauma oder Rückenmarkverletzungen.
  - Hirnnervenläsionen, periphere Nervenläsionen.
  - Multiple Sklerose.
  - Plexusschädigungen.
  - Atrophische und dystrophische Muskelveränderungen, trophische Störungen.
➤ **Orthopädische Erkrankungen:**
  - Störungen des Bewegungsapparates durch Mißbildungen, z. B. Spina bifida, Schiefhals, Klumpfuß, Sichelfuß etc.
  - Aufrichtungs- und Haltungsstörungen mit grob- und feinmotorischen Defiziten, z. B. infolge von Skoliosen, Hüftdysplasien, Arthrosen, Unfall- und Sportverletzungen, Bandscheibenschäden.
➤ **Internistische Erkrankungen:** Von Vojta definierte Indikationen (Wirksamkeit umstritten):
  - Atemwegerkrankungen.
  - Dysregulationen des Herz-Kreislaufsystems.
  - Rheuma.
  - Stoffwechselstörungen.
  - Vegetative Dysregulation.

Kontraindikationen

➤ Schwangerschaft.
➤ Fieber.
➤ Nach Vojta gibt es kaum Kontraindikationen, da die Dosierung individuell abgestimmt werden kann und in der Hand der Therapeuten liegt.

Durchführung

➤ **Reflexkriechen:**
  - *Ausgangsstellung:* Genau definierte Stellung zur Vordehnung der Muskulatur: Patient in Bauchlage, der Kopf wird um 30° gedreht, der „Gesichtsarm" wird über den Kopf gehoben, das „Hinterhauptbein" leicht gebeugt außenrotiert. Der „Hinterhauptarm" liegt neben dem Körper, das „Gesichtsbein" ist locker gestreckt (Abb. 59).
  - *Reflexauslösung:* Beginn mit Ausübung von Druck an der Calcaneuszone, Aufsuchen weiterer Zonen, bis die Reflexfortbewegung optimal auslösbar ist. Die durch Druck an den Auslösezonen ausgelösten Reflexbewegungen münden in bestimmte Endstellungen. Beim Erwachsenen wird die Bewegung durch Setzen von Widerständen in isometrische Kontraktionen umgewandelt.
  - Die intensivste Bahnung wird durch zeitliche und räumliche Summation der Reizsetzung erreicht.

5.18 Vojta

➤ **Reflexumdrehen:** Ablauf in 4 Phasen. Je nach Indikation werden bestimmte Phasen des Gesamtablaufes im Übungsprogramm durchgeführt.
  – *Ausgangsstellungen:*
    • Phase I: Rückenlage.
    • Phase II: Seitlage.
    • Phase III, IVa und b: Entstanden aus der Phase II, daher Seitlage, Hüft- und Kniegelenke sind 90° flektiert. In der Phase III wird mehr auf den Rumpf, in der Phase IV auf den Hüftbereich eingegangen.
  – *Reflexauslösung:* Aktivierung der erwünschten Bewegungsmuster durch Druck auf die Brustzone (Abb. 59).
➤ **Behandlungsdauer-, frequenz:**
  – *Säuglinge:* Durchführung 3–4× täglich für 20–30 Minuten von den Eltern in engster Zusammenarbeit *mit den Therapeuten.*
  – Jugendliche *und Erwachsene:* Durchführung 1–2× täglich für ca. 1 Stunde.

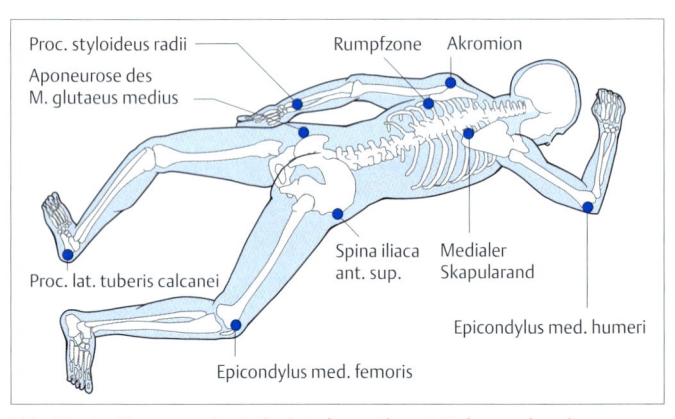

Abb. 59 Auslösezonen des Reflexkriechens, Phase I, Sicht von dorsal

6.1 Ergotherapie

Grundlagen

- **Definition:** Die Ergotherapie (griech. Ergon: sinnvolles Tun, Handeln) beinhaltet alle therapeutischen Maßnahmen, die der Wiederherstellung, Verbesserung und Kompensation krankheitsbedingter Störungen und eingeschränkter Funktionen dienen. Die Ergotherapie versteht sich als eine ganzheitliche Therapieform.
- Die frühere Berufsbezeichnung „Beschäftigungs- und Arbeitstherapie" ist heute verlassen.

Ausbildung

- **Voraussetzungen:** Abgeschlossene Realschulbildung bzw. gleichwertige Schulbildung.
- **Ausbildungsdauer:** 3 Jahre.
- **Ausbildungsinhalte:**
  - Anatomie, Physiologie.
  - Allgemeine und spezielle Krankheitslehre, Psychologie, Pädagogik.
  - Hilfen zur Bewältigung von Verrichtungen des täglichen Lebens.
  - Fachspezifische Behandlungstechniken.
  - Grundlagen der Arbeitsmedizin und Arbeitstherapie.
  - Spezielle arbeitstherapeutische Aufgaben.
  - Handwerkliche und gestalterische Techniken.
  - Bewegungserziehung, Spiel und musische Gestaltung.
  - Praktika in den verschiedenen Therapiebereichen.

Einsatzgebiete

- Fachkliniken für Psychiatrie und Suchtkliniken.
- Rehabilitationseinrichtungen: Neurologie, Rheumatologie, Chirurgie/Orthopädie, Pädiatrie, Psychosomatik etc.
- Orthopädische und chirurgische Fachabteilungen, Unfallkliniken.
- Kinderkrankenhäuser, Einrichtungen für behinderte Kinder (Kindergärten, Sonderschulen, Heime etc.).
- Geriatrische Abteilungen, Alten- und Pflegeheime.
- Werkstätten, Schulen und sonstige Einrichtungen für Behinderte.
- Freie Praxis (Voraussetzung ist eine zweijährige Berufserfahrung).
- Ambulante Rehabilitationszentren.

Verordnung einer Ergotherapie

- In der Klinik erfolgt die ergotherapeutische Behandlung nach ärztlicher Verordnung, in der Praxis nach Rezepten vom Arzt. In jedem Fall muß die genaue Diagnose sowie die Art und Anzahl der Behandlungen angegeben sein.
- Eine enge Zusammenarbeit mit Arzt, Pflegepersonal, Physiotherapeuten, Logopäden, Psychologen und anderen Berufsgruppen ist unerläßlich.

6.1 Ergotherapie

Tätigkeitsmerkmale von Ergotherapeuten

- ▶ **Allgemeine Tätigkeiten:**
  - Ergotherapeutische Diagnostik: Erhebung und Dokumentation anamnestischer Daten und der jeweiligen Funktionszustände vor der Therapie.
  - Definition von Behandlungszielen, Auswahl von Verfahren, Planung des Ablaufes.
  - Versorgung mit Hilfsmitteln: Beratung, Auswahl, notfalls Herstellung und Anpassung sowie Erprobung.
  - Beratung und Betreuung von Angehörigen, berufliche und soziale Maßnahmen der Rehabilitation.
- ▶ **Spezielle Tätigkeiten:**
  - *Orthopädie/Traumatologie:*
    - Gelenkmobilisation, Muskelkräftigung, Sensibilitätsschulung.
    - Förderung von Greiffunktion, Koordination und Geschicklichkeit.
    - Steigerung der Belastungsfähigkeit und Ausdauer.
    - Schulung mit dem Ziel einer größtmöglichen Selbständigkeit.
    - Versorgung mit Schienen; notfalls Prothesenschulung, Stumpfabhärtung.
  - *Neurologie:*
    - Schulung zur Wiedererlangung sensomotorischer Funktionen und der Wahrnehmungsfähigkeit.
    - Schulung zum Erreichen einer größtmöglichen Selbständigkeit und Arbeitsfähigkeit.
    - Behandlung von neuropsychologischen Defiziten.
  - *Pädiatrie:*
    - Behandlung von Bewegungsstörungen infolge zentral bedingter Läsionen (Spastiken), degenerativen Erkrankungen (z.B. Muskeldystrophie) oder funktionellen Hindernissen (z.B. Mißbildungen).
    - Behandlung von Störungen der sensomotorischen Entwicklung.
    - Behandlung von Ausfallserscheinungen bzw. Verzögerungen in der Sozialentwicklung, Verhaltensauffälligkeiten.
  - *Geriatrie:*
    - Aktivierung und Förderung von motorisch-funktionellen Fähigkeiten und geistig-kognitiven Funktionen.
    - Durchführung eines Selbsthilfetrainings, um eine größtmögliche Selbständigkeit zu erhalten oder wiederzuerlangen.
  - *Arbeitstherapie* (Bereiche Psychiatrie, Neurologie, Innere Medizin):
    - Verbesserung der Grundarbeitsfähigkeit und Belastungsfähigkeit.
    - Erprobung von Arbeitsplätzen, Arbeitsplatzgestaltung.
    - Verbesserung der körperlichen Situation.
    - Förderung der kognitiven Fähigkeiten.
    - Verbesserung der sozialen Fähigkeiten (Kontaktfähigkeit, Anpassungsfähigkeit).
    - Verbesserung von Störungen im affektiven Bereich.
  - Siehe auch chronische Polyarthritis (S. 322), Rehabilitation erworbener Schäden des ZNS (S. 261), sympathische Reflexdystrophie (S. 338), Handchirurgie (S. 419) und Verbrennung (S. 439).

7.1 Akupunktur

Grundlagen

- **Definition:** Jahrtausendealtes chinesisches Heilverfahren auf der Grundlage körpereigener Regulationsmechanismen, bei dem durch Setzen von Nadel- oder Wärmereizen an spezifischen Hautpunkten eine vorwiegend analgetische Wirkung auf entfernt liegende Organe ausgeübt werden kann.
- **Akupunkturpunkte:** Sie sind durch eine eigene Topographie und eine spezielle Morphologie, Faszienperforationsstellen am Durchtrittspunkt eines Gefäß-Nerven-Bündels, gekennzeichnet und befinden sich an Orten eines verminderten elektrischen Hautwiderstandes.
- **Meridiane:** Von den Akupunkturpunkten gebildete Punktketten mit meist linear-vertikaler Anordnung. Die Meridiane bilden Systeme, die jeweils durch Wechselwirkungen zu inneren Organen und Funktionen zusammengeschlossen sind. Nach der traditionellen chinesischen Medizin entsprechen die Meridiane Kanälen, in denen „Qi" (Energie, Funktion) und „Xue" (Lebenskraft) in einem 24-Stunden-Rhythmus fließen. Ist der Fluß gestört, kommt es zu Krankheitserscheinungen. Ein anatomisches Substrat der Meridiane ist nicht gesichert. Von der westlichen Medizin werden sie als ein System von Orientierungslinien für die Akupunkturpunkte aufgefaßt. Patienten beschreiben jedoch häufig die longitudinale Reizausbreitung entlang der Meridian-Leitlinien in Form von Wärme, Kribbeln o. ä.
- **Wirkungsmechanismus:** Durch den peripher am Akupunkturpunkt gesetzten afferenten Nadelreiz kommt es zur Aktivierung von körpereigenen Opiaten (Endorphinen) und Neurotransmittern wie z.B. Serotonin auf den verschiedenen Ebenen des ZNS. Über Fernpunkte kann die analgetische Wirkung entfernt vom Ort des Schmerzes ausgelöst werden. Weitere Akupunkturwirkungen sind die Beeinflussung funktioneller Störungen von inneren Organen und eine Muskelrelaxation.
- **Akupunkturformen:** Neben der klassischen Körperakupunktur wurden Sonderformen auf der Grundlage von somatotopischen Mikrosystemen entwickelt, wobei von der Vorstellung ausgegangen wird, daß der gesamte Organismus an verschiedenen Körperteilen, z.B. dem Ohr, funktionell abgebildet ist. Methoden:
  - Ohrakupunktur nach Nogier.
  - Schädelakupunktur nach Yamamoto.
  - Mundakupunktur nach Gleditsch.

Indikationen

- Akute und chronische Schmerzzustände: Kopfschmerzen, Migräne (S. 239), Neuritiden, Trigeminusneuralgie, atypischer Gesichtsschmerz.
- Funktionseinschränkungen und Schmerzen des Bewegungsapparates: Zervikalgie (S. 301), Lumbalgie, Ischialgie (S. 306), Periarthropathien, Insertionstendinosen an Schulter, Ellenbogen, Hüfte, Knie (S. 286).
- Schwindelzustände verschiedener Genese (nach diagnostischer Abklärung!).
- Von inneren Organen ausgehende funktionelle und psychosomatische Beschwerden.

7.1 Akupunktur

Kontraindikationen, Nebenwirkungen, Vorsichtsmaßnahmen

- Schwangerschaft: In den ersten Monaten ist die Akupunkturbehandlung von Punkten mit endokriner Wirkung kontraindiziert.
- Häufigste Nebenwirkung ist eine Überreaktion mit passagerer Symptomsteigerung als Ausdruck der angesprochenen Körperregulation. Abklingen nach 24 Stunden.
- Verminderte Wirksamkeit der Akupunktur bei gleichzeitiger Behandlung mit Steroiden, Antibiotika, starken Analgetika, Psychopharmaka sowie nach Kobalt- und Röntgenstrahlenbehandlung.
- Bei extrem geschwächten oder gereizten Patienten Behandlungsbeginn mit sehr schwachen therapeutischen Reizen, evtl. nach einer Entspannungsphase.

Durchführung

- **Diagnostik:** Vor der Akupunkturbehandlung muß unbedingt eine Untersuchung im Sinne der Schulmedizin erfolgen! Ist die Akupunktur indiziert, wird die Therapie im Hinblick auf den betroffenen Meridian, die funktionellen Wechselwirkungen, die physische und psychische Konstitution des Patienten festgelegt (Wahl des Reizortes und der Reizstärke). Die traditionelle chinesische Lehre beinhaltet neben der Anamneseerhebung und der Palpation eine spezifische Puls- und Zungendiagnostik.
- **Plazierung der Reize:** Entsprechend dem Grundprinzip der Akupunktur, der Herstellung eines Ausgleiches zwischen Antagonismen und Extremen, erfolgt die Plazierung bilateral an symmetrischen Punkten (rechts/links, vorn/hinten, oben/unten, innen/außen). Bei der *Shu-Mo-Methode* werden Punkte gewählt, die sich auf die gleiche Wechselwirkung beziehen: jeweils dorsal im Segment (paravertebral, sog. Zustimmungspunkte) und ventral im Segment (sog. Alarmpunkte).
- **Nadelinsertion:** Sterile Einmalnadeln (in verschiedenen Stärken im Fachhandel erhältlich) werden je nach Gewebestruktur am Ort des Akupunkturpunktes in unterschiedlicher Tiefe eingebracht und für 15 – 30 Minuten belassen.
- **Moxibustion:** Zusätzliche, an den Akupunkturpunkten ansetzende Therapie mit Wärmereizen durch Abbrennen von Kräutern.
- **Behandlungsfrequenz:** Akute Erkrankungen werden in 2 – 3 tägigen Abständen, chronische Erkrankungen 1 – 2× pro Woche behandelt.

Bewertung

- Als Regulationsmethode hat die Akupunktur besondere Bedeutung in der Prävention und Therapie funktioneller Störungen. Der Einsatz kann je nach Erkrankung alternativ oder additiv erfolgen.
- Bei chronischen Schmerzsyndromen kann eine rasche Schmerzlinderung erzielt werden. Eine bessere Wirksamkeit anderer physikalischer Maßnahmen im Anschluß an die Akupunktur wird klinisch oft beobachtet.
- Bei Schmerzen und Funktionsstörungen des Bewegungsapparates kann insbesondere durch Akupunktur an Fernpunkten und Punkten der Mikrosysteme (Ohr, Schädel, Mund) eine rasche Besserung erzielt werden.
- Bei Störungen innerer Organe und neurovegetativen Krankheitsbildern tritt der Effekt langsamer ein.

7.2 Dekubitusprophylaxe

Grundlagen

- **Entstehungsmechanismus:** Hautläsion durch anhaltenden Druck auf die Haut mit Störung der Mikrozirkulation. Scherkräfte, Reibung und Feuchtigkeit der Haut wirken begünstigend.
- **Risikofaktoren:** Immobilisierung (Bewußtlosigkeit, Koma, Lähmungen), Schockzustand, Kachexie, arterielle Durchblutungsstörungen, Fieber und Exsikkose, neurotrophe Störungen, große chirurgische und orthopädische Eingriffe, Depression, psychiatrische Erkrankungen wie Katatonie.
- **Lokalisationen:**
  - *Häufigste Lokalisation:* Os sacrum.
  - *Weitere gefährdete Stellen:* Hinterhaupt, Schulterblätter, Dornfortsätze der Brustwirbelsäule, Trochanter major, Fersen, Ellbogen, Malleolus lateralis und medialis, Fibulaköpfchen.
- **Stadieneinteilung:**
  - *Stadium I:* Umschriebene Hautrötung, die nicht wegdrückbar ist.
  - *Stadium II:* Hautdefekt, sichtbares Subkutangewebe.
  - *Stadium III:* Bis auf das Periost reichender Hautdefekt.
  - *Stadium IV:* Knochenbeteiligung, Gefahr der Sepsis.
- **Ärztliche Verantwortlichkeit:** Prophylaxe und Therapie des Dekubitus sind ärztliche Aufgabe und dürfen nicht einfach an die Pflege delegiert werden. Aufgrund einschlägiger Urteile des Bundesgerichtshofes ist der zuständige Arzt zu folgenden Maßnahmen verpflichtet:
  - Erkennung und laufende Überwachung gefährdeter Patienten.
  - Dokumentation eines drohenden bzw. bestehenden Dekubitus.
  - Dokumentation prophylaktischer und/oder therapeutischer Maßnahmen.

Durchführung

- **Dekubitusprophylaxe:**
  - *Allgemeine Maßnahmen:*
    - Erkennung von Risikopatienten.
    - Tägliche Kontrolle gefährdeter Hautstellen.
    - Sorgfältige Hautpflege.
    - Vermeidung von Hautmazerationen bei Harn-und Stuhlinkontinenz.
  - *Druckentlastung gefährdeter Hautstellen:*
    - Regelmäßiges Umlagern. Bei sichtbarer Gefährdung (Hautrötung) regelmäßiges 2–3stündliches Umlagern. 30°-Schräglagerung ist der reinen Seitlage vorzuziehen (Gefährdung der Trochanteren).
    - Mobilisierung gefährdeter Patienten.
  - *Verwendung spezieller Matratzen, Kissen:*
    - Quadermatratzen, Luftmatratzen, superweiche Schaumstoffmatratzen: Lagerung immobiler Patienten. Ausschneiden eines kegelförmigen Loches in Schaumstoffauflagen, damit ein bestehender Defekt von Druck entlastet ist.
    - Gelkissen: Positionierung unter gefährdeten Hautstellen.
    - Bei Rollstuhlfahrern Verwendung weicher Schaumstoffkissen (Kissen mit Kunststoffbezug fördern die Schweißbildung!).

7.2 Dekubitusprophylaxe

- Spezialbetten:
  - Strykerbett (Sandwichbett): Bei Querschnittsläsionen.
  - Bei schwerkranken Patienten, die nicht regelmäßig gelagert werden können auch in der häuslichen Pflege (z. B. beatmete Patienten, Polytraumatisierte). Statisch-dynamische Systeme (geringe Druckentlastung, z. B. Wechseldruckmatratzen); Luftkissenbetten oder „Luftmatratzen" (mittlere Druckentlastung). Mikroglaskugelgeräte (hochgradie Druckentlastung, Clinitrongerät).

► **Wundbehandlung:**
  - *Allgemeine Maßnahmen:* Sorgfältige Hautpflege, hygienische Versorgung.
    - Chirurgische Entfernung nekrotischer Beläge.
    - Verwendung proteolytischer Enzyme (Iruxol, Fibrolan) sowie Desinfizienzien (Betaisodona) bei eitrigen und fibrinösen Belägen. *Cave*: Aggressive Substanzen hemmen die Wundheilung bei zu langer Verwendung.
    - Verwendung hydrokolloider Verbände (z. B. Comfeel, Varihesive) bei sauberen Wundverhältnissen. Bei stark sezernierenden, tiefen Wunden Alginate (Algosteril, Tegagel); bei trockenen Wunden mit verkrusteten Belägen Hydrogele (Hydrosorb, IntraSite Gel).
  - *Kohlensäurebäder* (S. 35): Verbesserung der Mikrozirkulation.
  - Frühestmögliche Mobilisierung.

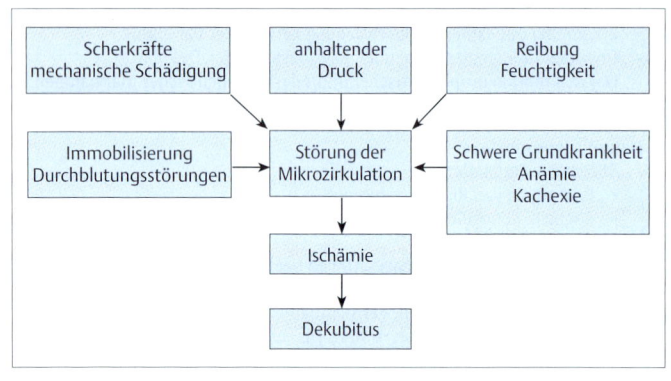

Abb. 60 Entscheidender Faktor, der zum Dekubitus führt, ist ein anhaltender Druck auf die Haut mit nachfolgender Ischämie. Begünstigend kommen hinzu die Reibung, die Feuchtigkeit sowie Scherkräfte

7.3 Autogenes Training

Grundlagen

- **Einleitung:** Bei der Behandlung aller Erkrankungen sowie bei der Rehabilitation spielt die Zuwendung und Betreuung des kranken Menschen eine wichtige Rolle. Das Eingehen auf psychische Fragen und Probleme und das verständnisvolle, geduldige Zuhören sind unverzichtbare Bestandteile einer ganzheitlichen Therapie. Ein Gespräch über Ziele, Sinn und Zweck des Lebens ist ebenso eine ärztliche Aufgabe wie die physikalische Therapie einer Funktionsstörung. Große Bedeutung in der physikalischen Medizin, bei den Naturheilverfahren und in der Rehabilitation spielen Entspannungsverfahren.
- **Definition:** In den 20er Jahren von dem Neurologen J. H. Schulz entwickelte Entspannungstechnik, die durch autohypnotische bzw. autosuggestive Vorstellungen eine „konzentrative Selbstentspannung" auf körperlicher und psychisch-geistiger Ebene ermöglicht.
- **Wirkungsmechanismus:** Im Sinne einer Stabilisierung und Umschaltung des Vegetativums werden die unwillkürlichen Körperreaktionen beeinflußt und die parasympathischen Reaktionen gefördert. Die Anwendung der erlernten Übungen ermöglicht eine raschere Entspannung in Streßsituationen.

Indikationen

- Unruhezustände, Schlafstörungen, Angst- und Erschöpfungszustände.
- Anhebung der Lern- und Leistungsfähigkeit.
- Vegetative Funktionsstörungen (z. B. funktionelle Herzerkrankung, Hypertonie).
- Rehabilitation nach Herz-Kreislauferkrankungen.
- Chronische Schmerzsyndrome, Rückenschmerzen, Myogelosen, Muskelverspannungen.
- Asthma bronchiale.
- Erkrankungen des Verdauungstraktes.
- Geburtsvorbereitung.
- Funktionelle Sprachstörungen (Stottern).
- Raucherentwöhnung.
- Eßstörungen.

Kontraindikationen, Nebenwirkungen

- **Kontraindikationen:**
  - Psychiatrische Erkrankungen wie Depressionen, Schizophrenien.
  - Erkrankungen und Tumoren des ZNS.
  - Hypochondrische und hysterische Persönlichkeitsstruktur.
- **Nebenwirkungen:**
  - Müdigkeit, Benommenheit bei zu starker Entspannung und mangelnder Rückführung, Schwindelgefühl bei zu langem Üben.
  - Muskelverspannungen und Muskelschmerzen bei inkorrekter Haltung.

Durchführung

- Die Behandlung erfolgt in der Regel als Gruppentherapie.
- Einnahme einer entspannten Körperhaltung: Rückenlage, Sitzen auf einem Schemel (sog. Droschkenkutscherhaltung) oder in einem Lehnstuhl.

7.3 Autogenes Training

- **Unterstufe:** Erlernen von 7 Konzentrationsformeln:
  - Ruhe, Schwere, Wärme, Durchblutungssteigerung, Herzregulation, Atemeinstellung, Regulierung der Bauchorgane („Sonnengeflecht"), Wahrnehmung der „Stirnkühle". Hierbei sind Knappheit, Präzision und Monotonie der Formeln im Sinne einer hypnotischen Wirkung wichtig.
  - Durch die regelmäßige Übung entwickeln sich gebahnte Reflexe, die unter anderen Lebensumständen (Streß) leichter abrufbar werden.
  - Zur Beendigung der Übung erfolgt ein bewußtes Zurücknehmen der Aufmerksamkeit mit Anspannen der Muskeln, tiefem Durchatmen, Öffnen der Augen.
- **Oberstufe:** Zusätzliche meditative, bildhafte Vorstellungen. Gliederung in 6 Stufen mit individuellen Leitsprüchen als Formeln, z.B. abstrakte Begriffe, einen starken Wunsch versinnbildlichende Erlebnisse, das Bildnis eines anderen Menschen, für den Patienten existentiell wichtige Fragen.
- **Behandlungsdauer, -frequenz:** Wöchentliche Sitzungen von 30–60 Minuten Dauer über 10 Wochen. Zusätzlich eigenständiges Üben 3× pro Tag für 5 Minuten zu Hause und am Arbeitsplatz.

7.4 Imaginative Entspannungsmethoden

Grundlagen

- **Definition:** Imaginative Verfahren bezeichnen ein breites Spektrum von Ansätzen, die innere Vorstellungen, vor allem Bilder, aber auch akustische und kinästhetische Empfindungen nutzen, um die Selbstwahrnehmung zu fördern und angenehme psycho-physische Erlebnisse zu ermöglichen.
- **Prinzip:**
  - In Form positiver Imaginationen von Sinneseindrücken (Naturerleben, angenehme Erinnerungen), Autosuggestion („leicht wie eine Feder") und Phantasiereisen („Ort der Ruhe und der Kraft") unterstützen sie die Wirkungsmechanismen anderer Verfahren.
  - Imaginative Verfahren erleichtern die Konzentration auf innere Vorgänge, vertiefen die Erlebnisqualität und bieten zusätzlich ein breites Spektrum von Übungen, um Selbstheilungskräfte zu aktivieren (z.B. Schmerzvisualisierungen und „Guided imagery" nach Simonton für Patienten mit chronischen Erkrankungen).
- **Wirkungsmechanismus:** Entspannende Imaginationen ergänzen das *allgemeine* Erleben von Ruhe durch *spezifische* reaktivierte Erfahrungen mit positiven Inhalten; die subjektiv gespeicherten Erfahrungen werden verfügbar gemacht und beeinflussen so das psycho-physische Spannungsniveau.

Indikationen

- Grundsätzlich wie beim Autogenen Training (S. 162).
- Empfehlenswert für sehr gestreßte Patienten mit Konzentrationsstörungen.
- Geeignet zur Förderung der Motivation für Entspannungsübungen.
- Kombination mit psychotherapeutischen Methoden möglich.

Durchführung

- Im Rahmen anderer Entspannungsverfahren (z.B. Phantasiereisen im Anschluß an Autogenes Training).
- Als ergänzendes Angebot zu anderen Entspannungsverfahren.
- Die Inhalte können individuell auf die Bedürfnisse der Teilnehmer abgestimmt werden.

7.5 Progressive Muskelrelaxation

Grundlagen

- **Definition:** In den 20er Jahren von dem amerikanischen Arzt Edmund Jacobson entwickelte Entspannungstechnik, die auf der Basis einer Wechselbeziehung zwischen psychischer und muskulärer Spannung durch Training die Spannung der Willkürmuskulatur herabsetzt, was eine psychische Entspannung nach sich zieht.
- **Wirkungsmechanismus:**
  - Jacobson stellte fest, daß Anspannungen der Muskulatur häufig im Zusammenhang mit innerer Unruhe, Streß und Angst auftreten. Durch Ausnutzung der o. g. Wechselbeziehung zwischen psychischer und muskulärer Spannung wird durch Training im günstigsten Fall ein Kreisprozeß erreicht, bei dem die Muskelentspannung eine allgemeine Beruhigung bewirkt, die ihrerseits wiederum eine weitere Entspannung der Muskulatur verursacht.
  - Die kurzzeitige Anspannung einer Muskelgruppe ist von einer vertieften Entspannung gefolgt. Dabei muß die Entspannungsphase deutlich länger als die Anspannungsphase sein. Durch voranschreitende Anspannung und Entspannung einzelner Muskelgruppen wird ein sich ständig vertiefender Ruhezustand erreicht.
  - Ausführliche Trainingsprogramme beinhalten insgesamt 16 Muskelgruppen: Hände, Ober- und Unterarme, Gesicht (Stirn, obere und untere Wangenpartie), Nacken, Hals, Brust, Schultern, Rücken, Bauch, Ober- und Unterschenkel, Füße. Kürzere Programme, z. B. Kurzform nach Ohm (s. u.) beziehen weniger Muskelgruppen ein.
- **Therapeutische Wirkungen:** Im Vergleich zu anderen Methoden der Entspannung (Meditation, funktionelle Entspannung, konzentrative Bewegungstherapie, Yoga) liegen für das autogene Training und die progressive Muskelrelaxation die meisten wissenschaftlichen Untersuchungen vor:
  - Die Atmung wird langsamer und gleichmäßiger.
  - Rückgang des Sauerstoffverbrauches.
  - Absinken der Herzfrequenz.
  - Absinken eines erhöhten Blutdruckes.
  - Entspannung der Skelettmuskulatur.
  - „Harmonisierung" des Immunsystems (eigene Untersuchungen).

Indikationen

- Grundsätzlich alle Störungen, bei denen eine Entspannung erwünscht ist.
- Erkrankungen des Stütz- und Bewegungsapparates.
- Funktionelle Herz- und Kreislaufstörungen, Hypertonie, Rehabilitation nach Herzinfarkt.
- Spannungskopfschmerzen.
- Funktionelle Magen-Darmbeschwerden.
- Ein- und Durchschlafstörungen.
- Angstzustände.
- Unterstützend bei der Raucherentwöhnung.
- Versuchsweise Anwendung in der Onkologie (gute Erfolge beschrieben).

Kontraindikationen

- Psychiatrische Erkrankungen wie Depressionen, Schizophrenie.
- Erkrankungen und Tumoren des ZNS.

7.5 Progressive Muskelrelaxation

Durchführung

- Ruhige Umgebung, bequeme Körperhaltung (Rückenlage oder entspannte Sitzhaltung), lockere Kleidung.
- Schließen der Augen.
- Anspannung der betreffenden Muskelgruppe für 5 Sekunden, während dieser Zeit ruhig weiteratmen, Spüren der Anspannung. Anschließende vollständige Entspannung für 30 Sekunden, dabei Konzentration auf die Empfindungen in der entspannten Muskulatur („Genießen Sie die völlige Entspannung").
- **Kurzform nach Ohm:**
    - Durchführung im Sitzen oder Liegen.
    - *Hand, Unterarme:* Anspannen der Faust, Haltung der Spannung für 5 Sekunden unter Beachtung des Spannungsgefühls, vollständige Entspannung unter Beachtung der Empfindungen im entspannten Unterarm. Wiederholung mit beiden Fäusten.
    - *Oberarme:* Anspannen der Bizepsmuskeln (Arme beugen), anschließende Entspannung, die Arme ruhen bequem, Nachspüren der Entspannung im Oberarm. Anspannen der Trizepsmuskeln (Strecken der Arme), dann vollständige Entspannung, Arm in bequeme Lage bringen, Nachspüren der Entspannung.
    - *Schultern:* Hochziehen der Schultern, Anspannung für 5 Sekunden, Entspannung 30 Sekunden.
    - *Nacken:* Kopf nach hinten drücken, Anspannung der Nackenmuskeln für 5 Sekunden, Entspannung 30 Sekunden.
    - *Gesicht:* Zusammenkneifen der Augen, Halten der Anspannung für 5 Sekunden, Grimassieren als Anspannung der Gesichtsmuskulatur, Zusammenbeißen der Zähne, anschließend jeweils Entspannung und Nachspüren für 30 Sekunden.
    - *Rückenmuskeln:* Anspannen der Rückenmuskulatur, indem die Schulterblätter nach hinten gezogen werden; Entspannen, Nachspüren.
    - *Bauchmuskulatur:* Anspannen und Entspannen der Bauchdecken.
    - *Oberschenkel und Gesäß:* Gesäßbacken zusammenkneifen, Entspannen, Anspannen der Oberschenkel, Entspannen.
    - *Unterschenkel:* Wadenmuskulatur: Füße und Zehen nach unten wegdrücken, so daß Spannung in den Waden spürbar wird, Entspannen. Schienbeinmuskulatur: Zehen und Füße nach oben ziehen, Entspannen.

7.6 Atem- und Lösungstherapie

Grundlagen

- **Definition:** In den 20er Jahren von Alice Schaarschuch entwickeltes Therapiekonzept zur Erzielung einer psycho-physischen Entspannung durch verbesserte Körperwahrnehmung.
- **Wirkungsmechanismen:**
  - *Spannungsregulation:* Die Atem- und Körpermuskulatur wird in einen „Grundtonus" gebracht, wodurch optimale, ausgewogene Bewegungsabläufe zwischen Agonisten und Antagonisten ermöglicht werden.
  - *Regulation des vegetativen Nervensystems:* Durch Zusammenwirken von Motorik und vegetativen Kerngebieten im ZNS erfolgt eine Senkung des Sympathikotonus.
  - Durch die Konzentration auf Körper und Atmung wird ein gelöster, entspannter Zustand erreicht.
- **Therapieziele:** Entspannung in physischen und psychischen Streßsituationen, ökonomische Beeinflussung der Muskelaktivität.

Indikationen

- Vegetative Dysfunktionen, funktionelle Herz- und Magenbeschwerden.
- Angst- und Schmerzsyndrome, Nervosität.
- Rückenbeschwerden.
- Atemwegerkrankungen (nicht im Sinn einer Atemtherapie!).

Nebenwirkungen

- Parasympathische Reaktionen bei zu langem Üben: Übelkeit, Schwindel (kompensatorische Sympathikusgegenregulation mit Herzrasen, Bewegungsunruhe).
- Reizerscheinungen bei Arthrosen und Arthritiden.

Durchführung

- Einzel-, Gruppen- oder Kombinationstherapie.
- **Grundprinzip aller Übungen:** Schulung der Wahrnehmung aller durch die Sinnesorgane vermittelten Eindrücke (gesteigertes Sinnesempfinden) und der Atemform.
- **Therapiemethoden:**
  - *Schulung der Wahrnehmung:*
    - Tastarbeit.
    - Körperstellung: Liegen, Sitzen, Gehen, Stehen. Erspürt werden Schwerkraft, Muskelanspannungen, Vergleich vor und nach einer Übung, Seitenvergleich.
    - Verschiedene Körperbereiche: „Untere Basis" (spürbar über Atembewegungen im Becken-Bauchraum), „obere Basis" (Kopfbereich, spürbar durch Gähnen), „Hülle" (entsprechend den Körperbegrenzungen).
    - Abhebeproben: Langsames Heben und Bewegen von Gliedmaßen durch den Therapeuten, wobei Passivität und Gewichtsabgabe des Patienten erwünscht sind.
  - *Packe- und Hängegriffe:* Greifen und Ziehen einer Hautfalte.
  - *Kopfarbeit:* Vorsichtiges passives Bewegen des Kopfes durch den Therapeuten zur Lösung muskulärer Nackenverspannungen.

7.6 Atem- und Lösungstherapie

- *Dehnlagen:* Beckenschaufel (Rückenlage mit angezogenen Beinen), Halbmondlage, Knie-Fersen-Sitz, Päckchen (zusätzliches Ablegen des Oberkörpers auf die Knie), Abhängen vom Behandlungstisch, aktives Dehnen der Muskeln. Dauer der Dehnlagen 15–25 Minuten mit langsamer Auflösung.
- *Drehlagen:* Untere Drehlage, Brustdrehlage, Rückendrehlage. Dauer der Drehlagen 15–25 Minuten mit langsamer Auflösung.

▶ **Behandlungsfrequenz:** Zu Beginn der Therapie möglichst häufige angeleitete Sitzungen, z. B. in Form eines Kurses, danach selbständiges tägliches Üben.

Atemtherapie nach Middendorf

▶ **Definition:** Von Ilse Middendorf entwickelte Atemtherapie mit ganzheitlichem Ansatz, der - ausgehend von der Atemheilkunde nach Schmitt und psychotherapeutischen Ansätzen C. G. Jungs - Atemerleben, Selbsterfahrung und Bewegung miteinander verbindet.
▶ **Voraussetzungen:** Die Methode erfordert eine fundierte Ausbildung.
▶ **Prinzip:** Die Atemtherapie nach Middendorf ergänzt wahrnehmungsorientierte und autosuggestive Entspannungstechniken durch spezifische Techniken der Atemerfahrung und -lenkung; Sanfte Bewegungsübungen sind integriert.
▶ **Indikationen:** S.o. Atem- und Lösungstherapie.
▶ **Kontraindikationen:** Patienten mit massiven Bewegungseinschränkungen oder ausgeprägten Schmerzzuständen.
▶ **Durchführung:** Verschiedene Methoden:
- Atemformeln („Atmen", „Sammeln", „Empfinden") erlernen.
- Atemgeräusche erkunden und nutzen.
- Rhythmische Bewegungen für Körper und Seele.

7.7 Feldenkrais-Methode

Grundlagen

- **Definition:** Von dem Physiker und Verhaltensforscher Dr. Moshé Feldenkrais (1904–1984) entwickelte pädagogische Methode, die durch Erweiterung des menschlichen Bewegungspotentiales eine Erweiterung der Bewußtheit und eine Änderung des Selbstbildes ermöglicht.
- **Grundvorstellungen:**
  - Alle menschlichen Funktionen werden im Laufe des Lebens erlernt. Dieses individuelle Lernen kann zur Perfektion gelangen oder rückläufig werden. Mit Hilfe der Feldenkrais-Methode soll eine Förderung der Reife des ZNS bzw. eine Weiterentwicklung bestimmter Verhaltensmuster, die im Laufe des Lernprozesses entstanden sind, erreicht werden.
  - Die Bewegung gibt Aufschluß über die Aktivität und das Maß der Entwicklung des ZNS. Bewegungsstörungen wie Zittern, Lähmungen, Ataxien, eine Sprachbehinderung und mangelhafte Muskelkontrolle weisen auf Störungen des ZNS hin.
  - Das individuelle Selbstbild spiegelt sich im Verhalten wieder. Da Verhalten Bewegung ist, entspricht das Selbstbild einem Bewegungsbild. Nach Feldenkrais läßt sich das Verhalten durch eine Änderung des Selbstbildes ändern. Durch eine gerichtete Aufmerksamkeit auf die interne Dynamik des Bewegungsablaufes, d.h. auf die inneren propriozeptiven Rückmeldungen einer Bewegung, wird die Möglichkeit geschaffen, Handlungen zu reorganisieren. Werden alle Stimuli auf ein Minimum reduziert, verringern sich auch alle Veränderungen im Muskelsystem auf ein Minimum. Die Sensitivität erhöht sich auf ein Maximum und differenzierte Details können wahrgenommen werden, die der Aufmerksamkeit vorher entgingen. Ist die Differenzierungsfähigkeit geschult, können Einzelheiten des Selbst und/oder der Umgebung besser wahrgenommen werden.
- **Ziele und Ansatzpunkte:**
  - Funktionale Verbesserung bei Bewegungseinschränkungen und Schmerzen.
  - Optimierung von Bewegungsabläufen jeder Art.
  - Verbesserung von Haltung, Flexibilität, Koordination und Bewegungseffizienz.
  - Anregung der Persönlichkeitsentwicklung.
  - Emotionales und physisches Wohlbefinden.
  - Herabsetzung von Streß.
  - Steigerung von Lebendigkeit und Beweglichkeit in allen Lebensbereichen.

Indikationen

- Wunsch der Verbesserung der Beweglichkeit, des physischen und emotionalen Wohlbefindens.

Kontraindikationen

- Die Feldenkrais-Methode ist nicht indiziert bei Patienten, die statt zu lernen behandelt werden wollen. Da jeder Mensch, ob „gesund" oder „krank", sich weiter entwickeln und lernen kann, gibt es keine medizinische Kontraindikation.

7.7 Feldenkrais-Methode

Durchführung

- Die Feldenkrais-Methode kann in Form von Einzel- oder Gruppenunterricht durchgeführt werden.
- **Gruppenmethode „Bewußtheit durch Bewegung":** Verbal angeleitete Bewegungssequenzen unter Einbeziehung von Denken, Spüren und Vorstellungsvermögen:
  - Zu Beginn Durchführung der Lektionen im Liegen, dadurch Auflösung muskulärer Muster: Aufhebung des Druckes auf die Fußsohle und der daraus resultierenden Konfiguration der Gelenke. Das ZNS empfängt nicht die infolge der Schwerkraft vorhandenen Stimuli, die efferenten Impulse sind nicht mit dem vorhandenen Muster verbunden.
  - Reduktion von Anstrengung bis hin zur reinen Vorstellung bewirkt ein Maximum an Sensitivität. Geringe Änderungen im efferenten Tonus und die veränderte Anordnung der verschiedenen Körperteile werden aufgespürt.
  - Die Themen der Lektionen orientieren sich an Bewegungsabläufen, z. B.:
    - Vom Liegen zum Sitzen.
    - Aufstehen vom Stuhl.
    - Umdrehen beim Gehen oder Stehen.
  - Nach Einführung des Themas werden Variationen angeboten, Differenzierung des Bewegungsablaufes, Richtung der Aufmerksamkeit auf einzelne Segmente (z. B. Differenzierung von Augen- und Kopfbewegung, von Kopf- und Schulterbewegung) und die Art der Bewegung (Wahrnehmung des Kraftaufwandes, der Koordination, des Tempos).
  - Die Lektionen besitzen eine Grundstruktur, entwickeln sich jedoch aus dem Dialog mit der Gruppe. Sie erfassen alle Aspekte der sensomotorischen Funktionen. Die Dauer einer Lektion beträgt jeweils 30–60 Minuten, die Behandlungsfrequenz sollte individuell gestaltet werden.
  - Die Dauer des Lernprozesses und der Veränderungen des Selbstbildes ist abhängig von der individuellen Lernfähigkeit, der Persönlichkeitsstruktur und der persönlichen Fragestellung der einzelnen Teilnehmer.
- **Einzelmethode „Funktionelle Integration":**
  - Bei dieser Methode bewegt sich der Schüler nicht aktiv, sondern erfährt die Zusammenhänge des Bewegungssystems in verschiedenen Positionen passiv in Form von Berührungen und Bewegungen durch den Lehrer.
  - Die Funktionelle Integration wird immer individuell gestaltet und auf die Bedürfnisse des Einzelnen abgestimmt.
  - Dauer einer Lektion 45–60 Minuten, individuelle Behandlungsfrequenz.

7.8 Musiktherapie

Grundlagen

- **Definition:** Gezielter Einsatz musikalischer Elemente zur Förderung von Ausdruck und Kommunikation, basierend auf dem aktuellen Wissensstand medizinisch-psychologischer und psychotherapeutischer Forschung.
- **Einsatzgebiete:** Musiktherapeuten arbeiten in Kliniken, Institutionen und sonstigen psycho-sozialen Einrichtungen mit Ärzten, Psychologen und Kollegen aus den helfenden Berufen zusammen. Ansätze und Methoden der Musiktherapie ergeben sich aus der Ausbildung und den Krankheitsbildern, mit denen gearbeitet wird. Die meisten Musiktherapeuten arbeiten mit einem tiefenpsychologischen Ansatz.

Indikationen

- Beziehungsstörungen und/oder Störungen des emotionalen Bereiches.
- Sprachstörungen: Schwere sprachliche Behinderungen bis hin zum Ausfall der Kommunikation (Mutismus, Aphasie, Dysarthrie), da hier verbale Therapien oft nicht möglich sind.
- Rehabilitation erworbener Schäden des ZNS: Insbesondere bei Patienten mit spezifischen Wahrnehmungs- und Kommunikationsstörungen. Der musikalische Dialog kann verlorengegangene oder beeinträchtigte Kommunikation ersetzen, ergänzen und neue Wege eröffnen. Er bietet Orientierung und Eingebundensein in einen Zustand veränderter Wahrnehmung und hilft, einer Isolation entgegenzuwirken.
- Krankheitsverarbeitung: Nach schweren Erkrankungen können Gefühle wie Freude, Wut, Trauer, Schmerz mit Hilfe der Musik zum Ausdruck gebracht oder überhaupt erst erlebt werden. Die Musik kann auffangende, stützende und ordnende Funktionen übernehmen, wenn sich der Patient durch die erlittene Erkrankung in einem Zustand von Identitätsverlust und emotionalem Chaos befindet. Im Musikmachen werden Integrität und Vitalität erlebt, die der Patient verloren glaubte.
- Da die therapeutische Beziehung im musiktherapeutischen Prozeß eine entscheidende Rolle spielt, kann Musiktherapie in jedem Falle nur auf freiwilliger Basis gelingen.

Durchführung, Methodik

- **Aktive Musiktherapie:**
  - *Freie Improvisation:* Durchführung mit leicht spielbaren Instrumenten. Stimme und Bewegung sind Wege des Ausdrucks und der Kommunikation. Der Musikbegriff ist erweitert: Jede rhythmische und klangliche Äußerung des Patienten wird als eine Form des persönlichen Ausdrucks verstanden und vom Therapeuten aufgegriffen. Im Dialog entwickelt sich eine gemeinsame musikalische Gestalt. Musikalische Vorkenntnisse des Patienten sind nicht erforderlich.
  - *Inhaltliche Vorgaben, Spielregeln:* Hiermit kann der Therapeut strukturierend und fokussierend eingreifen. Verstanden wird das gemeinsame Produkt als eine Abbildung von kommunikativen Strukturen, als ein Ausdruck von Befindlichkeiten und Bedürfnissen. Durch die Nähe der Musik zum Emotionalen werden Gefühle leichter erlebbar (oder auch wiederbelebt) und können im Spiel dem Gegenüber mitgeteilt werden.

7.8 Musiktherapie

- *Bedeutung des freien musikalischen Dialoges:* Dieser Dialog zwischen Patient und Therapeut kann zu den entwicklungspsychologischen frühen Formen des präverbalen Dialogs zwischen Kind und erster Bezugsperson in Beziehung gesetzt werden. Im Sinne einer partiellen Regression können auf diese Weise frühe Mangelerfahrungen kompensiert und korrigiert werden. Fallen andere, „spätere" Kommunikationsformen aus, bleibt der musikalische Dialog unter Umständen die letzte Kommunikationsmöglichkeit. Der therapeutische Rahmen wird zum „Spielraum", zum Erlebnis- und Experimentierfeld, in dem ungewohnte Ausdrucks- und Begegnungsformen erprobt werden können.
- ▶ **Rezeptive Musiktherapie:** Hören von auf Tonträgern gespeicherter oder vom Therapeuten gespielter Musik, Aufarbeitung der durch die Musik im Patienten ausgelösten Empfindungen, Gefühle und Assoziationen.
- ▶ **Verbale Aufarbeitung:** Sie ist bei aktiver und rezeptiver Musiktherapie von großer Bedeutung, um das Erlebte auf eine bewußtere Ebene zu bringen und eine Reflexion zu ermöglichen.

Informationsadressen, Ausbildungsmöglichkeiten

- ▶ **Informationsadressen:**
  - Deutsche Gesellschaft für Musiktherapie (DGMT e.V.)
    Postfach 440550
    Libauerstr. 17
    10245 Berlin
  - Deutscher Berufsverband für MusiktherapeutInnen (DBVMT)
    Geschäftsstelle: c/o Wendi Reinhardt
    Tünkenhagen 3
    23553 Lübeck.
- ▶ **Staatliche Hochschulen** (Studiengänge):
  - Fachhochschule für Musiktherapie
    Maaßstr. 26
    69123 Heidelberg
  - Institut für Musiktherapie der Hochschule für Musik
    Harvestehuder Weg 12
    20148 Hamburg
  - Fachbereich Musiktherapie der Hochschule der Kunst
    Mirendorffstr. 33
    10589 Berlin
  - Hochschule für Musik und darstellende Kunst
    Fachbereich Musiktherapie
    Rennweg 8
    A 1030 Wien
  - Westfälische Wilhelms-Universität
    48149 Münster
  - Universität Witten-Herdecke
    58448 Witten
- ▶ **Private Hochschulen und Ausbildungsstätten mit inhaltlicher Orientierung:**
  - München (Freies Musikzentrum), Zürich (Projekt BAM), Hückeswagen (Europ. Akademie f. Psychosoziale Gesundheit und Kreativitätsförderung), Berlin (anthroposophische Ausbildungsstätte).

7.9 Taijiquan

Grundlagen

- Frühere Schreibweise: T'ai Chi Ch'uan.
- **Definition:** Von den traditionellen chinesischen Kampfkünsten abgeleitetes ganzheitliches Übungssystem zur Pflege und Entwicklung der Persönlichkeit, welches Gesundheitsübung, Meditation in Bewegung und Selbstverteidigungskunst beinhaltet.
- Taijiquan ist keine Therapie im eigentlichen Sinn, kann aber therapeutisch genutzt werden. In China und Südostasien wird es täglich von Millionen Menschen im Sinne gesundheitserhaltender Übungen praktiziert. Unter den verschiedenen Stilen ist der nach Lu-Chuan-Yang benannte *Yang-Stil* am verbreitetsten. Die fortschreitende Kommerzialisierung führt beim Taijiquan zu einer zunehmenden Verwässerung dieser alten Kunst und degradiert sie zu einer chinesischen Gymnastik.
- **Wirkungen:** Sie sollen den Menschen in seiner Gesamtheit von Körper, Geist und Seele erfassen. Voraussetzungen sind im Rahmen eines qualifizierten Unterrichtes erlernte, regelmäßig und korrekt praktizierte Übungen und das Freimachen von jeder Art erfolgsbezogener Zielstrebigkeit.
  - Regulative und fördernde Wirkungen auf Wirbelsäule, Kreislauf, Stoffwechsel, Verdauung und Atmung.
  - Wiederherstellung bzw. Erhöhung von Flexibilität und Geschmeidigkeit der Muskeln, Sehnen und Gelenke durch ausgewogene Bewegungen, dadurch allmählicher Abbau übermäßiger muskulärer und psychischer Spannungen.
  - Verstärkung des Gelenkstoffwechsels, die Gelenke werden weich und geschmeidig. In der chinesischen Medizin wird die „Durchlässigkeit" der Gelenke angestrebt, da nur bei offenen Gelenken die Lebensenergie „Qi" ungehindert fließen kann.
  - Ausgleichende und harmonisierende Wirkungen auf die Energieleitbahnen (Meridiane, S. 157) und somit auf innere biologische Prozesse.
  - Stärkung des Immunsystems, Erhöhung des Selbstheilungsvermögens des Körpers.
  - Positiver Einfluß auf Funktionen des Nervensystems, die als Steigerung der Konzentrationsfähigkeit nachweisbar und im EEG meßbar sind.
  - Ausgleichende Wirkung auf das vegetative Nervensystem.

Indikationen

- Generell ist Taijiquan jedem Menschen zu empfehlen.
- Klinische Anwendung (Wirksamkeit soll nachgewiesen sein bei):
  - Magen- und Duodenalulzera.
  - Chronische Hepatitis.
  - Chronische Bronchitis, Asthma bronchiale.
  - Chronische Beschwerden des Verdauungstraktes.
  - Neurasthenie, psychovegetative Syndrome.
  - Erkrankungen des Bewegungsapparates mit Beschwerden im Bereich der Beine und des Rückens, besonders bei älteren Menschen.
  - Muskelverspannungen (Nacken, Schulter, Rücken).

Kontraindikationen

- Somatische und psychische Erkrankungen im akuten Stadium.

7.9 Taijiquan

Durchführung

- ▶ **Einfache vorbereitende Übungen:**
  - Rotation und Translation der senkrechten Körperachse.
  - Aufrechte Haltung des Körpers, ohne ihn (krampfhaft) gerade zu „halten".
  - Sinken und Loslassen, zuerst des Körpers, besonders in den Kniegelenken, mit zunehmender Übung auch Sinken und Sammeln der Aufmerksamkeit in der Mitte.
  - Langsame, fließende kreisförmige Bewegungen ohne die geringste Anstrengung.
  - Die Einheit des Körpers in der Bewegung.
- ▶ **Ausdrucksformen von Yin und Yang:** Ziel ist eine klare Unterscheidung zwischen den beiden polaren Kräften Yin und Yang durch deren Wirkung:
  - Hin- und Herverlagern des Körpergewichtes zwischen beiden Füßen. Die Bewegungsfolge geschieht wie von allein und muß nicht „gemacht" werden.
  - Öffnen und Schließen in den Gelenken.
  - Wechsel zwischen rechts und links, vorne und hinten, oben und unten.
  - Fließender Rhythmus des Atems.
- ▶ **Partnerübungen:** Einfache bis komplexe Bewegungsfolgen, die auch Angriffs- und Verteidigungssituationen beinhalten. Sie bewirken:
  - Entwicklung und Verfeinerung der taktilen und situativen Wahrnehmung.
  - Umsetzung der Taijiquan-Prinzipien im Umgang mit sich selbst, mit anderen und der Umgebung.
- ▶ **Taijiquan-Form:** Bei der eigentlichen Taijiquan-Bewegungsfolge geht die Ausführung der einzelnen Stellungen langsam und fließend ineinander über. Yang-Stil:
  - Kurze Bewegungsfolge: 64 Stellungen, ca. 8 Minuten.
  - Lange Bewegungsfolge: 140 Stellungen, ca. 20 Minuten.
  - Taijiquan-Bewegungsfolgen mit Schwert, Säbel oder Stock (seltener angewandt).

7.10 Therapeutische Lokalanästhesie (TLA)

Grundlagen

- Synonym: Neuraltherapie.
- **Definition:** Behandlung von Schmerzzuständen unterschiedlicher Genese durch Applikation von Lokalanästhetika unter Ausnutzung schmerzphysiologischer Wirkungsmechanismen im Sinne einer biologischen Regulationstherapie.
- **Entwicklung:** Ausgehend von Beobachtungen der Brüder Ferdinand und Walter Hunecke („Sekundenphänomen": sofortiges Verschwinden bestimmter Schmerzzustände nach Injektion in Narben) wurde die therapeutische Lokalanästhesie entwickelt. Sie ist heute fester Bestandteil der Schmerzbehandlung.
- **Schmerzphysiologische Wirkungsmechanismen:**
  - *Lokalanästhetische Wirkung auf sensible Nerven:* Durchbrechung eines Circulus vitiosus bei chronischen Schmerzen des Stütz- und Bewegungsapparates. Es kommt zur Entspannung der Muskulatur, einer Verbesserung der Durchblutung und zur Hemmung nozizeptiver Reize.
  - *Segmentale Wirkungen auf innere Organe:* Vermittlung über kutiviszerale Reflexe.
  - *Fernwirkungen auf innere Organe:* Vermittlung über das vegetative Nervensystem (Vernetzung von Grenzstrang mit den Spinalnerven). Es kommt zu einer Zunahme der Durchblutung, Muskeltonus und Motorik innerer Organe werden beeinflußt.
  - *Zentrale Wirkung durch Erhöhung der Restschmerztoleranz:* Bei teilweiser Schmerzblockierung wird der verbleibende Schmerz als weniger unangenehm empfunden.
- **Therapieformen:**
  - *Lokal- und Segmenttherapie:* Gezielte Injektionen von Anästhetika in den Segmentbereich einer Erkrankung.
  - *Störfeldtherapie:* Ausschaltung eines Störfeldes durch Injektion in Narbengewebe, das auf noch ungeklärtem Wege Fernstörungen verursacht. Bisher konnten für diese Therapieform keine wissenschaftlichen Beweise erbracht werden, möglicherweise spielen elektrophysiologische Vorgänge eine Rolle. Auch die intensive Zuwendung und psychologische Wirkung der TLA sind von Bedeutung.

Indikationen

- Akute und chronische Schmerzzustände des Stütz- und Bewegungsapparates (z. B. paravertebrale Myogelosen, Insertionstendinosen im Schulter-, Ellbogen- und Hüftbereich, Abb. 61).
- Periarthropathien, Arthrosen, Lumbalgien.
- Neuralgien (Interkostalneuralgie, Trigeminus, Ischialgie), Kephalgien.
- Funktionsstörungen innerer Organe (Reizmagen, Colon irritabile): Versuch einer Segmenttherapie (s. u.).
- Chronisch rezidivierende Infektionen.
- Periphere arterielle Verschlußkrankheit Stadium I, Reflexdystrophie (Morbus Sudeck).
- Schwindel, Tinnitus, Migräne.

7.10 Therapeutische Lokalanästhesie (TLA)

Nebenwirkungen, Kontraindikationen

- **Kontraindikationen:**
  - Manifeste Herzinsuffizienz, bradykarde Rhythmusstörungen, AV-Block II und III° (pharmakologische Eigenschaften der Lokalanästhetika).
  - Gerinnungsstörung mit manifester Blutungsneigung, Antikoagulantientherapie.
- **Nebenwirkungen:**
  - Allergische Reaktionen (selten). *Cave:* Versehentliche intravasale Injektion! Notfallinstrumentarium und Medikamente zur Schockbehandlung müssen verfügbar sein.
  - Vegetativ vermittelte Reaktionen (Schwindel, Schwächegefühl, Schwitzen, Übelkeit, Erbrechen, kollaptische Erscheinungen bei kopfnahen Injektionen). Therapie: Flachlagerung; Prophylaxe: Einhaltung einer Nachruhe im Anschluß an jede Injektion.

Durchführung

- **Injektionsorte:** Intrakutan (Quaddel), subkutan (Infiltration), intramuskulär, intraartikulär, periostal, perineural, periganglionär, epi- und peridural.
- **Lokale Injektion:** Am Ort des Schmerzes bei Myogelosen, Insertionstendinosen, Gelenkbeschwerden, gezielter Behandlung einzelner Nerven. In der Regel rascher Wirkungseintritt.
- **Segmenttherapie:** Quaddeln eines Dermatoms, um innere Organe zu beeinflussen. Effekt in einigen Tagen zu erwarten.
- **Störfeldtherapie:** Injektion in Narben, bei richtiger Indikation kann eine Injektion einen Schmerzzustand in einem „Sekundenphänomen" beseitigen.
- **Lokalanästhetika:** Verwendung von Lokalanästhetika (LA) mit Amidbindung, z. B. Lidocain (Xylocain), Prilocain (Xylonest) oder Mepivacain (Bupivacain) in 0,5 – 1 %iger Konzentration. Lokalanästhetika vom Estertyp wie z. B. Procain sollten wegen der Gefahr allergischer Nebenwirkungen nicht verwendet werden.
- **Vorgehen:**
  - Genaue Aufklärung des Patienten über Vorgehen und zu erwartende Wirkung.
  - Hautdesinfektion, Hautquaddel, Vorgehen in die Tiefe, Aspiration vor der Injektion und nach jeder Korrektur der Nadelposition. Bei Erreichen des Zielpunktes Testdosis von 0,1 – 0,3 ml, dann Setzen eines Depots von 1 – 4 ml.
  - Nach der Injektion 5 – 10 Minuten Nachruhe; nach Injektionen im Kopf-Halsbereich oder nach Nervenblockaden Fahrverbot. Bei mehreren Sitzungen sollte ein Abstand von 2 – 7 Tagen eingehalten werden.
- **Therapiebeispiele** (Abb. 61):
  - *Akute Lumbago („Hexenschuß"):* Setzen von 4 – 6 Quaddeln über dem Os sacrum (Kanüle Größe 2, 2 cm Länge), 0,2 – 0,4 ml LA pro Quaddel.
  - *Coxarthrose:* Setzen einer Hautquaddel über dem Trochanter major, anschließend wird die Nadel (Kanüle Größe 1, 4 cm Länge) durch die Quaddel bis an das Periost geführt und 2 ml LA injiziert.
  - *Asthma bronchiale:* Setzen von 10 – 12 Hautquaddeln beidseits der BWS (Kanüle Größe 2, 2 cm Länge), jeweils 0,2 ml LA pro Quaddel.

7.10 Therapeutische Lokalanästhesie (TLA)

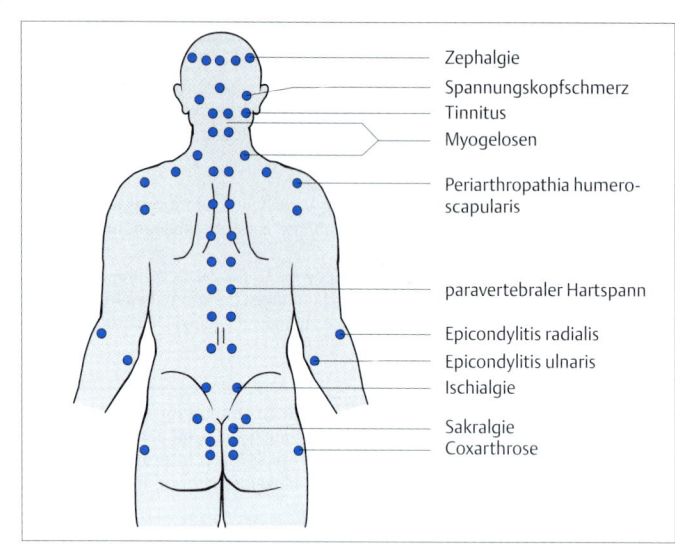

Abb. 61 Therapeutische Lokalanästhesie: Typische Injektionspunkte bei Erkrankungen des Bewegungsapparates

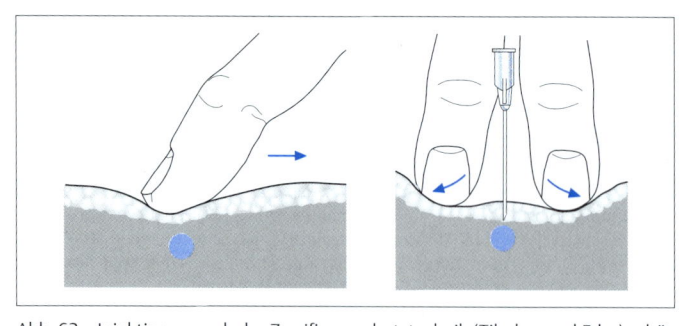

- Zephalgie
- Spannungskopfschmerz
- Tinnitus
- Myogelosen
- Periarthropathia humeroscapularis
- paravertebraler Hartspann
- Epicondylitis radialis
- Epicondylitis ulnaris
- Ischialgie
- Sakralgie
- Coxarthrose

Abb. 62 Injektionen nach der Zweifingerschutztechnik (Tilscher und Eder) erhöhen die Sicherheit; sie ermöglichen eine genaue Lokalisation der Einstichstelle, eine Abgrenzung und Fixierung der Behandlungsstruktur und vermeiden eine Verletzung von Gefäßen und Nerven

7.11 Thromboseprophylaxe

Grundlagen

- **Vorkommen/Risikofaktoren:** Jede schwere, mit Immobilisierung einhergehende Erkrankung fördert die Thromboseentstehung:
  - *Postoperative Thrombosen:* Auftreten nach ca. 25% aller Operationen ohne Prophylaxe; in 50–60% nach Hüft- und Kniegelenkseingriffen.
  - *Erkrankungen mit besonderer Thrombosegefährdung:* Polytrauma, Schock, Sepsis, schwere Herz- und Kreislauferkrankungen.
- **Komplikation:** Die gefährlichste Komplikation einer Bein-Becken-Venenthrombose ist die Lungenembolie.
- **Allgemeine Prophylaxe:**
  - Kausale Behandlung der Grundkrankheit.
  - Medikamentöse Prophylaxe (Heparin, Acetylsalicylsäure, Ticlopidin).
  - Frühmobilisation nach Operationen.
  - Physikalische Maßnahmen; sie beschleunigen die Blutströmung.

Durchführung

- **Prophylaktische physikalische Maßnahmen:**
  - *Erhöhung des Bettfußendes um 20°:* Vom Patienten wird diese Maßnahme kaum bemerkt. Es entsteht ein hydrostatisches Druckgefälle zum Herzen, eine Zunahme der venösen Blutströmung um 148% in den Beinen und um 79% im Beckenbereich ist nachgewiesen.
  - *Kompression der Beine:* Durchführung mittels elastischer Verbände oder besser mit Kompressionsstrümpfen. Der erforderliche Andruck sollte einen Druckabfall von mindestens 16 mmHg am Fußrücken und 6–7 mmHg an den Oberschenkeln bewirken (Kompressionsklasse I). Bei korrekter Paßform und Anlage sind keine Nebenwirkungen zu erwarten, bei unsachgemäßer Anwendung kann es zur Bildung von Schnürfurchen kommen. Bei vermehrtem Beinumfang v.a. am Oberschenkel ist die Maßanfertigung von Strümpfen mit seitlicher Hüftpartie und Taillenverschluß erforderlich. Die Wärmeentwicklung unter dem Strumpf wird gelegentlich als störend empfunden.
  - *Manuelles Ausstreichen der Beine:* Ein Ausstreichen von den Füßen bis zur Leiste beschleunigt die venöse Strömung um mehr als das Doppelte im Vergleich zur Ruheströmung. Die Maßnahme wirkt jedoch nur für den Zeitraum der Durchführung.
  - *Aktives Durchbewegen der Füße und Beine:* Beschleunigung der venösen Blutströmung um das 2–3fache. Beim Treten eines Bettpedals werden die höchsten Strömungsgeschwindigkeiten gemessen, leider ist die Akzeptanz dieser Maßnahme gering. Das Durchbewegen soll im Tagesverlauf 2–4 stündlich erfolgen.
  - *Frühmobilisation:* Bewegen und Herumgehen fördert den venösen Rückstrom, weitere Vorteile sind die Anregung von Herz-, Kreislauf und Atmung sowie die notwendige Belastung des Bewegungsapparates. Im Rahmen der Frühmobilisation ist das Tragen von Kompressionsstrümpfen notwendig.
  - *Atemtherapie* (S. 101): Förderung des venösen Rückstroms zum Herzen.
  - *Flüssigkeitszufuhr:* Vor allem beim älteren Patienten ist eine ausreichende Flüssigkeitszufuhr zur Vorbeugung einer Bluteindickung zu beachten.

7.11 Thromboseprophylaxe

> **Durchführung der Thromboseprophylaxe im Tagesablauf:**
> - *Immobile Patienten:*
>   - Hochstellen des Bettfußendes (um 20°) rund um die Uhr.
>   - 2× pro Tag passives und wenn möglich aktives Durchbewegen der Arme und Beine.
>   - 1–2× täglich Atemgymnastik.
>   - Anlegen von Kompressionsstrümpfen.
>   - 1–2× täglich Bettfahrrad, wenn möglich; Abb. 63.
> - *Mobilisierbare Patienten:*
>   - Hochstellen des Bettfußendes.
>   - Aktives Durchbewegen der Extremitäten, Aufstehen, Herumgehen in Begleitung eines Therapeuten.
>   - 1–2× täglich Atemgymnastik.
>   - Sitzen am Bettrand bei angelegter Kompression.

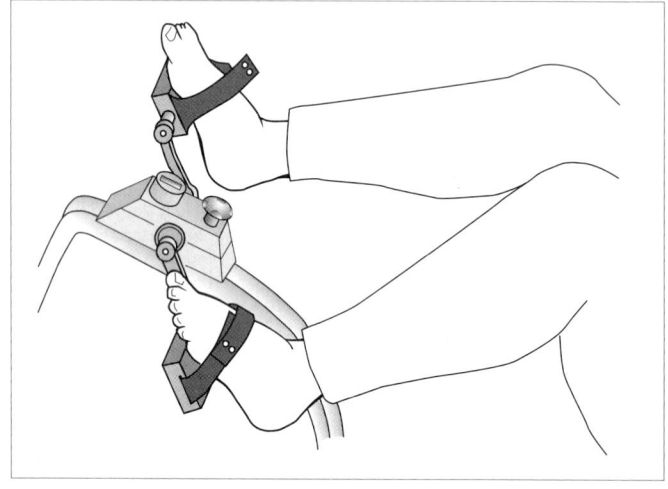

Abb. 63 Eine hochwirksame Methode zur Thromboseprophylaxe ist das Bettfahrrad

7.12 Verschiedene Verfahren

Grundlagen

- Es gibt Verfahren, die nicht zu den „klassischen" Methoden der Physikalischen Medizin gehören, jedoch vielfältig propagiert und eingesetzt werden. Sie stammen teilweise aus anderen Kulturkreisen, z. B. aus Fernost, oder vereinen körperorientierte Therapie mit bestimmten Theorien, Philosophien oder Weltanschauungen. Einige neu propagierte Therapien sind Abwandlungen bekannter, lange eingeführter Methoden der Physikalischen Medizin.
- Der therapeutische Einsatz einiger Therapieformen ist teuer. Nur in wenigen Fällen werden die Therapiekosten vom Kostenträger erstattet.
- Der Anspruch mancher Therapieformen („Heilung für Körper und Seele", „Beeinflussung aller Krankheiten") ist außerordentlich hoch. Wenn möglich, sind Originalzitate eingefügt, die Beurteilung bleibt dem Leser überlassen.

Aerobic

- **Definition:** Im Rhythmus von Discomusik betriebene intensive Form der Gymnastik, die Ende der 70er Jahre in den USA als „aerobic dance" entstand und als Fitnesstraining und zur Schulung von Ausdauer und Beweglichkeit dient.
- **Voraussetzungen:** Personen, die an Aerobic teilnehmen, sollten fit und gut trainiert sein, da die Belastung für Herz und Kreislauf und den Bewegungsapparat groß ist. Eher zur Vorbeugung, weniger zur Kuration geeignet.
- **Durchführung:** Die Übungen dauern 45–60 Minuten ohne Pause.
  - Die Aufwärmphase beginnt mit Streckübungen (später als eigene Übungsform mit der Bezeichnung „stretching" abgetrennt).
  - Es folgt die eigentliche Ausdauergymnastik.
  - Abschließend werden Entspannungsübungen durchgeführt.

Akupressur

- Synonyma: Jin Shin Do, Jin Shin Jyutsu.
- **Definition:** „Sanfte" Form der Akupunktur (S. 157).
- **Wirkungsmechanismus:** Auf der Körperoberfläche sind Energiepunkte netzartig verteilt und durch Meridiane (S. 158) miteinander verbunden, die mit inneren Organen in Verbindung stehen. Die Vorstellung, daß es sich bei den Punkten um freie Nervenendigungen in der Haut oder sogenannte Triggerpunkte handelt, wird von manchen Autoren abgelehnt. Es handelt sich um reine Energiepunkte der feinstofflichen Lebensenergie „Chi", die vom Hauptenergiezentrum unterhalb des Nabels den Körper durchströmt. Durch Druck mit den Daumen oder den Fingern auf die Akupressurpunkte sollen Funktionsstörungen der zugehörigen inneren Organe behoben werden. Kräftiger Druck beruhigt, zarte Handgriffe regen an, mittelstarke Handgriffe kräftigen den Körper. Die Methode wird vor allem zur Selbstbehandlung empfohlen.
- **Indikationen:** Kopf-, Nacken- oder Rückenschmerzen, Weichteilrheumatismus, funktionelle Störungen.
- **Kontraindikationen:** Akute Erkrankungen, fieberhafte Infekte.

Aku-Yoga

- **Definition:** Von dem Kalifornier Michael Gach als Mischung von Methoden chinesischer und indischer Herkunft zur Selbsthilfetherapie entwickeltes Verfahren. (M. Gach, "Aku-Yoga", München 1985).

7.12 Verschiedene Verfahren

> **Wirkungsmechanismus:** Die hinduistischen Chakren, die Energiezentren des Körpers, liegen auf Meridianen der Akupunktur. Relativ einfache Yoga-Haltungsübungen werden so gestaltet, daß dadurch Akupunktur-Druckpunkte beeinflußt werden. Hinzu kommen fünf Atemübungen aus der Yoga-Tradition.

Akupunktmassage

> **Definition:** Von dem Heilpraktiker Penzel entwickeltes Verfahren, das auf den Wirkmechanismen der Akupunktur (S. 157), jedoch ohne Verletzung der Haut, beruht.
> **Wirkungsmechanismus:** Massage entlang der Akupunktur-Meridiane (S. 157). Penzel: ‚Eine aufsteigende Massage regt die Energie an, eine absteigende Massage dämpft sie. Ein Novum ist der sofortige Eintritt der Wirkung".

Alexandertechnik

> **Definition:** Von dem Australier Fredrick Matthias Alexander (1869–1955) begründete Technik, die „eine Erlernung neuer anatomisch und neurophysiologisch sinnvoller Bewegungsmuster" beinhaltet.
> **Wirkungsmechanismus:** Die gewohnheitsmäßigen, zu Verspannung und Schmerzen führenden Bewegungsmuster sollen im Einzelunterricht vom Patienten erkannt und durch neu erlernte, gerichtete Bewegungen auf der Basis von Eigenbefehlen ersetzt werden. Entscheidend für diesen Lernprozeß ist die zunehmende kinästhetische Sensibilisierung für Alexanders Entdeckung des Vorrangs der Beziehung zwischen Kopf, Hals und übrigem Körper. „Alexander setzt seinen Verstand ein, bewußte Befehle an die Teile des Körpers auszusenden, die bis dahin nicht kontrolliert werden können. Die Muskeln des Halses erhalten die Anweisung, loszulassen. Die nächste Anweisung gilt dem Kopf, der vorwärts und hoch gerichtet werden soll. Dann geht der Befehl an den Rücken, sich zu längen und zu weiten." Erinnert an die Feldenkrais-Methode.
> **Indikationen:** Rückenbeschwerden, Haltungsinsuffizienz.
> **Therapiedauer:** Zur Erlangung eines fundierten Wissens und dessen Umsetzung sind 20–30 Sitzungen (Einzelunterricht) notwendig.

Biodynamische Psychologie

> Synonyma: Biorelease, Gerda Boyesen-Methode.
> **Definition:** Von Gerda Boyesen auf der Basis der Theorie vom „Charakterpanzer" des Psychotherapeuten Wilhelm Reich entwickelte intensive Therapie, bestehend aus Massagetechniken und Körperübungen zur Lösung von Verspannungen.
> **Wirkungsmechanismus/Grundtheorie:** Nach Reich existieren Energieblockaden der Willkürmuskulatur. Der „viszerale Panzer" stellt eine Blockade und Verspannung der Eingeweidemuskulatur dar. Die Peristaltik bewirkt einen Abbau seelischer Spannung. Die Behandlung ist teuer und erfordert viel Zeit; die Ausbildung dauert zwei Jahre. (G: Boyesen, „Über den Körper die Seele heilen", München 1988).

7.12 Verschiedene Verfahren

Bioenergetik

- **Definition:** Von Alexander Lowen auf der Basis der Theorie vom „Triebschicksal" des Psychotherapeuten Wilhelm Reich entwickelte Therapie.
- **Wirkungsmechanismus/Grundtheorie:** Nach Reich läßt sich am Körper eines Menschen ablesen, wo der Fluß der Körper- oder Bioenergie einschließlich der sexuellen Energie durch Traumata der frühen Kindheit blockiert wurde. Die blockierte Energie soll durch bestimmte Übungen wieder zum Fließen gebracht werden. Im Rahmen dieser Übungen werden z.T. Spannungen verstärkt oder körperlicher Streß ausgelöst, um bewußt abreagiert werden zu können. Beispiel ist das „grounding", eine anstrengende stehende Haltung. Die Bioenergetik verbindet körperliche und reinigende Methoden (A. Lowen, „Bioenergetik", Reinbeck 1988).

Callanetics

- **Definition:** Von der Amerikanerin Callan Pinckney entwickeltes Übungsprogramm mit sanften, natürlichen, dehnenden Übungen zur Muskelkräftigung.
- Callanetics kann als eine angenehme Form der Bewegungstherapie betrachtet werden, das Programm kennt keine strengen Trainingseinheiten oder schweißtreibende Fitnessübungen.

Eutonie

- **Definition:** Von Gerda Alexander begründete Entspannungsmethode, die sich gleichzeitig als Weg der Selbsterfahrung über den Körper versteht („durch Spannungsabbau zu Harmonie und Wohlbefinden"). Die Eutonie (nicht zu verwechseln mit Eurythmie) ist ein „westlicher Weg zur Erfahrung der körperlich-geistigen Einheit des Menschen, keinesfalls eine Methode im traditionellen Sinn, sondern eine neue Haltung gegenüber den Menschen und dem Leben".
- **Wirkungsmechanismus:** „Der Körpertonus eines Menschen, das differenzierte Spannungsgefüge der Gesamtmuskulatur, wird sowohl von der physischen Motorik als auch von der Psyche her beeinflußt. Die bewußtseinserweiternde Einstellung, die durch Übungen der Eutonie gewonnen wird, hilft, eine bessere Beziehung zu sich selbst und zur Umwelt aufzubauen." Ein wichtiges Ziel der Übungen ist es, „präsent zu werden, d.h. eine klare Umweltwahrnehmung zu haben und gleichzeitig die Prozesse des eigenen Körpers wie Tonus, Zirkulation, Atmung, zu erfahren".
- **Methoden:**
  - Konzentrations- und Wahrnehmungsübungen, Kontakt- und Durchströmungsübungen: „Legen Sie Ihre Hände gegeneinander, lassen sie die Wärme frei von einer Hand zur anderen fließen, in beide Richtungen gleichzeitig. Wenn Sie diese Übungen mit voller Konzentration ausführen, werden Ihre Hände wärmer und zusammenfließend. Sie werden nur noch schwer unterscheiden können, ob Sie eine Hand haben oder zwei. Eine Verbindung ist entstanden, die als Einheit erlebt wird."
  - Strecken, Dehnen, Übungen zu alltagsrelevanten Tätigkeiten wie Haltung, Sitzen oder Stehen.
  - Kontrollübungen erlauben festzustellen, ob die Muskeln und Bänder die optimale Elastizität haben.

7.12 Verschiedene Verfahren

Elektroakupunktur nach Voll

- **Definition:** Von Dr. R. Voll entwickeltes Verfahren, das Elemente der traditionellen chinesischen Medizin, der Homöopathie, der Herdlehre und der Elektrotherapie verbindet.
- **Grundtheorie:** Auf den Meridianen fließt elektrischer Strom („Bahnen geringen elektrischen Widerstandes"). An den Akupunkten verlaufen die Meridiane besonders oberflächennah. Im Krankheitsfall gerät der Energiefluß aus dem Gleichgewicht, dies wird gemessen und durch Energiezufuhr oder mittels bestimmter Medikamente korrigiert.
- **Diagnostik:** Ein Elektroakupunkturgerät nach Voll besteht aus einem Ohmmeter (Stärke des Meßstromes 5,5 – 11 mA, Spannung 0,13 – 2 V) und einem Therapiegerät mit niederfrequenten Impulsströmen.
  - *Messung des elektrischen Widerstandes der Haut:* Der Patient hält eine Messingelektrode in der Hand, der Behandler mißt die Leitfähigkeit an ausgezeichneten Punkten. Die Leitfähigkeit wird auf einer Skala mit 100 Teilstrichen angezeigt (0 = unendlicher Widerstand, 100 = Kurzschluß). Abweichungen vom Sollwert 50 sind Zeichen eines „gestörten elektrischen Gleichgewichtes".
  - *Medikamententest:* In verschlossenen (!) Glasampullen befindliche Medikamente (Allopathika, Homöopathika oder Nosoden) werden in den Stromkreis gebracht. Bei einem für den Patienten geeigneten Medikament normalisiert sich der Zeigerausschlag auf 50 Skalenteile. Hiermit ist eine Medikamententestung möglich; der Behandler injiziert das ausgetestete Medikament subkutan.
- **Therapie:** Durch niederfrequente Impulse, die über das Gerät an die „pathologischen Punkte" abgegeben werden, „wird das energetische Gleichgewicht wieder hergestellt. Der Therapieerfolg ist überprüfbar: „Normalisierung des Hautleitwertes auf 50 Skalenteile". Vermutete Krankheiten werden mit „Pulstherapie" oder „Kippschwingtherapie" behandelt. Wird bei der EAV ein Herd gefunden (z. B. Tonsillen, Zähne, Amalgamfüllungen), erfolgt eine Sanierung.
- **Bewertung:** Die Aussagekraft der Messungen der Elektroakupunktur nach Voll ist fragwürdig. Der elektrische Hautwiderstand ist von zahlreichen mechanischen, chemischen und physikalischen Einflüssen abhängig, er steht in keinem Zusammenhang mit einem energetischem Potential des Körpers. Die Methode ist wissenschaftlich nicht anerkannt.

Elektroneuraltherapie nach Croon

- **Definition:** Von dem Arzt R. Croon entwickelte Methode, ähnlich der Elektroakupunktur nach Voll, bei der „mit individuell genau dosiertem Reizstrom eine Änderung des elektrischen Widerstandes in Richtung der Norm" bewirkt werden soll.
- **Grundtheorie:** Es werden 212 Reaktionsstellen am Körper postuliert, vorwiegend an Kopf und Rücken. Der Hautwiderstand wird mit mittelfrequentem Wechselstrom der Frequenz 9 kHz gemessen. Zu der elektrischen Leitfähigkeit dieser Stellen existieren willkürlich festgesetzte Normwerte („Sie weisen einen signifikant niedrigeren Ohmschen Widerstand bei gleichzeitig höherer Kapazität auf und können Reflexzonen von Organen zugewiesen werden. Abweichungen davon sind pathologisch").

7.12 Verschiedene Verfahren

- **Therapie:** Verwendung von Gleichstromimpulsen („Durch Normalisierung der elektrischen Verhältnisse werden Heilungsvorgänge ausgelöst. Der Körper wird in die Lage versetzt, Krankheiten zu überwinden, die bisher vielen Behandlungsversuchen trotzten."). Der Anspruch der Methode ist hoch („Heilung durch Normalisierung des elektrischen Gesamtzustandes"): es soll möglich sein, Krankheiten wie multiple Sklerose, Asthma, Diabetes melllitus, Krebs und Entwicklungsstörungen bei Kindern zu erkennen und erfolgreich zu therapieren.
- **Bewertung:** Die Elektroneuraldiagnostik und -therapie nach Croon hält der objektiven Kritik nicht stand. Die angewandten niederfrequenten Ströme können eine analgetische Wirkung entfalten, jedoch nicht die genannten Krankheiten heilen.

Interferenzstrom-Regulationstherapie

- **Definition:** Auf der Grundlage der Theorie einer „Interferenz-inhärenten" Wirkung des Interferenzstromes werden „lebensfördernde Interferenz-Phänomene" postuliert. Durch den Einfluß auf die bioelektrischen Phänomene erfolgt eine unspezifische Zellstimulation in Form von Zellreaktivierung und Zellregeneration, die Allgemeinzustand und Abwehrkräfte steigern sollen. (Nicht mit der etablierten Interferenzstrombehandlung zu verwechseln!).

Bioresonanzverfahren (Moratherapie)

- **Definition:** Von dem Arzt Dr. F. Morell und dem Ingenieur E. Rasche auf der Grundlage der Hypothese, daß hochfrequente, körpereigene elektromagnetische Schwingungen aktiv an der Steuerung lebenswichtiger Organfunktionen beteiligt sind, entwickeltes Verfahren. „Die elektromagnetischen Schwingungen werden von der Körperoberfläche abgegriffen, nach einem speziellen elektronischen Verfahren modifiziert und dem Patienten über definierte Hautzonen wieder zugeführt".
- **Grundtheorie:** Die Therapie „berücksichtigt die Individualität des einzelnen Menschen. Zwischen dem Patienten und dem Mora-Gerät besteht ein biokybernetischer Regelkreis. Die physiologischen Eigenschwingungen des Patienten können von pathologischen Schwingungen (durch Störfelder, Toxine, Entzündungen) getrennt und elektronisch weiterverarbeitet werden". Die pathologischen Schwingungen werden in einem Therapiegerät „invertiert" und in den Patienten zurückgeleitet. Dort sollen sie die pathologischen Schwingungen nach dem Interferenzprinzip auslöschen. Durch die Behandlung „tritt eine starke Entgiftung und Entschlackung ein". Mit diversen Varianten (Multicom-Gerät) werden „Umweltschwingungen" erfaßt (Metalle, Edelsteine, Farben), in den Körper eingespeist und damit gute Eigenschaften auf den Patienten übertragen. Die Ansprüche der Methode sind hoch „Die Methode ist geeignet, sämtliche Krankheiten innerer Organe zu behandeln".
- **Bewertung:** Die Erklärungen der Moratherapie sind wissenschaftlich nicht anerkannt. Elektromagnetische Signale als Begleiterscheinungen biologischer Prozesse sind nachgewiesen, aber nicht verantwortlich für Lebensvorgänge und daher auch nicht therapeutisch einsetzbar.

7.12 Verschiedene Verfahren

Kinesiologie

- **Verwandte Methoden:** Angewandte Kinesiologie, Touch for Health, Edu-Kinesthetic, Body-Brain-Reorganisation, Hyperton-X-Methode.
- **Definition:** Von dem Amerikaner George Goodheart aus der Chiropraktik und Akupunktur entwickelte Methode, bei der durch Testung des Spannungszustandes unterschiedlicher Muskeln auf seelische Blockaden rückgeschlossen wird. Hiebei wird nicht die physikalische Kraft, sondern der Energiezustand gemessen. Die chinesische Lebensenergie „Chi" und die Meridiane dienen als Grundlage des Konzeptes.
- **Grundtheorie:** „Zum Muskeltest braucht man nicht mehr als den Arm von jemandem und den Tester, der über Druck ermittelt, ob der Arm im Gelenk rastet oder nicht". Es wird nicht nur möglich, „alle Muskeln differenziert in ihrem Zusammenspiel zu überprüfen, es lassen sich auch Nahrungsmittelunverträglichkeiten, Krankheitsherde, Ursachen für bestimmte Störungen ermitteln. Mit allem, was ich erlebe (sehe, höre, fühle) macht der Körper etwas, was ein Mitreagieren von Gehirn und Körper bedingt. Der Muskeltest wird zum Spiegel unserer individuellen subjektiven Wirklichkeit. Kinesiologie heißt nicht raten, vermuten, sondern sich über den Muskeltest Gewißheit zu verschaffen". Psychologen können „über den Muskeltest blitzschnell den richtigen Schlüssel für eine bestimmte Problematik finden". Die Methode beinhaltet auch eine Medikamententestung. Die Medikamente werden auf das erkrankte Organ gelegt, erstarkt der Muskel daraufhin, handelt es sich um das richtige Medikament.
- **Edu-Kinesthetik:** Durchführung einfacher, aus der Akupressur übernommener Berührungen oder Massagen, diese „heben die Energieblockaden auf und bringen die linke und die rechte Gehirnhälfte zur harmonischen Zusammenarbeit".
- **Bewertung:** Die Methoden sind wissenschaftlich nicht anerkannt, da die Muskeltestung rein subjektiv ist. Kontrollierte Studien konnten keinen der behaupteten Zusammenhänge nachweisen.

Kraniosakraltherapie

- **Definition:** Ende des 19. Jahrhunderts von dem Amerikaner A. T. Still entwickelte Methode, die sich als ganzheitliches Behandlungsprinzip aller Störungen des Organismus versteht. Still: „Der Organismus kann sich selbst heilen, wenn man ihm die Möglichkeit dazu gibt und ihn anspornt". Neben Gelenkblockierungen (klassische Osteopathie), Faszienblockierungen (u.a. viszerale Osteopathie) werden mit der Kraniosakraltherapie angeblich auch psychische Blockierungen gelöst.
- **Nomenklatur, Grundtheorie:** Die Nomenklatur wurde von der American Academy of Osteopathy definiert. Sie basiert auf den „Artikulationen" des Schädels, den sphenobasilären Verbindungen, die Minimalbewegungen aufweisen. Während der „Flexion" bewegen sich die sphenobasilären Verbindungen in Richtung auf das Schädeldach, während der „Extension" wird der seitliche Umfang des Schädels schmaler. Dieser Kraniorhythmus wird als ein Resultat der angeborenen Eigenbewegungen des Gehirns und des Rückenmarks sowie der Fluktuation des Liquors angesehen. Im Rhythmus von 6–12/Min. nimmt der Liquordruck ab und zu. „Trainierte Hände können diesen Rhythmus erspüren". Das kraniosakrale System ist mit allen anderen Systemen des Körpers verbunden (Nerven-, Gefäß-, Lymph-, Respirations-, Muskel- und Skelettsystem). Die osteopathischen Techniken versuchen, eine optimale Funktion des ZNS wiederherzustellen, um damit eine vollständige Homöostase des Körpers zu erreichen.

7.12 Verschiedene Verfahren

- **Durchführung:** Der Behandler legt die Hände zart um den Kopf und erspürt den individuellen Rhythmus. Dann legt er die Hände dorthin, wo Blockierung des Rhythmus bzw. seiner Pendelbewegungen erspürt wurden (an einer Schädelnaht, an der Wirbelsäule oder am Os sacrum). Mit einem geringen Druck von nicht mehr als 5 g wird die Körperstellung in der Extremstellung des „Pendelschlages" während einiger Zyklen festgehalten. Dies wird wiederholt, bis die Bewegungen symmetrisch verlaufen.
- **Angegebene Indikationen:** Sensomotorische Entwicklungsstörungen bei Kindern, muskuloskelettale Probleme der HWS, Kopfschmerzen, Migräne, posttraumatisches zervikokraniales Syndrom, Tinnitus, funktionelle viszerale Störungen, Krampfleiden, Migräne, Skoliose, Allergien, spastische Bronchitis, Depressionen.
- **Bewertung:** Die Erfolge können z. T. auf die tiefe Entspannung während der Behandlung zurückgeführt werden. Zur Vorsicht mahnen der Absolutheitsanspruch und die Behauptung mancher Therapeuten, praktisch alle funktionellen Störungen und viele organische Erkrankungen heilen zu können. Die Lösung psychischer Blockaden gehört in die Hände eines Psychotherapeuten, keine Aufgabe des Phhysiotherapeuten.

Polarity-Massage

- **Definition:** Von Randolph Stone (geb. 1890 in Österreich) in den USA entwickelte Massagetechnik auf der Grundlage des Mesmerismus.
- **Grundtheorie:** Der Körper hat wie ein Magnet einen positiven und einen negativen Pol (Kopf bzw. Füße). Die linke Körperseite ist negativ, die rechte positiv geladen. Zwischen den Polen fließt elektromagnetische (heute als feinstofflich betrachtete) Energie von Plus nach Minus. Krankheiten, negative Einstellungen, falsche Ernährung etc. blockieren die Energie. Der Masseur „lädt seine Hände auf" und „schließt mit ihnen den Stromkreis", wobei eine Berührung nicht unbedingt notwendig ist, sondern die Hände in die Nähe des Körpers gebracht werden.

Rolfing

- **Definition:** Von der Amerikanerin Ida Rolf (geb. 1896) entwickelte Methode zur Therapie von Haltungsstörungen, bei der durch Massage oder Druck Verkrampfungen und Verschiebungen des Körpers sowie emotionale Blockaden gelöst werden sollen.
- **Grundtheorie:** Nach Ida Rolf ist der Mensch im seelischen Gleichgewicht, wenn der Körper zur Schwerkraft in harmonischer Beziehung steht. Bei aufrechter Haltung kann die Energie nur dann fließen, wenn sich die Körperteile entlang des Gravitationsfeldes anordnen. Es gibt eine „vollendete Linie", eine „ideale Statik", bei der der Körper die aufrechte Haltung mit geringstem Kraftaufwand einnimmt. Die Methode wird auch als tiefe, strukturelle Bindegewebsmassage bezeichnet, da Abweichungen von der Ideallinie durch verklebtes oder verhärtetes Bindegewebe verursacht sein sollen. Der Anspruch an die Heilungsmöglichkeiten ist sehr hoch. Die Ausbildung dauert ca. 2 Jahre und ist kostspielig.
- **Durchführung:** Mit Fingern und Knöcheln dringt der Therapeut tief ins Gewebe ein, was schmerzhaft sein kann. Der Patient wird aufgefordert, aktiv an der aufrechten Haltung mitzuarbeiten; er unterstützt die Therapie, indem er seinen Atem in die zu behandelnde Region lenkt. Eine Behandlung dauert bis zu $1^1/_2$ Stunden und besteht aus 10 Sitzungen.
- **Sangam-Tiefengewebstherapie:** Abwandlung des Rolfing.

7.12 Verschiedene Verfahren

- **Bewertung:** Die dauerhafte Behebung von bereits eingetretenen Haltungsschäden konnte nicht nachgewiesen werden.

Shiatsu

- **Definition:** Auf der Grundlage der chinesischen Akupunktur (S. 157) in Japan entwickelte ganzheitliche Methode, die anstelle der Nadeln die Finger („shi") verwendet.
- **Wirkungsmechanismus/Grundtheorie:** Entlang der Meridiane werden bestimmte Punkte gedrückt. Bei regelmäßiger Behandlung sollen der Energiefluß im Körper und körpereigene Heilkräfte im Sinne einer Prophylaxe angeregt und eventuelle Blockaden beseitigt werden. „Wurde der Körper so sehr belastet, daß Krankheitssymptome aufgetreten sind, müssen die eigentlichen Ursachen erkannt werden. Schulterschmerzen können z. B. auf eine Störung im Gallen-Meridian zurückgehen. Eine alleinige Schulterbehandlung wäre unzureichend. Wenn in die Behandlung die Balancierung der Meridiane mit einbezogen wird, kann die ursächliche Energiefluß-Störung behoben werden". Störungen des Energieflusses sollen durch die angewandte Kinesiologie aufgedeckt werden können, da jeder Meridian mit einer bestimmten psychischen Komponente korrespondiert. Die Diagnostik auf energetischer Ebene soll daher Rückschlüsse auf den energetischen und psychischen Zustand des Patienten erlauben und eine effektive Ganzheitstherapie ermöglichen. Voraussetzung ist die aktive Mitarbeit des Patienten.

Spiraldynamik

- **Definition:** Auf einem anatomisch begründeten, dreidimensionalen Modell menschlicher Haltungs- und Bewegungskoordination basierende Bewegungstherapie, die Ansätze für dynamische Gelenkmobilisierungen beinhaltet.
- **Wirkungsmechanismus/Grundtheorie:** „Eines der Grundprinzipien der menschlichen Bewegung ist ihre dreidimensionale, spiralige Verschraubung, erkennbar an der Morphologie des Fußskelettes, der Anordnung der Kreuzbänder, der Außenrotationsdominanz der Hüftmuskulatur, den Bewegungsfunktionen von Wirbelsäule und Brustkorb". Die Spiraldynamik sucht der dreidimensionalen Bewegung des Körpers gerecht zu werden, indem sie ein dreidimensionales Modell, das alle sechs Freiheitsgrade (3 D-Rotation und 3 D-Translation) berücksichtigt, bietet.
- **Angegebene Indikationen:** Konservative Orthopädie (v.a. Wirbelsäulenprobleme wie Kyphosen, Lordosen, Skoliosen), Sport-Physiotherapie, Haltungsschulung und funktionelle Rehabilitation. Eine besondere Indikation sind Fußdeformitäten und die damit verbundenen Probleme.

Die fünf Tibeter

- **Definition:** 5 dem Yoga verwandte Bewegungsübungen, die vor ca. 50 Jahren von Peter Kelden (Pseudonym) beschrieben wurden, angeblich das Geheimnis tibetischer Mönche.
- **Wirkungsmechanismus/Grundtheorie:** Die 5 Übungen, die den Muskeltonus verbessern, wurden zu Riten hochstilisiert, wobei Chakras (drehende Wirbel) als philosophischer Überbau dienen und mit wissenschaftlichen Theorien (Wirkung auf Hormondrüsen) verknüpft werden. Auf dieser Grundlage soll der menschliche Alterungsprozeß verzögert werden. Eine 6. Übung dient der Umleitung sexueller Energie, um sie für die Chakras zu nutzen. Ein gleichnamiges Buch steht auf der Bestsellerliste von Sachbüchern.

7.12 Verschiedene Verfahren

- ▶ **Durchführung:** Morgens und abends (anfangs 3×, später 21×):
  - 1. Übung: Stehen, drehen.
  - 2. Übung: Liegen, Kopf und Beine heben.
  - 3. Übung: Knien, behutsam nach hinten beugen.
  - 4. Übung: Aufrecht sitzen, Körper zu einer Brücke anheben.
  - 5. Übung: Liegen, aufstützen, das Becken hochheben. Zum Schluß nochmals Stehen, ausatmen.

Yoga

- ▶ **Definition:** Aus Indien stammende Lebensphilosophie, die die Einheit von Leib, Seele und Geist mit dem göttlichen Geist anstrebt. In der westlichen Medizin wird vorwiegend das Hatha-Yoga eingesetzt: „Ein Weg zur geistigen Vervollkommnung durch strenge Disziplin des Körpers". Yoga kann als eine Methode zur Entspannung angesehen werden.
- ▶ **Wirkungsmechanismus/Grundtheorie:** An die Orte einer passiven Hyperämie des Körpers soll eine aktive Hyperämie treten. Beispiel: Unterleibsbeschwerden, prämensturelles Syndrom: „Es bestehen Schwellungen, die über die Genitalorgane hinausgehen und Schmerzen benachbarter Organe hervorrufen (Blase, Darm etc.). Ursache ist eine vermehrte Blutmenge im gesamten Unterbauchbereich. Bei aktiver Hyperämie herrscht ebenfalls eine vermehrte Blutmenge, aber hier zirkuliert das Blut und es erfolgt eine aktive Sauerstoffabgabe an die Gewebe und Organe des kleinen Beckens."
- ▶ **Durchführung:** Die Übungstechniken umfassen zwei Grundelemente:
  - *Pranayama:* Genau festgelegte Atemübungen.
  - *Asana:* Exakte Einnahme bestimmter Körperhaltungen, in denen verharrt wird oder die durch fließende Bewegungen ergänzt werden. Jede Stellung hat einen eigenen, oft bildhaften Namen: Geierstellung, Kamel, Lotus, Hundeschnauze zum Himmel, Kobra, Schmetterling.

Zilgrei

- ▶ **Definition:** Kombinierte Atem-, Haltungs- und Bewegungstherapie, die von dem italienischen Orthopäden und Chiropraktiker Dr. H. Greissing und seiner Patientin Adriana Zillo entwickelt wurde.
- ▶ **Grundtheorie:** Zilgrei versteht sich nicht als Gymnastik, sondern als heilende Therapie, wobei der Patient sich überwiegend selbst behandelt. Der Behandlung geht eine einfache (Selbst)Untersuchung des zu behandelnden, schmerzenden oder bewegungseingeschränkten Körperteils voraus. Therapieziel ist die Linderung oder Beseitigung von Beschwerden, die auf falscher Atmung, falscher Haltung und mangelnder Bewegung der Wirbelsäule beruhen. Therapeutisch angegangen werden flache Atmung (Thoraxatmung), fehlerhafte Haltungen wie belastende Sitzhaltung, monotone, belastende Bewegungsabläufe („Monolateralismus") und mangelnde Bewegung der Wirbelsäule durch falsche Haltung, übertriebenen oder unausgewogenen Sport und statische Belastung.
- ▶ **Durchführung:** Zilgrei-Übungen kombinieren die natürliche Zwerchfellatmung („dynamogene Atmung", Atempausen von je 5 Sekunden nach Ein- und Ausatmung) mit sparsamen Bewegungen aus der optimalen Grundhaltung heraus. „Die durch die Atmung ausgelösten Mikrobewegungen der Wirbelsäule werden genutzt." Es wird nicht versucht, durch zusätzliche belastende Übungen die erkrankten Gewebe von Schmerzen zu befreien. Das „Prinzip der Gegenseite" bewirkt, daß das schmerzende Gewebe entlastet wird.

8.1 Erkrankungen der oberen Luftwege

Grundlagen

- **Ursachen:** Infektionen durch Rhino-, Corona-, Parainfluenza-, RS-, Adenoviren sowie Streptokokken der Gruppe A.
- **Häufigkeit:** Erkältungskrankheiten gehören zu den häufigsten Erkrankungen überhaupt. Säuglinge und Kleinkinder sind durchschnittlich von 6–8, Erwachsene von 2–3 Infektionen pro Jahr betroffen.
- **Symptomatik:**
  - *Nasen-Racheninfekte:* Schnupfen, Pharyngitis, wenig Allgemeinerscheinungen.
  - *Sog. grippale Infekte:* Tracheitis oder Bronchitis, schwere Allgemeinsymptome mit Fieber, Mattigkeit, Muskel- und Gliederschmerzen.

Physikalische Therapie

- **Ziele und Ansatzpunkte:**
  - Erleichterung und Rückbildung der Symptome.
  - Vorbeugung durch Anregung der Abwehr.
- **Lokalmaßnahmen:**
  - *Medikamente:* Abschwellende Nasentropfen, Salben, Sekreto- und Mukolytika.
  - *Dampfbäder* (S. 46): Anfeuchtung der Schleimhäute im Nasen-Rachenraum, die Hitze soll eine viruzide Wirkung haben. Verwendung von Kamille.
  - *Gurgeln:* Verwendung von Salbeetee.
  - *Inhalationen* (S. 47): Druckluftvernebler oder Inhalationsbecher, Verwendung von Sole, Kamille oder ätherischen Ölen (JHP-Röder, 2–3 Tropfen pro Inhalatbecher).
- **Allgemeine Maßnahmen:**
  - *Überwärmungsbad* (S. 43): Anwendung im Frühstadium der Infektion zur Verhinderung der Ausbreitung. Beginn des Bades mit Körpertemperatur, dann langsam heißes Wasser zulassen, bis eine Temperatur von 40–41 °C erreicht ist. Ausreichend lange Nachruhe. Vor und nach dem Bad Kontrolle von Puls und Blutdruck, laufende Überwachung des Patienten unerläßlich!
  - *Lokale Wärmeanwendungen:* Ansteigende Arm- und Fußbäder, Brustwickel, Applikation von heißen Kompressen, Säckchen mit heißem Kartoffelbrei, Leinsamen oder Heublumen auf Nebenhöhlen oder Nacken.
- **Abwehrsteigernde Maßnahmen:**
  - Kneippsche Anwendungen (S. 38), insbesondere Wasseranwendungen.
  - Saunabesuche.
  - Kuraufenthalt im Hochgebirge, an der See (Klimatherapie, S. 49).
  - Besuch von Kochsalz- oder Solebädern (S. 31).
  - Körperliche Bewegung.

8.2 Chronische Bronchitis

Grundlagen

- **Definition (WHO):** Eine chronische Bronchitis ist dann anzunehmen, wenn bei einem Patienten im Verlauf von 2 aufeinanderfolgenden Jahren Husten und Auswurf für mindestens 3 aufeinanderfolgende Monate bestehen.
- **Ursachen:**
  - *Rauchen:* Wichtigster ätiologischer Faktor.
  - *Genetische Disposition:* Selten.
  - *Inhalative Noxen:* Z.B. Stäube und Dämpfe am Arbeitsplatz, allgemeine Luftverschmutzung (weniger, als generell angenommen wird: nur bei extremer Belastung [Industriegebiete] krankheitsauslösend).
- **Mögliche Risikofaktoren:** Atemweginfektionen, Allergien, beeinträchtigte Abwehr, klimatische Faktoren.
- **Häufigkeit:** Nach epidemiologischen Studien ist in der Bundesrepublik (alte und neue Bundesländer) jeder 7. Erwachsene betroffen; Männer sind häufiger betroffen als Frauen (3:2).
- **Symptomatik:** Husten, Auswurf, Dyspnoe abhängig von der Atemwegsobstruktion.

Physikalische Therapie

- **Ziele und Ansatzpunkte:**
  - Beseitigung des Sekretes.
  - Erleichterung der Expektoration.
  - Verbesserung der Thoraxbeweglichkeit.
  - Steigerung der allgemeinen Fitneß und der Abwehr.
  - Ausschaltung von Risikofaktoren.
- **Inhalation** (S. 48): Durch Druckluft-betriebene Düsenvernebler 3–6× täglich mit Sole oder Sekretolytika. Bei Vorliegen chronisch-obstruktiver Symptome Anwendung eines Bronchospasmolytikums mittels Dosier-Aerosol vor der Inhalation.
- **Flüssigkeitszufuhr:** Insbesondere beim älteren Patienten ist auf eine reichliche Flüssigkeitszufuhr zu achten (Cave: Rechtsherzüberlastung!).
- **Atemtherapie:** Erlernen einer ökonomischen Atmung durch Schulung von Ein- und Ausatmung, von Atembewegungen und Hustentechniken (S. 100). Vorteilhaft im symptomfreien Intervall ist die Atemtherapie in der Gruppe: Auflockern der Therapie durch Partnerübungen oder kleine Spiele, Gruppendynamik durch Bekanntschaft und Austausch mit anderen Betroffenen.
- **Drainagelagerungen** (S. 101): Sie dienen einer mechanischen Entfernung des Sekretes. Kooperative Patienten sollen die *autogene Drainage* erlernen: langsam durch die Nase einatmen, Lunge ganz füllen, Anhalten der Luft, dann schnell und maximal ausatmen ("huffing"), mehrere Male hintereinander, Sekret durch Abhusten oder Räuspern entfernen.
- **Dehnlagerungen** (S. 102): Wirksam insbesondere in Kombination mit tiefer Ein-/Ausatmung und tönender Atmung.
- **Dehnübungen:** Verbesserung der Thoraxbeweglichkeit durch Mobilisation der Arme und des Schultergürtels (Hilfsmittel: Theraband oder Stab), Erarbeiten der aufrechten Körperhaltung.
- **Packegriffe:** Abheben einer Hautfalte, dann den Patienten auffordern, so tief zu atmen, daß die Falte verstreicht. Dadurch wird eine Atemvertiefung erreicht.

8.2 Chronische Bronchitis

- **Sekretlösende Maßnahmen:** Z.B. Manuelle Techniken durch Therapeuten mit Unterstützung von Angehörigen und Pflegepersonal:
  - *Perkussion:* „Hacken, Klopfen und Klatschen".
  - *Vibration:* Mehrmals täglicher Einsatz eines Vibrationsgerätes zur Unterstützung der Perkussion.
  - *Kompression des Thorax* (S. 106): Erleichterung der Expektoration nach Perkussion und Vibration.
- **Unterstützende Maßnahmen:**
  - *Fußbad:* Ein warmes Fußbad hat einen günstigen Effekt auf die Bronchialsekretion (reflektorische Anregung der Ziliartätigkeit nachgewiesen!).
  - *Heiße Rolle* (S. 106): Reflektorische relaxierende Wirkung auf die glatte Muskulatur der Bronchien. Anwendung vor der Atemtherapie.
  - *PNF* (S. 143): Als weitere krankengymnastische Methode erfolgversprechend bei der Therapie der chronischer Bronchitis.
  - *Lockerungsmassagen, milde Wärmeapplikation:* Bei schmerzhaften Verspannungen der Atemhilfsmuskulatur.
  - *Bindegewebsmassage* (S. 80): Spasmolyse der glatten Muskulatur des Bronchialbaumes.
  - *Entspannungstraining:* Progressive Muskelrelaxation nach Jacobson (S. 164), autogenes Training (S. 161), Feldenkrais-Methode (S. 168), Biofeedback-Verfahren (S. 72).
  - *Ausdauertraining:* In krankheitsfreien Intervallen Steigerung der körperlichen Fitness und Ausdauer: Treppensteigen statt Aufzug, leichter Sport wie Gehen, Wandern, Schwimmen.
  - *Abwehrstärkung:* Verbesserung der Immunabwehr durch Kneippsche Anwendungen (S. 38), Sauna (S. 42) oder Trockenbürstungen.
  - *Expositionsprophylaxe:* Wenn irgend möglich Raucherentwöhnung, Vermeiden verrauchter Umgebung (Kneipe, Diskothek). Bei beruflicher Exposition Arbeitsschutz, ggf. Umschulung und Arbeitsplatzwechsel.

Bronchiektasien

- **Definition:** Sackförmige oder zylindrische irreversible Dilatation der Bronchien mit der Symptomentrias Atemnot, Husten, starker eitriger oder mukopurulenter Auswurf.
- **Physikalische Therapie:** Alle physikalischen Maßnahmen müssen besonders intensiv eingesetzt werden.
  - *Inhalation mit anschließender Krankengymnastik:* Atemerleichternde Techniken, Drainagelagerungen, autogene Drainage, manuelle Griffe am Thorax.
  - *Atemtherapie:* Ein Fortschritt zur Erleichterung der Expektoration ist das Atemübungsgerät VRP1 („Flutter"), das die Form und Größe einer vergrößerten Trillerpfeife hat (Abb. 64). Beim langsamen Atmen wird eine knapp 30 g schwere Stahlkugel, die den Ausgangsweg versperrt, rhythmisch angehoben. Es entstehen Schwingungen mit Frequenzen von 2 – 32 Hz. Die Schwingungsfrequenz teilt sich der Luftsäule im Bronchialsystem mit. Hochvisköses Sekret wird durch die Oszillationen gelöst und kann leicht expektoriert werden (engl. „huffing", hauchen). Anwendung 3 – 6× täglich für 5 – 10 Minuten. Das VRP1 ist als Hilfsmittel anerkannt und kann verordnet werden.
  - *Ausdauertraining:* Steigern der klörperlichen Fitneß.
  - *Abwehrstärkung:* Kneipp, Sauna, Trockenbürstungen.

8.2 Chronische Bronchitis

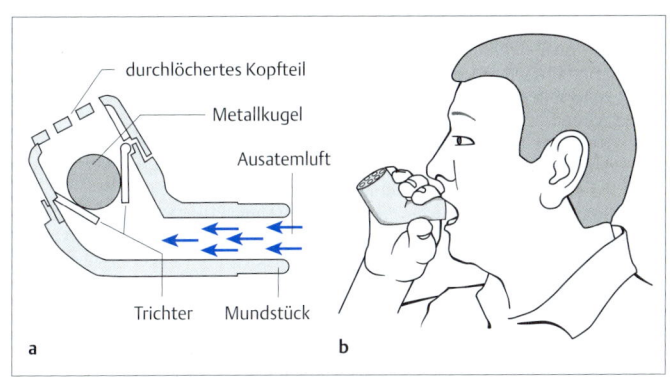

Abb. 64a, b   Atemübungsgerät VRP1 (Flutter)

Mukoviszidose

▶ **Definition:** Autosomal rezessiv vererbte Erkrankung exokriner Drüsen (Bronchialschleimhaut, Pankreas) mit Bildung eines physikalisch abnormen, zähflüssigen Sekretes. Durch verbesserte therapeutische Möglichkeiten erreichen heute viele Patienten das Erwachsenenalter.

▶ **Physikalische Maßnahmen:**
- *Inhalation:* Regelmäßige Durchführung mit Sole und Mukolytika.
- *Atemtherapie:* Einsatz des Atemübungsgeräte VRP-Desitin
- *Drainagelagerungen:* Erleichterung der Expektoration (Chronische Bronchitis, S. 189).
- *Therapeutische Körperstellungen:* Je jünger der Patient ist, desto spielerischer muß die Behandlung gestaltet werden: Aufblasen von Luftballons, Seifenblasen, Blubberbecher. Lagerung mit Pezziball, Hüpfen auf dem Trampolin.
- *Autogene Drainage* (S. 103): Bei älteren Kindern und Jugendlichen.
- *Krankengymnastik:* Erhalten und Verbessern der Thoraxbeweglichkeit.
- *Rückenschulung:* Schulung der aufrechten Körperhaltung.
- *Ausdauertraining:* Schwimmen, Laufen, Radfahren.

8.3 Asthma bronchiale

Grundlagen
- **Definition:** Entzündliche Erkrankung der Atemwege mit bronchialer Hyperaktivität und variabler Atemwegsobstruktion. Typische Symptome: Husten, anfallsartige Dyspnoe, Giemen, glasig-zähes Sputum.
- **Ursachen:**
  - *Allergisches Asthma (Extrinsic asthma):* IgE-vermittelte Allergie vom Soforttyp, ausgelöst z. B. durch Pollen, Hausstaubmilben, Tierhaare, häufig mit anderen allergischen Erscheinungen kombiniert.
  - *Endogenes Asthma (intrinsic asthma):* Infektionen (v. a. Viren), Anstrengung, physikalisch-chemische Irritation durch Staub, Kälte, Medikamente. Psychogene Faktoren spielen eine Rolle.
  - *Mischformen.*
- **Häufigkeit:** Ca. 4% der Bevölkerung in den Industrienationen.
- **Symptomatik:** Schwere Atemnot mit Verlängerung der Expiration, expiratorischer Stridor, quälender Hustenreiz, Tachykardie.

Physikalische Therapie
- **Ziele und Ansatzpunkte:**
  - *Akuter Asthmaanfall:* Reduktion der Atemarbeit, Durchbrechen des Circulus vitiosus Atemnot - Angst - Bronchospasmus - verstärkte Atemnot.
  - *Chronisches Stadium:* Erkennen und Verhindern Asthma-auslösender Situationen, Erlernen von Hustentechniken, schleimlösenden Maßnahmen und Entspannungstechniken.
- **Therapie im akuten Anfall:**
  - Atemlenkung zur Förderung der Zwerchfellatmung, Auflegen der Hände.
  - Wenig sprechen, fühlen und mitfühlen helfen dem Patienten mehr als gutgemeinte Aufforderungen.
  - Ausstreichen der Intercostalräume, manuelle Ausatemhilfen.
  - Atemerleichternde Körperstellungen: Kutschersitz.
  - Atemtechnik: Lippenbremse zum Offenhalten der Bronchien..
- **Therapie in anfallsfreien Intervallen:**
  - *Sekretlösende Maßnahmen* (S. 102): Manuelle Techniken, Inhalation, reichlich Flüssigkeitszufuhr (Cave: Rechtsherzüberlastung!).
  - *Atemtherapie* (S. 100): Erlernen spezieller Atem- und Hustentechniken. Anhalten der Luft bei trockenem Reizhusten, langsames Atmen durch die Nase, Gähnatmung (bei geschlossenen Lippen tief einatmen, Senken des Mundbodens erweitert die Atemwege), Lenken der Konzentration auf die Atmung, Atembewegungen durch Handauflegen erspüren.
  - *Erlernung atemerleichternder Ausgangsstellungen:* Kutschersitz, Einsatz der Atemhilfsmuskulatur durch Abstützen der Arme.
  - *Unterstützende Maßnahmen:*
    - Bindegewebsmassage (großer Aufbau, S. 80): Verringerung von Anfallshäufigkeit und -schwere, insbesondere bei jüngeren Patienten.
    - Wärmepackungen, Lockerungsmassagen: Bei Muskelverspannungen.
    - Entspannungstechniken: Autogenes Training (S. 161), progressive Muskelrelaxation (S. 164), respiratorisches Biofeedback.

8.4 Lungenemphysem

Grundlagen
- **Definition (WHO):** Irreversible Erweiterung der Lufträume distal der Bronchioli terminales infolge Destruktion ihrer Wand.
- **Ursachen:**
  - Das inhalative Zigarettenrauchen als wichtigste Noxe.
  - Staubbelastung.
  - Rezidivierende Infekte.
  - (Selten) alpha-1-Antitrypsinmangel.

Physikalische Therapie
- **Ziele und Ansatzpunkte:**
  - Erleichterung der Atmung durch Behandlung der Grunderkrankung.
  - Verhinderung eines Fortschreitens der Erkrankung.
- **Atemtherapie:**
  - Atemführung durch den Therapeuten, Förderung der Zwerchfellatmung. Der Patient soll die Atemführung selbst erlernen und regelmäßig durchführen.
  - Regelmäßige Pausen und Vermeidung einer Preßatmung bei körperlicher Belastung (Treppensteigen, Heben, Tragen).
  - Lippenbremse zur Erleichterung der Atemnot.
  - Durchführung der Atemgymnastik in der Gruppe.
- **Mobilisierung des Thorax:**
  - Autogene Drainage, manuelle Griffe am Thorax (Abroll-Griffe, Ausstreichen der Interkostalräume).
  - Dehnlagerungen (S. 103).
  - Rückenschulung (S. 147): Schulung der aufrechten Haltung.
- **Detonisierung der überbeanspruchten Atemhilfsmuskulatur:**
  - Ausstreichen der Interkostalräume, Packegriffe (S. 103).
  - Detonisierende Massage des Schultergürtels.
  - Heiße Rolle (S. 106) und Wärmepackungen auf die verspannte Muskulatur.
- **Sekretlösende Maßnahmen:**
  - Inhalation (S. 46).
  - Lagerung (z. B. Kopftieflagerung, falls das toleriert wird), Drainagelagerung (S. 101).
  - Flüssigkeitszufuhr (Cave: Rechtsherzüberlastung!).

8.5 Pneumonie, Pleuritis, Lungenembolie

Grundlagen

- **Definition Pneumonie:** Durch Bakterien, Viren oder Pilze hervorgerufene akute oder chronische Entzündung der Lunge, die den Alveolarraum und/oder das Interstitium betrifft.
- **Definition Pleuritis:** Durch Bakterien, Viren oder Pilze hervorgerufene, häufig mit einer Pneumonie einhergehende, akute oder chronische Entzündung des Rippenfells.
- **Definition Lungenembolie:** Akuter Verschluß einer Lungenarterie durch Verschleppung eines Thrombus, meist aus dem Bein- und Beckenbereich. Seltenere Ursachen sind Fett-, Luft- oder Fremdkörperembolien.
- **Therapie:** Bei allen 3 Krankheitsbildern steht die medikamentöse Behandlung im Vordergrund. Physikalische Maßnahmen werden zur Unterstützung der medikamentösen Therapie eingesetzt.

Physikalische Therapie

- **Ziele und Ansatzpunkte:**
  - Verbesserung der alveolären Belüftung.
  - Beeinflussung der Lungenperfusion durch Lagerung.
  - Thrombose- und Dekubitusprophylaxe (S. 159, 177).
- **Pneumonie, Pleuritis:**
  - *Sekretlösende Maßnahmen* (S. 102): Inhalation mit Sole, Kochsalzlösung oder mukolytischen Substanzen; ausreichende Flüssigkeitszufuhr.
  - *Prophylaxe von Atelektasen:*
    - Regelmäßiger Lagewechsel bei bettlägerigen Patienten.
    - Mobilisierung: Sitzen am Bettrand, im Stuhl, herumgehen um das Bett, bewegen im Zimmer, wenn möglich.
    - Atemtherapie ohne Hilfsmittel: Optimierung der Atemtechnik: langsam schnüffelnde Inspiration, lange Exspiration, Nasenstenose, Lippenbremse.
    - Atemtherapie mit Hilfsmitteln: Einsatz von Atemtrainern, ausgehend vom Prinzip der Seufzeratmung (Vertiefung der Inspiration, S. 106). Voraussetzung ist, daß der Patient in der Lage ist, mitzuarbeiten.
  - *Beachte:* Bestehen im Rahmen einer Pleuritis Schmerzen, Vermeidung einer Belastung der betroffenen Seite. Fixierung der erkrankten Seite mit der Hand oder einem Tapeverband.
- **Lungenembolie:**
  - Oberkörperhochlagerung, Wechsel der Seitenlage halbstündlich bis stündlich (rechts/links). Sauerstoffzufuhr.
  - *Inhalation* (S. 46).
  - *Atemtherapie:* Atemführung, Atemwahrnehmung, Atemlenkung (Auflegen der Hand sternal, lateral, kostoabdominal, dorsal).
  - *Manuelle Techniken:* Packegriffe am Thorax, vorsichtiges Ausstreichen der Interkostalräume, Fixierung der schmerzenden Seite mit beiden Händen, Patienten anleiten, beim Husten Thorax mit Hand über Hand fixieren.
  - *Beachte:* Kontraindiziert sind mechanische Maßnahmen am Thorax (Klopfungen etc.), Drainagelagerungen, Dehnlagerungen.

8.6 Lungenfibrosen

Grundlagen

- **Definition:** Zunahme des Bindegewebes aufgrund chronischer Entzündung des Lungeninterstitiums unter Einbeziehung der aveolo-kapillären Membranen.
- **Ursachen:**
  - *Kreislaufbedingte Lungenschäden:* ARDS (adult respiratory distress syndrome), chronische Stauungslunge, Fluid lung bei Niereninsuffizienz.
  - *Inhalative Noxen:* Anorganische Stäube (Pneumokoniosen), organische Stäube (exogen-allergische Alveolitis), Gase, Dämpfe, Aerosole.
  - *Nicht-inhalative Noxen:* Pharmaka (z.B. Bleomycin), ionisierende Strahlen.
  - *Systemerkrankungen:* Sarkoidose (M. Boeck), Kollagenosen, Vaskulitiden.
  - *Infektionen:* Viren, Pneumocystis carinii.
  - *Malignome* (Lymphangiosis carcinomatosa).
- **Symptomatik:** Belastungsdyspnoe, in fortgeschrittenen Stadien auch Ruhedyspnoe mit oberflächlicher schneller Atmung, Behinderung der Inspiration (restriktive Ventilationsstörung mit Verkleinerung von Vitalkapazität und totaler Lungenkapazität, verminderte Compliance), trockener Reizhusten, Zyanose.

Physikalische Therapie

- **Ziele und Ansatzpunkte:**
  - Erhaltung oder Verbesserung der Atemkapazität.
  - Erleichterung der Atemarbeit.
  - Abwehrsteigerung.
- **Atemtherapie** (S. 100): Ausschaltung falscher Atemtechniken, Atemführung, Atemwahrnehmung, Atemlenkung, Förderung der Zwerchfellatmung. Erlernen einer ökonomischen Atmung durch Schulung von Ein- und Ausatmung mit und ohne Hilfsmittel.
- **Inhalation** (S. 46): Anwendung in Kombination mit Atemtherapie bei starker Verschleimung.
- **Dehnlagerungen** (S. 103): Sichellagerung, Drehdehnlagerung: Lagerung auf einem Pezziball oder einer zusammengerollten Decke, Dehnen des gleichseitigen Arms und Beins. Wirksam insbesondere in Kombination mit tiefer Ein-/Ausatmung und tönender Atmung (reflektorische Aktivierung ungenutzter Lungenanteile).
- **Dehnübungen** (S. 103): Verbesserung der Thoraxbeweglichkeit durch Mobilisation der Arme und des Schultergürtels (Hilfsmittel: Theraband oder Stab), Erarbeiten der aufrechten Körperhaltung.
- **Packegriffe:** Abheben einer Hautfalte, dann Aufforderung an den Patienten, so tief zu atmen, daß die Falte verstreicht. Dadurch wird eine Atemvertiefung erreicht.
- **Heiße Rolle** (S. 106): Reflektorische relaxierende Wirkung auf die glatte Muskulatur der Bronchien. Anwendung vor der Atemtherapie.
- **Bindesgewebsmassage** (S. 80): Spasmolyse der glatten Muskulatur des Bronchialbaumes.
- **Abwehrstärkung:** Verbesserung der Immunabwehr durch Kneippsche Anwendungen (S. 38), Sauna (S. 42), Trockenbürstungen und Phytotherapie.

9.1 Hypotonie

Grundlagen

- **Definition:** Eine Hypotonie als Krankheit liegt vor, wenn die Kreislaufregulationsmechanismen in Ruhe und Belastung einen ausreichenden Blutdruck (RR < 100 – 105 mmHg systolisch) nicht aufbauen können und entsprechende Symptome auftreten; lebenswichtige Organe werden (vorübergehend) nicht ausreichend mit Blut versorgt.
- **Formen, Ätiologie:**
  - *Primäre (essentielle) Hypotonien:* Auftreten besonders bei jungen Frauen vom leptosomalen Habitus, familiäre Häufung, begünstigend wirken körperliche Inaktivität und Streß. Häufigste Form der Hypotonie.
  - *Sekundäre Hypotonien:* Verschiedene Ursachen (siehe auch unten, Hypotonie beim älteren Menschen):
    - Endokrin bedingte Hypotonie: Nebenniereninsuffizienz, Hypophyseninsuffizienz.
    - Kardiovaskuläre Hypotonie: Aortenstenose, Adam-Stokes-Anfälle u. a.
    - Infektiös-toxische Hypotonie: Im Anschluß an Infektionskrankheiten.
    - Hypovolämische Formen: Schock, Störungen des Wasser-/Elektrolythaushaltes.
    - Medikamentös ausgelöste Hypotonien: Psychopharmaka, Nitrate, Diuretika etc.

Physikalische Therapie

- **Indikation:** Bei primärer Hypotonie ist der breite Einsatz physikalischer Maßnahmen indiziert.
- **Hydrotherapie:** Zur Anfangsbehandlung einer primären Hypotonie werden folgende Verfahren angewandt:
  - *Kalte oder wechselwarme Teilbäder* (Armbad, Unterschenkelbad): Kaltes Bad von 10 – 30 Sekunden Dauer, Aufwärmen über 3 – 5 Minuten; mehrmals wiederholen.
  - *Kneipp-Anwendungen* (S. 38):
    - Kneippsche Güsse: Beginn mit Unterschenkel-/Oberschenkel-Unterguß, langsam bis zum Vollguß steigern; vor jeder Behandlung muß der Körper gut aufgewärmt sein.
    - Wassertreten.
    - Kühles Armbad (kann auch zwischendurch zu Hause, am Arbeitsplatz durchgeführt werden).
  - *Trockenbürstungen:* Mit weicher Bürste beginnend an den Extremitäten herzwärts arbeiten; Durchführung von den Patienten selbst.
  - *Saunabesuch:* Normalisierung der Blutdruckregulation durch lokale bzw. konsensuelle Gefäßkonstriktion; Regulierung des Wärmehaushaltes, psychovegetative Stabilisierung.
- **Bewegungstherapie:**
  - Bei starken Beschwerden Einleitung mit individueller Behandlung: Atemtherapie, Mobilisierung und zunehmende krankengymnastische Belastung, Bewegungsbad.
  - *Regelmäßiges körperliches Training:* Langsam ansteigende Belastung verbessert die allgemeine Herz-Kreislaufregulation.
  - *Ergometertraining:* Ermittlung der individuellen Belastbarkeit: 1 – 2 × 20 Minuten täglich; jeweils 3 Minuten Belastung und 3 Minuten Pause.

9.1 Hypotonie

- *Gymnastik:* 2 × 10 Min. täglich, vorsichtige Dosierung, allmähliche Steigerung.
- *Ausdauersport:* Wandern, Gehen, Laufen, Radfahren, Schwimmen, Bergwandern, Skilanglauf, leichte Spiele ohne Wettkampfcharakter. Jeder Sport, der Spaß macht, ist geeignet.
- *Empfehlung:* Ideal ist eine tägliche sportliche Tätigkeit von 30–60 Minuten; dies ist unter Alltagsbedingungen schwer durchführbar. Als Kompromiß: tgl. Gymnastik von 2 × 15 Minuten, an einem Wochentag 1 Stunde Sport (z.B. in der Halle, am Sportplatz), am Wochenende 1–2 Stunden Gehen, Bergwandern, Radfahren o.a.

▶ **Kurortbehandlung** (S. 53): Hierbei sind neben günstigen klimatischen Bedingungen ein geregelter Tagesablauf und zusätzliche physiotherapeutische Verfahren vorteilhaft.
- *Kuraufenthalt an der See:* Zur Einleitung der Therapie bei hypotoner Dysregulation ist ein Kuraufenthalt im Reizklima geeignet (Wattlaufen, Meeresbäder!).
- *Kneippkur in Mittelgebirgslage:* Zur Therapie einer Hypotonie bei reaktionsschwächeren Patienten günstig.

Hypotonie beim älteren Menschen

▶ **Ursachen:**
- Herzinsuffizienz.
- Hypovolämie.
- Elastizitätsverlust der Blutgefäße.
- Dysregulationen des autonomen Nervensystems (z.B. bei Diabetes mellitus).
- Iatrogen (z.B. Blutdruckmedikamente, Diuretika).

▶ **Häufigkeit:** Auftreten bei ca. 20% aller Menschen > 65 Jahren, bei 50% der Betroffenen treten klinische Symptome auf.

▶ **Symptomatik:**
- Schwarzwerden vor den Augen, Kollapsneigung.
- Stürze am Morgen unmittelbar nach dem Aufstehen, nach Mahlzeiten, beim Aussteigen aus dem Bad.
- Müdigkeit, Schwächegefühl, Leistungsabfall.

▶ **Komplikationen:** Die orthostatische Hypotonie beim älteren Menschen ist häufig die Ursache von Stürzen mit weitreichenden Folgen (Verletzungen, insbesondere Schenkelhalsfraktur).

▶ **Therapie:**
- Jeden Lagewechsel langsam vornehmen.
- Langes Stehen vermeiden.
- Behandlung einer Grundkrankheit, Überprüfung der aktuellen Medikation.
- Tragen von Kompressionsstrümpfen.
- Hydrotherapie (s.o.).
- Bewegungstherapie (s.o.).

9.2 Arterielle Hypertonie

Grundlagen

- **Definition (WHO):** Hypertonie: Erhöhung des Blutdruckes auf > 140/90 mmHg.
- **Ursachen:**
  - *Primäre Hypertonie:* > 90 % der Hypertonien, genetische Disposition wahrscheinlich. Häufig einhergehend mit anderen Erkrankungen des „metabolischen Syndroms" (Adipositas, Diabetes mellitus Typ II, Hyperlipoproteinämie, Hyperurikämie), mit Gefahr der frühen Arteriosklerosentstehung.
  - *Sekundäre Hypertonien:* < 10 % der Hypertonien.
    - Renale Hypertonie: Nierenarterienstenose, Tumoren, Parenchymerkrankungen.
    - Endokrine Hypertonie: Phäochromozytom, Conn-Syndrom, Cushing-Syndrom, Adrenogenitales Syndrom.
    - Aortenisthmusstenose.
- **Häufigkeit:** 12 – 15 % der Bevölkerung der westlichen Industrienationen weisen einen zu hohen Blutdruck auf. Die Zahl der Hochdruckpatienten in Deutschland wird auf 8 – 9 Millionen geschätzt.
- **Komplikationen:** Die Hypertonie ist einer der entscheidenden Risikofaktoren für die koronare Herzkrankheit und die Apoplexie, die dafür verantwortlich sind, daß in Deutschland Herz-Kreislauferkrankungen die häufigste Todesursache sind. Anhand von Studien konnte in den USA und in Australien bewiesen werden, daß eine konsequente Behandlung von Hypertonie und Grenzwerthypertonie die Häufigkeit des Auftretens von Herzinfarkt und Schlaganfall signifikant senkt.
- **Therapie der arteriellen Hypertonie:** Allgemeine Therapiemaßnahmen und Maßnahmen der physikalischen Medizin haben eine wachsende Bedeutung in der Behandlung der Hypertonie. Bei leichteren Formen ist die Allgemeinbehandlung der medikamentösen Therapie, die Nebenwirkungen verursachen kann, überlegen.

Allgemeine Therapiemaßnahmen

- Umstellung der Ernährung:
  - Senkung des Kochsalzkonsums auf 6 – 7 g/Tag.
  - Erhöhte Zufuhr von ungesättigten Fettsäuren und Ballaststoffen.
  - Kalorienarme Ernährung zur Gewichtsreduktion: Bei einer Reduktion des Körpergewichtes um 1 kg verringert sich der systolische Druck um 3 bzw. der diastolische Druck um 0,5 – 1 mm Hg.
  - Einschränkung des Alkohol- und Genußmittelkonsums.
- Konsequente Einstellung eines Diabetes mellitus.
- Behandlung von Fettstoffwechselstörungen und Hyperurikämie.
- Streßarme Lebensführung: Vermeidung von Lärm, Schichtdienst, sonstigen streßverursachenden Faktoren.
- Einstellung des Rauchens (Raucherentwöhnung).

Physikalische Therapie

- **Maßnahmen zur Förderung des Streßabbaus:**
  - *Verhaltenstherapeutische Maßnahmen:* Umstellung des Lebensstils, Verminderung des zentral erhöhten adrenergen Stimulus durch Entspannungstechniken, z. B. progressive Muskelrelaxation nach Jacobson (S. 164), autogenes Training (S. 161), Meditation u. a.

9.2 Arterielle Hypertonie

- *Balneotherapeutische Verfahren* (S. 30): Beeinflussung des vegetativen Gleichgewichtes durch regelmäßige Saunabesuche, die vermehrte Schweißbildung führt als günstige Begleitwirkung zu einem Kochsalzentzug. Beachte: Nach der Sauna vorsichtige Abkühlung; der Sprung ins kalte Wasser kann erhebliche Drucksteigerung auslösen! Kohlensäurevollbäder (S. 33) in Serie (täglich oder 2 tägig über 3 Wochen) senken grenzwertig erhöhte Blutdruckwerte in den Normalbereich. Medizinische Bäder (z. B. mit Baldrian).

▶ **Steigerung der körperlichen Aktivität:** Regelmäßiges, längeres Ausdauertraining führt beim Hypertoniker zu einem Blutdruckabfall, der bis zu einer Stunde nachweisbar ist.
- *Ursachen/Wirkungsmechanismus:*
    - Senkung des peripheren Gefäßwiderstandes (Zunahme des Kapillarbetts im Skelettmuskel, funktionelle Veränderungen in den Arteriolen).
    - Geringere Plasmaspiegel von Adrenalin und Noradrenalin bei regelmäßiger körperlicher Belastung, erhöhter Vagotonus in Ruhe.
    - Abfall des Insulinspiegels (Insulin fördert die Natriumrückresorption im Nierentubulus und hebt damit den Blutdruck an).
- *Empfohlene sportliche Aktivitäten:*
    - Vor Beginn des Trainings ist eine Voruntersuchung des Hypertonikers entsprechend den Empfehlungen bei der koronaren Herzerkrankung (S. 204) erforderlich.
    - Geeignet sind Sportarten mit Beteiligung vieler Muskelgruppen und geringen Kraftkomponenten: Gehen, Laufen, Langlaufen, Jogging, Radfahren, Schwimmen, Wandern, Rudern, Paddeln, Bergwandern, Golf, Skilanglauf, Fahrrad-Heimtrainer.
    - Für jüngere Patienten können auch Mannschaftssportarten (Fußball, Handball, Basketball, Volleyball) empfohlen werden.
- *Nicht geeignete Sportarten:* Kraftsportarten müssen wegen überwiegend isometrischer Kraftentwicklung und Preßdruck vermieden werden, ebenso Sportarten mit der Gefahr der Entstehung von Blutdruckspitzen: Bodybuilding, Expanderübungen, Stoßen von Gewichten, Tauchen, Klettern, Bogenschießen, Kegeln, Tennis, Tischtennis, Sqash, Alpinskifahren, bestimmte Gymnastikübungen (Kniebeugen, Übungen zur Stärkung der Bauch- und Rückenmuskulatur, Liegestütz, Seilklettern, Klimmzüge oder Bankspringen).

9.3 Chronische arterielle Verschlußkrankheit (AVK)

Grundlagen
- **Synonym:** Periphere arterielle Verschlußkrankheit.
- **Ursachen:** In den meisten Fällen Arteriosklerose (>95%).
- **Risikofaktoren:** Rauchen, Hypertonie, Hypercholesterinämie, Diabetes mellitus, Übergewicht, Bewegungsmangel.
- **Stadieneinteilung nach Fontaine-Ratschow:**
  - *Stadium I:* Beschwerdefreiheit
  - *Stadium II:* Belastungsschmerzen (Claudicatio intermittens).
    - *IIa:* Gehstrecke >200 m.
    - *IIb:* Gehstrecke <200 m.
  - *Stadium III:* Ruheschmerzen.
  - *Stadium IV:* Nekrosen, Gangrän.

Physikalische Therapie
- **Ziele und Ansatzpunkte:**
  - *Stadium II:* Verlängerung der Gehstrecke, Gangschulung, Verbesserung der Bewegungsabläufe.
  - *Stadien III und IV:* Verbesserung der Durchblutung, Erhaltung von Gelenk- und Muskelfunktion, Vermeidung weiterer Schäden.
- **Therapie im Stadium II:**
  - *Austestung der schmerzfreien Gehstrecke:* Ermittlung der Gehleistung/Minute bei 60, 75, 90, 105 oder 120 Schritten mit Metronomkontrolle. Von der ermittelten Gehstrecke wird als Trainingstrecke der $2/3$-Wert angenommen.
  - *Gehtraining:* Laufen der ermittelten Trainingstrecke einzeln oder in der Gruppe auf weichem Boden 2×/Woche für 1 Stunde mit Pausen von 3–5 Minuten.
  - *Ratschowsche Übungen:* vom Patienten selbst durchzuführen: 3× tgl. wechselnde Dorsal- und Plantarflexion der Füße bis zum Schmerzeintritt, dann Pause von 3 Minuten und Beine hängen lassen.
  - *Krankengymnastische Maßnahmen:* Gangschulung (S. 126), schonende Dehnungstherapie verkürzter Muskeln, manuelle Therapie bei eingeschränkter Gelenkfunktion (S. 88), Übungen im Bewegungsbad (S. 107).
  - Balneotherapeutische Maßnahmen (S. 33): Kohlensäure-Teil- oder Vollbäder bei Störungen der Hautdurchblutung und der Trophik, bis Stadium IIb Wechselbäder.
- **Therapie in den Stadien III und IV:**
  - *Verbesserung der Durchblutung:* Aktives Durchbewegen aller nicht-betroffenen Extremitäten. Gangschulung: kleine Schritte im Eigentempo des Patienten.
  - *Erhaltung der Gelenkfunktion:* Passives Durchbewegen, manuelle Therapie.
  - *Erhaltung der Muskelfunktion:* Weiche, schonende Massagegriffe, Streichungen, Vibrationen, vorsichtige Längs- und Querdehnungen.
  - *Vermeidung weiterer Schäden in der betroffenen Extremität:* Optimale Hautpflege, Nagelpflege mit Feile (Nagelbettverletzungen vermeiden!), Drahtkäfig über den Beinen unter der Bettdecke zur Vorbeugung des Auflagedruckes, häufiges Umlagern zur Prophylaxe von Drucknekrosen.

9.4 Funktionelle Herzbeschwerden

Grundlagen

- **Synonym:** Hyperkinetisches Herzsyndrom.
- **Definition:** Vegetative Regulationsstörungen, die sich in Herz-Kreislauf-Symptomen äußern.
- **Symptomatik:**
    - Palpitationen (Herzklopfen, Herzstolpern, Herzrasen).
    - Brustschmerzen (stechende Schmerzen, Mißempfindungen).
    - Dyspnoe, mangelnde Belastbarkeit.
    - Orthostatische Störungen (Schwindel, Ohnmachtsneigung, Leistungsschwäche).
- **Diagnostik:** Da sich hinter funktionellen Herzbeschwerden organische Herzerkrankungen wie Myokarditiden oder Kardiomyopathien verbergen können, muß in jedem Fall eine ausführliche kardiologische Diagnostik erfolgen: Ruhe-, Belastungs- und Langzeit-EKG, Echokardiografie, evtl. invasive Diagnostik.

Physikalische Therapie

- **Ziele und Ansatzpunkte:**
    - Entlastung des vegetativen Nervensystems.
    - Steigerung der physischen und psychischen Leistungsfähigkeit.
- **Atemtherapie** (S. 100): Beeinflussung des vegetativen Nervensystems durch Atemwahrnehmung und Atemführung (Training der Tiefatmung).
- **Bewegungstherapie:** Vorsichtige Dosierung, langsame Steigerung.
    - *Ergometertraining:* 2–3 ×/Woche für 20 Minuten.
    - *Gymnastik:* 2 × 10 Minuten/Tag, Steigerung zur Sportgymnastik.
    - *Ausdauersportarten:* Gehen, Wandern, Laufen, Radfahren, Schwimmen, Reiten. 1–2 ×/Woche für 30 Minuten, Steigerung auf 1 Stunde.
    - Vorteilhaft ist das Bewegungstraining in der Gruppe (Gruppendynamik).
- **Hydrotherapeutische Verfahren** (S. 30):
    - *Ansteigende Teilbäder* (Arme, Beine): Beeinflussung der Herz-Kreislaufregulation, Verbesserung des Organstoffwechsels über kuti-viszerale Reflexe.
    - *Kohlensäurevollbäder:* Senkung des Blutdruckes bei hypertoner Symptomatik, Dämpfung des ZNS.
    - *Kneippsche Anwendungen:* Behandlung orthostatischer Beschwerden durch Kneippsche Güsse. Vorsichtiger Beginn mit Knie-, Schenkel- und Unterguß, allmähliche Steigerung zum Rücken- und Vollguß. Vorteilhaft ist die Durchführung der Kneipptherapie im Kurort.
    - *Saunabesuche:* Abwehrsteigerung.
    - *Medizinische Bäder:* Durchführung von Vollbädern mit sedierenden Zusätzen (Baldrian, Melisse, Lavendel) abends zur vegetativen Entlastung.
- **Kurortbehandlung** (S. 53): Zur Einleitung einer Therapie bei funktionellen Herzbeschwerden empfiehlt sich ein Kurortaufenthalt im reizarmen Mittelgebirgsklima. Als Maßnahme zum Training von Kreislauf und Ausdauer ist eine Terrainkur sinnvoll. Ergänzend kann eine Trinkkur (S. 57) erfolgen.

9.5 Koronare Herzkrankheit (KHK)

Grundlagen

- **Definition:** In 90% der Fälle durch eine stenosierende Arteriosklerose der Koronararterien verursachte Koronarinsuffizienz, d.h. Mißverhältnis zwischen Sauerstoffbedarf und Sauerstoffangebot im Myokard.
- **Risikofaktoren:**
  - *Risikofaktoren 1. Ordnung:*
    - Hypercholesterinämie.
    - Hyperfibrinogenämie.
    - Rauchen.
    - Arterielle Hypertonie.
    - Diabetes mellitus.
  - *Risikofaktoren 2. Ordnung:*
    - Adipositas.
    - Bewegungsmangel.
    - Emotioneller Streß.
- **Symptomatik:** Leitsymptom Angina pectoris, Belastungsdyspnoe.
- **Komplikationen:**
  - *Myokardinfarkt:* Verschluß einer Koronararterie durch Thrombus mit nachfolgender ischämischer Myokardnekrose.
  - Herzinsuffizienz.
  - Rhythmusstörungen.
  - Plötzlicher Herztod.
- **Auswirkungen einer krankheitsbedingten Immobilisierung:** Durch mehrtägige Bettruhe kommt es zu:
  - *Verlust der Skelettmuskulatur:* Pro Tag Bettruheverminderung um 1–6%.
  - *Abnahme der Herzleistung:* Abnahme des Herzzeitvolumens um 10% und des Blutvolumens um 7%. Erneute Belastung nach längerer Immobilisierung bewirkt eine Reduktion des Schlagvolumens um durchschnittlich 30%, des Herzzeitvolumens um 15%, der maximalen O_2-Aufnahme und der neuralen Regulation. Die Herzfrequenz steigt durch eine erhöhte Sympathikusaktivität um ca. 22% an.

Bedeutung der Bewegungstherapie

- **Beeinflussung von Risikofaktoren:** Körperliche Aktivität bewirkt einen Abbau von Übergewicht, eine Senkung des Blutdruckes und beeinflußt Plasmalipid- und Glukosespiegel.
- **Auswirkungen auf Skelettmuskulatur und Herz-Kreislaufsystem:**
  - *Ökonomisierung der Skelettmuskulatur:* Regelmäßiges körperliches Training in Form von Ausdauerbelastung führt zu Anpassungsvorgängen in der Skelettmuskulatur, so daß mit einem geringeren Sauerstoffbedarf und einem geringeren Herzzeitvolumen gleiche Leistungen erbracht werden können:
    - Zunahme der Oberfläche der Skelettmuskulatur.
    - Zunahme von Anzahl und Größe der Mitochondrien.
    - Zunahme des Myoglobingehaltes.
    - Zunahme der Verbrennung freier Fettsäuren.
    - Zunahme der Kapillaren.
    - Zunahme von aeroben und anaeroben Enzymen, dadurch Anhebung de aerob-anaeroben Schwelle.

9.5 Koronare Herzkrankheit (KHK)

- *Auswirkungen auf das Herz-Kreislaufsystem:*
  - Abnahme des Herzzeitvolumens und der Herzarbeit bei gleicher Leistung durch Senkung des Sauerstoffbedarfs in der peripheren Muskulatur.
  - Verminderung pektanginöser Beschwerden.
  - Verbesserung der koronaren Perfusion.
  - Verzögerung des atheronatösen Prozesses.
- **Ziele und Ansatzpunkte der Bewegungstherapie:**
  - Wiederherstellung der körperlichen Fitneß.
  - Entlastung des Herzens.
  - Günstiger Einfluß auf Stoffwechselstörungen.
  - Erlangung von Vertrauen in die Leistungsfähigkeit des eigenen Körpers.
  - Verbesserung der Fähigkeit zur mitmenschlichen Beziehung.
  - Freude an der Bewegung, Verbessern der Lebensqualität.

Primärprävention der KHK

- **Prävention eines Myokardinfarktes:** Ein sicherer präventiver Effekt körperlicher Aktivität in der Freizeit ist aufgrund prospektiver Untersuchungen von Pfaffenberger u. a. gesichert. Demnach kann die Inzidenz des Myokardinfarktes um 50–60% reduziert werden. Der größtmögliche Effekt ergibt sich bei einem Verbrauch von zusätzlich 2000 Kalorien pro Woche (ca. 300 Kalorien pro Tag). Bei einem Verbrauch von weniger als 1500 Kalorien pro Woche ist der Effekt minimal, bei mehr als 3500 Kalorien pro Woche verringert sich die Wirkung.
- **Formen der Bewegungstherapie:**
  - *Voraussetzungen für effektive körperliche Aktivität:* Dynamische Beanspruchung möglichst vieler Muskelgruppen (mindestens $1/6$ der gesamten Skelettmuskulatur) mit einer Belastungsintensität von mehr als 50% der maximalen Leistungsfähigkeit.
  - *Geeignete Sportarten* (vgl. Tab. 11): Ausdauerbelastungen wie Gehen (1–1,5 Stunden täglich), Tennisspielen (40 Minuten täglich).
  - *Integrierung körperlicher Aktivitäten in den Alltag:* z.B. Treppensteigen statt Rolltreppe oder Lift, Weg zur Arbeitsstätte zu Fuß oder mit dem Fahrrad.

Sekundärprävention der KHK

- **Diagnostik vor Durchführung der Bewegungstherapie:**
  - Abklärung einer Koronarischämie und/oder Herzinsuffizienz.
  - *Erscheinungsform der KHK:*
    - KHK ohne Infarkt: Ausmaß der Koronarstenose, Stabile oder instabile Angina pectoris, stumme Ischämie.
    - Z.n. Myokardinfarkt: Ischämie bzw. linksventrikuläre Funktionsstörung, Postinfarktangina, Herzrhythmusstörung.
    - Z.n. PTCA (perkutane transluminale Koronarangioplastie) oder Stent-Implantation: Ischämie, linksventrikuläre Funktionsstörung.
  - *Daten und Leistungstests:*
    - Echokardiografie: Bestimmung der globalen linksventrikulären Funktion: Vorhofdurchmesser (normal < 40 mm), linksventrikulärer Durchmesser (normal < 55 mm), Verkürzungsfraktion (normal < 25–30%).
    - Linksherzkatheter: Bestimmung der globalen linksventrikulären Funktion (Auswurffraktion normal > 55–60%):

9.5 Koronare Herzkrankheit (KHK)

- Belastungs-EKG: Beurteilung von Herzfrequenz, Blutdruck, ST-Senkung, Angina pectoris, Rhythmusstörungen, Belastbarkeitsstufen (Auftreten der genannten Symptome). Solleistung gesunder Mann: 3 W/kg Körpergewicht – 10% für jede Dekade jenseits des 30. Lebensjahres. Solleistung gesunde Frau: 2,5 W/kg Körpergewicht – 8% für jede Dekade jenseits des 30. Lebensjahres.

▶ **Richtlinien für die kardiale Mindestbelastbarkeit** der Deutschen Gesellschaft für Rehabilitation und Prävention für Herz-Kreislauf-Erkrankungen (angegeben ist jeweils die Symptomfreie Mindestleistung):
  - *Gymnastik und Atemtherapie:* Bei individueller Gestaltung ab niedrigster Belastbarkeit möglich. Teilnahme von Patienten mit sehr schlechter Ventrikelfunktion mit größter Vorsicht und unter regelmäßiger echokardiografischer Kontrolle.
  - *Wahrnehmungs-, Geschicklichkeitsspiele* (im Sitzen, Stehen): > 0,3 W/kg.
  - *Spielformen* (im Stehen, Gehen): > 0,5 W/kg.
  - *Fahrradergometertraining:* > 1,25 W/kg.
  - *Systematisches Gehtraining:* > 1,25 W/kg.
  - *Systematisches Lauftraining:* > 1 W/kg.
  - *Schwimmtraining:* 1,2–1,5 W/kg (Ausschlußkriterien: Ausgeprägte Herzrhythmusstörungen unter Medikation außerhalb des Wassers).
  - *Wassergymnastik:* 0,7–1 W/kg (maximale Eintauchtiefe: Sternumspitze).
  - *Dosiertes Skilanglaufen, Skiwandern in der Ebene:* 1,5–2 W/kg.
  - *Partner- oder Mannschaftsspiele* (Familientennis, Zeitlupenball, Ball über die Schnur): > 0,8 W/kg.
  - *Mannschaftsspiele* (Prellball, Volleyball): > 1 W/kg.
  - *Muskelaufbau-/Kraftausdauertraining:* 1,5–2 W/kg.

▶ **Kontraindikationen:**
  - Arterielle Hypertonie mit Ruhewerten > 200 mmHg systolisch/120 mmHg diastolisch.
  - Ausgeprägte Herzrhythmusstörungen.
  - Angina pectoris in Ruhe, instabile Angina pectoris, Z. n. Myokardinfarkt vor weniger als 2 Wochen.
  - Herzinsuffizienz NYHA III–IV.
  - Akute Myo-, Endo-, Perikarditis.

9.6 Rehabilitation nach Myokardinfarkt

Grundlagen

- **Mobilisation und Rehabilitation nach Myokardinfarkt:** Fester Bestandteil jeder Therapie der koronaren Herzkrankheit (S. 202). Die negativen Auswirkungen einer völligen Immobilisierung auf Herz und Kreislauf müssen so gering wie möglich gehalten werden.
- **Phasen der Mobilisation und Rehabilitation:**
  - *Phase I:* Frühmobilisation: Nach Akutbehandlung und Mobilisation im Akutkrankenhaus 2–4 Wochen.
  - *Phase II:* Überwiegend stationäre Nachbehandlung in einer Rehabilitationsklinik 3–6 Wochen. Indikationsbezogen kann die strukturierte ambulante Rehabilitation am Wohnort erfolgen. Vor- und Nachteile werden kontrovers diskutiert.
  - *Phase III:* Intensive Weiterbetreuung des Patienten am Wohnort; Teilnahme an einer ambulanten Herzgruppe bzw. Präventionsgruppe.
- **Ziele und Ansatzpunkte der Mobilisation:**
  - Wiederherstellung der körperlichen Fitness nach krankheitsbedingter Immobilisation.
  - Entlastung des Herzens durch Ökonomisierung der Skelettmuskulatur.
  - Günstiger Einfluß auf Stoffwechselstörungen (Anhebung des HDL-Cholesterins, Blutzuckernormalisierung).
  - Wiedererlangen von Vertrauen in den eigenen Körper und seine Leistungsfähigkeit.
  - Steigerung der Lebensqualität, Motivation zu einer Lebensstiländerung.

Phase I: Frühmobilisation

- **Mobilisationsstufe 1**: Patient auf der Intensivstation mit strenger Bettruhe. Bei Durchführung aller Maßnahmen ist eine Steigerung von Herz- und Atemfrequenz zu vermeiden (Monitorüberwachung)!
  - Thromboseprophylaxe (S. 177).
  - Pneumonieprophylaxe (S. 100 ff).
  - Dekubitusprophylaxe (S. 159).
  - Durchbewegen der Extremitäten.
  - Keine Übungen im Sitzen; Nachtstuhl neben dem Bett: Ab dem 3.–4. Tag erlaubt.
- **Mobilisationsstufe 2** (ab 4.–5. Tag):
  - Der Patient sitzt zum Essen am Bettrand.
  - Dynamische Muskelkontraktionen in langsamem Tempo mit geringer Belastung und langer Pausendauer.
  - Ökonomisierter Lagewechsel im Bett: Rückenlage, Seitlage, Sitz, Stand.
  - Entspannungsübungen.
- **Mobilisationsstufe 3** (ab ca. 5.–8. Tag):
  - Der Patient darf um das Bett und im Zimmer herumgehen.
  - Der Patient wäscht sich allein im Sitzen am Waschbecken.
- **Mobilisationsstufe 4** (ab ca. 9.–12. Tag, aufgehobene Bettruhe):
  - Steigerung der Belastung: Sitzen, Aufstehen, Gehen, An- und Ausziehen, Bücken.
  - Der Patient geht mit dem Therapeuten auf dem Gang und beginnt mit Treppensteigen.

9.6 Rehabilitation nach Myokardinfarkt

- Dynamische Muskelkontraktionen: Tempo steigern, Belastungdauer erhöhen, Pausenzeiten verkürzen, Anzahl der beteiligten Muskelgruppen steigern.
- Der Patient lernt seine Herzfrequenz selbständig zu messen.
- Atemtraining: Steigende Atemfrequenz, Atmung vertiefen, Einsatz der Atemhilfsmuskeln wahrnehmen.

▶ **Volle Mobilisation** (ca. 12.– 14. Tag):
  - Der Patient kann sich im Krankenhaus und in Begleitung im Garten herumbewegen.
  - Steigerung der Belastungen.

▶ **Verzögerte Mobilisation:** Bei Komplikationen nach Myokardinfarkt, z. B. Bettruhe 8 – 10 Tage, ab dem 10. – 12. Tag Sitzen, ab dem 12. – 14. Tag Aufstehen, nach dem 14. – 18. Tag Stehen und Gehen, nach dem 20. Tag Treppensteigen, Entlassung aus der Klinik nach ca. 24 – 28 Tagen.

Phase II der Rehabilitation

▶ Ab der 2. – 10. – 12. Woche nach Myokardinfarkt bzw. ab der 1. Woche nach Herzoperation (Bypass). Diese Phase wird überwiegend in Herz-Kreislaufkliniken durchgeführt, neuerdings wird bei leichten Formen die ambulante Rehabilitation angestrebt.

▶ **Vor- und Nachteile der ambulanten Rehabilitation:**
  - *Vorteile:*
    - Einbeziehung des sozialen Umfeldes (Angehörige, Hausarzt) möglich.
    - Frühere berufliche Wiedereingliederung (Selbständige drängen darauf!).
    - Geringere Kosten.
  - *Nachteile:*
    - Unmöglichkeit der lückenlosen Überwachung des Patienten.
    - Geringeres Therapieangebot.
    - Fehlender Milieuwechsel (Herausnehmen des Patienten aus seinem „krankmachenden" Umfeld ist häufig erwünscht).
    - Belastung durch tägliche An- und Rückfahrt.

▶ **Durchführung:**
  - *Voraussetzungen:* Die Therapie erfolgt in der Gruppe, der Gruppenleiter muß einen Qualifikationsnachweis für Koronargruppen besitzen. Bei jeder Übungsstunde ist ein Arzt anwesend, eine Notfallausrüstung und Defibrillator müssen verfügbar sein.
  - *Vorangehende Diagnostik und Leistungstests* (KHK, S. 202).
  - *Therapieplan:* Dokumentation von Diagnosen, Medikamenten, vorgegebener Trainingspulsfrequenz, Belastung im Ergometertraining, Verhalten von Blutdruck und Herzfrequenz, evtl. auftretenden Symptomen.
  - *Einteilung der Gruppen:* Erfolgt nach Ausfall der Leistungstests entsprechend der Belastbarkeit:
    - Belastbarkeit < 0,5 W/kg: Vorwiegend Hockergymnastik im Sitzen.
    - Belastbarkeit 0,5 – 1 W/kg: Hockergymnastik, Stehen, Gehen.
    - Belastbarkeit > 1 W/kg: Zusätzlich Sitzen, Liegen auf dem Boden, Laufen.

9.6 Rehabilitation nach Myokardinfarkt

- *Durchführung der Gymnastik:* Belastungsphasen von hoher Intensität (1 Minute) im Wechsel mit aktiven Erholungsphasen von niedriger Intensität (1 Minute). Bei Patienten mit geringer kardialer Belastbarkeit (Herzinsuffizienz, Ischämie bei geringer Belastung) wechseln Belastungsphasen zwischen 20–60 Sekunden mit Erholungspausen zwischen 60–80 Sekunden (0 Watt oder echte Pause). Diese Patienten erfordern tägliche Überwachung (Ausschluß einer pulmonalen Stauung, von peripheren Ödemen und Zunahme der Beschwerden).

Phase III

➤ **Ambulante Koronargruppen:** Möglichst lebenslange Teilnahme nach Entlassung aus der Rehabilitationsklinik bzw. der ambulanten Rehabilitation. Zur Zeit stehen ca. 3000 Koronargruppen in Deutschland zur Verfügung.
➤ **Finanzielle Hilfen:** Die Teilnahme an einer ambulanten Koronarsportgruppe wird nach Kurzgutachten durch den Hausarzt oder die Klinik von der Krankenkasse und/oder dem Rentenversicherungsträger mit derzeit DM 7.50 pro Patient und Übungsstunde bezuschußt.

Tabelle 11 Kalorienverbrauch pro 10 Minuten Sport (Durchschnittswerte)

Sportart	Kalorien	Sportart	Kalorien
Kegeln	35	Gehen 4 km/h	31
Wasserski	70	Gehen 6 km/h	53
Tennis/Badminton	80	Radfahren 10 km/h	28
Tischtennis	80	Radfahren 20 km/h	78
Bergsteigen	53	Schwimmen Brust 50 m/min	113
Fechten	80	Rücken 25 m/min	70
Handball	100	Kraul 50 m/min	140
Basketball	140	Delphin 50 m/min	143
Trampolin	140	Eishockey	200–270
Ringen, Judo	140	Fußball	230–280
Rudern 50 m/min je nach Boot	20–30	Volleyball	73
Kanu 125 m/min	83	Skilanglauf 6 km/h	112
Paddeln 125 m/min	68	Skilanglauf 10 km/h	151
Tanzen, Foxtrott	60	Skilanglauf 14 km/h	231
Wiener Walzer	70	Skiabfahrt, Schuß	87
Rumba	70	Skislalom	229
Golf	40–55	Schlittschuhlauf 12 km/h	47
Laufen 9 km/h	100	Schlittschuhlauf 15 km/h	62
Laufen 12 km/h	114	Schlittschuhlauf 21 km/h	104
Laufen 15 km/h	131	Eiskunstlauf je nach Form	50–250

9.7 Kardiomyopathie, Myokarditis

Kardiomyopathien

- Unterschieden werden hypertrophe Kardiomyopathien mit oder ohne Obstruktion und dilatative Kardiomyopathien. Patienten mit Kardiomyopathie profitieren durch niedrig dosiertes Intervalltraining.
- **Hypertrophe Kardiomyopathie:** *Dringend abzuraten* ist von einem Ausdauertraining bei hypertropher KM mit massiver linksventrikulärer Hypertrophie, komplexen Rhythmusstörungen, mehrfachen Synkopen sowie bei familiärer Häufung eines plötzlichen Herztodes in der Anamnese.
- **Dilatative Kardiomyopathien:** Unterscheidung von der vorher genannten durch Ergospirometrie und Einschwemmkatheter mit Belastung möglich. Die Patienten sind oft relativ leistungsfähig, ohne daß erhöhte Pulmonalarteriendrücke auftreten. Eine wichtige ärztliche Aufgabe ist es, den Patienten davon zu überzeugen, daß er keine mittel- oder höhergradigen Belastungen durchführen soll. Dies bedeutet für viele Patienten wegen fehlender oder geringer Symptomatik eine erhebliche Einschränkung der Lebensqualität.

Myokarditis

- Die Myokarditis ist oft nicht eindeutig gegen eine dilative Kardiomyopathie (s.o.) abgrenzbar. Bei geringen objektiven Befunden stehen häufig ausgeprägte Beschwerden (Palpitationen, verminderte Belastbarkeit) im Vordergrund.
- Bei akuter Myokarditis sind mittel- oder höhergradige Belastungen für 6 Monate kontraindiziert. Die Rehabilitation erfolgt wie nach Myokardinfarkt, verläuft jedoch wesentlich langsamer als bei KHK. Bei unklaren plötzlichen Todesfällen im Sport wird eine nicht erkannte oder nicht ausreichend ausgeheilte Myokarditis angenommen.

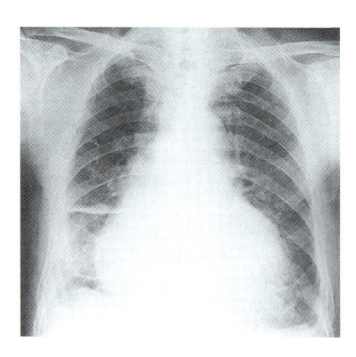

Abb. 65   Typisches Bild einer dilatativen Kardiomyopathie

9.8 Rehabilitation nach Herzoperationen

Spezielle Aspekte der einzelnen Herzoperationen

- **PTCA, Stent:** Nach PTCA (Perkutane transluminale Koronarangioplastie, Ballondilatation) bzw. Einsetzen eines Stent (Gefäßprothese) besteht in der Regel 2–3 Tage nach Abheilen des Stichkanals in der Leiste wieder eine Belastbarkeit für Aktivitäten des tgl. Lebens. Starke körperliche Belastung in den ersten vier Wochen nach Stent vermeiden (Gefahr der Stent-Thrombose). Ausnahmen bilden Patienten mit Einschränkungen der linksventrikulären Funktion.
- **Bypass-Operation (ACVB):**
    - *Postkardiotomiesyndrom:* In 20–40% kommt es nach ACVB (Aortokoronarem Venenbypass) postoperativ zu einem Postkardiotomiesyndrom mit ausgeprägten Beschwerden (Schmerzen, Perikard- und/oder Pleuraerguß), meist während Phase II der Rehabilitation (S. 206). Differentialdiagnostisch sollte abgeklärt werden, ob die thorakalen Beschwerden Folge der Thorakotomie oder Zeichen einer Ischämie sind! Gutes Ansprechen der Schmerzen beim Postkardiotomiesyndrom auf Antiphlogistika, z.B. Diclophenac (Voltaren®) 1× 100 mg abends für 3 Tage. Bei ausgeprägter Ergußbildung Einstellung oder Zurückstufung der Belastung, echokardiographische Kontrollen.
    - *Nacken-Schulter-Armbeschwerden:* Häufiges Auftreten nach ACVB. Postoperativ „sterno-symphysale Belastungshaltung" nach Brügger (S. 114). Lockerungsmassage, vorsichtige Wärmeanwendungen sowie Schulung der aufrechten Haltung (S. 149). Das Sternum ist im Mittel sechs Wochen postoperativ wieder belastungsstabil.
- **Herzklappenersatz:** Jedes Jahr erhalten etwa 6000 Menschen in der Bundesrepublik eine künstliche Herzklappe. *Präoperativ* sollten auch bei geringer oder fehlender Symptomatik keine mittel- oder höhergradigen Belastungen erfolgen. Bei Aortenklappenfehlern drohen Synkopen und Rhythmusstörungen, bei Mitralstenosen auch geringen Schweregrades besteht die Gefahr eines Lungenödems bei plötzlich unter Belastung auftretendem Vorhofflimmern. *Postoperativ* benötigt das Herz in der Regel 3–12 Monate, um sich den neuen Druck- und Volumenverhältnissen anzupassen. Bewegungstherapie allmählich steigern, der individuellen Situation des Patienten anpassen.
    - *Klappenersatz nach Aortenstenose:* Postoperativ besteht eine relativ gute Belastbarkeit, so daß, sofern präoperativ keine wesentliche Herzmuskelschädigung bestand, 1–2 Monate nach der Operation ein Ausdauertraining (S. 206, 207) in einer Übungsgruppe erfolgen kann.
    - *Klappenersatz nach Aorteninsuffizienz:* Ein Ausdauertraining (S. 206, 207) kann in den meisten Fällen erst erfolgen, wenn sich die Herzvolumenhypertrophie zurückgebildet hat. Hat sich die linksventrikuläre Funktion nach 3–4 Monaten normalisiert (Echokardiographie!), kann die Aufnahme in eine Übungsgruppe erfolgen.
    - *Klappenersatz nach Mitralfehlern:* Die Patienten erleben oft keine Besserung ihrer Belastbarkeit, ca. $^2/_3$ haben aufgrund der funktionellen Stenose der Klappenprothese weiterhin den klinischen Schweregrad II oder III. Je nach Prothesentyp und präoperativer Myokardschädigung schwankt die postoperative Leistungsfähigkeit zwischen 0,5–2 Watt/kg Körpergewicht. Die Herzfrequenz nach Mitralklappenersatz sollte postoperativ niedrig gehalten werden, da sich die Klappenöffnungszeit und damit die Durchflußrate durch eine Frequenzerhöhung verringern. Je nach Klappengröße sollten Frequenzen von 90–110/min nicht überschritten werden (Gefahr von akutem Vorhofflimmern mit Lungenödem).

9.8 Rehabilitation nach Herzoperationen

- *Mitralklappenrekonstruktion:* In vielen Fällen kann postoperativ wieder eine normale Belastbarkeit erfolgen. Vorgehen wie bei Zustand nach aortokoronarem Bypass.
▶ **Herztransplantation:** Die postoperative Belastbarkeit ist vom Verlauf einer möglichen Abstoßungsreaktion abhängig. Die Patienten sind in der Regel innerhalb kurzer Zeit wieder erstaunlich gut belastbar, so daß eine Bewegungstherapie analog der Rehabilitation nach Myokardinfarkt (S. 205) erfolgen kann.
  - *Günstige Wirkungen der Bewegungstherapie nach Herztransplantation:*
    - Verbesserung der Lebensqualität durch Steigerung der körperlichen Fitneß.
    - Günstiger Einfluß auf das hohe Risiko eines Transplantierten, an einer Koronarsklerose zu erkranken (Ursache Endothelschädigung).
    - Infolge der Behandlung mit Ciclosporin A kommt es häufig zur arteriellen Hypertonie, die durch Ausdauertraining beeinflußt werden kann.
  - *Beachte:* Wegen der fehlenden Innervation des Herzens kommt es zu einem verzögerten Herzfrequenzanstieg, daher vorsichtige Steigerung der Belastungsintensität. Nach kurzen höheren Belastungsphasen müssen Pausen eingelegt werden. Wegen fehlender Angina pectoris ist auf eine Belastungsdyspnoe zu achten.

Präoperative Therapie

▶ **Einweisungen, Gespräche:** In der präoperativen Vorbereitung unverzichtbar. Gesprächsinhalte:
  - Darstellung des zu erwartenden normalen postoperativen Verlaufes.
  - Mögliche Komplikationen, Prophylaxe und Therapie von Komplikationen.
  - Lebensführung und Lebensqualität nach Bypassoperation, Herzklappenoperation, Herztransplantation.
▶ **Atemtherapie** (S. 100ff): Übungen zur Prophylaxe postoperativer Atelektasen und anderer pulmologischer Komplikationen:
  - *Atemtechniken:* Langsam und tief durch die Nase einatmen, langsame Ausatmung über die Lippenbremse oder mittels tönender Ausatmung, Atemführung. Die Patienten werden mit den Hilfsmitteln zur Atemgymnastik vertraut gemacht und angeleitet, z. B. Einsatz von Atemtrainern (S. 105).
  - *Hustentechniken* (S. 102): Verhinderung des unproduktiven Hustens durch Erlernen tiefer Atmung, vor dem Abhusten etwas Luft ausatmen, anschließend hüsteln, Thorax seitlich der zu erwartenden Narbe mit beiden Händen fixieren.
  - *Dehnlagerungen, Thoraxmobilisation.*
▶ **Thromboseprophylaxe** (S. 177): Vorbereitend zur postoperativen Thromboseprophylaxe Kontraktionen der Unterschenkel- und Oberschenkelmuskulatur üben, aktives Bewegen der Füße erlernen.
▶ **Mobilisierung:** Aufsitzen und Aufstehen über die Seite ohne Unterstützung durch die Arme üben. Bereits präoperativ müssen die Patienten darauf hingewiesen werden, daß Aufsitzen unter Zuhilfenahme der Arme unter allen Umständen vermieden werden muß, um die Sternotomiewunde nicht zu gefährden.

9.8 Rehabilitation nach Herzoperationen

Postoperative Therapie

➤ **Mobilisierung (Aufsitzen):**
- *Aufsitzen mit Hilfe einer Strickleiter* (Abb. 66): Sie wird am Fußende des Bettes befestigt, so daß die Patienten sich mit beiden Händen abwechselnd nachgreifend symmetrisch hochziehen können.
- *Aufsitzen über die Seitlage unter Fixation des Thorax mit den Armen:* Das Kinn wird auf die Brust bewegt, tiefes Ein- und Ausatmen, um eine Kompression zu vermeiden.

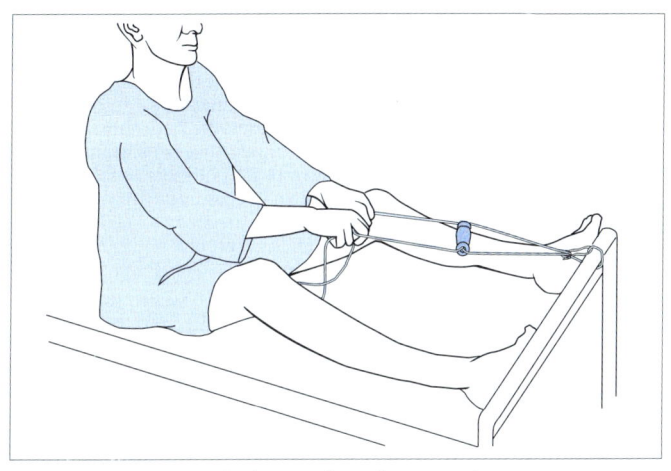

Abb. 66   Strickleiter zur Erleichterung des Aufsitzens nach Sternotomie

- 👁 *Beachte:* Verhinderung von Rotationen und Seitwärtsbeugungen der Brustwirbelsäule und Seitlagerung in den ersten 8 – 10 Wochen. Unter keinen Umständen darf sich der Patient beim Aufsitzen oder beim Aufstehen mit den Armen abstützen: Der Thorax ist instabil, es besteht die Gefahr der Dislokation bzw. Öffnung der Sternotomiewunde! Die Gewohnheit, sich mit den Armen beim Aufsitzen abzustützen, ist bei jedem Menschen automatisiert. Die Patienten müssen prä- und postoperativ ständig darauf hingewiesen werden, nicht mit den Armen aufzustützen, um die Sternotomiewunde nicht zu gefährden!
- *„Schinkengang":* Zur Fortbewegung beim Sitzen im Bett, an der Bettkante oder beim Übergang vom Sitz zum Stand wird abwechselnd die linke und rechte Gesäßhälfte vorwärtsbewegt.

9.8 Rehabilitation nach Herzoperationen

- **Atemtherapie** (S. 100): Ziel ist die Belüftung aller Lungenabschnitte bzw. Wiedereröffnung atelektatischer Bezirke und die Entfernung vorhandenen Sekretes:
  - *Atemtechniken:* Bei der Atemlenkung wird durch Handkontakt und Vibrationen die Atembewegung nach basal (kosto-abdominal, lateral) gelenkt. Atemhilfsgeräte (sogenannte Atemtrainer, Abb. 42, S. 105) bewirken eine Verlängerung und Vertiefung der Inspiration; sollen stündlich angewendet werden, 10–15 tiefe Einatmungen.
  - *Hustentechniken:* Sog. „Huffing" bewirkt eine Sekretlösung. Auf eine vertiefte Einatmung folgt kurzes, kräftiges Ausatmen der Luft („die Luft so kräftig aushauchen, daß ein Spiegel beschlägt"). Beim Husten wird ein Kissen auf die Sternotomiewunde gehalten oder der Thorax beidseits mit verschränkten Händen fixiert.
- **Mobilisation:** Die Mobilisation und weitere Belastung erfolgen analog der Mobilsation nach Myokardinfarkt (S. 205), wobei die Patienten meist schneller belastet werden können. Bei unkompliziertem Verlauf wird die Belastbarkeit unter laufender Kontrolle der Herzfrequenz bzw. evtl. vorhandener Rhythmusstörungen mittels eines Monitors von Tag zu Tag gesteigert (Rücksprache mit dem Operateur). Erhält der Patient Betablocker, ist auf Überlastungszeichen wie Blässe, Schweißbildung im Gesicht, Atemnot, Zyanose, Unruhe zu achten!
  - Bei Verspannungen und Schmerzen im Schulter- und Nackenbereich sind heiße Rolle (S. 106), milde Wärmeanwendungen, vorsichtige Lockerungsmassage indiziert.
  - Training aller Aktivitäten des täglichen Lebens unter Berücksichtigung der Symmetrie, um Scherkräfte auf das Sternum zu vermeiden.
  - Nach 8–10 Wochen kann die Mobilisation von Wirbelsäule, Thorax und Schultergürtel sowie eine Schulung der aufrechten Haltung und Bewegung (Rückenschule S. 147) erfolgen.
  - Wichtig ist im weiteren Verlauf ein Auftrainieren der Skelettmuskulatur. Bei jedem Patienten mit (vorübergehender) Herzinsuffizienz kommt es infolge der Immobilität und der reduzierten Durchblutung zu einem Abbau von Muskulatur.

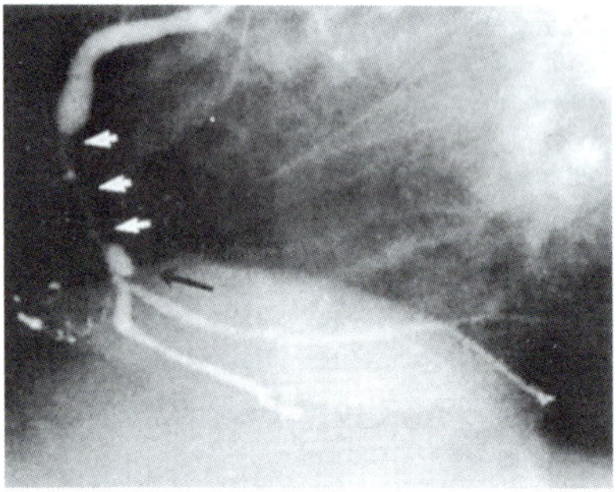

Abb. 67 Hochgradige, langstreckige Stenose der rechten Koronararterie, am Ende liegt ein kleines Koronaraneurysma (aus: Rieß, G.: Das pathologische Koronarangiogramm. Kardiologie Assistenz. 5. Jahrgang (1993), S. 10

10.1 Erkrankungen der Verdauungsorgane

Grundlagen

- In der Gastroenterologie steht eine differenzierte medikamentöse bzw. gezielte operative Therapie an erster Stelle. Methoden der physikalischen Medizin können die Therapie unterstützen, wobei die Rehabilitation des Patienten nach Erkrankungen oder Operationen des Magen-Darmtraktes einen hohen Stellenwert hat.

Magenerkrankungen

- **Chronische Gastritis, Ulkuskrankheit:** Trinkkuren mit Hydrogencarbonat-Wässern (S. 57), z. B. 100–150 ml alle 3 Stunden (Abpufferung überschüssiger Magensäure, Normalisierung der Sekretionsverhältnisse).
- **Hyp- und anacide Gastritis:** Trinkkuren mit hyperämisierenden und säurelokkenden Wässern, z. B. Natrium-Chlorid-Wässer, Säuerlinge (S. 59).
- **Z. n. Magenteilresektion:** Eine Trinkkur kann die verbliebenen Restfunktionen fördern. Bei abgefallener Säure- und Pepsinproduktion Trinkkuren mit Calciumhaltigen oder Natrium-Chlorid-Wässern. Wegen der meist beschleunigten Magenpassage Trinken kleiner Dosen (maximal 100 ml).

Darmkrankheiten

- **Funktionelle und entzündliche Darmerkrankungen:** Schwerpunkte der Kurortbehandlung von Darmkrankheiten liegen bei den funktionellen (Colon irritabile) und den entzündlichen Erkrankungen, wenn der akute Schub abgeklungen ist, z. B. Morbus Crohn, Colitis ulcerosa.
    - *Klima- und Terrainkuren* (S. 51): Große Bedeutung haben Milieuwechsel und vegetativ-ausgleichende Wirkungen. Psychologische und diätetische Führung (ballaststoffreiche, nicht blähende Kost) der Patienten sind unerläßlich.
    - *Trinkkuren* (S. 57): Verwendung calciumhaltiger Wässer.
    - *Lokalbehandlung mit Peloidpackungen (Fango, Moor)* (S. 42): Spasmolytische Wirkung.
    - *Bindegewebsmassagen* (S. 80): Spasmolytische Wirkung.
    - *Medizinische Bäder:* Entspannung durch Zusätze wie Rosmarin, Baldrian.
- **Chronische Obstipation:** Diagnostik zum Ausschluß organischer Ursachen (mechanische Hindernisse der Darmpassage, Tumoren, neuromuskuläre Erkrankungen). Liegt keine organische Ursache vor, kann eine Therapie mit folgenden Ansatzpunkten eingeleitet werden:
    - *Aufklärung des Patienten:* Ausführliche Aufklärung über die Physiologie der Darmtätigkeit und -entleerung. Eine regelmäßige Zeit zur Darmentleerung ist anzustreben; eine tägliche Darmentleerung ist jedoch nicht zwingend notwendig!
    - *Ernährungsberatung:*
        - Umstellung der Ernährung auf ballaststoffreiche Vollwertkost, reichlich Obst und Gemüse. Hierbei wird individuell ermittelt, welche Nahrungsmittel die Verdauung fördern, z. B. Feigen, Trockenpflaumen, Joghurt, Sauerkraut o. ä.
        - Ausreichende Flüssigkeitszufuhr (mindestens 2000 ml/Tag).
        - Morgendliche Zufuhr von 200 ml Fruchtsaft auf leeren Magen (Förderung des gastro-kolischen Reflexes).
    - *Bewegungstherapie:* Regelmäßige körperliche Bewegung (Morgen-, Abendspaziergang, Wandern, Schwimmen, Gymnastik).

10.1 Erkrankungen der Verdauungsorgane

- *Kolonmassage* (S. 82): Regelmäßige Kolonbehandlung über 3–4 Wochen ist eine der aussichtsreichsten Maßnahmen. Einweisung durch einen Therapeuten, später selbständige regelmäßige Eigenbehandlung möglich.
- *Medikamentöse Therapie:* Die Behandlung sollte sich auf die Zufuhr von Quellmitteln (Leinsamen, Zuckeralkohole, salinische Abführmittel) und Gleitmittel beschränken. Drastika sind nur in Ausnahmefällen (medizinische Indikationen) indiziert (Gefahr der Gewöhnung, häufiger Laxantienabusus).
- *Trinkkur mit sulfathaltigen Wässern* (S. 57): Normalisierung von Stuhlkonsistenz und Darmmotilität anstreben. Das Heilwasser sollte mindestens 3 g Sulfat in 1 Liter enthalten. Die Trinkkur mit überschwelligen Dosen beginnen, nach den ersten reflektorischen Darmentleerungen soweit reduzieren, bis weiche Stühle auftreten.

▶ **Malassimilationssyndrom:** Neben der Behandlung der Grundkrankheit werden Trinkkuren mit Natrium-Chlorid- oder Sulfatwässern (S. 57) empfohlen.

▶ **Organische und funktionelle Erkrankungen des Magen-Darmtraktes:** Bewegungstherapie in Form von allgemeiner Mobilisierung, Terrainkuren etc.

▶ **Stuhlinkontinenz:**
- Information ded Patienten über Anatomie und Physiologie der Stuhlentleerung.
- Atemübungen dehnen und lockern den Bauch- und Beckenbereich.
- Verbesserung der Durchblutung durch medizinische Bäder, Reflexzonenmassage, Behandlung mit der heißen Rolle.
- Beckenbodentraining: Verbessern der Kraft der Beckenbodenmuskulatur.
- Toilettentraining (Verschlußmechanismus bewußt machen, regelmäßige, nicht zu häufige Stuhlentleerung).

Gallenwegerkrankungen

▶ **Dyskinesien, chronische Cholecystitis, Postcholecystektomiesyndrom:**
- *Unspezifische Kureffekte:* Normalisierung des Vegetativums und des psychischen Befindens, diätetische Führung (großer Einfluß auf den Rehabilitationsverlauf).
- *Peloidpackungen* (S. 42): Hyperämisierende und spasmolytische Effekte.
- *Trinkkuren* (S. 57): Calciumhaltige Wässer wirken antiphlogistisch, Natrium-Sulfat-Hydrogencarbonat-Wässer steigern den Gallefluß und wirken alkalisierend.
- Bei der häufig gleichzeitig bestehender Obstipation Kolonbehandlung (vgl. oben S. 82), ist bei entzündlichen Erscheinungen kontraindiziert.

10.2 Diabetes mellitus

Grundlagen

- **Definition:** Mit hyperglykämischen Zuständen einhergehende Störung des Kohlenhydratstoffwechsels unterschiedlicher Genese.
- **Klassifikation (WHO):**
  - *Primärer Diabetes mellitus:*
    Typ I: Diabetes mellitus (β-Zelldestruktion, immunologisch vermittelt oder idiopathisch).
    Typ II: Diabetes mellitus (Insulinresistenz mit relativem Insulinmangel bis zu sekretorischen Defiziten mit Insulinresistenz).
  - *Sekundärer Diabetes mellitus:*
    - Pankreaserkrankungen.
    - Endokrine Erkrankungen mit Vermehrung kontrainsulinärer Hormone.
    - Medikamentös induzierte Hyperglykämien.
    - Genetische Syndrome, Störungen des Insulinrezeptors.
- **Ursachen:**
  - *Typ-I-Diabetes:* Zerstörung der B-Zellen der Langerhansschen Inseln durch Autoimmuninsulitis (Bildung von Autoantikörpern), dadurch absoluter Insulinmangel.
  - *Typ-II-Diabetes:* 2 pathogenetische Mechanismen:
    - Gestörte Insulinsekretion.
    - Insulinresistenz (herabgesetzte Insulinwirkung) durch Zellrezeptordefekt und gestörte Glukoseverwertung in der Zelle.
- **Komplikationen:**
  - *Makroangiopathie mit Früharteriosklerose:*
    - Koronare Herzkrankheit (KHK, S. 202): Gefahr des Myokardinfarktes.
    - Periphere arterielle Verschlußkrankheit (AVK, S. 200): Gefahr des diabetischen ischämischen Fußes.
    - Arteriosklerose der Hirnarterien: Gefahr des ischämischen Hirninfarktes.
  - *Mikroangiopathie:*
    - Diabetische Glomerulonephritis (Kimmelstiel-Wilson): Gefahr der terminalen Niereninsuffizienz.
    - Diabetische Retinopathie: Gefahr der Erblindung.
    - Diabetische Polyneuropathie: Gestörte Sensibilität und Motorik, fatal in Kombination mit peripherer arterieller Verschlußkrankheit.
  - Hyper- und hypoglykämische Komplikationen.
  - Resistenzminderung: Infektionsneigung, Wundheilungsstörungen.
  - Hypertriglyceridämie, Fettleber.
- **Therapieziele und Ansatzpunkte bei Diabetes mellitus:**
  - Diät, blutzuckersenkende Medikamente.
  - Schulung und Blutzuckerselbstkontrolle.
  - Bewegungstherapie.
  - Prävention und Therapie diabetischer Komplikationen.

Physiologische Grundlagen der Bewegungstherapie

- **Physiologischer Glukosestoffwechsel:** Bei Gesunden wird Glukose bei körperlicher Aktivität durch den Abbau des Muskelglykogens gewonnen. Nach 10 – 20 Minuten geht der Glykogenabbau des Muskels zurück, die zirkulierende Glukose aus der Leber wird Hauptquelle des energieverbrauchenden Muskels. Bei längerer körperlicher Aktivität werden freie Fettsäuren in den Muskel aufgenommen:

10.2 Diabetes mellitus

nach 40 Minuten werden 25% des Energieverbrauches durch freie Fettsäuren gedeckt, nach 1 Stunde bis zu 70%. Nach Ende der körperlichen Aktivität wird Glykogen im Muskel resynthetisiert. Durch Nahrungszufuhr ist nach 12–24 Stunden das Muskelglykogen wieder aufgebaut. Bei muskulärer Tätigkeit sinkt der Plasmainsulinspiegel, gegenregulatorische Hormone (Glukagon, Katecholamine, Wachstumshormon, Kortisol) steigen an. Für die Glukoseaufnahme in den Muskel ist ein minimaler Insulinspiegel erforderlich.

➤ **Pathologischer Glukosestoffwechsel**: Bei Insulinmangel unterbleibt die Stimulierung der Glukoseaufnahme in den Muskel, die gegenregulatorischen Hormone (s. o.) steigen stark an. Folgen sind eine Erhöhung des Blutzuckerspiegels, Lipolyse und vermehrte Bereitstellung von freien Fettsäuren (Gefahr der Ketoazidose!). Beim Typ-I-Diabetiker, der seine „normale" Insulindosis zuführt, droht während und nach körperlicher Aktivität eine Hypoglykämie. Dosisanpassungen von Insulin und vermehrte Nahrungszufuhr sind unerläßlich.
  - *Vorteile der Bewegungstherapie bei Diabetes mellitus:*
    - Verminderte Blutzucker- und Insulinspiegel.
    - Steigerung der Insulinsensitivität, verbesserte periphere Glukoseutilisation.
    - Günstiger Einfluß auf die Plasmalipide: Cholesterin und Triglyzeride sinken, HDL steigt an.
    - Senkung des Blutdruckes bei milder Hypertonie, günstige kardiovaskuläre Effekte.
    - Steigerung des Energieverbrauches mit Gewichtsreduktion.
    - Zunahme der Lebensqualität und des Selbstbewußtseins.
  - *Nachteile der Bewegungstherapie bei Diabetes mellitus:*
    - Gefahr der Hyperglykämie und Ketoazidose bei Insulinmangel.
    - Gefahr der Hypoglykämie bei Applikation der unveränderten Insulindosis.
    - Verschlechterung von Spätkomplikationen (Glaskörperblutung bei fortgeschrittener bzw. therapiebedürftiger Retinopathie, Anstieg der Proteinausscheidung bei Nephropathie, Verletzungen bei peripherer Neuropathie).

Durchführung der Bewegungstherapie

➤ **Bewegungstherapie bei Diabetes-mellitus-Typ-I:**
  - *Voraussetzungen:* Schulung der Patienten mit Selbstkontrolle. Bei vermehrter körperlicher Aktivität Zufuhr zusätzlicher Broteinheiten: Bis 2 Stunden nach der Insulingabe Zufuhr von 1 BE für 20 Minuten Bewegungstherapie, ab > 2 Stunden nach der Insulingabe 1 BE für 30–60 Minuten. Insulinreduktion.
  - Verhalten nach körperlicher Aktivität:
    - Blutzuckerbestimmung (vor, während, nach Belastung), Dosisanpassung des Insulins.
    - Evtl. nachträgliche Zufuhr von Broteinheiten.
    - Kontrolle des Blutzucker-Spätwertes (> 110 mg/dl).
  - *Beachte:* Keine körperliche Aktivität, wenn Azeton positiv und Blutzuckerwerte über 250 mg/dl!

➤ **Bewegungstherapie bei Diabetes-mellitus-Typ-II:**
  - *Voraussetzungen:*
    - Vor Aufnahme der körperlichen Aktivität genaue Durchuntersuchung inklusive Belastungs-EKG, Blutdruck, Pulsfrequenz.

10.2 Diabetes mellitus

- Der Patient soll seinen Diabetikerausweis mitführen und Kohlenhydrate bereithalten.
- *Erfolgskontrolle:* Ein Maximum an kardialen Effekten wird bei etwa 50 % der individuellen maximalen Sauerstoffaufnahme (VO_2) erzielt. Ermittlung nach der Formel: $0,5 \times$ (Puls maximal – Puls in Ruhe) + Puls in Ruhe = VO_2 50 %. Beim Untrainierten liegt sie in der Größenordnung von 160 – Patientenalter.
- *Geeignete Sportarten:* Bewegungsformen mit geringer Verletzungsgefahr: Schwimmen, Gehen, Wandern, Laufen, Radfahren, Skilanglauf.
- *Ungeeignete Sportarten:* Sportarten, die Höchstleistungen erfordern oder starken Wettbewerbsdruck erzeugen, sollten vermieden werden.

Therapie diabetischer Komplikationen

▶ **Diabetische Polyneuropathie:**
- *Zellenbad* (S. 37): Bei sensibler Polyneuropathie mit Kribbeln, Ameisenlaufen, Einschlafen der Extremitäten. Durchführung 1 – 2× täglich 20 Minuten.
- *Stangerbad* (S. 35): Bei diffusem Befall kann das Stangerbad als Vollbad erfolgen. Das Zellenbad ist allerdings vorzuziehen, da hier eine genaue Dosierung des den Körper durchfließenden Stromes möglich ist.
- *Krankengymnastische Behandlung:* Indiziert insbesondere bei motorischen Ausfällen. Durchführung wie bei peripheren Paresen (S. 245).

▶ **Diabetische Makro- und Mikroangiopathie:**
- *Gehtraining* (S. 200): Verbesserung der arteriellen Durchblutung.
- *Kohlensäurebäder* (S. 33): Bei im Vordergrund stehender Mikroangiopathie und Ulzerationen 2 – 3× täglich jeweils 20 Minuten. Der Effekt der Kohlensäurebehandlung konnte experimentell nachgewiesen werden: Verbesserung der Blutfluidität, Senkung der Viskosität, Normalisierung einer gestörten Vasomotion.
- *Manuelle Lymphdrainage* (S. 74): Bei Ödemen im betroffenen Bein, vor allem in der Umgebung von Ulcera, vorsichtige Durchführung. Die Behandlung wird subjektiv angenehm empfunden und hat einen positiven Effekt auf die Wundheilung. Eine Bandagierung muß unterbleiben.

▶ **Diabetischer Fuß** (modifiziert nach Stiegler und Mitarb.):
- *Inspektion, Kontrollen:* Tägliche Inspektion der Füße durch den Patienten; regelmäßige Kontrolle durch den Arzt.
- *Fußhygiene:* Tgl. Wechseln der Socken (Baumwolle, ohne einengende Gummizüge). Fußbad bei einer Temperatur von maximal 37 °C, gutes Trocknen der Füße. Verwendung fetthaltiger Cremes nach dem Bad, tgl. Abschleifen der Hornhaut und Abfeilen der Nägel (nicht schneiden, Verletzungsgefahr!). Patienten, die die Fußpflege nicht selbst betreiben können, wird ein/e Fußpfleger/in bestellt (keine Kassenleistung mehr, muß Patient selbst bezahlen).
- *Schuhwerk:* Die Schuhe müssen ausreichend groß sein, Einlagen aus Leder, nicht aus Metall oder Plastik. Der Patient darf nicht barfuß laufen, beim Baden sind stets Badeschuhe zu tragen.
- *Orthopädisches Schuhwerk:* Beim komplizierten diabetischen Fuß werden speziell durch einen orthopädischen Schuhmacher angefertige Schuhe verwendet. Subklinisch gefährdete Stellen müssen mittels Pedographie erkannt werden (Biokinetische Meßverfahren S. 16). Empfohlen wird ein ausreichend großer, weicher Lederschuh ohne innenliegende Nähte. Überhöhte Absätze mit der Folge des Einwirkens von Scherkräften auf die Metatarsalköpfchen sind zu vermeiden. Eine möglichst großflächige Druckverteilung ist anzustreben.

10.3 Venenerkrankungen, Ulcus cruris venosum

Grundlagen

▶ **Formen, Definitionen, Häufigkeiten:**
- *Varikosis:* Abschnittsweise Erweiterung oberflächlicher Venen infolge einer ererbten Disposition und einer Schwäche des Bindegewebes. Vorkommen bei 30jährigen in 3%, bei über 60jährigen in 25%. Stammvarikose der V. saphena magna oder parva, kleinkalibrige Varizen, Besenreiservarizen.
- *Chronisch-venöse Insuffizienz (CVI):* Chronische Rückflußstörung des venösen Blutes aufgrund einer primären Varikosis, betroffen sind 20–25% der Bevölkerung. Stadieneinteilung:
  - Stadium I: Typische Beschwerden (s. u.), pathologische Befunde an den Venen ohne Hautveränderungen.
  - Stadium II: Hyper- und Depigmentierungen der Haut, Sklerosierung von Haut und Unterhautgewebe, Stauungsdermatitis.
  - Stadium III: Ulcus cruris venosum, Ulkusnarbe; in diesen Fällen ist praktisch immer eine Insuffizienz der verbindenden Venen vorhanden (Rückfluß des venösen Blutes in die Haut).
- *Oberflächliche Thrombophlebitis:* als Varikophlebitis oder Befall nicht erweiterter Venen mit Rötung, Schwellung, Druckschmerz.
- *Tiefe Becken-Beinvenenthrombose (Phlebothrombose):* Thrombose der tiefen Bein-/Beckenvenen mit Gefahr der Lungenembolie und des postthrombotischen Syndroms.
- *Postthrombotisches Syndrom:* Zerstörung der Klappen an tiefen und verbindenden Venen durch vorausgegangene Thrombosen.
- *Phlegmasia caerulea dolens* (selten): Massenthrombose des gesamten venösen Querschnitts einer Extremität mit drohender Gangrän.

▶ **Epidemiologie:** In Deutschland klagen bis zu 40% der Männer und 70% der Frauen über Beinbeschwerden. Etwa 5,3 Millionen Bundesbürger haben ein fortgeschrittenes Venenleiden, etwa 1 Million weisen ein Ulcus cruris auf.

▶ **Ursachen, Risikofaktoren für die Thromboseentstehung:**
- Bettlägerigkeit, vor allem postoperative Immobilität.
- Herzinsuffizienz, respiratorische Insuffizienz.
- Schwere Allgemeineerkrankungen, Infektionen, Traumen.
- Medikamentöse Einflüsse (Diuretika, Pille), Exsikkose (ältere Patienten).
- Venenkompression (Tumoren etc.).
- Varikosis, chronisch venöse Insuffizienz.

▶ **Symptomatik:**
- *Chronisch venöse Insuffizienz:* Schweregefühl und Schmerzen in den Beinen v.a. beim Stehen und langem Sitzen, Knöchel- und Unterschenkelödeme.
- Oberflächliche Thrombophlebitis: Rötung, Schwellung, Druckschmerz (schmerzhaft tastbarer derber Venenstrang).
- *Tiefe Becken-Beinvenenthrombose (Phlebothrombose):* Umfangzunahme der betroffenen Extremität, Überwärmung, ziehende Schmerzen, Schwere-Spannungsgefühl, Druckschmerz (Fußsohle, Wade), zyanotische Verfärbung des Beines.
- *Phlegmasia caerulea dolens* (selten): Maximale Schwellung, Schmerzen, Zyanose, konsekutive arterielle Durchblutungsstörung.
- *Postthrombotisches Syndrom:* Stauungsödem, später Pigmentierung, Juckreiz, Ulcera.

10.3 Venenerkrankungen, Ulcus cruris venosum

- **Diagnostik:** Nur 50% der tiefen Bein-Becken-Venenthrombosen werden klinisch diagnostiziert. Häufig weist erst eine Lungenembolie auf das Ereignis hin. Technische Untersuchungen:
  - Doppler-Sonographie.
  - Duplex-Sonographie.
  - Plethysmographische Techniken (Anwendung stark zurückgegangen).
  - Phlebographie (sicherste Methode, trotzdem strenge Indikationsstellung!).
  - Bei V.a. Lungenembolie: Lungenszintigraphie. Thorax-Röntgen, EKG, Pulmonalisangiographie, Kernspintomographie.
- **Indikationen zur Kompressionsbehandlung:**
  - Alternativ zur operativen oder sklerosierenden Ausschaltung von Varizen.
  - Chronisch-venöse Insuffizienz der Stadien II/III.
  - Thromboseprophylaxe nach operativen Eingriffen und bei schweren Erkrankungen mit Immobilisierung.

Physikalische Therapie

- **Thromboseprophylaxe** (S. 177).
- **Allgemeinmaßnahmen, Prophylaxe:**
  - Gewichtsreduktion bei Übergewicht.
  - Verzicht auf Rauchen.
  - Gutes Schuhwerk (hochhackige Schuhe nur kurzzeitig tragen).
  - Korrektur von Fehlstellungen, z.B. infolge Varus- oder Valgusgonarthrose.
  - Vermeiden beengender Kleidung.
  - Vorsicht bei längerem Sitzen (Busreise, Flug: bei langer Immobilisierung werden zunehmend venöse Thrombosen beobachtet („Economy.-Class-Syndrome").
  - Regelmäßige Bewegung im Alltag: Stundenlanges Sitzen vermeiden, zwischendurch Bewegungspausen, Treppensteigen statt Aufzug, Gehen statt Fahren, dynamisches Stehen, vgl. Abb. 68.
  - Regelmäßiger Sport: Gehen, Wandern, Schwimmen, Radfahren, Teilnahme an Mannschaftsspielen.
  - Medikamentöse Therapie (Venentonika).
- **Lokalmaßnahmen:**
  - *Hochlagern der Beine:* Häufig am Tag, abends beim Fernsehen.
  - *Auflagen, Umschläge:* Bei umschriebenen Beschwerden Auflagen von Quark, Lehm (Heilerde), kühle Umschläge (kein Eis oder Kryopackungen, Gefahr der trophischen Störungen!), Auftragen von kühlendem Gel (Kytta-Gel).
  - *Kneippsche Anwendungen:* Wassertreten, Trockenbürstung mit weicher Bürste (Ausstreichen von peripher nach zentral), morgens Tautreten im Garten.
- **Kompressionsbehandlung:**
  - *Beachte:* Die Kompressionsbehandlung ist die wichtigste Behandlungsmaßnahme bei der CVI.
  - *Ziele:* Einengen der venösen Stombahn, Beschleunigung der Strömungsgeschwindigkeit.
  - *Durchführung:* Im akuten Stadium Kompression mittels elastischer Mittelzugbinden. Bei chronischen Beschwerden Anpassen eines Kompressionsstrumpfes (Kompressionklasse II entspricht etwa 25 mmHg).
  - *Bewegungsübungen mit liegender Kompression* (S. 220, Abb. 68): Bei bettlägerigen Patienten Durchbewegen der Füße und Beine, rasche Mobilisierung.

10.3 Venenerkrankungen, Ulcus cruris venosum

> **Unterstützende physikalische Maßnahmen:**
> - *Manuelle Lymphdrainage* (S. 74): Bei CVI sind regelmäßig die Lymphgefäße mitbeteiligt. Manuelle Lymphdrainage unterstützend zur Kompression lindert die Beschwerden, wirkt entstauend und entlastet das interstitielle Gewebe.
> - *Atemtherapie* (S. 100): Vertiefung der Ein- und Ausatmung bewirkt eine Sogwirkung auf die intrathorakalen und intraabdominalen Venen.
> - *Kohlensäurebäder* (S. 33): Nachgewiesene Unterstützung der Wundheilung beim Ulcus cruris venosum durch mechanische Wundreinigung, Verbesserung der Mikrozirkulation in der Haut (positiver Einfluß auf die Vasomotion, Abnahme der Viskosität des Blutes). Keine nachteilige Wirkung auf die Keimbesiedlung von Ulcera (eigene Untersuchungen).

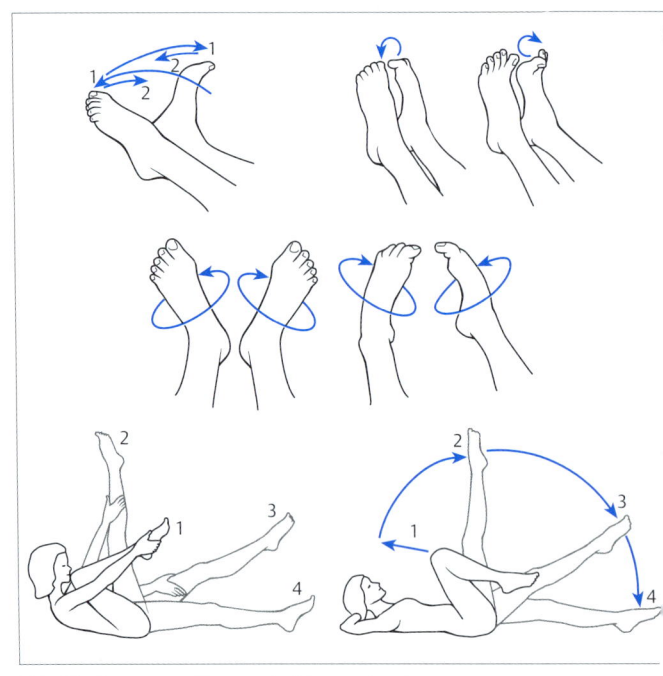

Abb. 68 Bewegungsübungen bei Venenerkrankungen

10.4 Lymphödem

Grundlagen

- **Definition:** Pathologische Ansammlung von Lymphe im Interstitium.
- **Ursachen:**
  - *Primäres Lymphödem:* Genetisch bedingte Insuffizienz des Lymphgefäßsystems (Hypoplasie? Hyperplasie? Klappeninsuffizienz?), die ein- oder doppelseitig auftreten kann, bevorzugt an den Beinen, selten an den Armen oder generalisiert. In vereinzelten Fällen bereits bei der Geburt manifest; in der Regel Auftreten um die Pubertät, bevorzugt nach Traumen, Infektionen oder anderen Schädigungen der Extremitäten (plötzlicher Anstieg der lymphpflichtigen Last).
  - *Sekundäres Lymphödem:* Entstehung aufgrund Entfernung oder Verletzung der Lymphgefäße bei Operationen, nach Strahlentherapie oder infolge Narbenbildung.
    - Arm-Lymphödem: Nach Brustoperationen und Eingriffen in der Axilla (auch nach Brust-erhaltenden Operationen!). Gefährdet sind 30–40% aller Frauen, Manifestation möglich nach weiteren Belastungen des Lymphgefäßsystems (Anstieg der lymphpflichtigen Last, z.B. nach Infektion, Verletzung).
    - Bein-Lymphödem: Nach großen Operationen/Bestrahlungen im Bereich des Beckens (Urologie/Chirurgie/Gynäkologie).
    - Lymphödeme im Kopf-/Gesichtsbereich: Nach Eingriffen/Bestrahlung am Hals (Neck dissection).
    - Posttraumatisches Lymphödem: Meist passager nach Distorsionen, Frakturen, Luxationen und anderen Gewebeläsionen (mechanische, reflektorische oder biochemische Schädigung der Lymphgefäße).
    - Venenerkrankungen: Insbesondere bei der chronisch venösen Insuffizienz sind immer die Lymphgefäße mitbetroffen.
- **Stadieneinteilung:**
  - I: Reversibles Lymphödem.
  - II: Irreversibles Lymphödem.
  - III: Elephantiasis.
- **Symptomatik:**
  - Langsam zunehmende, schmerzlose Schwellung der Extremität. Das Ödem ist anfangs weich, teigig, geht über Nacht zurück. Im weiteren Verlauf tritt ohne Behandlung ein irreversibler Zustand ein mit zunehmender Verhärtung des Gewebes, mit Sklerosierung der Haut und Fibrosierung des Unterhautgewebes.
  - Subjektiv besteht ein Schwellungs-, Schwere- und Spannungsgefühl in der Extremität, in der Regel keine heftigen Schmerzen. Bei akuten Schmerzen immer an Komplikationen denken: Infektionen (Erysipel, Thrombophlebitis), Metastasierung bei maligner Grunderkrankung, trophische Störungen. Bei Hitze können sich die Beschwerden verschlimmern.
  - Treten Schmerzen längere Zeit nach Entstehung eines sekundären Lymphödems auf, muß an eine radiogene Nervenschädigung gedacht werden.
- **Diagnostik:**
  - *Anamnese:* Entwicklung der Erscheinungen, Art und Ablauf der Schwellung, Rückgang beim Hochlagern, nächtliche Besserung, Einfluß von Hitze, Schmerzen, familiäre Belastung, vorausgegangene Operationen oder Bestrahlungen, Eingriffe am Venensystem.

10.4 Lymphödem

- *Inspektion, Palpation:* Entzündliche Erscheinungen, Hautinfektionen, Konsistenz von Haut- und Unterhautgewebe (Stemmersches Zeichen: läßt sich die Haut an den Zehen als Falte abheben?), vergrößerte Lymphknoten, Hinweise auf Tumoren, Mitbeteiligung des venösen Systems, arterielle Durchblutung, internistischer Befund: Ausschluß anderer Ursachen für ein bestehendes Ödem.
- *Apparative Diagnostik:* Vor allem invasive Diagnostik ist selten notwendig. Cave: Invasive Diagnostik beim angeschwollenen Bein verschlechtert nicht selten den Zustand! Daher Entscheidung über invasive Eingriffe zurückhaltend stellen.
  - Dopplersonographie bzw. Farbduplex: Routineuntersuchungen zum Ausschluß venöser Erkrankungen.
  - Sonographie: Erkennung von Weichteilvermehrungen an der Extremitätenwurzel bzw. im Becken-Bauchraum.
  - Lymphszintigraphie: ein Radionuklid wird interdigital bzw. zwischen den Zehen injiziert und der Abstrom gemessen. Zuverlässige Methode, um den Funktionszustand des Lymphgefäßsystems zu erfassen.
  - Computertomographie: Indiziert bei Verdacht auf raumfordernde Prozesse (Lymphknotenvergrößerung, Tumoren/Metastasierung im Thorax oder Becken/Bauchraum).
  - Lymphographie mit öligem Kontrastmittel: Nur in Ausnahmefällen nötig (z.B. bei persistierendem Reflux zur Lokalisation der Lymphgefäßläsion). Cave: Schädigung von Lymphgefäßen möglich!
  - Indirekte Lymphographie: Verlangt hohes technisches Geschick, diagnostische Hilfe in unklaren Fällen.
  - Kernspintomographie: Ideal zur Beurteilung unklarer Ödeme und Differentialdiagnose (eigene Untersuchungen): Ein charakteristisches wabenartiges Muster im interstitiellen Gewebe findet sich nur beim Lymphödem. Eine sichere Abgrenzung von Phlebödemen, Lipödemen, Lipolymphödemen oder anderen Weichteilprozessen ist hiermit möglich.

Physikalische Therapie: Zweiphasentherapie nach Földi

➤ **Manuelle Lymphdrainage, Kompression:**
  - *Entstauungsphase:* Dauer je nach Ausprägung und Umfang des Lymphödems 4–6–8 Wochen. Tägliche manuelle Lymphdrainage (S. 76) begleitet von Bandagierung mittels elastischer Mullbinden an Fingern und Zehen, elastischer Kurzzugbinden an den Extremitäten (auf die Haut wird ein Baumwollstrumpf gezogen, darüber Polsterung mit Watte, an der Hand und in den Gelenkbeugen werden kleine Schaumgummistücke unter die Kurzzugbinde gelegt).
  - 🔵 *Beachte:* Eine manuelle Lymphdrainage ohne Kompression ist ein Kunstfehler! Sie wird manchmal von den Patienten gewünscht, da die Kompression unangenehm oder lästig ist. In diesem Fall auf die Behandlung verzichten, denn evtl. spätere Verschlechterungen werden dem Behandler angelastet!
  - Manche Patienten berichten, „die Lymphdrainage hat nicht gebracht, trotz langdauernder Anwendung". Fast immer ergibt genaueres Nachforschen, daß die Kompressionstherapie ungenügend oder gar nicht erfolgt ist.

10.4 Lymphödem

- *Erhaltungsphase:* Optimierung und Konservierung des erreichten Zustandes („steady state"), mit Ausnahme des posttraumatischen Lymphödems lebenslang. Anpassen eines Kompressionsstrumpfes (in der Regel Klasse II) oder einer Kompressionsstrumpfhose (Zusammenarbeit mit Bandagisten). Der Strumpf soll tagsüber regelmäßig getragen werden. Es können zwei Kompressionsstrümpfe/-strumpfhosen verordnet werden. Eine Neuverordnung ist in der Regel nach 6–9 Monaten notwendig. Bei Überempfindlichkeit der Haut sollte in Absprache mit dem Bandagisten ein anderes Material gewählt werden.

▶ **Bewegungstherapie:** Durchführung aller Maßnahmen mit der Bandage bzw. dem Kompressionstrumpf!
  - *Bewegungsübungen:* Erlernen von Übungen für Arm und Bein.
  - *Bewegungsbad* (S. 108): Entstauende Wirkung des hydrostatischen Druckes. Das Bewegungsbad sollte unmittelbar vor der manuellen Lymphdrainage erfolgen.
  - *Leichter Sport:* Vorteilhaft ist regelmäßiges Gehen, Wandern, Laufen, Radfahren, Schwimmen.
  - *Schultermobilisation:* Bei Z. n. Brustoperationen Lockerungsmassagen und vorsichtige Wärmebehandlung im Nackenbereich.
  - *Haltungsschulung:* Aufrichtung des Rumpfes, gerade Haltung (Rückenschule, S. 147); Dehnübungen bei Verkürzungen der Rumpfmuskulatur.

▶ **Unterstützende Maßnahmen:**
  - *Atemgymnastik* (S. 100): Förderung des Lymphabflusses.
  - *Verhaltensmaßregeln für das tägliche Leben:*
    - Überlastung der befallenen Extremität vermeiden.
    - Infektionsprophylaxe: Optimale Hautpflege, Fußpflege. Bei geringsten Anzeichen einer Entzündung (Erysipel!) oder bei Verletzungen der ödematös gestauten Extremität sofort den Arzt konsultieren.
    - Keine Injektionen oder Blutdruckmessung am gestauten Arm! Keine beengenden Ringe, Uhren oder Kleidungsstücke tragen (breite Träger am Hemd oder Büstenhalter).
    - Vermeidung übermäßiger Sonneneinstrahlung: Sonnenbrand verschlechtert ein Lymphödem.
    - Die Sauna ist nicht generell verboten, bei manchen Patienten gute Verträglichkeit, daher individuelle Entscheidung.
  - *Prothetik:* Patientinnen nach Brustoperationen sollten mit einer guten, federleichten Prothese versorgt werden.
  - *Psychologische Betreuung:* Bei Patient/-innen nach Krebsoperationen ist eine Psychotherapie indiziert, in deren Rahmen Ängste (Krebsangst, Furcht vor einem Rezidiv, Verlust des Selbstwertgefühles, Gefühl der Verstümmelung, Verlust der erotischen Ausstrahlung) aufgearbeitet werden. Neben der Einzelbetreuung ist die Einbindung in einer Selbsthilfegruppe häufig hilfreich.

10.5 Lipödem, Lipolymphödem

Grundlagen

- **Definition:** Beidseitige, genetisch bedingte symmetrische Fettablagerungen im Bereich der Hüften, Ober- und Unterschenkel bei Frauen.
- **Symptomatik:**
  - Verteilung der Fettablagerungen (s. o.), in Kniegelenkhöhe häufig halbkugelförmige Gewebsvermehrung, die bis zu den Knöcheln reicht. Die Fußrücken bleiben frei.
  - Im weiteren Verlauf Einlagerung von Flüssigkeit, diffuse Schmerzen.
  - Auffallende Neigung zu Hämatomen nach Bagatelltraumen.
  - Veränderungen der Haut: „Orangenhaut" mit umschriebenen Einziehungen („Matratzenphänomen"), Ödematisierung des dermalen Bindegewebes.
  - Häufig sekundäre Lymphabflußstörung (Lipolymphödem) durch reduzierte Transportkapazität der Lymphgefäße.
  - Orthostaseneigung durch Unterfunktion der venösen Beinpumpe und nachfolgenden Flüssigkeitsaustritt.
  - Bei allen Lipödempatientinnen bestehen Störungen des veno-arteriellen Reflexes (normaler Reflex: eine Erhöhung der Wandspannungen der Venolen führt reflektorisch zu einer Verengung der Arteriolen; eigene Untersuchungen).
  - Häufig (sekundäre) Gelenkveränderungen: Coxarthrose, Gonarthrose, Störungen des Fußgewölbes.
  - Psychische Belastung durch die „Entstellung", hierdurch und infolge Bewegungsmangel resultiert eine allgemeine Adipositas („Kummerspeck").
- **Diagnostik:**
  - Anamneseerhebung (s. o.).
  - Körperliche Untersuchung (s. o.).
  - *Apparative Untersuchungen:*
    - Doppler-Untersuchung bzw. Farb-Duplex: Ausschluß einer chronisch venösen Insuffizienz.
    - Kernspintomografie: Durchführung in unklaren Fällen. Typisches retikuläres Muster beim Lymphödem. Beim Lipödem lediglich Vermehrung des subkutanen Fettgewebes.
  - *Szintigraphie:* Verlangsamte Geschwindigkeit des Lymphabstromes.

Physikalische Therapie

- Grundsätzlich wird die stationäre Einleitung der physikalischen Behandlung (Physikalische Abteilung, Fachklinik für Lymphologie) empfohlen. Die Fortsetzung der Therapie erfolgt dann durch den Hausarzt und niedergelassene Therapeuten.
- **Manuelle Lymphdrainage:** Beseitigung der Flüssigkeitseinlagerung und der Schmerzen. Anfangs tägliche Behandlung, im weiteren Verlauf 1 – 2× wöchentlich. Anwendung in Kombination mit Kompression.
- **Maschinelle Entstauung (Lymphamat):** Zur Unterstützung der manuellen Lymphdrainage (niemals Ersatz!). Durchführung 1× täglich $1/2 – 1$ Stunde (z. B. abends). Bei stärkerer Stauung auch 2 – 3× täglich möglich.
- **Kompression:** Anfangs Durchführung mit Bandagen. Ist der Beinumfang maximal reduziert worden, Anpassen von Kompressionsstrümpfen, meist wird eine Kompressionsstrumpfhose benötigt (Kompressionklasse II). Ein Kompressionsgerät kann als Hilfsmittel rezeptiert werden, Voraussetzung ist, daß das Gerät ausreichend erprobt wurde und die Patientin damit umgehen kann.

10.5 Lipödem, Lipolymphödem

- **Bewegungstherapie:** Durchführung aller Maßnahmen mit der Bandage bzw. dem Kompressionstrumpf!
  - *Bewegungsbad* (S. 108): Entstauende Wirkung des hydrostatischen Druckes. Durchführung mindestens 1× pro Woche.
  - *Leichter Sport:* Vorteilhaft ist regelmäßiges Gehen, Wandern, Laufen, Radfahren, Gymnastik.
  - *Gangschulung* (S. 126).
  - *Haltungsschulung:* Aufrichtung des Rumpfes, gerade Haltung (Rückenschule, S. 147).
- **Unterstützende Maßnahmen:**
  - *Atemgymnastik* (S. 100): Förderung des Lymphabflusses.
  - *Kurzwellendiathermie, Ultraschall, Krankengymnastik:* Indiziert bei Gonarthrose oder Coxarthrose.
- **Beachte:** Vorsicht und Zurückhaltung bei operativen Eingriffen:
  - Eingriffe am Venensystem: Strengste Indikationsstellung, da sie eine erhebliche Verschlechterung des Zustandes herbeiführen können!
  - Orthopädische Eingriffe (z. B. Endoprothese): Prä- und postoperativ intensiv entstauende Maßnahmen.
  - Vor plastisch-chirurgischen Eingriffen („Fettabsaugung") wird gewarnt!
  - Die regelmäßige Kompression bewirkt eine Normalisierung des gestörten veno-arteriellen Reflexes.

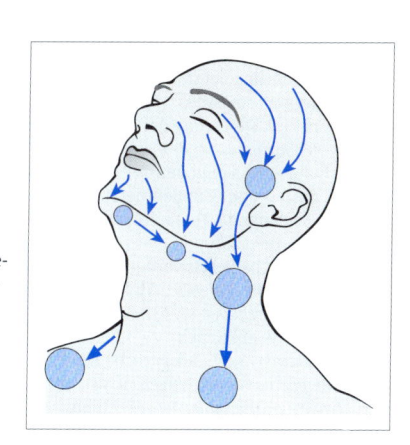

Abb. 69 Drainagewege bei ödematöser Schwellung im Gesicht-Halsbereich, z. B. nach radikaler Neck-dissektion wegen eines Malignoms. Bei der manuellen Lymphdrainage wird, nach zentraler Vorbehandlung, in dieser Richtung gearbeitet

11.1 Gynäkologische Erkrankungen

Funktionsstörungen

- **Sterilitätsbehandlung:** Bei Sterilität infolge Ovarialinsuffizienz, entzündlicher Unterleibserkrankungen:
  - *Moorbäder:*
    - Wirkungsmechanismus: Erwärmung des Körperkerns durch Konduktion (gerichtete Wärmeströmung im Moorbad), dadurch zentrale Stimulation der Hormonproduktion und -ausschüttung (Achse Hypophyse-Nebennierenrinde) sowie Zunahme von Enzymaktivitäten. Dies führt zu einer verbesserten FSH-Sekretion, einer Normalisierung der Follikelreifung und einer ausreichenden postovulatorischen Progesteronbiosynthese (nachgewiesener Behandlungseffekt).
    - Durchführung: Im Rahmen einer 4wöchigen Kurortbehandlung. Verabreichung der heißen Moorbreibäder (2 Teile Torf, 1 Teil Wasser, entspricht 130 kg Torf + 70 l Wasser auf eine Temperatur von 40 – 42 °C erhitzt) jeden 2. Tag, Badedauer 20 Minuten. Kontinuierliche Beobachtung, Nachruhe.
    - Wiederholung der Balneotherapie bei fehlendem Erfolg nach einem Jahr sinnvoll.
  - *Bindegewebsmassage* (S. 80): Segmente Th 10 – S 4, Steigerung der Durchblutung im kleinen Becken.
- **Dysmenorrhoe, Parametropathia spastica:** Wärmeanwendungen:
  - *Kurzwellentherapie* (S. 64): 1 – 2× täglich 15 Minuten.
  - *Fango-, Moorpackungen* (S. 42): 1 – 2× täglich 20 Minuten.
  - *Medizinische Bäder* (S. 30): Heublumen, Rosmarin, Wacholder als Zusätze. Durchführung bei stationärer Behandlung 2 tägig, ambulant 2× pro Woche.
  - *Bindegewebsmassage* (S. 80): Segmente des Uterus Th 10 – S 4, Adnexen Th 10 – L 2. Steigerung der Durchblutung der Organe im kleinen Becken.
  - *Krankengymnastik, Bewegungstherapie:* Schulung der Körperhaltung, Gangschulung, Beckenbodengymnastik, Bewegungsbad, Entspannungstechniken als Einzel- und Gruppentherapie.
  - Als begleitende Therapie bewähren sich Phytotherapeutika und die Akupunkturbehandlung.
- **Klimakterische Beschwerden:** 4wöchige Kurortbehandlung:
  - *Medizinische Bäder* (S. 30): Baldrian, Rosmarin, Wacholder als Zusätze.
  - *Kohlensäurebäder* (S. 33): Indiziert bei vegetativen Dysregulationen, Blutdruckschwankungen.
  - *Trinkkuren* (S. 57), körperliche Bewegung: Indiziert bei Obstipation.
  - *Kneippsche Anwendungen* (S. 38): Indiziert bei vegetativen Dysregulationen.
  - *Bewegungstherapie:* Fitneßtraining, rhythmische Gymnastik, Rückenschulung (Osteoporoseprophylaxe).
  - Ernährungstherapie, Hormonersatztherapie.

Störungen der Statik und des Gewebes

- **Rückenschmerzen:** Häufig aufgrund einseitiger Belastung.
  - *Hydrotherapie:* Medizinische Bäder, Stangerbad (S. 35) bei akuten Beschwerden.
  - *Massagen:* Rücken und Oberschenkel, anschließend Wärmelagerung.
  - *Rückenschulung* (S. 147): Unter besonderer Berücksichtigung der körperlichen Belastungen im Alltag (Haushalt, Beruf).
  - *Entspannungstechniken* (S. 161 ff): Indiziert bei Überlastung durch Beruf und Familie.

11.1 Gynäkologische Erkrankungen

> **Deszensus, Harninkontinenz:** Genaue urologische Anamnese und Diagnostik vor Beginn der Therapie! Da die Inkontinenz ein Tabuthema darstellt, muß zunächst häufig eine Schamschwelle überwunden werden. Entscheidend für eine erfolgreiche Therapie ist die Motivation. Durch konsequente tägliche Durchführung des Beckenbodentrainings kann häufig eine Operation vermieden bzw. nach Operation einem Rezidiv vorgebeugt werden.
> - *Schulung der Körperwahrnehmung:* Selbstuntersuchung der Beckenbodenmuskulatur.
> - *Atemtechnik:* Erlernen der Bauchatmung.
> - *Beckenbodentraining:* Erlernen der Beckenbodenspannung: Anspannen des Blasen- und Darmschließmuskels, Hochziehen von Scheiden- und Aftergegend, dabei beachten, daß die Gesäß- und Oberschenkelmuskulatur nicht angespannt wird. Verbindung der Spannungsübungen mit der Atmung (anspannen während der Ausatmung, Entspannung während der Einatmung, Atempause zwischen den Übungen). Dauer der Anspannungsphase 5–10 Sekunden, Entspannungsphase 10–20 Sekunden. Eine Therapieeinheit sollte maximal 30 Minuten dauern. Tägliche Wiederholung der Übungen.
> - *Automatisieren und Integrieren der Übungen in den Alltag:* Bewußtmachen von Alltagssituationen, die den Beckenboden belasten: Heben, Tragen, Husten, Niesen, Pressen, Laufen, Springen. Verhinderung des Druckanstiegs durch Anspannen der Bauchmuskulatur. Rückengerechtes Heben und Tragen.
> - *Elektrotherapie, Biofeedback* (S. 72): Unterstützung der Wahrnehmungsschulung des Beckenbodens durch niederfrequente, bidirektionale Reizströme. Anbringung von Oberflächenelektroden vaginal oder anal, Frequenz 5–10 Hz (Urge-Inkontinenz), 50 Hz (Streß-Inkontinenz), Impulsdauer 0,2–0,5 ms, Intensität an der Toleranzgrenze, individuelle Anpassung.
> - Behandlung mit Femcon (Femina conea) zum Beckenbodentraining. Konisch geformte Scheidenpessare, die die Patientinnen täglich selbst für einige Zeit einführen.
> - Osteopathische Behandlung bei mobiler wie auch bei durch die Operation verwachsener oder verlagerter Blase.
> - Bewährt hat sich auch die Behandlung in einer Gruppe (Austausch mit anderen Betroffenen, gegenseitige Unterstützung).

11.2 Geburtshilfe

Geburtsvorbereitung

- ► **Ziele und Ansatzpunkte:**
  - Förderung der Elastizität und Tragfähigkeit von Bauchdecken und Beckenboden.
  - Anpassung an die statischen Veränderungen des Bewegungsapparates durch die Schwangerschaft: Verlagerung des Körperschwerpunktes nach hinten, vermehrte Beckenkippung nach hinten, Zunahme der Lendenlordose, verstärkte Beanspruchung der Bänder und Muskeln.
  - Förderung des venösen Rückstroms.
  - Erlernen von Atem- und Entspannungstechniken.
- ► **Körperwahrnehmung:**
  - *Erspüren der Körperauflage:* Verschiedenen Ausgangsstellungen: Füße, Zehen, Fußaußen-, Fußinnenseite, Ferse. Ausdehnung der Wahrnehmungsübungen auf den ganzen Körper.
  - *Wehenerleichternde Körperstellungen:* Vierfüßlerstand, Knie-Ellenbogenlage, Hocke, bequeme Seitenlage, Schneidersitz, Sitzen auf dem Pezzi-Ball.
  - Partnermassage, Anwenden eines Tennisballes oder eines „Igels".
- ► **Schwangerschaftsgymnastik:** Beginn der aktiven Übungen gegen Ende des 4. oder Anfang des 5. Schwangerschaftsmonats.
  - *Gymnastik:* Allgemeine, auflockernde Gymnastik zur Kräftigung der Muskulatur und Anregung des Stoffwechsels.
  - *Leichter Sport:* Schwimmen, Gehen, Wandern, Fahrradfahren (Kraftsportarten, Leistungssport und Erschütterungen vermeiden).
- ► **Atemtechniken:**
  - *Formen der Atmung* (nach Read):
    - Tiefe Ein- und Ausatmung: Einsatz während der Eröffnungsphase.
    - Schnelle Atmung: Einsatz bei stärkeren Wehen gegen Ende der Eröffnung.
    - Atem anhalten: Tiefes Luftholen, dann langsam mit der Lippenbremse ausströmen lassen.
    - Preßatmung: Mit geschlossenem Mund nach unten pressen.
    - Hecheln: Kurze, schnelle Atemzüge, Einsatz beim Durchtritt des Kopfes.
  - Erklären des normalen Atemvorganges (ein- ausatmen, exspiratorische Pause).
  - Wahrnehmung der Atmung durch Auflegen der Hände auf Brust, Bauch, Flanken, Atemvertiefung (8–10 Atemzüge/Minute).
  - Einfluß der Atmung auf die Beckenbodenmuskulatur erfahren lernen: Beckenbodenmuskeln anspannen, tiefe Bauchatmung, Spannung des Beckenbodens löst sich.
  - Kontraktionen beatmen („Hecheln"): 1 Minute pro gedachter Wehe: Atmung an die Wehe anpassen, dadurch soll einem vorzeitigen Preßdrang entgegengewirkt werden und eine ausreichende Sauerstoffzufuhr erfolgen.
  - Hyperventilation besprechen: Zeichen erkennen, Verhindern durch Aufleger der Hände auf den Mund, Rückatmung.
  - Preßatmung besprechen (nicht üben).
- ► **Entspannungstechniken:** Entspannung ist ein wesentlicher Inhalt der Geburtsvorbereitung. Die Zusammenhänge zwischen Angst, Spannung und Schmerz während der Geburt zeigte Read erstmals auf. Körperliche Entspannung und eine positive Einstellung zur Geburt können zu einer schmerzarmen Entbindung beitragen.

11.2 Geburtshilfe

- Warmes (cave heißes!) Bad; nicht bei vorzeitigen Wehen und bei Blutungen.
  - *Progressive Muskelrelaxation* (S. 164): Erzeugen und Lösen von Spannungen.
  - *Autogenes Training* (S. 161): Evtl. Kombination mit anderen Methoden der Entspannung.
- **Gespräche in der Gruppe:** Erfahrungsaustausch, seelische Vorbereitung auf die Geburt; Aufbau von Selbstbewußtsein und Vertrauen zu sich sowie zur Hebamme, zum Arzt und zur Klinik.
- **Ernährungsberatung;** eventuell Substitution von Eisen, Vitamin-B-Komplex, Magnesium. In Jodmangelgebieten für regelmäßige Jodeinnahme sorgen.
- **Gewichtskontrolle** (cave übermäßige Wassereinlagerung), Körperpflege.

Wochenbettgymnastik

- **Ziele und Ansatzpunkte:**
  - Rückbildung des Uterus.
  - Wiederaufbau und Kräftigung der Beckenboden- und Bauchmuskulatur (Prophylaxe eines Descensus).
  - Kreislauftraining (z. B. nach Sectio caesarea).
  - Thromboseprophylaxe.
  - Atemgymnastik.
- **Erlernen der Beckenbodenspannung:** Anspannen des Blasen- und Darmschließmuskels, Hochziehen von Scheiden- und Aftergegend, dabei beachten, daß die Gesäß- und Oberschenkelmuskulatur nicht angespannt wird. Verbindung der Spannungsübungen mit der Atmung (anspannen während der Ausatmung, Entspannung während der Einatmung, Atempause zwischen den Übungen).
- **Erlernen der Bauchmuskelspannung:** Einziehen des Nabels und entspannen; Verbindung dieser Übung mit der Atmung. Übungen für die schrägen Bauchmuskeln.
- **Erlernen einer Grundspannung:** Anspannen von Beckenboden- und Rumpfmuskulatur in Verbindung mit der Atmung.
- **Rückenschulung** (S. 147): Unter besonderer Berücksichtigung der Alltagssituationen (z. B. Heben und Tragen).

12.1 Dermatologische Erkrankungen

Physikalische Therapie

- **Medizinische Bäder:**
  - *Kleie- oder Stärkebäder:* Reizlindernde und beruhigende Wirkung bei juckenden Dermatosen. Vollbad anfangs täglich, später 2–3× pro Woche.
  - *Ölbäder:* Indiziert beim atopischen Ekzem (trockene Haut). Vollbad 2–3× pro Woche.
  - Schwefelbäder: Schwefel wird nur als Sulfidschwefel durch die Haut quantitativ ausreichend resorbiert. Er wirkt hyperämisierend ab einer Konzentration von 4 mg H_2S/l Wasser. Schwefelwasserstoff unterdrückt reversibel die Funktion der Langerhansschen Zellen in der Haut und wirkt daher immunsuppressiv. Indiziert bei Psoriasis, Neurodermitis, seborrhoischer Dermatitis und chronischen Ekzemen. Vollbad 2–3× pro Woche.
  - *Solebäder:* Gebräuchliche Konzentrationen sind 1–20%. In einer Konzentration von 1–20% (lt. Definition Mindestgehalt 1,4% Natriumchlorid) gibt die Haut Wasser an das Bad ab, dadurch Destabilisierung der Korneozyten, entschuppende Wirkung. Indiziert bei Sklerodermie, endogenen und mikrobiellen Ekzemen. Durch die Einlagerung von Salzkristallen und das Auswaschen protektiver Substanzen nimmt die Transparenz der Hornschicht für ultraviolettes Licht zu. Daher erhöht die Vorbehandlung mit Solebädern die Wirkung der Ultraviolettbestrahlung bei der Psoriasis. Vollbad 1–2× pro Woche.
- **Kohlensäurebäder** (S. 33): Suppression der Kaltrezeptoren der Haut, Stimulierung der Warmrezeptoren. In der Haut werden funktionell verschlossene Kapillaren eröffnet, die Durchblutung nimmt zu, die Blutfließeigenschaften werden verbessert. Indikationen, Durchführung:
  - Akrozyanose, Vasolabilität.
  - *Raynaud-Syndrom:* Teilbäder 1–2× täglich für 20 Minuten, Temperatur 32–34 °C.
  - *Sklerodermie:* Vollbäder an jedem 2. Tag, Badedauer 20 Minuten.
  - *Verbrennungen* (S. 439): Wohltuende Wirkung, raschere Abheilung vorhandener Ulzerationen.
  - *Arterielle Verschlußkrankheit* (S. 200): Seriell verabreichte CO_2-Bäder (12 Vollbäder über 3 Wochen) sind wirksam, Senkung eines im grenzwertigen Bereich erhöhten Blutdruckes.
- **Ultraschall** (S. 68): Auflockerung verhärteten Gewebes:
  - Indikationen: Bei frischen Narben, bei Keloidbildung sowie bei Narbenkontrakturen infolge von Verbrennungen, Verätzungen o. ä. hat sich eine Behandlung als aussichtsreich erwiesen. Als Kontaktmittel Contractubex® verwenden.
  - Dosierung: 1,0–2,0 Watt/Cm^2, 8–10 Minuten, mindestens 8–10 Behandlungen.
- **Gleichstrom** (S. 60):
  - Indikation: Bei der Behandlung der Hyperhidrosis der Hände hat sich die Iontophorese mit Leitungswasser bewährt.
  - Durchführung: Handelsübliche Geräte bestehen aus zwei flachen Wannen, in die Edelstahlelektroden eingelegt werden. Schutz der Haut mittels Viskoseschwamm. Die Hände bzw. Füße werden eingetaucht und mit Leitungswasser gerade bedeckt. Strom einschalten und soweit erhöhen, bis es gerade gepürt wird (10–15 mA). Behandlungszeit 20–30 Minuten. Wirkungseintritt nach 10–15 Bädern. Möglichkeit der Heimbehandlung (Abb. 70).

12.1 Dermatologische Erkrankungen

- **Phototherapie** (S. 70): Nutzung des Sonnenlichtes und elektrisch betriebener Strahlenquellen. Indikationen:
  - Psoriasis, Mycosis fungoides.
  - Seborrhoische Ekzeme.
  - Urticaria, Pruritus und Ichthyosis.
  - Atopische Neurodermitis.

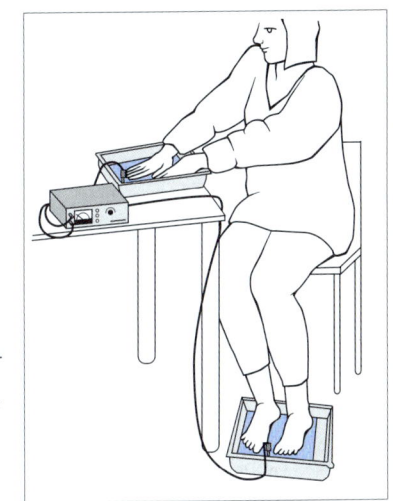

Abb. 70 Eine wirksame Behandlung bei Hyperhidrosis der Hände und Füße ist die Iontophorese mit Leitungswasser (Sweatex-Iontophoreseset, mit freundlicher Genehmigung der Fa. BioProMed)

13.1 Ataxien

Grundlagen

- **Definition:** Störungen der Koordination, wobei zerebrale, spinale, zerebelläre, und vestibuläre Formen unterschieden werden.
- **Zerebrale Ataxie:**
  - *Ursachen:* Schädigungen im Frontal-, Parietal- und Temporallappen nach Multiinfarktsyndrom, Schädelhirntrauma, Tumoren, multipler Sklerose, Normaldruckhydrocephalus. Häufig kombiniert mit anderen zerebralen Systemläsionen (Hemiparese, Parkinson-Syndrom, hirnorganisches Psychosyndrom).
  - *Symptomatik:* Rumpf-, Extremitäten- und Gangataxie.
- **Spinale Ataxie:**
  - *Ursachen:* Läsionen des Hinterwurzel-Hinterstrang-Systems im Rückenmark bei funikulärer Myelose infolge Vitamin B_{12}-Mangel, Tabes dorsalis (selten), Polyradiculitis Guillain-Barré, multipler Sklerose, spinalen Tumoren, Syringomyelie.
  - *Spezielle Form:* Periphere Ataxie bei Störung der sensiblen Afferenzen, z. B. bei schweren Polyneuropathien.
  - *Symptomatik:* In erster Linie sind die Extremitäten betroffen. In leichten Fällen verlieren die motorischen Abläufe ihre Sicherheit, eine geradlinige Bewegung wird plötzlich unterbrochen und die Extremität geht in eine andere Richtung. In schweren Fällen verlieren sich die Extremitäten beim Bewegungsversuch in hilflose, ungeordnete Tätigkeiten. Massive Zunahme der Ataxie bei Augenschluß. Den Patienten gelingt es häufig, die Stellung und Bewegung der Gliedmaßen mit den Augen zu kontrollieren („Gehen mit den Augen").
- **Zerebelläre Ataxie:**
  - *Ursachen:* Degenerative Kleinhirnatrophie, alkoholtoxische Schädigung, Infarkte, Blutungen, Tumoren, multiple Sklerose. Kombiniert mit anderen Störungen des Kleinhirnausfalles (Augenmotilitätsstörungen, Dysarthrie), Hirnstammerkrankungen.
  - *Symptomatik:* Vorwiegend Rumpfataxie, weniger Extremitätenataxie mit Torkeln und oft bedrohlich anmutenden Zickzackbewegungen. Eine Kontrolle mit den Augen ist nicht möglich, die Störungen nehmen beim Augenschließen nicht zu.
- **Vestibuläre Ataxie:**
  - *Ursachen:* Neuronitis vestibularis, Morbus Ménière, Labyrinthtrauma, Akustikusneurinom.
  - *Symptomatik:* Vorwiegend Rumpfataxie, meist in Begleitung von Bewegungsschwindel und Übelkeit.

Klinische neurologische Diagnostik

- Reflexe, Muskeltonus, Feststellung von Paresen, Stimme und Sprache (Dysarthrien, Aphasien, Störungen des Sprechablaufes), Augen (Nystagmus, Doppelbilder).
- **Gleichgewichtsuntersuchung:**
  - *Im Sitzen:* Rumpfataxie, Schwankneigung, Fallneigung.
  - *Im Stehen:* Romberg-Versuch, Treten auf der Stelle, Einbeinstand, Kniestand. Stabilitätsprüfung (Halten der Stellungen gegen Widerstand).

13.1 Ataxien

- **Ganganalyse (Blindgang, Rückwärtsgehen, Unterberger Tretversuch):** Enger oder breiter Gang, Bewegungen der Beine in der Stand- und Spielbeinphase, Verhalten des Rumpfes beim Gehen, Seiltänzergang (ein Fuß wird vor den anderen gesetzt), Abweichen nach einer Seite. Der *ataktische Gang* ist in der Regel durch unharmonisches, stampfendes, kräftiges Aufsetzen der Füße charakterisiert.
- **Zeigeversuche:**
  - *Finger-Nase-, Knie-Hakenversuch:* Pathologischer Ausfall weist auf eine spinale oder zerebelläre Ataxie hin.
  - *Baranyscher Zeigeversuch:* Patient muß einen Gegenstand, der in wechselnden Abständen vorgehalten wird, mit dem Finger treffen.
  - *Diadochokinese:* Fähigkeit, schnell alternierende Bewegungen auszuführen, z. B. rasche Pro- und Supination der Unterarme. Pathologisch bei Kleinhirnläsionen.
- **Prüfung der Tiefensensibilität:** Die sensiblen Leistungen Druck, Berührung, Kalt-Warm, Schmerz, Zweipunkt-Unterscheidung, Vibration, Lagesinn werden getestet. Hat der Patient ein Gefühl, wo seine Hand, sein Fuß sich befindet? Kann er mit geschlossenen Augen passive Bewegungen der Finger, der Hand empfinden? Aufschluß über die Hinterstrangfunktion des Rückenmarks, pathologisch bei spinaler Ataxie.

Physikalische Behandlung

- **Ziele und Ansatzpunkte:**
  - Üben zielgerichteter Bewegungen und von Bewegungsübergängen.
  - Sichern des Sitzens, des Standes und des Ganges.
  - Schulung von Gleichgewichtsreaktionen.
  - Beeinflussung des Muskeltonus, der Oberflächen- und Tiefensensibilität.
  - Vermittlung einer gewissen Beweglichkeit und Unabhängigkeit.
- **Krankengymnastik:**
  - *Koordinationsübungen:* Zum Üben komplexer, zielgerichteter Bewegungen der oberen Extremitäten empfiehlt sich die Technik der langsamen Umkehr und die rhythmische Stabilisation nach der PNF-Methode (S. 143):
    - Halten in verschiedenen Abschnitten der Bewegung, langsame Bewegungen gegen Widerstand unter Blickkontakt und verbaler Hilfe, langsame aktiv-passive Bewegungsführung der Extremitäten unter Blickkontakt und verbaler Hilfe.
    - Kontaktbewegungen: Der Patient hält Kontakt mit dem Krankengymnasten, z. B. durch Legen der Handfläche in die Hand des Therapeuten. Dieser führt in verschiedene Richtungen und kann die Intensität des Kontaktes variieren.
    - Bewegungen mit Unterstützung: Anlehnen an die Wand, Auflegen auf den Tisch.
    - Zielübungen: Patient muß bestimmte Ziele mit Arm oder Bein ansteuern, ev. mit passiver Unterstützung. Alle Übungen müssen locker und entspannt, ohne Druck ausgeführt werden.
    - Standfahrrad mit eingemessenem Widerstand oder Einsetzen von Zuggeräten unter Aufsicht des Therapeuten.

13.1 Ataxien

- *Schulung von Bewegungsübergängen:*
  - Umdrehen aus Rücken- in die Bauchlage und umgekehrt, Aufrichten aus der Bauchlage, Hochstemmen in den Vierfüßlerstand, Hochkommen in den Kniestand, Hochkommen in den Stand. Bei allen Positionen Widerstand geben, der dem Vermögen des Patienten anzupassen ist.
  - Stemmführungen nach Brunkow (S. 118) auf der Matte, falls noch genügend Kraft vorhanden ist.
  - Schulung von Kompensationsbewegungen bei starkem Tremor: Bei Armbewegungen den gebeugten Oberarm an den Körper drücken, eine Hand am Handgelenk mit der anderen fixieren, bewegen entlang einer festen Unterlage, Anlehnen an der Wand.
- *Schulung des Gleichgewichtes:*
  - Stabilisierung verschiedener Ausgangspositionen: Liegen, Vierfüßlerstand, Kniestand, Einbeinsitz, Fersensitz, Langsitz, Seitsitz, Sitzen, Stand und Einbeinstand, soweit möglich, gegen langsam an- und abschwellenden Widerstand.
  - Unterstützung durch Hilfsmittel: Weiche Matte, Rolle, Pezziball, Schaukelbrett, Trampolin, Sportkreisel.
- *Schulung der Gangsicherheit:*
  - „Pull-push": Patient stützt sich mit den Händen an den Schultern des Therapeuten.
  - Symmetrisch angesetzter Widerstand an Schultern oder Becken des Patienten. Asymmetrischer Widerstand an Schultergürtel und Becken (zur Schulung von Drehbewegungen des Rumpfes).
  - Gangschulung im Gehbarren, Üben des freien Gehens, Gehen entlang einer markierten Linie, Übersteigen von Hindernissen.
  - Gehen außerhalb des Hauses, auf verschiedenen Unterlagen (Sand, Kies, Gras), Gehen auf schiefer Ebene. Üben des Treppensteigens.
  - Gehhilfen bei schweren Störungen: Rollator, Deltagehrad, reziprokes Gehgestell, Vierpunktstock, Handstock. Evtl. Rollstuhl.

▶ **Ergotherapie:**
  - Enge Zusammenarbeit mit der Pflege und der Physiotherapeutin.
  - *Schulung der Zielgenauigkeit der oberen Extremität:* Steckspiele, Malen, Zeichnen, handwerkliche Techniken.
  - *Schulung alltagspraktischer Tätigkeit:* Essen, Trinken, Benutzung von Werkzeugen u.a. Versorgung mit Hilfsmitteln, Einsatz spezieller Hilfsmittel, z.B. beschwerte Bestecke, Teller mit erhöhten Rändern, Trinkbecher, Trinkhalme, rutschfeste Unterlagen.
  - Bei fortgeschrittenem Krankheitsbild (pflegebedürftiger Patient) Versorgung mit aufwendigen Hilfsmitteln (z.B. Treppenlifter; Duschliege für die Badewanne etc.).

13.2 Encephalomyelitis disseminata

Grundlagen

- **Synonym:** Multiple Sklerose.
- **Definition:** Erkrankung des ZNS unbekannter Ätiologie (diskutiert wird eine durch Viren induzierte Autoimmungenese), die durch disseminierte Entmarkungsherde in der weißen Substanz von Gehirn und Rückenmark gekennzeichnet ist.
- **Verlauf:** Chronisch progredient (ca. 30%) oder in Schüben (ca. 70% aller Fälle), akute Verläufe sehr selten (in ca. 1–2%). Mit sorgfältiger therapeutischer Betreuung ist die mittlere Lebenserwartung nach Ausbruch der Krankheit etwa 30 Jahre.
- **Symptomatik:** Klinisch buntes Erscheinungsbild, multilokuläre Symptomatik:
  - *Motorische Störungen:* Zu Beginn uncharakteristisches Schwächegefühl in den Beinen, später Paraparese, Hemiparesen, Blasenentleerungsstörungen.
  - *Sensible Störungen:* Parästhesien, bei Beugung des Nackens Mißempfindungen im Rücken und in den Beinen.
  - *Kleinhirnsymptome:* Ataxie, Intentionstremor, skandierende Sprache, vestibuläre Zeichen (Drehschwindel), Nystagmus.
  - *Hirnnervenstörungen:* Passagere Sehstörungen (Amaurose durch Retrobulbärneuritis), Abducensparese, Facialisparese, Schluckstörungen, neuropsychologische Störungen.
  - *Psychische Veränderungen:* Bewußtseinstrübungen, Verwirrtheit, Euphorie, Depressionen, Konzentrationsstörungen.

Physikalische Therapie

- **Ziele und Ansatzpunkte:**
  - Normalisierung gestörter Funktionen.
  - Erhaltung oder Kompensation von Bewegungsabläufen.
  - Vermeidung von sekundären Schädigungen.
  - Behandlung einer Spastik und Ataxie.
  - Lockerung der verspannten Muskulatur.
  - Versorgung mit Hilfsmitteln.
  - Anpassung des häuslichen Milieus, evtl. des Arbeitsplatzes.
  - In schweren Fällen Kommunikationshilfen.
- **Akute Phase:** Akute Schübe, bettlägeriger Patient.
  - Dekubitus- (S. 159), Thrombose- (S. 177) und Pneumonieprophylaxe (S. 101).
  - *Lagerung nach dem Bobath-Konzept* (S. 109): Prophylaxe von Kontrakturen und Fehlstellungen, spastikhemmende Lagerung bei bestehender Spastik:
    - Gelenke der unteren Extremität in Neutral-Nullstellung, Vermeidung der Hüft- und Kniebeugung.
    - Schulter in 60° Abduktion, Ellenbogen in 30° Beugung, Hand und Finger in Intrinsic-Null-Stellung.
    - Umlagerungen mehrmals täglich.
    - Endgradige aktive und passive Bewegungen aller Gelenke.
  - *Frühmobilisation:* Aufsitzen, Transfer vom Bett in den Stuhl, aufstehen. Beginn zum frühestmöglichen Zeitpunkt.

13.2 Encephalomyelitis disseminata

- **Chronische Phase:** Anpassung der physikalischen und rehabilitativen Therapie an die im Einzelfall vorherrschenden Symptome:
  - *Spastische Lähmung (Hemiparese, Para-Tetraparese), Störungen des Muskeltonus:* Krankengymnastik auf neurophysiologischer Grundlage und Ergotherapie (S. 155), s. Rehabilitation erworbener Schäden des ZNS, S. 261.
  - *Ataxie, Gangunsicherheit, Gleichgewichtsstörungen:* s. Ataxie, S. 232.
  - *Störungen von Tiefensensibilität und Lageempfinden:*
    - Konzentratives Nachempfinden der Gelenkstellung mit geschlossenen Augen, Halten der Position einer Extremität ohne Bewegung.
    - Traktionen und Approximationen des Gelenkes, evtl. kombiniert mit Eistauchbädern: Stimulierung der Gelenkrezeptoren.
  - *Entspannungstechniken:* „Reise durch den Körper", Atem-Lösungs-Therapie (S. 164), progressive Muskelrelaxation (S. 168), Feldenkrais (S. 168).
  - *Blasentraining* (S. 255).
  - *Ergotherapie:* Unterstützung der Krankengymnastik, Selbsthilfetraining, Üben aller Aktivitäten des täglichen Lebens, Rollstuhltraining im und außer Haus, funktionelles Training, z. B. Feinmotoriktraining bei Koordinationsstörungen und Tremor (Arbeiten mit Therapiekitt, Modellieren von Ton, Flechten u. ä.).
  - *Hilfsmittelversorgung* (S. 27): Gehhilfen, in schweren, progredienten Fällen Rollstuhlversorgung, Hilfsmittel für die Aktivitäten des täglichen Lebens.
  - *Hausbesuch durch das Therapeutenteam:* Einweisung und Unterstützung der Angehörigen, Versorgen mit Hilfsmitteln (Bad und Toilette, notfalls Handlauf an der Wand, Hilfe zur Überwindung von Treppen), Beseitigung von Gefahrenstellen in der Wohnung (rutschende Teppiche, Türschwellen).
  - *Logopädie* (S. 269): Bei Sprachstörungen, Schluckproblematik.
  - *Psychologische Betreuung:* Umgang mit der Krankheit, Hilfe bei Depressionen, Unterstützung der Angehörigen.
  - Unterstützende physikalische Maßnahmen:
    - *Hydrotherapie* (S. 30): Warme Bäder, Bewegungsbad, medizinische Bäder, hydrogalvanische Anwendungen. Indiziert bei Patienten mit Spastik. Beachte: Vorsichtige Erprobung, da sich eine Spastik im Bad auch verschlechtern kann.
    - Wärmeanwendungen, Lockerungsmassagen: Indiziert bei schmerzhaften Muskelverspannungen.
    - Mittelfrequenzstrombehandlung: Therapieversuch bei schmerzhaften Muskelverspannungen.

13.3 Kopfschmerzen, Migräne

Grundlagen

- **Diagnostik:** Kopfschmerzen können ein Symptom zahlreicher internistischer, neurologischer, HNO-ärztlicher, ophthalmologischer oder orthopädischer Erkrankungen sein. Voraussetzung für eine erfolgreiche Therapie ist eine sorgfältige vorangehende Diagnostik mit Ausschluß organischer Ursachen.
- **Medikamentöse Therapie:** Auf die medikamentöse Therapie der einzelnen Krankheitsbilder wird nicht eingegangen. Siehe hierzu Leitlinien der Deutschen Migräne- und Kopfschmerzgesellschaft (über Internet abrufbar).
- **Physikalische Maßnahmen:** Sie können die heute sehr differenzierten medikamentösen Behandlungsschemata unterstützen und ergänzen, nicht ersetzen.

Spannungskopfschmerz (Vasomotorischer Kopfschmerz)

- **Definition, Symptomatik:** Episodischer oder chronischer, stets bilateraler Schmerz von dumpf-drückendem Charakter, häufig okzipitofrontal lokalisiert, gewöhnlich kombiniert mit dem Gefühl einer schweren Last auf dem Kopf oder eines engen Bandes um den Kopf. Daueranspannung der Muskulatur.
- **Ursachen:** Emotionale Konflikte sind oft auslösend. Auftreten häufig bei Patienten, die nicht zur Entspannung bzw. Erholung von Streßsituationen fähig sind.
- **Vorkommen, Häufigkeit:** Prävalenz 15–20%, Frauen sind etwas häufiger betroffen.
- **Differentialdiagnose:**
  - *Sinusitis, Meningitis, Enzephalitis:* Erhöhte Körpertemperatur, Lärm- und Lichtempfindlichkeit.
  - *Raumforderung im Schädelinneren:* Zunahme der Kopfschmerzen beim Pressen, Niesen, Husten.
  - *Subarachnoidalblutung:* Plötzlich auftretende, stärkste Kopfschmerzen.
  - Analgetika-induzierter Kopfschmerz (bei Abusus).
- **Physikalische Therapie bei akuten Beschwerden:**
  - *Akupunktur* (S. 157):
    - Lokalpunkte: Galle 3, 20.
    - Fernpunkte: Dünndarm 3, Leber 3.
    - Ohrakupunktur: Entspannungspunkt.
    - Mundakupunktur: Am oberen Weisheitszahn retromolar.
  - *Therapeutische Lokalanästhesie* (S. 174):
    - „Dornenkranz" nach Holzer: 0,5 ml Xyloneural werden mit einer feinen Kanüle beidseits unter die Kopfschwarte am Haaransatz injiziert.
    - Temporaler Block am Haaransatz zwischen Auge und Ohr.
  - *Transkutane elektrische Nervenstimulation* (TENS, S. 65): Anlegen der Elektroden im Nacken bds. paravertebral, temporal, mehrmals am Tag für 20–30 Minuten.
- **Physikalische Therapie zur Langzeitbehandlung und Prophylaxe:**
  - *Entspannungstechniken:* Autogenes Training (S. 161), progressive Relaxation nach Jacobson (S. 164). Bei der Durchführung ist besonders auf die differenzierte Wahrnehmung der An- und Entspannung von Kopf- und Nackenmuskulatur zu achten.
  - *Schulung der Körperwahrnehmung:* Feldenkrais (S. 168), Atem- und Lösungstherapie (S. 166). Die Techniken ermöglichen den Patienten, mit ihrer Krankheit besser umzugehen.

13.3 Kopfschmerzen, Migräne

- *Biofeedback* (S. 72): Wahrnehmung von Muskelanspannung mittels akustischer oder optischer Signale, Versuch der willentlichen Beeinflussung dieses Vorganges.
- *Umstimmungstherapie:* Kneippkur im Kurort (S. 53). Ziel ist eine vegetative Umstellung sowie ein Milieuwechsel.

Migräne

▶ **Definition, Symptomatik:** Anfallsweise auftretende, 4 – 72 Stunden anhaltende Kopfschmerzen mit überwiegend einseitiger Lokalisation und häufig pulsierendem Charakter. Typische Begleiterscheinungen sind Licht -und Geräuschempfindlichkeit, Übelkeit, Erbrechen, Sehstörungen, Schwankungen der Stimmungslage. Bei einem Teil der Fälle wird eine typische Aura mit Augensymptomen und fokalen zerebralen Symptomen beobachtet.
▶ **Ursachen:** Durch spezifische Triggerfaktoren (Streß, Wetterwechsel, bestimmte Nahrungsmittel, Alkohol, hormonelle Faktoren, gestörter Schlaf-Wach-Rhythmus u. a.) ausgelöste Gefäßdilatation und Stimulation trigeminaler sensorischer Afferenzen, verstärkt durch Freisetzung vasodilatierender Neurotransmitter.
▶ **Vorkommen, Häufigkeit:** Prävalenz 8 – 12 %, das Verhältnis Frauen : Männer beträgt 3 : 1. Familiäre Belastung bei ca. 60 %.
▶ **Differentialdiagnose:**
  - *Strukturelle zerebrale Läsionen:* Neurologische (sensible, motorische und visuelle) Ausfälle, Aura.
  - *Zerebrale Ischämie (TIA, PRIND):* Bewußtseinsstörungen, neurologische Ausfälle, Amnesie.
  - *Vagovasale Synkope:* Bewußtseinsstörungen.
▶ **Physikalische Therapie bei akuten Beschwerden:**
  - *Akupunktur* (S. 157):
    - Lokalpunkte: Galle 3, 20; Triggerpunkte Schläfenareal, Dreifacherwärmer 20, 21, 22.
    - Fernpunkte: Dreifacherwärmer (Hand) 5, Galle 40, 41 (Fuß).
    - Ohrakupunktur: Antitragus.
  - *Therapeutische Lokalanästhesie* (S. 174):
    - Injektion von 0,5 ml Xyloneural in der Schläfen- oder Scheitelbeingegend mit feiner Kanüle (Größe 14 oder 16) unter die Kopfschwarte.
    - Zusätzlich 0,5 ml Xyloneural mittels feiner Kanüle an die Austrittspunkte des N. supraorbitalis und der Nn. occipitales.
▶ **Physikalische Therapie zur Langzeitbehandlung und Prophylaxe:**
  - *Entspannungstechniken:* Autogenes Training (S. 161), progressive Relaxation nach Jacobson (S. 164) zur Streßbewältigung.
  - *Schulung der Körperwahrnehmung:* Feldenkrais (S. 168), Atem- und Lösungstherapie (S. 166). Die Techniken ermöglichen den Patienten, mit ihrer Krankheit besser umzugehen.
  - *Steigerung der körperlichen Fitneß:* Aerobes Kreislauftraining (Laufen, Jogging, Schwimmen).

13.3 Kopfschmerzen, Migräne

Zervikogener Kopfschmerz

- **Definition, Symptomatik** (nach Pfaffenrath): Streng einseitiger, seitenkonstanter, wenige Stunden bis zu Tagen andauernder Kopfschmerz, der dumpf, ziehend oder bohrend empfunden wird. Der Kopfschmerz wird durch Kopfbewegungen ausgelöst oder verstärkt und strahlt vom Nacken nach frontal-temporal aus, gelegentlich Ausstrahlung in die Schulter. Häufig begleitet von vegetativen Symptomen wie einseitiger Tränenfluß, Gesichtserythem, Sehstörungen, Schwindel, Ohrgeräusche.
- **Ursachen:** Z. n. HWS-Beschleunigungstrauma, andere typische Auslöser sind nicht sicher nachgewiesen.
- **Klinische Untersuchung:**
  - Steifigkeit und Bewegungseinschränkung des Nackens. Durch Drehbewegungen, Vor- und Zurückbeugen können die Schmerzen ausgelöst oder verstärkt werden.
  - Druckschmerz über der Nervenwurzel C 2, in deren Höhe afferente C-Fasern, die zum Kortex ziehen, verschaltet werden. Weiterhin Druckschmerz über dem Austrittspunkt des N. occipitalis major und den Processsi transversi der Halswirbel 4–5.
- **Physikalische Therapie bei akuten Beschwerden:**
  - *Massagen, Wärmeapplikation*: Vorsichtige Lockerungsmassage mit manueller Extension der HWS, anschließend Wärmepackung.
  - *Manualtherapeutische Therapie nach Maitland* (S. 140).
  - *Atlas-Metamertherapie nach Arlen:*
    - Postulierter Wirkungsmechanismus: „Manipulative Reflextherapie auf den ersten Halswirbel, die durch Einwirkung auf die neuropysiologischen Strukturen des Nackenrezeptorfeldes eine globale und unspezifische Tonusabsenkung im neurovegetativen und motorischen System bewirkt und somit die gesamte metamere (segmentale) Funktion verändert."
    - Durchführung: Eine Stellungsasymmetrie des Atlas (Abweichung von einer idealen Mittelstellung des Atlas gegenüber dem Occiput) wird palpatorisch und röntgenologisch genau bestimmt. Durch einen definierten schnellen, kräftigen Impuls (Druck auf den Atlas, keine Manipulation!) in die Gegenrichtung wird eine reflektorische Wirkung ausgelöst.
  - *Therapeutische Lokalanästhesie* (S. 174): Injektionen an den Muskelansatzpunkten.
- **Physikalische Therapie zur Langzeitbehandlung und Prophylaxe: Entspannungstechniken:** Autogenes Training (S. 161), progressive Relaxation nach Jacobson (S. 164), Feldenkrais (S. 168).

13.4 Myopathien

Grundlagen

- **Definition:** Erkrankungen, bei denen die Muskeln direkt vom Krankheitsprozeß betroffen sind. Der Muskelbefall kann entweder Hauptsymptom der Erkrankung (z.B. progressive Muskeldystrophie) oder Teilsymptom einer generalisierten Erkrankung (z.B. Myopathie bei malignen Tumoren) sein.
- **Formen:**
    - *Dystrophische Myopathien:* Progressive Muskeldystrophie in ihren verschiedenen Erscheinungsformen (Typ I–III), dystrophische Myotonie Curschmann-Steinert.
    - *Entzündliche Myopathien (Myositiden):* Polymyositis, Dermatomyositis, infektiöse Myositiden.
    - *Funktionelle Myopathien:* Myotone Syndrome, Myasthenia gravis, Muskelerkrankungen bei endokrinen Erkrankungen, Kollagenosen oder Malignomen, Rhabdomyolyse.
- **Diagnostik:** Eine genaue Diagnostik ist erforderlich, da für manche Myopathien eine effektive medikamentöse Therapie verfügbar ist (siehe Lehrbücher Neurologie).

Physikalische Therapie

- **Ziele und Ansatzpunkte:**
    - Erhaltung und Verbesserung der Muskelfunktion.
    - Linderung vorhandener Schmerzen.
    - Vermeidung von Gelenkfehlstellungen und Kontrakturen.
    - Versorgung mit Hilfsmitteln bei drohender oder eingetretener Behinderung.
    - Kommunikationshilfen für schwerbehinderte Patienten.
- **Intensive Atemtherapie, Thrombose- und Dekubitusprophylaxe** (S. 100, 159, 177): Bei schwerkranken und bettlägerigen Patienten.
- **Erhaltung der Muskelkraft:** Bei sämtlichen therapeutischen Maßnahmen ist zu beachten, daß die erkrankte Muskulatur wenig belastbar ist und rasch ermüdet, daher nie bis zur Belastungsgrenze arbeiten. Bei Erschöpfung sofortiges Beenden der Übungen, Einhaltung ausreichend langer Regenerationsphasen, Vermeidung von Muskeldehnungen.
    - *Wärmeanwendungen:* Verbesserung der Muskeldurchblutung durch Wärmepackungen (Fango, Moor, S. 42), Infrarotbestrahlung (S. 70) oder medizinische Bäder (S. 107).
    - *Lokalmaßnahmen:* Vor den aktiven Übungen Bürstungen, Eisabtupfungen, Tapping, intensive Streichungen.
    - *Isometrische Übungen:* Erhaltung und Verlängerung der Muskelkraft durch Arbeiten mit dem Gymnastikball, Isometrie in PNF-Diagonalen, Stemmübungen nach Brunkow (S. 118), Stabilisierungsübungen im Bewegungsbad (S. 107).
    - *Dynamische Übungen:* Verbesserung und Erhaltung der Muskelausdauer (geringerer Stellenwert, da Verhältnis statischer zu dynamischer Muskelarbeit 3:1).
    - *Voita-Therapie* (S. 152): Ein Therapieversuch ist indiziert.
- **Unterstützende Maßnahmen:** Bei starken Schmerzen (Myositiden):
    - Eistauchbad, kühlende Umschläge.
    - Elektrotherapie: Diadynamische Ströme, Interferenzstrom).
    - Ultraschall mit Voltaren-Emulgel.

13.4 Myopathien

▶ **Versorgung mit Hilfsmittel:**
  – *Lagerungsschienen:* Zur Prophylaxe eines Spitzfußes, einer Kniebeugekontraktur und anderer Gelenkfehlstellungen.
  – *Liegeschale oder Chênau-Korsett:* Zur Prophylaxe einer Skoliose (S. 424) und dadurch bedingter pulmonaler Symptome mit konsekutiver Rechtsherzüberlastung.
  – *Umklappbare Rückenlehne:* Zur Prophylaxe einer Hüftbeugekontraktur.
  – *Quengelschienen:* Behandlung ausgebildeter Kontrakturen.
  – *Rollstuhlversorgung:* Bei fortgeschrittener Krankheit.
  – *Einsatz von Hilfsmitteln in häuslicher Umgebung:* Hausbesuch beim Patienten (Haltestange, Handlauf an der Wand, Badehilfe wie Badewannenbrett, bei schwerkranken Patienten Aquatec-Duschliege/Badewannenlift [Abb. 71], evtl. Hilfe zur Überwindung von Treppen). Einweisung der Angehörigen in den Umgang mit dem Patienten und die Nutzung der Hilfsmittel.

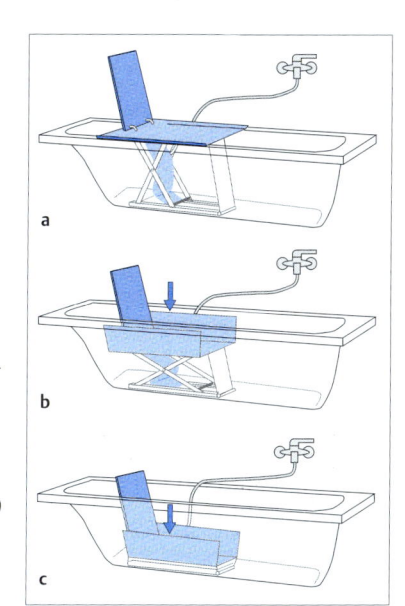

Abb. 71 Aquatec-Badewannenlift/Duschliege, ein bewährtes Hilfsmittel: Der unter der Liege bzw. dem Sitz befindliche Gummibehälter wird an den Wasserhahn angeschlossen, füllt sich beim Öffnen (= Heben der Liege) und leert sich durch Hebeldruck (= Senken der Liege). (Mit freundlicher Genehmigung der Fa. TA Aquatec GmbH)

13.5 Parkinson-Syndrom

Grundlagen

- **Definition:** Durch Zelluntergang in der Substantia nigra und anderen melaninhaltigen Kerngebieten des Stammhirns mit der Folge eines Dopamin- und Serotoninmangels verursachte Erkrankung, die durch die Leitsymptome Rigor, Tremor und Akinese, kombiniert mit vegetativen Begleitsymptomen, gekennzeichnet ist.
- **Einteilung:**
  - *Primäres idiopathisches Parkinson-Syndrom:* Häufigste Form.
  - *Sekundäres Parkinson-Syndrom:*
    - Infektiös (postencephalitisch) und toxisch (CO).
    - Medikamenteninduziert (z. B. Depot-Neuroleptika).
    - Metabolisch (Hyperparathyreoidismus, Morbus Wilson).
    - Posttraumatisch (Boxsport).
    - Vaskulär-hypoxisch (Teilsyndrom bei Multisystematrophie).
- **Symptomatik:**
  - Starre der Mimik und Körperhaltung.
  - Verlangsamung der Bewegungen, v.a. des Mitschwingens der Arme beim Gehen, Veränderung des Bewegungsablaufes und der Feinmotorik.
  - Erhöhter Muskeltonus, Dystonie, Myoklonien, Ruhetremor.
  - Vegetative Störungen: Bradykardie, orthostatische Hypotonie, Veränderung der Schweißproduktion, Seborrhoe, Blasenstörungen, Schlafstörungen.
  - Monotone, leise, abgehackte und skandierende Sprache.

Physikalische Therapie

- **Ziele und Ansatzpunkte:**
  - Erhaltung bzw. Wiederherstellung der Mobilität.
  - Verhinderung einer Bewegungsverarmung.
  - Verbesserung des Gangbildes, Wiedererlernen eines physiologischen Ganges.
  - Erhaltung bzw. Wiederherstellung der Selbständigkeit.
  - Verbesserung von Mimik und Gestik, Sprachschulung.
- **Krankengymnastik:**
  - *Verbesserung der Mobilität des Rumpfes:* Einsatz akustischer Hilfsmittel (Kommandos, Musik) bei allen Bewegungen:
    - Positionswechsel im Liegen, Umdrehen, Aufstehen, Transfer vom Bett in den Stuhl.
    - Stabilisierung des Rumpfes im Sitzen und Stehen, Üben der automatischen Stützreaktionen von Armen und Beinen.
    - Üben von Bewegungsübergängen: Vom Stand in den Kniestand, Seitsitz, Seitenlage, Rückenlage, Umdrehen in Bauchlage, Vierfüßlerstand, Aufstehen.
    - Auslösung und Unterstützung von Gleichgewichtsreaktionen: Gewichtsverlagerung im Stand, Übungen an der Sprossenwand, Einsatz des Schaukelbrettes.
  - *Verbesserung der Mobilität der Extremitäten* (Abb. 66): Aktiv-assistives Mitbewegen der Arme bei allen Bewegungsabläufen unter Einsatz akustischer Hilfsmittel (Kommandos, Musik):
    - Vor- und Zurückschwingen der Arme.
    - Nachahmung von Bewegungen: Rudern, Wischen, Fahrradfahren.

13.5 Parkinson-Syndrom

- *Verbesserung des Muskeltonus:*
  - Dehnübungen im Liegen, im Sitzen, im Stand, Einsatz von Hilfsmitteln (Stab, Theraband, Sprossenwand), die jeweilige Dehnstellung ca. 10 Sekunden halten.
  - Traktionen von HWS und Gelenken.
  - Schulung der Körperwahrnehmung.
- *Schulung der Körperhaltung:* Entgegenarbeiten der zusammengesunkenen, vornübergebeugten Körperhaltung durch Wiedererlernen und Schulung der aufrechten Körperhaltung.
- *Gangschulung* (S. 126): Wiedererlernen eines physiologischen Gangbildes:
  - Freies Gehen, Verlängerung des Schrittes, Verbreiterung der Gangspur.
  - Rumpfrotation, Mitbewegen der Arme.
  - Koordinationsübungen der Arme und Beine.
  - Gehen mit raschem Anhalten und Neustarten.
  - Richtungswechsel, Treppensteigen.
  - Gehen im Rhythmus, Unterstützung durch Kommandos und Musik.
  - Einsatz von Gehhilfen (S. 29) bei Unsicherheit: Gehstock, Unterarmstützen, Vierpunktgehhilfe, Rollator, Gehgestell.
- *Schulung der Feinmotorik:*
  - Drehbewegungen der Arme und Hände.
  - Faustschluß, Kräftigung der Hand- und Fingerbewegungen.
  - Schreibübungen, Zeichnen an der Tafel (Kreise, Spiralen, senkrechte und waagerechte Linien, Buchstaben in Druck- und Schreibschrift).
- *Schulung der Mimik:* Zungenbewegungen, Lippenübungen Öffnen und Schließen des Mundes und der Augen, Aufblasen der Wangen, Runzeln von Stirn und Nase etc.

▶ **Ergotherapie:**
  - *Schulung der Feinmotorik:* Kneten, Arbeiten mit Ton und Therapiekitt, Flechten etc.
  - *Schulung von Tätigkeiten des Alltages:* Waschen, Kämmen, Zähneputzen, Anziehen, Zuknöpfen der Jacke, Schließen des Gürtels, Öffnen des Geldbeutels, Herausnehmen von Geld etc.

▶ **Unterstützende Maßnahmen:**
  - *Atemtherapie* (S. 100): Verbesserung der durch die eingeschränkte Rumpfmobilität beeinträchtigten Atmung: Atemwahrnehmung, Atemführung.
  - *Dehnlagerungen:* Verbesserung der Thoraxbeweglichkeit.
  - *Massagen, Wärmeanwendungen:* Behandlung der durch den erhöhten Muskeltonus verursachten Muskelverspannungen: Wärmelagerung, Lockerungsmassagen, medizinische Bäder, Unterwassermassage, Bewegungsbad.
  - *Logopädische Behandlung:* Zungenbewegungen, Expirationsübungen, Phonationsübungen mit Vokalen und Konsonanten, die Lippen- und Zungenbewegungen erfordern (z. B. ha-ha-ha, mei-mei-mei, bla-bla-bla).

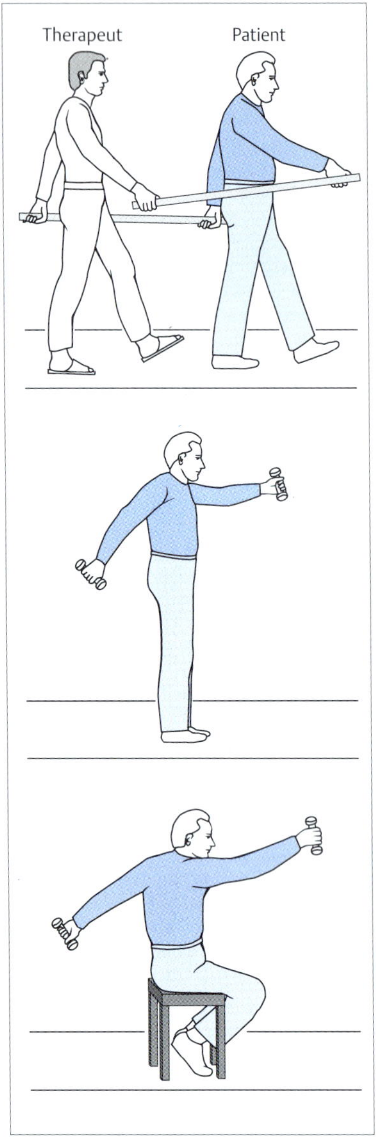

13.5 Parkinson-Syndrom

Therapeut　Patient

Abb. 72　Übungen zur Verbesserung der Mobilität beim Parkinson-Syndrom

13.6 Periphere Paresen

Grundlagen

- **Definition:** Schädigung des 2. motorischen Neurons eines Nerven durch Kompression oder andere Beeinträchtigung.
- **Ursachen:**
  - *Traumen:* Schnittverletzungen, Hämatome, Zerrungen, Rupturen, Dehnungen. Schädigung des Plexus brachialis durch typischen Unfallmechanismus bei Sturz oder Motorradunfall: brüske Rückwärtsbewegung des Armes.
  - *Kompression:* Knochenfragmente nach Frakturen, Kallusbildung, Tumoren, Wurzelkompression bei Diskusprolaps, u.ä.
  - *Entzündliche Veränderungen,* z. B. Zoster, Neuroborreliose.
- **Symptomatik:**
  - Verminderte oder aufgehobene Kraft des denervierten Muskels.
  - Abgeschwächte oder fehlende Reflexe.
  - Sensibilitätsstörungen, Muskeldystrophie und vegetative Veränderungen im weiteren Verlauf.
- **Kausale Therapie** (soweit möglich):
  - Nervennaht bei Verletzungen, Hämatomausräumung.
  - Entfernung von Knochensplittern oder Kallus, Tumorresektion.
  - Neurolyse bei narbigen Veränderungen.

Physikalische Therapie

- **Ziele und Ansatzpunkte:**
  - Prophylaxe von Folgeschäden (Kontrakturen, Fehlstellungen).
  - Unterstützung der Rückbildung von Läsionen.
  - Versorgung mit Hilfsmitteln (vorübergehend, bei bleibenden Schäden endgültig).
- **Lagerung:**
  - Vermeidung von Gelenkfehlstellungen.
  - Lagerung der gelähmten Muskulatur in Annäherung von Ansatz und Ursprung.
  - Evtl. Schienenlagerung in Funktionsstellung.
- **Krankengymnastische Techniken:**
  - Dynamisches Arbeiten gegen angepaßten Widerstand.
  - Muskelarbeit unter Entlastung, z. B. im Schlingentisch (S. 150).
  - Extero- und propiozeptive Reize: Tapping, Bürstungen, Streichungen in Kontraktionsrichtung, Abtupfen mit Eiswürfeln.
  - PNF-Techniken (S. 143): Ausnutzung der Irridation und des ipsilateralen und kontralateralen Overflows. Beachte: Bei Paresegraden 0–1 kein Stretch auf die paretische Muskulatur!
  - Erhaltung der Gelenkbeweglichkeit: Lagerung (s. o.), endgradiges Durchbewegen, Dehnung der antagonistischen Muskulatur, manuelle Therapie.
- **Elektrotherapie:**
  - *Wirkungsmechanismus:* Da die Muskeltrophik an den kontinuierlichen Axoplasmastrom des intakten Nerven gebunden ist, kann durch die Elektrotherapie lediglich eine Verhinderung der Muskelinaktivitätsatrophie, *nicht* der Dystrophie, erreicht werden. Eine Reinnervation von total denervierter Muskulatur (Aussprossung, Kollateralenbildung) wird durch die Elekostimulation sicher nicht gefördert.

13.6 Periphere Paresen

- *Indikationen:*
  - Partiell denervierte Muskeln (EMG-Befund, IT-Kurve, S. 64).
  - Erhaltung der Muskelmasse (verzögerte Atrophie) vor Nerventransplantation bzw. im Zweifelsfall (reversible/irreversible Läsion) bis zur endgültigen Diagnosestellung.
- *Verfahren:*
  - Schwellstrom, Mittelfrequenzstrom: Verwendung der Kathode als reizwirksame Elektrode. Größere, partiell denervierte Muskeln werden längs durchströmt, kleinere Muskeln, z. B. im Gesicht, werden mit einer runden Elektrode behandelt. Beachte: Da geschädigte Muskulatur leicht ermüdet, müssen zwischen den Stromimpulsen ausreichend lange Pausen eingehalten werden. Tägliche Behandlung, Heimgerat bei ambulanten Patienten unter geeigneten Voraussetzungen möglich.
  - Biofeedback (S. 72): EMG-getriggerte Elektrostimulation (z. B. Aktromove).
- ▶ **Beachte:** Bei allen krankengymnastischen und elektrotherapeutischen Maßnahmen ist ein *mentales Training* wichtig. Der Patient soll die geplanten und geführten Bewegungen mental nachvollziehen, er gibt sich selbst die entsprechenden Anweisungen.

Peronaeusparese

- ▶ **Ursachen:**
  - Druckschädigung bei unsachgemäßer Lagerung (häufigste Ursache).
  - Nach Oberschenkelfrakturen, Fibulafrakturen, Knieverletzungen, häufig im Rahmen eines Polytraumas.
  - Eng anliegender Gips bei Fibulaköpfchenfraktur.
  - Kompartment-Syndrom.
- ▶ **Symptomatik:**
  - Ausfall der Dorsalflexion, Zehenextension, Hebung des lateralen Fußrandes (Fallfuß, Steppergang).
  - Sensibilitätsstörung an der Außenseite des Unterschenkels und am medialen Fußrücken.
- ▶ **Differentialdiagnose:**
  - Diskushernie L 4/5 mit Läsion der 5. Lumbalwurzel.
  - Polyneuropathie.
  - Mononeuritis mit Betonung des N. peronaeus.
  - Spätstadium einer neuralen Muskelatrophie.
  - Beginnende motorische Systemerkrankung (amyotrophische Lateralsklerose).
- ▶ **Prävention, kausale Therapie:** Beseitigung der auslösenden Ursache, bei mechanischer Schädigung ggf. Neurolyse.
- ▶ **Physikalische Therapie:**
  - *Lagerung:* Neutral-Null-Stellung des Fußes zur Vorbeugung einer Spitz- und Klumpfußstellung. Erhaltung der Zehenbeweglichkeit. Beim Gehen Hochbinden des Fußes mit einer Kurzzugbinde.
  - *Krankengymnastik:* Dynamisches Arbeiten gegen Widerstand, Aktivierung der motorischen Restfunktionen, PNF (S. 143), Versuch mit Vojta-Therapie (S. 152).
  - *Elektrotherapie:* Schwell- oder Mittelfrequenzstrom, Durchführung 2–3× täglich durch den Patienten selbst. Biofeedback.

13.6 Periphere Paresen

- Orthetische Schienenversorgung: Indiziert bei einem Kraftgrad von ≤ 3/5, evtl. in Kombination mit einem „Ichenhausener Strumpf", der den Fuß im Sprunggelenk in Neutral-Null-Stellung hebt (Zügel).

Fazialisparese

▶ **Einteilung:**
- *Supranukleäre Läsion:* Meist Hemisymptomatik; bei apoplektischem Insult.
- *Nukleäre Läsion:* Häufig N. abducens mitbetroffen.
- *Periphere Läsion:*
  • Läsion in Höhe des meatus acusticus internus: Lähmung, Schwerhörigkeit, herabgesetzte vestibuläre Erregbarkeit.
  • Läsion in Höhe des Abganges des N. petrosus major und N. stapedius: Periphere motorische Parese, Störung des Geschmackssinnes, Störung der Tränen- und Speichelsekretion, Hyperakusis.
  • Läsion in Höhe des Abganges der Chorda tympani: Periphere motorische Parese, Störung des Geschmackssinnes und der Speichelsekretion.
  • Läsion in Höhe des Foramen stylomastoideum: Periphere motorische Parese.

▶ **Ursachen peripherer Paresen:**
- *Idiopathisch* (häufigsten Ursache).
- *Viral:* Herpes simplex, Herpes zoster, Zytomegalie, Ebstein-Barr, Influenza A und B.
- *Bakteriell:* Otitis media, Neuroborreliose.
- *Tumoren:* Parotistumor, Akustikusneurinom.
- *Trauma.*
- Bei beidseitiger peripherer Fazialisparese V.a. Polyradikulitis (S. 252) oder basale Meningitis (Borreliose, Tbc, Meningitis carcinomatosa).

▶ **Symptomatik:**
- *Periphere Parese:* Stirn- und Mundast des N. facialis betroffen (fehlender Lidschluß, Hängen des Mundwinkels).
- *Zentrale Parese:* Oraler Ast des N. facialis betroffen (hängender Mundwinkel, Zungenabweichung, Hemiparese, Speichelfluß, evtl. Störungen des Geschmackssinnes und der Speichelsekretion).

▶ **Physikalische Therapie:**
- *Krankengymnastik:*
  • Gesichts-PNF (S. 143): Behandlung beider Gesichtshälften (Ausnutzung des Overflows).
  • Funktionelle Übungen: Mundspitzen, Blasen, Trinken mit Strohhalm, Augen schließen, Wangen aufblasen, Zähnezeigen, Lachen, Grimassieren, Sprechübungen mit den Vokalen o, u, e und den Konsonanten b, f, m, p, w. Übungen vor dem Spiegel.
- *Unterstützende Maßnahmen:* Tapping, Eisabtupfungen, Bürstungen auf der betroffenen, Wärmeanwendungen und detonisierende Massagen auf der nicht betroffenen Gesichtsseite.
- *Elektrotherapie:* Bei peripherer Fazialisparese von begrenztem Wert. Sorgfältiges Anlegen der Elektroden, um die Stimulation gesunder (innervierter) Muskulatur zu vermeiden (Gefahr der Verstärkung einer Gesichtsasymmetrie).

13.7 Polyneuropathien

Grundlagen

- **Definition:** Polytope Erkrankungen mit meist symmetrischem Befall peripherer Nerven und chronisch-progredientem Verlauf. Pathologisch-anatomisch liegt entweder eine primär segmentale Entmarkung, eine primäre Axondegeneration oder eine Schädigung der Vasa nervorum zugrunde.
- **Ursachen:**
  - Schädigung durch Bakterientoxine: Diphterie, Botulismus u.a.
  - Läsionen der Vasa nervorum: Diabetes mellitus, Periarteriitis nodosa.
  - Toxisch, medikamentös: Alkohol, Isoniazid, Zytostatika; bei multimorbiden Patienten häufig nicht mehr zu ermitteln („intensive care neuropathy").
  - Mangelzustände: z.B. Vitamin B_{12}.
- **Einteilung:**
  - Vorwiegend sensible Polyneuropathien (häufigste Form).
  - Vorwiegend motorische Polyneuropathien.
  - Vorwiegend autonome Polyneuropathien (Diabetes mellitus).
  - „Mononeuritis multiplex": Asymmetrischer Befall einzelner oder weniger peripherer Nerven.
- **Symptomatik:**
  - *Sensible Polyneuropathien:* Distal betonte Parästhesien, brennende und ziehende Mißempfindungen meist an den unteren Extremitäten, aufgehobener Vibrationssinn, gestörte epikritische Sensibilität.
  - *Motorische Polyneuropathien:* Motorische Ausfälle (Fußheberschwäche, Steppergang), abgeschwächte oder fehlende Reflexe.
- **Allgemeine Therapie:** Behandlung der Grundkrankheit, Elimination von Noxen (z.B. Alkoholkarenz, gute Stoffwechseleinstellung bei Diabetes mellitus), ggf. medikamentöse Therapie, z.B. fettlösliches Vitamin B_6 (Benfotiamin, Milgamma).

Physikalische Therapie

- **Allgemeine Maßnahmen:** Optimale Lagerung (Lagerungsschienen, Peronaeusschiene), Vorbeugung von Fehlstellungen und Kontrakturen, bei immobilen Patienten Thrombose- (S. 177) und Dekubitusprophylaxe (S. 159), Fußpflege, Vermeiden von Läsionen, weiches, gut gepolstertes Schuhwerk.
- **Sensible Polyneuropathie:**
  - *Güsse, Wickel:* Versuchsweise Anwendung kalt oder warm.
  - *Zellenbad* (S. 37): $1-2\times$ 15 Minuten täglich (gut wirksam bei diabetischer und alkoholtoxischer Polyneuropathie).
  - *Krankengymnastik:* Stimulierung mit Eis, Noppen, verschiedenen Unterlagen. Aktives und aktiv-assistiertes Durchbewegen sämtlicher Gelenke, Muskelkräftigung.
  - *Beachte:* Vorsicht bei Dehnungen!
- **Motorische Polyneuropathie:** Vorgehen wie bei peripheren Paresen (S. 245).
  - *Beachte:* Rasche Ermüdbarkeit der erkrankten Muskeln!
  - Schulung von aufrechter Haltung, Gangschulung (S. 126).
  - *Ergotherapie:* (S. 155): Selbsthilfetraining, funktionelles Training (Spiele, Flechten, Feinmotorikübungen bei Befall der Arme und Hände, Übungen für die Füße, z.B. am Kufenwebstuhl bei Befall der unteren Extremitäten).
  - *Versorgung mit Hilfsmitteln* (S. 27): Gehhilfen, Rollstuhl, etc.

13.8 Akute Polyradikulitis (Landry-Guillain-Barré)

Grundlagen

- **Definition:** Im Gefolge infektiöser Erkrankungen (Virusinfekte, bakterielle Infektionen) oder toxischer Einflüsse auftretende, akut verlaufende Form der motorischen Polyneuropathie.
- **Symptomatik:** Beginn 2–4 Tage nach einem Infekt der oberen Luftwege oder des Magen-Darm-Traktes mit Schwäche in den Extremitäten, rasch aufsteigende schlaffe Lähmungen der Extremitäten bis zur Tetraplegie, Befall der kaudalen Hirnnerven mit Schluckstörungen und Fazialisparese. In schweren Fällen wird infolge eines Ausfalls der Atemmuskulatur (Zwerchfell C 4, Interkostalmuskulatur) maschinelle Beatmung erforderlich.
- **Verlauf:** Innerhalb von Wochen–Monaten langsame Rückbildung der Erscheinungen in umgekehrter Reihenfolge. Bei jüngeren Patienten meist vollständige Wiederherstellung, bei älteren Patienten können Muskelschwächen oder isolierte Ausfälle bestehen bleiben. Erholung motorischer Funktionen auch nach 1–2 Jahren möglich (Therapie nicht zu früh abbrechen!).
- **Diagnostik:**
  - Liquoruntersuchung: Typischer Befund der Eiweiß-Zell-Dissoziation.
  - Elektroneurographie: Verzögerung der Nervenleitgeschwindigkeit, Leitungsblock.
- **Allgemeine Therapie:** Intensivtherapie, parenterale Ernährung, ggf. Intubation und maschinelle Beatmung, in einigen Fällen ist die hochdosierte intravenöse Immunglobulintherapie und Plasmapherese erfolgreich.

Physikalische Therapie

- **Ziele und Ansatzpunkte:**
  - Prophylaxe von Folgeschäden.
  - Unterstützung der Rückbildungsphase.
  - (Wieder)erlangen der Selbständigkeit.
- **Akute Phase:**
  - *Lagerung:* Prophylaxe von Kontrakturen und Fehlstellungen durch Wechsellagerung der Extremitäten bzw. großen Gelenke in Ab-/Adduktion, Flexion/Extension, Innen-/Außenrotation, Pro- und Supination der Unterarme.
  - Dekubitus- (S. 159), Thrombose- (S. 177) und Pneumonieprophylaxe (S. 100).
- **Rückbildungsphase:**
  - *Krankengymnastik:*
    - Passives Durchbewegen aller Gelenke; falls aktive Bewegungen möglich sind, aktives bzw. aktiv-assistiertes Durchbewegen, Dehnung aller zur Verkürzung neigenden Muskeln.
    - Innervationsschulung mittels PNF (S. 143) sowie Bahnung und Aktivierung physiologischer, im ZNS gespeicherter Bewegungsmuster durch Auslösen einer motorischen Antwort nach Vojta (S. 152).
    - Kreislaufstabilisierung bzw. Kreislauftraining mit Hilfe von Leibgurt und Stützstrümpfen, Aufsetzen mit Unterstützung.
    - Rumpfstabilisierung und Sitzbalance-Training auf der Matte und im Rollstuhl.
    - Stehtraining: Beginn auf dem Stehbrett, anfangs nur Aufrichtung bis 30–45°, Steigerung der Belastungsdauer. Stehen im Gehbarren mit Gips- oder Kunststoffschienen (Länge des Oberschenkels).

13.8 Akute Polyradikulitis (Landry-Guillain-Barré)

- Trainieren des selbständigen Transfers vom Bett in den Rollstuhl, vom Rollstuhl auf die Toilette etc.
- Gangschulung (S. 126): Auf ebener Fläche, auf der Treppe, im Freien bei zunehmender Rückbildung.
– *Ergotherapie* (S. 155):
  - Training der vorhandenen motorischen Funktionen und Restfunktionen durch Greif- und Steckspiele (Geschicklichkeit, Ausdauer).
  - Training der Aktivitäten des täglichen Lebens und Versorgung mit Hilfsmitteln: Essen und Trinken (Spezialbesteck, Griffverdickung), Körperpflege (Zahnputz-, Rasierhilfe), An- und Ausziehen (Ausziehhilfe, Greifgeräte), elektrisch verstellbares Bett.
  - Kommunikationshilfen: Einsatz bei schwerbehinderten Patienten, z. B. Schwesternruf, Kommunikator (S. 271), Schreibhilfe, Schreibmaschinenhilfe, elektrisches Umblättergerät, etc.
– *Unterstützende Maßnahmen:*
  - Milde Wärmeanwendungen (Moor, Fango, S. 42), vorsichtige Lockerungsmassagen; evtl. Unterwasserdruckstrahlmassagen bei Muskelschmerzen.
  - Medizinische Bäder (S. 30) oder hydrogalvanische Anwendungen (S. 31) bei diffusen Schmerzen.
  - Milde Wärme, galvanische Durchflutung (S. 36) und Kohlensäurebäder (S. 33) bei funktionellen Durchblutungsstörungen.
  - Atemtherapie (S. 100) Inhalationen (S. 46).
  - Schluckstörungen (s. Diagnostik und Therapie erworbener Schäden des ZNS S. 274): bei länger dauerndem Verlauf perkutane gastro-enterale Ernährung oft nicht zu vermeiden.
➤ **Berufliche Rehabilitation:** Belastungserprobung und Arbeitstraining.

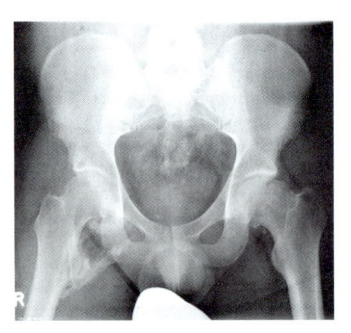

Abb. 73 Eine ätiologisch ungeklärte Komplikation nach Läsionen des Zentralnervensystems, z. B. nach Querschnittsläsionen sind paratikuläre Verkalkungen: Neubildung von Knochengewebe in der Muskulatur, die z. T. erhebliche funktionelle Störungen hervorrufen können

13.9 Schwindel

Grundlagen

- **Definition:** Störung des Orientierungs- und Gleichgewichtssystems unterschiedlicher Genese und Ausprägung.
- **Systematischer Schwindel:** Gerichteter Schwindel mit Dislokationsgefühl: Drehschwindel, Schwankschwindel, Liftgefühl, Lateropulsion, Unsicherheitsgefühl, Taumeligkeit.
  - *Ursachen:* Störungen im zentralen oder peripheren vestibulären System:
    - Zentral-vestibulärer Schwindel: Hirnstammläsionen (vaskulär, entzündlich, traumatisch, neoplastisch), Kleinhirnprozesse, toxische Einflüsse (Alkohol, Kohlenmonoxid, Barbiturate, Opiate).
    - Peripher-vestibulärer Schwindel: Morbus Menière (Schwindel, Ohrgeräusche, Schwerhörigkeit), Commotio des Labyrinths, Apoplexie des Labyrinths (Ischämie der A. labyrinthi; meist ältere Patienten, mehrere Tage andauernd, später Hörausfall für hohe Töne), benigner, paroxysmaler Lagerungsschwindel (Absprengung von Otolithenteilchen mit anschließender Verschleppung ins Bogengangsystem), Otitis, Labyrinthitis, Akustikusneurinom, Arzneimittelnebenwirkung (Aminoglykoside, Furosemid u. a.).
  - *Symptomatik:*
    - Zentral-vestibulärer Schwindel: Vorwiegend Dauerschwindel, jedoch auch kurze Schwindelattacken möglich. Selten vegetative Symptomatik, häufiger Bewußtseinsstörungen.
    - Peripher-vestibulärer Schwindel: Intensiver, systematischer Attackenschwindel mit plötzlichem Beginn und langsamem Abklingen der Anfälle, Ohrgeräusche (Tinnitus, Echohören oder Hören zweier verschieden hoher Töne), vegetative Symptome (Erbrechen, Schweißausbruch, Blutdruckabfall).
- **Unsystematischer Schwindel:** Ungerichteter Schwindel ohne Dislokationsgefühl.
  - *Ursachen:* Gestörte Koordination im ZNS, ausgelöst durch kardiovaskuläre, zerebrale, neurologische und psychische Faktoren.
  - *Symptomatik:* Benommenheit, Bewußtseinsstörungen, Stand- und Gangunsicherheit, Schwarzwerden vor den Augen, Angstgefühl.
- **Diagnostik:**
  - *Anamnese* (80% der Diagnostik): Dauer und Art des Schwindels, Abhängigkeit von der Körperhaltung, Benommenheitsgefühl, Augenflimmern, Ohrgeräusche, Schwerhörigkeit, Flüssigkeitsabsonderung aus den Ohren.
  - *Untersuchung der Blickmotorik* (bloßes Auge, Frenzelbrille): Entsprechend den Funktionen des vestibulären Systems finden sich Störungen der Blickmotorik, v. a. als pathologischer Spontannystagmus oder Blickrichtungsnystagmus.
  - *Untersuchungen der Körpermotorik:* Höchste Aussagekraft haben der Romberg-Stehversuch, der Unterberger-Tretversuch und der Blindgang nach Babinski-Weil. Die Richtung einer Abweichung der Seite entspricht der vestibulären Unterfunktion.

13.9 Schwindel

Physikalische Therapie

- **Ziele und Ansatzpunkte:**
  - Unterstützend zur medikamentösen Behandlung.
  - Kompensation bei Ausfall eines Gleichgewichtssystems durch ein anderes (z.B. „Ersatz" des vestibulären durch das visuelle und propriozeptive System).
  - Erlernen von Strategien zur Reduktion von Schwindel.
  - Ausschaltung der Gefährdung durch Schwindel (z.B. Sturzneigung bei älteren Menschen).
- **Trainingsprogramm bei vestibulärem Schwindel** (in Anlehnung an Hamann): Gezielte Aktivierung vestibulärer Reflexe und Leistungen, dadurch Ausgleich einer einseitigen Vestibularisstörung durch zentrale Mechanismen weitgehend möglich (vestibuläre Kompensation).
  - *Fixationsübungen:* Gewöhnung durch starke vestibuläre Reize, Aktivierung des visuellen Systems und der HWS-Rezeptoren zur Unterdrückung des Fixationsmechanismus:
    - Der Patient sitzt auf einem sich konstant drehenden Stuhl und muß ein Blickziel möglichst lange mit den Augen fixieren. Verschwindet das Ziel aus den Augen, muß er dieses Ziel mit einer ruckartigen Kopfbewegung erneut mit den Augen einfangen (10 Drehungen im Uhrzeigersinn, 10 Drehungen entgegen der Uhr).
    - Die Pendelblickfolge trainiert die Blickeinstellung von bewegten Objekten durch das Auge: Der sitzende Patient soll einem Pendel mit den Augen folgen, später wird eine Kopfdrehung mitbenutzt. Es werden 10 Pendelfolgen absolviert.
  - *Optokinetisches Training:* Aktivierung der Vestibulariskerne als neuronales Zentrum der zentralen Ausgleichsvorgänge: Der Patient schaut ein Muster, z.B. ein sich bewegendes Streifenmuster (einen sich drehenden Ball) an, wobei eine Fixation unterbleiben soll. Das Muster läuft 10 Sekunden nach rechts, 10 Sekunden nach links. Es entsteht ein optokinetischer Nystagmus.
  - *Motorisches Training:* Regulation der Körperhaltung, die sonst unbewußt ablaufenden Mechanismen der aufrechten Haltung werden bewußt gemacht. Der Patient steht auf einem Schaukelbrett und muß ein möglichst stabiles Gleichgewicht halten. Die aktivierten Muskeln, Sehnen und Gelenke werden bewußt gemacht. Jede Position auf dem Schaukelbrett wird $10\times$ eingenommen.
  - *Weitere Trainingsmöglichkeiten des propriozeptiven Systems:*
    - Aufstehen aus dem Sitz, je $20\times$ mit offenen und geschlossenen Augen.
    - Werfen eines Balls in Augen- und Kniehöhe von einer Hand in die andere.
    - Sitzen, Aufstehen, Herumgehen, Hinsetzen, Aufstehen ($10\times$).
    - Mit offenen/geschlossenen Augen auf einem Fuß stehen ($5–10\times$).
    - Mit offenen/geschlossenen Augen quer durch den Raum gehen ($10\times$).
    - Beim Gehen wie ein Seiltänzer einen Fuß vor den anderen setzen.
  - *Trainingsprogramm bei Lagerungsschwindel* (Abb. 74):
- **Unterstützende Maßnahmen:**
  - *Rückenschule* (S. 147): Konsequente Schulung der aufrechten Körperhaltung.
  - *Leichtes körperliches Training:* Laufen, Gehen, Wandern.
  - *Behandlung der Halswirbelsäule:* Aktivierung eines Hilfssystems (Propriozeptoren) durch Lockerungsmassagen, manuelle Extension der HWS mit anschließender Wärmepackung.

13.9 Schwindel

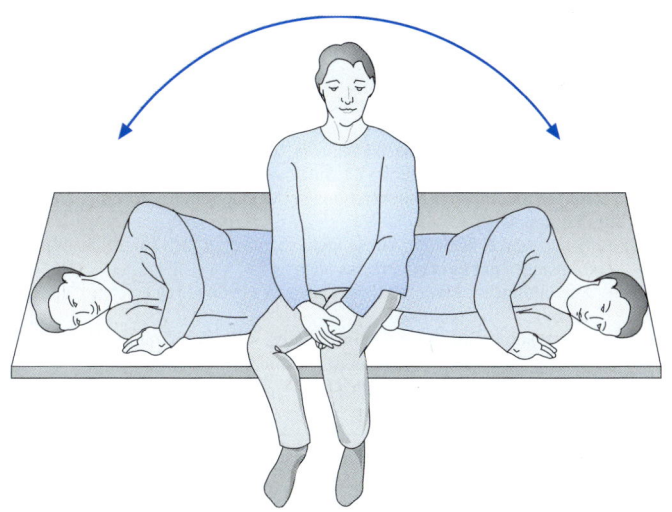

Abb. 74 Übungsprogramm bei Lagerungsschwindel nach Brandt-Daroff: Der Patient sitzt zunächst 30 sek aufrecht am Bettrand, er läßt sich schnell zunächst auf die Seite des betroffenen Ohres in die Horizontale fallen und wartet 30 sek ab. Dann setzt er sich wieder schnell auf, um im gleichen Zuge sich zur gesunden Seite in die Horizontale fallenzulassen. 30 sek in dieser Position abwarten. Anschließend sitzt er wieder auf. Diese Übung soll mehrmals täglich hintereinander wiederholt werden, bis der Schwindel merklich ermüdet.

13.10 Querschnittslähmung

Grundlagen

- **Definition:** Vollständiges oder unvollständiges Lähmungsbild durch Schädigung des gesamten Rückenmarks in der Transversalebene oder einzelner Rückenmarksstrukturen mit Ausfall motorischer, sensibler und vegetativer Bahnen.
- **Ursachen, Häufigkeiten:**
  - *Traumatische Rückenmarksschädigungen* (Verkehrsunfälle 40%, Arbeitsunfälle 16%, Sport- und Badeunfälle 8%, Suizidversuche 5%, Schuß- und Stichverletzungen): Komplette Durchtrennung oder Quetschung, Zerrung, Prellung des Rückenmarks.
  - *Tumoren:* Ausfall einzelner Rückenmarksbahnen, je nach Tumorlokalisation.
  - *Erkrankungen mit Rückenmarksschädigung:*
    - Entzündungen: Akute, viral oder bakteriell bedingte Querschnittsmyeliti den.
    - Durchblutungsstörungen: Spinalis anterior-Syndrom mit Durchblutungsstörung im Versorgungsgebiet der A. spinalis anterior.
  - *Iatrogene Rückenmarksschädigungen* (12%).
  - *Angeborene Fehlbildungen* (1%).
- **Symptomatik:**
  - *Frühstadium (Spinaler Schock):* Auftreten bei plötzlicher (traumatischer) Rückenmarksläsion, Dauer 4–6 Wochen.
    - Ggf. schwere kardiozirkulatorische und respiratorische Beeinträchtigung, Schocksymptomatik!
    - Paralyse unterhalb der Schädigungsstelle (je nach Lokalisation der Läsion Paraplegie, Tetraplegie), erloschene Muskeleigenreflexe.
    - Sensibilitätsverlust unterhalb der Schädigungsstelle.
    - Störungen der Miktion, Darmentleerung, Sexualfunktion.
  - *Folgestadium (Spastisches Stadium):* Wiederauftreten der Funktionen der unterhalb der Läsion gelegenen Rückenmarksabschnitte innerhalb von 3 Monaten:
    - Paraspastik oder Tetraspastik, Entwicklung von Kontrakturen.
    - Hyperreflexie, pathologische Reflexe (Babinski).
    - Reflektorische Miktion und Darmentleerung.
  - *Brown-Séquard-Syndrom:* Halbseitenläsion des Rückenmarkes mit zentraler Parese durch Pyramidenbahnläsion und Störung der Tiefensensibilität auf der geschädigten Seite sowie Störung des Schmerz- und Temperaturempfindens auf der Gegenseite.
  - *Kaudaläsion:* Schlaffe Lähmung beider Beine, Sensibilitätsstörungen (Reithosenanästhesie), Störungen der Miktion, Darmentleerung und Sexualfunktion.
  - *Konusläsion:* Sensibilitätsstörung perianal, Störungen der Miktion, Darmentleerung und Sexualfunktion.
- **Diagnostik:** Feststellung der Lokalisation der Schädigung, segmentale Zuordnung, Dokumentation:
  - *Neurologische Untersuchung:*
    - Motorische Ausfälle.
    - Reflexstatus.
    - Sensible Ausfälle (Berührung, Temperatur, Schmerz, Tiefensensibilität).

13.10 Querschnittslähmung

- *Radiologische Diagnostik:*
  - Standardaufnahmen der Wirbelsäule.
  - CT und/oder Kernspintomografie zur Beurteilung des Spinalkanals.
  - Myelografie, CT-Myelografie (im Einzelfall).
- *Neurophysiologische Diagnostik:*
  - Somatosensorisch evozierte Potentiale.

Physikalische Therapie

▶ **Frührehabilitation (Phase I):**
  - *Lagerung, Kontrakturprophylaxe:*
    - Vermeidung von Druckschäden und Kontrakturen durch Spezialbett, Lagerungsplan (z. B. 2 stündliches Abzeichnen durch Pflegepersonal).
    - Wechsellagerung der Extremitäten bzw. großen Gelenke in Ab-/Adduktion, Flexion/Extension, Innen-/Außenrotation, Pro- und Supination (Unterarme).
    - Durchbewegen der Extremitäten mit Dehnung der zur Verkürzung neigenden Muskulatur.
    - Frühzeitiges Anstreben einer passiven oder aktiven Greifhand (Funktionshand) durch Verkürzung der Fingerflexoren.
  - *Thromboseprophylaxe, Dekubitusprophylaxe* (S. 159, 177).
  - *Harnableitung:* Suprapubischer Katheter mit geschlossenem Urindrainagesystem zur Vermeidung von Blasenüberdehnung, Überlaufkontinenz, Aufstau in die oberen Harnwege, autonome Hyperreflexie (vegetative Kreislaufreaktion), Infekten, Steinbildung. Die Diurese sollte 2000 ml/24 Stunden betragen!
  - *Atemtherapie* (S. 100): Ventilationsförderung durch aktive Atemvertiefung, Thoraxmobilisierung, passive Maßnahmen (Packe- und Abziehgriffe, Einsatz von Atemhilfsgeräten). Sekretmobilisation durch Drainagelagerungen und manuelle Techniken. Durchführung der Atemtherapie 2–5× täglich bei akuten respiratorischen Problemen.
  - *Kreislauftraining:* Aufrichten des Rumpfes im Bett, Mobilisation auf dem Stehbrett.
  - *Aktive Krankengymnastik:*
    - Kräftigung und Stabilisierung der Halsmuskulatur.
    - Innervationsschulung der verbliebenen Muskulatur.
    - Koordinationsschulung als Vorbereitung für Trickbewegungen (kompensatorische Ersatz- und Ausgleichsbewegungen).
  - *Psychosoziale Betreuung.*

▶ **Erstrehabilitation (Phase II und III):**
  - *Neuro-urologische Betreuung:*
    - Intermittierende sterile Katheterisierung; evtl. frühzeitige Gabe von Anticholinergika und Erlernen der Selbstkatheterisierung.
    - Alternativ Blasenklopftraining bei männlichen Tetraplegikern, Restharnbestimmung (sonografisch) nach Versorgung mit Inkontinenz-Hilfsmitteln (Kondom-Urinal).
    - Urodynamische Untersuchung zur Klassifizierung der Blasenlähmung und Therapiekontrolle.
    - Fortführung der Infekt- und Steinprophylaxe, regelmäßige Urinkontrollen, Aufklärung über Blasen- und Sexualfunktionen nach Querschnittslähmung.

13.10 Querschnittslähmung

- – *Kreislauftraining:* Unter Einsatz von Leibgurten und Stützstrümpfen (Kompressionsklasse II):
  - Aufsetzen im Bett.
  - Mobilisation auf dem Stehbrett.
  - Passives Durchbewegen der Extremitäten.
  - Innervationsschulung mittels PNF (S. 143), Bahnung und Aktivierung physiologischer Bewegungsmuster durch Auslösung einer motorischen Antwort nach Vojta (S. 152).
- – *Aktive Krankengymnastik bei kompletter Querschnittslähmung:*
  - Training der teilgelähmten und nichtgelähmten Muskulatur: Kräftigung und Stabilisierung des Schultergürtels, des Rumpfes sowie der Atem- und Atemhilfsmuskulatur.
  - Rumpfstabilisierung und Sitzbalance-Training auf der Behandlungsmatte und im Rollstuhl.
  - Schulung von Trickbewegungen (s.o.), z.B. Ausgleich fehlender Trizepsfunktion durch Blockieren des Ellenbogengelenkes in Hyperextension.
  - Stehtraining mit Stehgerät, Barren, Levo-Aufrichtstuhl.
- – *Aktive Krankengymnastik bei inkompletter Querschnittslähmung:*
  - Stehen und gehen im Barren mit oberschenkellangen Gips- oder Kunststoffschienen, später mit Steh- und Gehapparaten (Abb. 75). Versorgung und Training mit Anti-Knie-Rekurvatum-Schienen, Peronaeuszügel oder -schienen.
- – *Krankengymnastik bei Spastik:*
  - Reziprokes Durchbewegen durch 2 Therapeuten.
  - Passive Dehntechniken: Dreh-Dehnlagerung, Langsitz, Päckchensitz, Dehnen über die Rolle in Rücken- und Seitenlage, Rumpfüberhang.
  - Eigendehnung im Barren, Stehgerät, Dehnen der ischiocruralen Muskulatur.
  - Vojtatherapie, Hippotherapie (S. 152, 130).
- – *Rollstuhlanpassung:*
  - Kontrolle der Sitzposition, Erlernen der Druckentlastung im Sitzen (Dekubitusprophylaxe!).
  - Trainieren des selbständigen Transfers vom Bett in den Rollstuhl, vom Rollstuhl auf die Toilette, in den PKW etc.
  - Rollstuhltraining, auch außer Haus (Rolltreppen, Bordsteinkanten, öffentliche Verkehrsmittel).
  - Konditionstraining im Sinne von Geschicklichkeit und Ausdauer.

▶ **Ergotherapie** (S. 155): Ziel ist das Erlangen einer größtmöglichen Selbständigkeit!
- – Training der teilgelähmten motorischen Funktionen und Restfunktionen durch Greif- und Steckspiele (Geschicklichkeit, Ausdauer).
- – Partielle oder komplette Entlastung der Arme durch Help-Arm.
- – Beratung und Planung der individuellen Anpassung des Wohnraumes.
- – *Training der Aktivitäten des täglichen Lebens und Versorgung mit Hilfsmitteln:*
  - Transfers: Rutschbrett, Radschutz, elektrisch verstellbares Bett.
  - Mobilität: Versorgung mit mechanischem oder elektrischem Rollstuhl, evtl. Treppenraupe.
  - Blasen- und Darmentleerung: Katheterhilfe, Spiegel, Beinspreizer, Zäpfcheneinführhilfe.

13.10 Querschnittslähmung

- Essen und Trinken: Spezialbesteck, Griffverdickung.
- Körperpflege: Zahnputz-, Rasierhilfe.
- An-/Auskleiden: Anziehhilfe, Greifgeräte, Anpassung der Kleidung.
– *Kommunikation:*
- Schreibhilfe, Tipphilfe, Computer, elektrisches Umblättergerät.
- Bei Patienten mit hohem Querschnitt und eingeschränkter Hand-Fingerfunktion müssen evtl. Kommunikationshilfen individuell erstellt werden, z. B. Kommunikator.
– *Fortbewegung:*
- Behindertengerechte Ausstattung des PKW, u. U. Fahrzeugwechsel erforderlich (Einsteigevorrichtung, Stauraum für Rollstuhl, Handschaltung, Bremshilfe etc.).
- Erlernen des Transfers in den PKW.
– *Belastungstraining, Arbeitserprobung*: Im Rahmen der beruflichen Rehabilitation.

▶ **Sporttherapie:** Sport als Ausgleich der Einschränkungen der physischen Aktivität und Mobilität.
– Rollstuhlsport (Sicherheitstraining, Konditions- und Intervalltraining): Basketball, Bogenschießen, Fechten, Tischtennis, Tennis, Badminton, Speer- und Diskuswerfen, Kugelstoßen, kompetetives Langstreckenfahren, z. B. Marathon.
– Wassersport: Wassertherapie, bei Nichtschwimmern Schwimmtraining nach MacMillan (S. 108), Kanufahren, Segeln.

▶ **Flankierende physikalische Maßnahmen:**
– *Thermotherapie* (S. 41):
- Wärmepackungen (Fango, Moor) im sensibel intakten Bereich zur Muskeldetonisierung und Schmerzlinderung; feuchte Wärme am Abdomen bei Meteorismus; Sauna und warme Vollbäder zur Dämpfung der Spastik.
- Eispackungen als Vorbereitung für das Aufdehnen von Kontrakturen; Eistauchbad als Maßnahme zur Reduktion einer extremen Spastik; kalte Wickel in der Entstehungsphase von paraartikulären Ossifikationen; Kneippsche Güsse bei Hypotonie und vegetativer Dystonie.
– *Elektrotherapie* (S. 60):
- Galvanische Teil- und Vollbäder, TENS und diadymischer Strom zur Dämpfung von Schmerzen.
- Hochfrequenzbehandlung (Kurzwelle) zur Thermotherapie bei sensibel intakten Arealen.
- Ultraschall bei überlastungsbedingten Insertionstendopathien, z. B. an der Schulter; evtl. Kombination mit diadymischen Strömen oder als Ultraphonophorese.

13.10 Querschnittslähmung

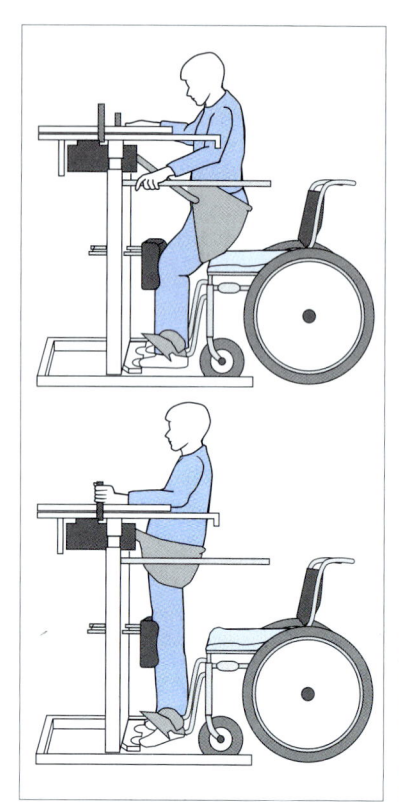

Abb. 75 Unerläßlich für Patienten mit Querschnittsläsionen ist ein regelmäßiges Stehtraining (Kreislauftraining, Osteoporoseprophylaxe). In einem elektrischen Stehgerät können Patienten mit Tetraplegie ab C6/7 selbst zum Stehen kommen

13.11 Zervikale Myelopathie

Grundlagen

▶ **Definition:** Schmerz- und Lähmungsbild infolge einer mechanischen oder vaskulären Schädigung des Rückenmarkes im HWS-Bereich. Ausfall motorischer und sensibler Qualitäten, pathologische Reflexe und dissoziierte Empfindungsstörungen in erster Linie an den unteren Extremitäten.
▶ **Ursachen:**
  – *Raumfordernde spinale Prozesse:* Intraspinale/extradurale oder intraspinale/intradurale Lokalisation mit Engpaßsyndrom des Myeloms:
    • Tumoren: Extradural meist Metastasen, Wirbel-Tuberkulose, Sarkom, Plasmozytom; intradural Meningeom, Neurinom.
    • Degenerative Bandscheibenveränderungen mit Listhese und Instabilität; median oder paramedian gelegener Diskusprolaps.
    • Spondylarthrose der kleinen Wirbelgelenke oder der Uncovertebralgelenke.
    • Stenose des Spinalkanals bei Deformität der HWS durch Fraktur oder infolge Laminektomie (Schwanenhalsdeformität, kyphotischer Knick).
    • Rheumatische Zervikalarthritis oder angeborene Anomalie des Dens axis mit atlanto-axialer Instabilität.
    • Morbus Paget.
  – *Akute oder progressive Durchblutungsstörung:* Infolge Gefäßverschluß oder Arteriosklerose mit nachfolgender lokaler oder langstreckiger Durchblutungsstörung des Myeloms:
    • Akuter Verschluß der A. spinalis anterior (eher im oberen Thorakalsegment).
    • Progressive spinovaskuläre Insuffizienz bei degenerativen Veränderungen der knöchernen HWS.
    • Anlagebedingte Fehlbildungen extra- und intramedullärer Gefäße.
▶ **Symptomatik:**
  – *Schmerzen:* Häufig abhängig von der Kopfhaltung. Radikuläre Reizschmerzen als Hinweis auf die Höhe des Prozesses.
  – *Sensibilitätsstörungen:* Bevorzugt betroffen sind Lage- und Vibrationssinn; häufig beidseitig, nicht zwingend dermatombezogen. Ein Brown-Séquard-Syndrom ist möglich.
  – *Motorische Ausfälle:* Muskuläre Schwäche bis zur Paraparese oder Tetraparese oder Flexoren-betonte Spastik, Areflexie.
  – Ataxie (auch cerebellär), Nystagmus, Miktionsstörungen.
▶ **Diagnostik:**
  – *Neurologische Untersuchung:*
    • Motorische Ausfälle.
    • Reflexstatus.
    • Sensible Ausfälle (Berührung, Temperatur, Schmerz, Tiefensensibilität).
    • Ausschluß eines isolierten Wurzelkompressionssyndroms durch Provokation in verschiedenen Positionen der HWS.
  – *Radiologische Diagnostik:*
    • Standardaufnahmen der Wirbelsäule.
    • CT und/oder Kernspintomografie zur Beurteilung des Spinalkanals.
    • Myelographie, CT-Myelographie (im Einzelfall).
    • Selektive spinale Angiographie.

13.11 Zervikale Myelopathie

- *Neurophysiologische Diagnostik:*
  - Somatosensorisch evozierte Potentiale.
  - Elektromyographie.
- **Operative Therapie** (S. 355):
  - *Mechanische Ursache:* Dekompression (Hemilaminektomie) und Entfernung des Bandscheibenprolapses, komprimieren der Osteophyten oder des Tumors von dorsal. Komplette Resektion der Bandscheibe bzw. des metastatisch befallenen Wirbelkörpers und Arthrodese von ventral, evtl. mit Fusion. Bei längerstreckigen Stenosen Korporektomie mit Knocheninterponat oder Verplattung.
  - *Vaskuläre Ursache:* Bei nachgewiesener Kompression der Rückenmarksgefäße Druckentlastung von dorsal; operative Entfernung bzw. Verödung eines spinalen Angioms, gezielte hochdosierte antiödematöse Therapie.

Physikalische Therapie

- **Konservative Therapie:** Nur dann indiziert, wenn keine zwingende Operationsindikation besteht!
  - *Ruhigstellung der HWS:* Schanzscher Kragen oder Henßgen-Kragen, um plötzliche, unbedachte Bewegungen im Alltag zu vermeiden. Dabei sind klare Anweisungen über die Tragezeiten des Stütz- und Mahnverbandes wichtig.
  - *Detonisierende Maßnahmen:* Behandlung des paravertebralen Muskelhartspanns:
    - Vorsichtige Teilmassage der paravertebralen Muskulatur und der Schultergürtelmuskulatur.
    - Wärmeanwendungen (Heißluft, Rotlicht, Kurzwelle, heiße Rolle, S. 106).
    - Moor- oder Fangopackung (nicht in der Frühphase).
    - Vorsichtige manuelle Traktion an der Halswirbelsäule, wenn es toleriert wird und Erleichterung bringt (Seitneigung und Rotation vermeiden).
    - Krankengymnastisch isometrische Spannungsübungen, präzise Anweisungen zum Selbstüben.
    - Medikamentöse analgetische und muskeldetonisierende Behandlung.
    - Paravertebrale, evtl. gezielte Infiltration der Nackenmuskulatur mit einem Lokalanästhetikum bei nicht lösbaren Muskelverspannungen.
  - *Medikamentöse Therapie bei Wurzelödem:* Verabreichung nichtsteroidaler Antirheumatika in Verbindung mit hohen Gaben von Vitamin B_{12} (1000 bis 1200 µg) und Vitamin B_6 (Benfotiamin, Milgamma), sowie evtl. ein Steroid.
- **Postoperative Rehabilitation:**
  - Siehe auch Nachbehandlung bei zervikalem Bandscheibenvorfall (S. 355).
  - Intensive Haltungsschulung, Verhaltensmaßregeln:
    - Vermeidung von Extrembewegungen der HWS, besonders maximalen Drehbewegungen.
    - Vermeidung von Haltungen in längerer ungünstiger Position.
    - Tragen einer Halskrawatte in unsicheren Situationen, z. B. auch bei längeren Reisen.
    - Unterstützung der Kopf-Nackenregion durch ein kleines Kopfkissen oder eine Nackenrolle während des Schlafes.

13.12 Erworbene Schäden des ZNS: Grundlagen

Erworbene Schäden des Zentralnervensystems

- **Erworbene zerebrovaskuläre Erkrankungen:**
  - *Epidemiologie:* Dritthäufigste Todesursache in der Bundesrepublik. Jedes Jahr erfolgen bundesweit (alte und neue Bundesländer) ca. 200000 Klinikeinweisungen wegen erworbener zerebrovaskulärer Erkrankungen.
  - *Ursachen:*
    - Thrombotische bzw. embolische Gefäßverschlüsse (70–80%).
    - Blutungen (15–20%).
    - Subarachnoidalblutungen (5–10%)
  - *Risikofaktoren:* Hypertonus, Arteriosklerose, Herzrhythmusstörungen, Diabetes mellitus, Hyperlipidämie, Rauchen, Alkoholabusus.
  - *Altersgipfel:* Durchschnittliches Erkrankungsalter bei Thrombosen bzw. Hirnblutungen 65 Jahre, zunehmend sind auch jüngere Patienten betroffen.
  - *Prognose:* Bei einem Drittel der Patienten ist der Verlauf schwer mit einer Mortalität von 25–30%; ein Drittel bleibt dauerhaft behindert; bei einem Drittel bilden sich die Erscheinungen weitgehend zurück.
- **Schädelhirntrauma (SHT):**
  - *Epidemiologie:* Die Zahl der Patienten mit Schädelhirntrauma (SHT) wird in der Bundesrepublik (alte und neue Bundesländer) mit etwa 380000/Jahr angegeben, davon ca. 30000 schwerste SHT; die Mortalität liegt bei 6000. Bei ca 100000 Patienten ist das SHT mit anderen Traumen kombiniert. Insgesamt überwiegen die Männer gegenüber den Frauen (55:45%).
  - *Altersgipfel:* Das durchschnittliche Erkrankungsalter der Patienten mit SHT liegt bei 22 Jahren; 13,5% der Patienten sind älter als 65 Jahre (alte Bundesländer, Stand 1994).
  - *Prognose:* Etwa die Hälfte der überlebenden Patienten behält schwerste Behinderungen.
- **Klinisches Bild erworbener Schäden des Zentralnervensystems:** Je nach Lokalisation der Schädigung des ZNS bestehen verschiedene Störungen (Abb. 76):
  - *Störungen der Sensomotorik:* Ataxien, Störungen von Gleichgewicht, Koordination und Feinmotorik, Hirnnervenlähmungen, Schluckstörungen, Hemi/Tetrasymptomatik. Das klinische Erscheinungsbild der Hemiplegie verläuft in 3 Stadien:
    - Schlaffes Stadium: Starke Verminderung des Muskeltonus.
    - Spastisches Stadium: Starke Tonussteigerung mit Beugespastiken des Armes, Streckspastik des Beines.
    - Stadium der relativen Wiederherstellung.
  - *Sensible und sensorische Störungen:* Hypo-/Hyperpathie, Paraesthesien, Lageempfinden beeinträchtigt, Wahrnehmungsstörungen.
  - *Vegetative Störungen:* Blasen-Darmentleerung, Herz-Kreislaufregulation, Hypersekretion, starkes Schwitzen.
  - *Neuropsychologische Störungen* (S. 279): Störungen von Wahrnehmung, Aufmerksamkeit, Gedächtnis, Orientierung, Neglect, Sprache (Sprach- oder Sprechstörungen), Sehen (Hemianopsie, räumliches Sehen, Fixieren); Apraxien.
  - *Psychische Störungen:* Angst, Unruhe, organisch bedingte Psychosen, mangelnde Anpassung und Krankheitsverarbeitung.

13.12 Erworbene Schäden des ZNS: Grundlagen

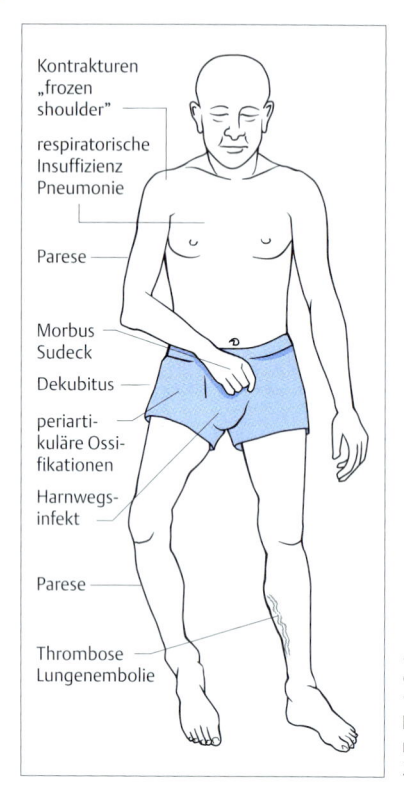

Kontrakturen „frozen shoulder"
respiratorische Insuffizienz Pneumonie
Parese
Morbus Sudeck
Dekubitus
periartikuläre Ossifikationen
Harnwegsinfekt
Parese
Thrombose Lungenembolie

Abb. 76 Erworbene Schäden des ZNS: Sensomotorische und vegetative Störungen sowie Komplikationen bei Patienten mit erworbenen Schäden des Zentralnervensystems

Zeitlicher und örtlicher Ablauf der Rehabilitation

➤ Die Rehabilitation erworbener Schäden des Zentralnervensystems muß so früh wie möglich einsetzen; 80–90% der Rehabilitation geschieht mit physikalischen Methoden.
➤ **Frührehabilitation:** Sie erfolgt am besten in einem Akutkrankenhaus, da viele Patienten mit internistischen, chirurgisch/traumatologischen, neurologischen u.v.a. Problemen belastet sind. Es drohen häufig Komplikationen, die die diagnostischen und therapeutischen Möglichkeiten einer Akutklinik erfordern.
➤ **Weiterführende Rehabilitation:** Sie erfolgt in einer speziellen Rehabilitationsklinik; eine geringere Zahl von Patienten kann in ambulanten Therapiezentren oder in Tageskliniken weiter therapiert werden.

13.12 Erworbene Schäden des ZNS: Grundlagen

Therapeutisches Team

- Die Rehabilitation von Patienten nach Schlaganfall oder Schädelhirnverletzung ist eine interdisziplinäre Aufgabe und wird im Sinne einer Teamarbeit durchgeführt; sie ist zeit- und kostenintensiv.
- **Arzt:** Er trägt die Gesamtverantwortung, führt die medizinische Betreuung durch, organisiert, koordiniert und moderiert das Team.
  - *Teamgespräch:* Mindestens 1× pro Woche erfolgt ein ausführliches Teamgespräch, bei dem der Arzt, das Pflegepersonal und alle Therapeuten anwesend sind. Hier werden die Behandlungen koordiniert; es erfolgt eine Bestandsaufnahme, die weitere Planung und das Rehabilitationsziel werden festgelegt.
  - *Integration des Patienten und seiner Angehörigen:* Regelmäßige Gespräche von Arzt, Pflegepersonal und Therapeuten mit dem Patienten und seinen Angehörigen tragen dazu bei, die Angehörigen, die den Patienten weiter betreuen werden, frühzeitig mit einzubeziehen. Die Erfolge der Rehabilitation sind um so günstiger, je besser ein Patient in das soziale/familiäre Umfeld eingebunden ist.
- **Pflegepersonal:** Die rehabilitierende Pflege erfolgt in enger Zusammenarbeit mit den Therapeuten, d. h. kompensatorische Pflege während der Frühphase bzw. therapeutische Pflege bei allen Aktivitäten des täglichen Lebens. Seit Sommer 1994 gibt es für Schwestern/Pfleger bundesweit die Möglichkeit, eine Zusatzausbildung „Rehaschwester/Rehapfleger" zu absolvieren.
- **Physiotherapeuten (Krankengymnasten):** Durchführung verschiedener krankengymnastischer Behandlungskonzepte in Abhängigkeit vom jeweiligen Erkrankungsstadium.
- **Ergotherapeuten** (S. 156): Selbsthilfetraining, Funktionstraining, Haushaltstraining, Hilfsmittelversorgung, Arbeitstherapie sowie orientierende neuropsychologische Diagnostik und Therapie.
- **Logopäden:** In Zusammenarbeit mit der Pflege und Ergotherapie Behandlung von Schluckstörungen (siehe S. 276); Diagnostik und Therapie von Sprech- und Sprachstörungen (siehe S. 269).
- **Masseur/medizinischer Bademeister:** Durchführung physikalischer Maßnahmen wie Inhalationen, Lockerungsmassagen, Wärmepackungen, Kohlensäurebäder, entstauenden physikalischen Maßnahmen etc.
- **Klinischer Psychologe:** Hilfe zur Überwindung der Krankheit und Akzeptanz einer Behinderung. Betreuung der Angehörigen (gemeinsam mit dem gesamten therapeutischen Team).
- **Neuropsychologen:** Diagnostik und Therapie von Störungen höherer Hirnfunktionen (siehe S. 279).
- **Musiktherapeuten:** Kommunikation bei Patienten mit schweren Störungen der Kontaktaufnahme; Hilfe bei der Krankheitsverarbeitung (siehe S. 170).
- **Orthopädiemechaniker:** Versorgung mit Hilfsmitteln, Unterstützung bei der häuslichen Versorgung.
- **Sozialarbeiter:** Beratung und Hilfe bei allen sozialen Problemen, Organisation der Weiterbehandlung (s. S. 23); Schwerbehindertenausweis. Wenn möglich Wiedereingliederung in die Arbeit (in enger Zusammenarbeit mit Ergotherapeuten).
- **Angehörige:** Einbindung in die Rehabilitation so früh und intensiv wie möglich! Durch Verfahren wie z. B. „rooming-in" bei Patienten mit SHT in der Aufwachphase mit nahen Verwandten, vertrauten Personen werden optimale Voraussetzungen für eine rasche Reorientierung des Patienten geschaffen.

13.13 Erworbene Schäden des ZNS: Durchführung

Rehabilitation in der Frühphase

- Stadium der schlaffen Lähmung.
- Siehe auch Bobathkonzept, S. 111.
- **Intensivpflege:** Thromboseprophylaxe, Dekubitusprophylaxe, Pneumonieprophylaxe (S. 100, 159, 177), Kontrolle der Ausscheidung. Cave: Blasenkatheter nur kurzzeitig verwenden, z. B. bei bewußtlosen und orientierungsgestörten Patienten. Bei länger dauernden Blasenentleerungsstörungen suprapubischen Katheter oder Urinal einsetzen.
- **Lagerung** (Abb. 77): Zur Vermeidung pathologischer Bewegungsmuster und Vorbeugung einer Spastik:
  - Die Lagerung ist bei allen Positionsänderungen im Bett (Umdrehen, Hochrutschen etc.) zu berücksichtigen.
  - Besonderes Augenmerk ist auf die Lagerung paretischer Extremitäten zu richten. (Cave: Herunterhängen des paretischen Armes, Ziehen am paretischen Arm etc.! Gefahr der Entstehung eines sehr schmerzhaften Schulter-Arm-Syndroms oder einer Reflexdystrophie!) Beim Umlagern des Patienten, immer das Schulterblatt mit der Hand umfassen und den ganzen gelähmten Arm unterstützen. Hochlagerung bei Schwellungsneigung der Hand.
- **Raumgestaltung:** Sie muß nach den Konzepten neurophysiologischer Behandlungsmethoden und der Wahrnehmensförderung erfolgen: das Bett so plazieren, daß alle Aktivitäten, angefangen von der Grundpflege, der ärztlichen Visite, den Therapien bis zu den Kontakten mit den Angehörigen über die erkrankte Seite an den Patienten herangetragen werden. Besonders zu gewichten ist dies bei einseitiger Vernachlässigung (Neglect) und Hemianopsie.
- **Kommunikation:** Einsatz taktiler Reize bei bewußtseinsgestörten Patienten (basale Stimulation, Führen); fachgerecht verbaler Umgang mit sprech- und sprachgestörten Patienten.
- **Tonusaufbau bei schlaffen Lähmungen:** Hautreize, Eisabtupfung, Durchbewegen der Extremitäten.
- **Transfers:** Patienten von der Rückenlage zum Sitzen am Bettrand bringen, wenn möglich Sitzen auf einem Stuhl vor einem Tisch.
- **Maßnahmen der Selbsthemmung gegen eine Spastik:** Gestreckte Arme, Händefalten. Durchführung bei allen Transfers, beim Aufsetzen etc.

Rehabilitation in der postakuten Phase

- Beginnende Rückkehr von Funktionen; Gefahr der Entwicklung einer Spastik.
- **Tonusregulierende Maßnahmen:**
  - *Stabilisation des Rumpfes:* Wichtige Maßnahme ist die Verbesserung der Rumpfkontrolle, da eine Bewegung der Extremitäten nicht möglich ist, wenn der Rumpf instabil ist und nicht als „Widerlager" dienen kann.
  - *Widererlangen des Gleichgewichtes:*
    - Umdrehen im Bett; Aufsitzen.
    - Kopfkontrolle („Finden der Mitte").
    - Führen der Bewegungen.
- **Tonussenkende Maßnahmen:** Maßnahmen, die einer beginnenden/ausgebildeten Spastik durch Dehnungen der Muskulatur entgegenwirken. Autoinhibition durch den Patienten, z. B. Falten der ausgestreckten Arme und Hände, Transfers vom Bett in den (Roll)Stuhl.

13.13 Erworbene Schäden des ZNS: Durchführung

- **Kontrakturbehandlung:** Bei extremer Spastik mit Kontraktur der Hand und/oder des Fußes Versuch der Korrektur durch zirkulären Gipsverband. Optimale Polsterung, sorgfältige Beobachtung der Hand und Finger. Gipswechsel nach 4–5 Tagen; Behandlung muß über Wochen fortgeführt werden.
- **Übung der Tätigkeiten des täglichen Lebens:** Umsetzen, Waschen, Anziehen, Essen, Trinken, enge Zusammenarbeit mit Ergotherapeuten (S. 155).
- **Erarbeitung des freien Sitzens, Stehens und Gehens:** Bei allen Aktivitäten wird Gleichgewicht und Symmetrie trainiert, Gewichtsübernahme auf die betroffene Seite. (Cave: Rekurvation des Knies am gelähmten Bein.) Einsatz kompensierender Hilfsmittel wie Gummizug oder Hochbinden des Fußes bei Peronaeusparese. Stützen und Orthesen möglichst spät einsetzen.
- **Anbahnen von Bewegungen der Extremitäten:** Ausgehend vom Rumpf werden Stimulation über taktile (Streichen) oder propriozeptive Reize (Druck oder Zug) sowie über das vestibuläre System (Vor- und Zurückbewegen, Bewegen nach rechts und links) ausgeübt.
- **Beachte:** Bei allen Aktivitäten Hochlagerung des betroffenen Armes (im Bett, am Tisch und Rollstuhltisch).
- **Fazio-orale Therapie:** Bei Störungen der Gesichts- Zungen und Mundmotorik. Austreichungen mit den Fingern am Zahnfleisch und im Rachenraum, Führung von Zungenbewegungen, PNF (S. 143) im Gesicht. Zusammenarbeit mit Logopäden.
- **Therapie bei Pusher-Symptomatik** (schwere Störung der Körpersymmetrie, vorwiegend bei rechtsparietalen Schädigungen und als Durchgangssymptomatik bei Linkshirnschädigung, S. 111): Intensive Schulung der Gleichgewichtsreaktionen. In der betroffenen Seite sind Aktivitäten zu stimulieren, in der nicht betroffenen Seite zu senken; alle Aktivitäten des täglichen Lebens werden intensiv geübt.

Rehabilitation im Stadium der relativen Wiederherstellung

- **Erhaltung der bisher erreichten Therapieerfolge:** Erarbeiten der Selbständigkeit in allen Aktivitäten des täglichen Lebens; sicheres Umsetzen vom Bett in den Stuhl (Rollstuhl); Aufstehen, Stand, Gehen, Treppensteigen. Aktivitäten und Bewegungen außer Haus üben und durchführen: Gehen auf unebenem Boden, Benutzung von Treppen, Aufzügen, öffentlichen Verkehrsmitteln.
- **Einsatz von Hilfsmitteln** (S. 27): Ausstattung mit Fortbewegungshilfen bei bleibenden Defiziten, z. B. Schuhversorgung, Valenser Schiene bei Peronaeus-Parese, Rollstuhl für die Fortbewegung über längere Strecken, Rollator oder Gehstock bei Unsicherheit im Stehen und Gehen.
- **Planung der häuslichen Versorgung:** Gemeinsam mit dem therapeutischen Team und unter Verantwortung des Arztes:
  – Gemeinsame Planung mit dem Patienten und seinen Angehörigen. Beschaffung von Hilfsmitteln für die häusliche Umgebung, z. B. Badewannenbrett, Haltegriffe und rutschfeste Unterlagen, evtl. Duschliege oder Badewannenlift im Badbereich; Hilfsmittel für alle Aktivitäten des täglichen Lebens (Essen, Anziehen etc.); Entfernung von „Stolperfallen", wie Türschwellen, Teppichläufer; ggf. Verbreiterung von Türrahmen.
  – Hausbesuche gemeinsam mit den Therapeuten.
  – Beurlaubung des Patienten nach Hause, z. B. am Wochenende.

13.13 Erworbene Schäden des ZNS: Durchführung

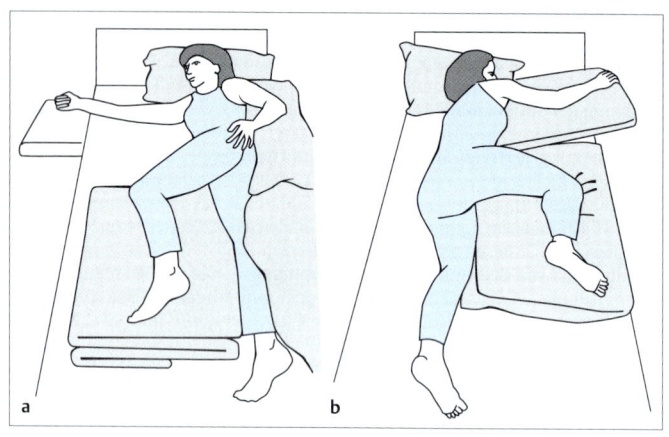

Abb. 77 Lagerung bei Halbseitensymptomatik: Lagerung auf der betroffenen Seite (a): Kopfteil flach, Lagerung des Kopfes auf ein dickes Kissen, Schulterblatt nach vorne, Arm in Schulterhöhe gestreckt gelagert, Handfläche nach oben gedreht, Hand unterstützt; betroffenes Bein gestreckt gelagert, nicht betroffenes Bein mit Kissen in Beugung unterlagert. Lagerung auf der nicht betroffenen Seite (b): Kopfteil flach, Lagerung des Kopfes auf ein dickes Kissen, vollständige Unterlagerung des betroffenen Armes bis zur Achsel; betroffenes Bein mit Kissen in Beugung unterlagert

Ergotherapie

➤ Siehe auch Ergotherapie S. 155.
➤ **Selbsthilfetraining:** Der Patient wird in realen Situationen, z. B. morgens beim Waschen und Anziehen, angeleitet, die Tätigkeiten in spastikhemmender Weise durchzuführen und die gelähmte Seite entsprechend den Restfunktionen einzusetzen. Hier kommt die durch die Psychologin und Gehörlosenlehrerin Dr. Felicitas Affolter und Mitarbeiter in St. Gallen/Schweiz entwickelte Methode des helfenden Führens zum Einsatz:
  – *Grundprinzip des helfenden Führens:* Der Mensch erhält sensorische Informationen aus seiner Umwelt über verschiedene Sinnessysteme: Sehen, Gehör, Geruch, Vestibuläres System. Das taktil-kinästhetische System (TKS) vermittelt und verarbeitet verschiedene sensorische Qualitäten: Über die Haut werden Berührung, Druck, Vibration, Wärme- und Kälteempfinden oder Schmerz vermittelt; aus dem Körper kommen Informationen über Tonus der Muskeln, Sehnen und Bänder sowie die Gelenkstellung. Bei erworbenen Schäden des Zentralnervensystems kann die Wahrnehmung zentral gestört sein. Im Mittelpunkt der Behandlung stehen daher Hilfestellungen in Form von geführten Bewegungen, die dem Patienten im alltäglichen Leben helfen, über das TKS den Kontakt zu seiner Umwelt wiederherzustellen. Der Patient lernt, Handlungen zu beginnen und selbst weiterzuführen. Die geführten Bewegungen sollen den ganzen Tagesablauf des Patienten begleiten.

13.13 Erworbene Schäden des ZNS: Durchführung

- Beispiel: Beim sitzenden Patienten wird die taktile Stellung des Oberkörpers vermittelt: Berührung mit der Wand, der Stuhllehne, dem Tisch, Aufliegen der Arme auf dem Tisch, Führen der Hand bei allen Verrichtungen. Erkundung von Gegenständen auf dem Tisch; Führen durch den Therapeuten bei der Körperpflege wie Waschen, Kämmen, Zähneputzen, Essen, Trinken. Während des Führens wird möglichst wenig gesprochen.
- *Kombination mit anderen Therapieverfahren:* Das Führen läßt sich in andere Behandlungen einbauen, z. B. in die logopädische und physiotherapeutische Behandlung.
- *Dauer der Behandlung:* Oft ist ein Training über viele Wochen notwendig, bis die teilweise oder volle Selbständigkeit erreicht ist.

▶ **Funktionstraining:** Bewegungsanbahnung/Förderung wiederkehrender Funktionen. Für die Patienten sind selektive Bewegungen wichtig, d. h. Bewegung bei gleichzeitiger Hemmung assoziierter Reaktionen: Einsatz von Bewegungsübungen sowie verschiedener Therapiemittel wie Steck- und Schiebespiele, Bälle, Tücher, Stab, Reifen etc. in Variationen. Bei feinmotorischen Störungen Arbeiten mit verformbaren Materialien, z. B. Ton, Kittmasse. Die gestörte Sensibilität wird durch Stimulieren mit Materialien verschiedenster Oberflächenqualität gefördert. Bei Hyperästhesien erfolgt in gleicher Weise die Desensibilisierung.

Bei Hemiplegie-Patienten mit Wahrnehmungsstörungen in der betroffenen Seiten kann das Therapiekonzept nach Perfetti versucht werden. Perfetti (italienischer Neurologe) geht davon aus, daß die Bewegung nicht eine Summation vieler Muskelkontraktionen ist, sondern ein zentral gesteuerter kognitiver Prozeß. Das ZNS erhält unzählige sensorische Informationen (taktil-kinästhetisch, visuell, auditiv) und formt daraus eine gezielte, gerichtete Bewegung. Die Therapie enthält geführte Bewegungen und Übungen für die betroffene Extremität, wobei Aufmerksamkeit und Konzentration des Patienten eine wichtige Rolle spielen.

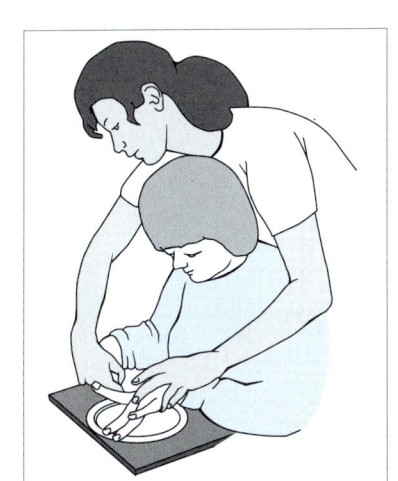

Abb. 78 Bei erworbenen Schäden des ZNS ist die Wahrnehmung häufig zentral gestört. Durch Führen wird mit Hilfe des taktil-kinästhetischen Systems der Kontakt zur Umwelt wiederhergestellt

13.13 Erworbene Schäden des ZNS: Durchführung

- **Haushaltstraining:** Erscheint eine teilweise oder vollständige Selbstversorgung des Patienten möglich, nimmt er einzeln, später in der Gruppe am Haushaltstraining teil. Er wird angeleitet, mit seinen spezifischen Störungen im Alltag umzugehen: Hilfsmitteleinsatz, Einbeziehen der plegischen Seite. Einige Wochen vor der Entlassung wird bei schwer behinderten Patienten ein Hausbesuch (s.o.) gemacht, um notwendige Veränderungen der Wohnung abzuklären bzw. zu veranlassen und die Hilfsmittel zu bestellen.
- **Orientierende neuropsychologische Diagnostik** (S. 279): Orientierung, Gedächtnis, Aufmerksamkeit.

Prognose, Erfolge der Rehabilitation

- Die Erfolge sind um so besser, je früher die Rehabilitation einsetzen kann.
- Das soziale Umfeld des Patienten (Angehörige, Familie, Freunde, Arbeitgeber etc.) trägt wesentlich zum Erfolg der Rehabilitation bei.
- Nach eigenen Erfahrungen mit Patienten nach schweren Verlaufsformen erworbener Schäden des Zentralnervensystems ist es in 95% der Fälle möglich, eine Selbständigkeit des Patienten oder eine häusliche Versorgung mit Hilfe von Familie, sozialen Einrichtungen, ambulanter Pflege etc. zu erreichen.

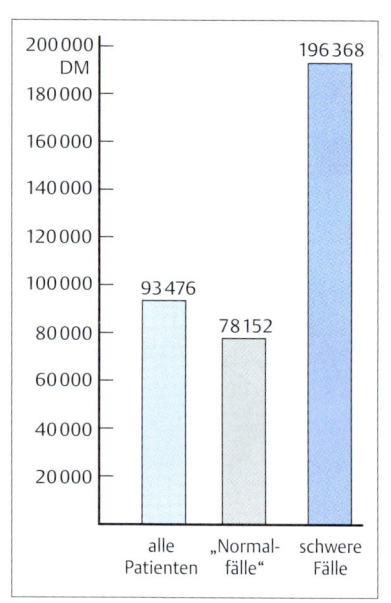

Abb. 79 Kosten der klinischen Rehabilitation in DM bei 162 Patienten mit Schlaganfall (Stand März 1999). 1. Säule: alle Patienten; 2. Säule: unkomplizierter Verlauf, 3. Säule: schwere Erkrankungsfälle mit Komplikationen

13.14 Sprach- und Sprechstörungen

Grundlagen

- **Definitionen:**
  - *Aphasie:* Zentrale Sprachstörung infolge einer erworbenen Schädigung des ZNS, die sich im Sprechen, Verstehen, Lesen und Schreiben auswirken kann. Intakte Funktion der Sprechorgane und der Sinneswahrnehmungen.
  - *Sprachapraxie:* Programmstörung in der Auswahl und zeitlichen Organisation von Sprechbewegungeen; häufig mit einer Aphasie kombiniert. Intakte motorische Funktionen.
  - *Dysarthrie:* Zentral verursachte Störung der für das Sprechen notwendigen Sprechatmung, Artikulation und Phonation.
- **Klinische Einteilung der Aphasien:**
  - *Broca-Aphasie:* Kaum Spontansprache, Telegrammstil mit Paraphasien (Wortverstümmelungen), leichte Störung des Sprachverständnisses.
  - *Wernicke-Aphasie:* Spontansprache mit zahlreichen Paraphasien bis hin zur vollständigen Satzentstellung (Paragrammatismus). Schwere Störung des Sprachverständnisses.
  - *Amnestische Aphasie:* Flüssige Spontansprache mit häufigen Umschreibungen und vager Ausdrucksweise, Wortfindungsstörungen, häufig fehlenden Substantiven. Leichte Störung des Sprachverständnisses.
  - *Globale Aphasie:* Kaum Spontansprache, unverständliche Sprechversuche, schwere Störung des Sprachverständnisses.
  - *Sonderformen:* Leitungsaphasie, transkortikale Aphasie.
  - *Nichtklassifizierbare Aphasien:* Aphasien, die sich klinisch und neuroanatomisch nicht zuordnen lassen.
- **Neuroanatomische Lokalisationen:**
  - *Broca-Aphasie:* Läsionen der Brodman-Areale 44 und 45.
  - *Wernicke-Aphasie:* Läsionen im hinteren Anteil der ersten Schläfenlappenwindung beidseits des Sulcus temporalis superior.
  - *Globale Aphasie:* Meist ausgedehnte Läsion von frontal bis temporal, z.B. bei Hirninfarkten mit subtotalem oder partiellem Infarkt der A. cerebri media.
  - *Leitungsaphasie:* Schädigungen des Fasciculus arcuatus, der die Wernicke- mit der Broca-Region verbindet.
  - *Amnestische Aphasie:* Nicht genauer lokalisierbare temporoparietale Läsionen.

Diagnostik

- **Klinische Untersuchung:**
  - Sinnesorgane, neurologischer Befund: Lippen, Kiefer, Zunge, Gaumensegel, orale Muskulatur, Gehör, Sehen.
  - Phoniatrische Untersuchung: Kehlkopf.
  - Auditiv-phonetische Untersuchung: Ruhe- und Sprechatmung, Phonation und Artikulation.
  - Untersuchung psychischer Funktionen: Sensorium, Intelligenz.
- **Bildgebende Diagnostik:** Lokalisation der ZNS-Läsionen im CT oder NMR (s. o.).
- **Aphasie-Diagnostik:** Aachener Aphasietest (Huber, Poeck und Mitarbeiter):
  - *Prüfung der Spontansprache:* Beurteilung von:
    - Artikulation und Prosodie (Sprechen, Sprechrhythmus).
    - Automatisierter Sprache (wiederkehrende Sprachäußerungen).
    - Semantischer Struktur (Wortfindung, Wortwahl).

13.14 Sprach- und Sprechstörungen

  - Phonematischer Struktur (Anordnung von Lauten in Wörtern).
  - Syntaktischer Struktur (Zusammensetzung von Satzteilen).
- *Kommunikationsverhalten* (Fähigkeit, ein Gespräch zu führen).
- *Nachsprechen.*
- *Schriftsprache:* Lesen und Schreiben.
- *Benennen:* Situationen und Handlungen nach einer Bildvorlage.
- *Sprachverständnis:* Auf Wort- und Satzebene nach Bildvorlage, mit bedeutungs- und klangähnlichen Begriffen.
- *Token-Test* (Abb. 80): Hohe Aussagekraft über das Vorliegen einer Aphasie.
▶ **Dysarthrie-Diagnostik:** Ein standardisierter Test liegt noch nicht vor.
  - *Grobklinische Einteilung der Dysarthrien:*
    - Artikulation: Wie verständlich kann sich der Patient ausdrücken?
    - Resonanz: Besteht Nasalität?
    - Sprechtempo: Verlangsamt, zu schnell?
    - Stimme: z. B. rauhe, gepreßte, gehauchte Stimme?
    - Sprechatmung: z. B. leise oder stoßartige Phasen?
    - Prosodie: Sprechrhythmus bzw. Sprechmelodie (z. B. Monotonie).
  - Beurteilungsskala zur Schwere einer Dysarthrie: Siehe Tab. 12.

Tabelle 12 Beurteilungsskala zur Schwere einer Dysarthrie (nach Prosiegel)

Punktwert	Symptome
0	Keine verständliche Äußerung möglich
1	Auch bei genauem Hinhören keine lautstrukturelle Wiedergabe möglich; schwere sprechmotorische Auffälligkeiten
2	Nur bei genauem Hinhören und nach Wiederholung eine lautstrukturelle Wiedergabe möglich
3	Bei genauem Hinhören eindeutige lautstrukturelle Wiedergabe möglich, aber deutliche sprechmotorische Störungen
4	Eindeutige Wiedergabe eines Wortes möglich, jedoch durchgehend leichte Auffälligkeiten
5	Keine Auffälligkeiten in Artikulation, Phonation oder Sprechgeschwindigkeit

Therapie von Sprach- und Sprechstörungen

▶ **Umgang mit sprach- und sprechgestörten Patienten:**
  - *Merke:* Das Sprachverständnis aphasischer Patienten ist häufig schlechter als angenommen wird. Fragen langsam, deutlich und eindeutig stellen, so daß Patient mit Ja oder Nein antworten kann (Nicht: „Wie fühlen Sie sich heute?" sondern: „Fühlen Sie sich gut, schlecht, haben Sie Schmerzen?").
  - Patienten mit reduziertem Sprachverhalten zum Sprechen anregen, Patienten mit überschießender Sprachproduktion („fluent aphasia") eher bremsen.
  - Unter keinen Umständen Patienten mit Kindersprache anreden, wie es Angehörige gerne tun: „Na, wie geht's unserem Opilein? Sag's doch dem Onkel Doktor."
  - Im Umgang mit Sprachgestörten ist viel Geduld und Einfühlungsvermögen notwendig; Aphasiker dürfen nicht unter Zeitdruck gesetzt werden, wenn sie nach fehlenden Worten suchen.

13.14 Sprach- und Sprechstörungen

▶ **Logopädische Behandlung von Aphasien:** Bisweilen hat sich die Arbeit mit Videoaufzeichnung bewährt, die während der Therapie aufgenommen, dem Patienten anschließend gezeigt und mit ihm besprochen wird.
  – *Aktivierungsphase:* In den ersten Wochen nach der Hirnschädigung wird versucht, sprachliche Leistungen zu reaktivieren. Patienten mit großem Sprachfluß („fluent aphasia") hemmen, solche mit gestörter Sprachproduktion („nonfluent aphasia") zu Sprachäußerungen motivieren; Erarbeitung eines Ja-Nein-Codes; evtl. Anbahnung von Ersatzstrategien wie deuten, zeichnen, schreiben etc.
  – *Störungsspezifische Übungsphase:* Einsatz syndromspezifischer Therapiemethoden:
    • Globale Aphasie: Versuch des Abbaus von Automatismen oder Ermöglichen des Sprechens auf Ein-Wort-Ebene. Falls dies nicht gelingt, Erarbeitung sprachersetzender Ausdrucksmittel wie Mimik und Gestik oder Einsatz von Piktogrammen (Darstellungen alltagsrelevanter Objekte und Situationen; Patient deutet auf das entsprechende Bild und kann damit seine Wünsche ausdrücken).
    • Broca-Aphasie: Stehen phonematische Paraphasien im Vordergrund, wird anhand sogenannter Minimalpaare geübt (z.B. Kind – Wind); im Anschluß daran Verbesserung des Satzbaus.
    • Wernicke-Aphasie: Zunächst Verbesserung des gestörten Sprachverständnisses, z.B. durch Bildmaterial (3–6 Karten). Der Therapeut spricht ein Wort/einen Satz vor, der Patient muß auf ein dazu passendes Bild zeigen.
    • Amnestische Aphasie: Therapie der Wortfindungsstörungen, z.B. durch Benennung von Objekten oder Bildern, Beantwortung gezielter Fragen (z.B. „Womit wäscht man Wäsche?").
  – *Konsolidierungsphase:* Es wird versucht, das Erlernte in Alltagssituationen zu übertragen. Hier kann auch eine Gruppentherapie durchgeführt werden (Rollenspiel der Patienten in Alltagssituationen).
▶ **Therapie von Dysarthrien:**
  – Facio-orale Stimulation, z.B. nach Coombs: Behandlung des oralen Traktes in Zusammenarbeit mit Physiotherapeuten, z.B. mit Massagen, Thermosonden-Stimulation, Fazilitationen, aktiven Übungen. Einsatz apparativer Biofeedback-Verfahren am Bildschirm.
  – Bei schweren Störungen Einsatz von Hilfsmitteln wie Communicator (Batterie-betriebenes elektronisches Schreibgerät; nach Druck auf Buchstaben- oder Zahlentasten wird der Text auf einem Papierstreifen sofort ausgedruckt).
  – In Einzelfällen kommen spezielle Prothesen in Frage, z.B. Gaumensegelplatte bei Gaumensegelinsuffizienz.
▶ **Therapie von Sprechapraxien:** Bewußtmachung und Übung der für die Artikulation notwendigen Einzelbewegungen; auch hier sind Software-Programme verfügbar.

13.14 Sprach- und Sprechstörungen

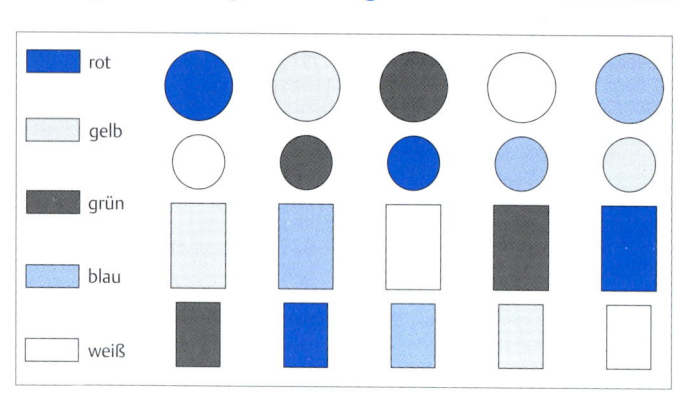

Abb. 80 Durch den Token-Test kann eine Aphasie mit hoher Sicherheit diagnostiziert werden. Es handelt sich um kleine und große, runde und rechteckige Plättchen in den Farben rot, gelb, grün, blau und weiß. Der Test beinhaltet Aufgaben mit steigendem Schweregrad, z. B.: „Zeigen Sie das grüne Viereck"... „Bevor Sie den grünen Kreis berühren, nehmen Sie das weiße Viereck"

13.14 Sprach- und Sprechstörungen

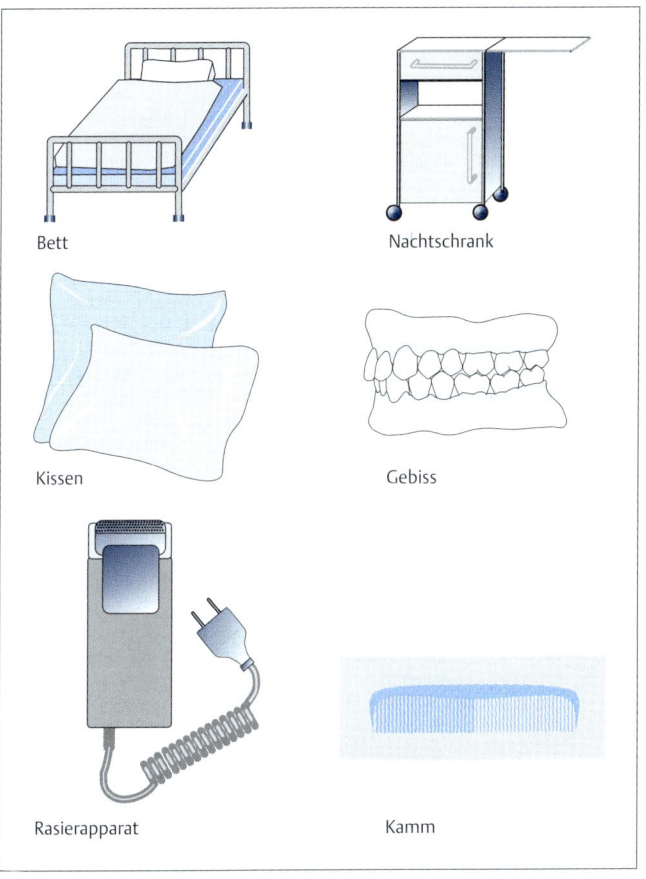

Bett

Nachtschrank

Kissen

Gebiss

Rasierapparat

Kamm

Abb. 81 Bei Patienten mit ausgeprägten Aphasien ohne Rückbildungstendenz müssen verschiedene Hilfen zur Kommunikation angeboten werden, z. B. Piktogramme, auf die der Patient deutet

13.15 Neurologisch bedingte Schluckstörungen

Grundlagen

- **Definition:** Störungen des Schluckaktes durch Erkrankungen von Hirnstamm und Großhirn.
- **Neuroanatomische Lokalisation:**
  - *Übergeordnete Schluckzentren:* In der prämotorischen Rinde im Gyrus praecentralis, Corpus amygdalae, im Hypothalamus und in der Area tegmentalis des Mittelhirns. Die Bahnen verlaufen im Tractus corticobulbaris.
  - *Pontines Schluckzentrum:* Kerngebiete des N. trigeminus für die Kaumuskulatur und des N. facialis für die Gesichtsmuskulatur.
  - *Zentren in der Medulla oblongata:* Kerngebiet des N. hypoglossus (Zungenmuskulatur), motorisches Kerngebiet des N. vagus sowie sensible Kerne der Nn. trigeminus, glossopharyngicus und vagus (sensible/sensorische Versorgung des Mund-Rachenraumes). Diese Zentren (sogenannte Pattern generators) steuern die motorischen Hirnnervenkerne an. Die relevanten Muskelgruppen werden koordiniert erregt; dabei erfolgt eine sensible Rückmeldung über sensible/sensorische Fasern des N. trigeminus, N. glossopharyngicus und N. vagus zur Medulla oblongata, von hier laufen Meldungen an höhere Schluckzentren.
- **Ablauf des Schluckaktes:** Während des 3phasig ablaufenden Schluckaktes, der willkürlich ausgelöst wird und dann reflektorisch abläuft, kommt es zu einem Zusammenspiel von ca. 50 Muskelpaaren:
  - *Orale Phase:* Willentliche Steuerung, unterliegt aber weitgehend automatischen Prozessen. Die Dauer ist abhängig von der Nahrungskonsistenz und der individuellen Gewohnheit.
    - Nahrung wird aufgenommen, dabei Abdichtung der Mundhöhle (Lippenschluß, Anteriorstellung des Gaumensegels).
    - Zahlreiche Muskeln bewirken Kieferöffnung bzw. Kieferschluß (Kauen).
    - Ein Bolus wird geformt und weitertransportiert (Zungenbewegungen, Tonisierung der Wangen).
    - Auslösung des Schluckreflexes (wahrscheinlich durch gleichzeitige Stimulierung größerer Schleimhautareale und propriozeptive Afferenten der Zungenmotorik). Ein Stimulus ist der Bolus: über sensible Rezeptoren im Gaumenbogen und Oropharynx erfolgt Meldung an das ZNS, von dort wird über efferente Bahnen die Reflexantwort (Schluckreflex) ausgelöst.
  - *Pharyngeale Phase:* Ablauf rein reflektorisch, Dauer ≤ 1 Sekunde.
    - Abdichtung des Nasopharynx.
    - Schutz der Atemwege (Anheben des Zungenbeines, 3facher Verschluß des Kehlkopfes durch die Epiglottis, Taschenfaltenverschluß und Glottisschluß; Anheben des Kehlkopfes).
    - Reflektorischer Atemstillstand.
    - Pharnygeale Peristaltik.
    - Verhinderung einer Regurgitation des Bolus.
    - Weitertransport des Bolus in den Ösophagus durch die Schubkraft des hinteren Zungenabschnittes, Sogwirkung durch Raumerweiterung infolge Kehlkopfanhebung nach vorne, pharyngeale Peristaltik und Öffnung des oberen Ösophagussphinkters.

13.15 Neurologisch bedingte Schluckstörungen

- *Ösophageale Phase:* Ablauf rein reflektorisch, Dauer 4–20 Sekunden.
  - Öffnung des oberen Ösophagussphinkters durch Relaxation, passive Traktion durch Larynxelevation, Regulierung der Öffnung weiter durch den Bolusdruck.
  - Transport des Bolus durch die Ösophagusperistaltik zum Mageneingang.
  - Öffnung des unteren Ösophagussphinkters.

Symptomatik

▶ Eine Störung des Schluckvorganges kann jede der einzelnen Phasen betreffen (Beispiel: Beeinträchtigung der pharyngealen Phase durch Hemiparese der Rachenmuskulatur). Siehe auch Tab. 13.
▶ Insbesondere bei neurogenen Dysphagien sind meist multiple Störungsbilder zu beobachten.

Tabelle 13 Zusammenfassung der spezifischen Störungssymptomatik

Schluckphase	Störungssymptomatik
Orale Phase	Beeinträchtigung der Kaufunktion Gestörte orale Boluskontrolle Gestörter oraler Bolustransport Verzögerte/fehlende Reflexauslösung
Pharyngeale Phase	Eingeschränkter laryngealer Verschluß Fehlende Larynxhebung Gestörte pharyngeale Peristaltik Unvollständige/verzögerte Öffnung des OÖS
Ösophageale Phase (zervikal)	Gastroösophagealer Reflux Tracheoösophageale Fistel Zenker-Divertikel

Diagnostik

▶ **Anamnestische Hinweise auf Aspiration:**
  - Indirekte Hinweise sind Verschleimung, Räuspern, Fremdkörpergefühl, Husten, gehäufte Infekte, unklare Temperaturerhöhung, Entzündungszeichen (Blut, Thorax-Röntgen).
  - Direkte Symptome unmittelbar bei Nahrungsaufnahme sind Husten, Gurgeln, Keuchen, Dyspnoe, Zyanose, Tachykardie. Bei Sensibilitätsstörungen in Kehlkopf und Trachea kann der alarmierende Husten fehlen („silent aspiration").
▶ **Inspektion:**
  - Vorinformation über Allgemeinzustand und Reaktionsvermögen des Patienten, Kopf- und Rumpfkontrolle, Fragen zu direkten und indirekten Hinweisen auf eine Schluckstörung (z. B. Husten beim Essen, Ausspucken von Nahrung usw.).
  - Überprüfung am Schluckvorgang beteiligter Organe:
    - Beobachtung von Lippen-, Wangen-, Velum-, Kiefer- und Zungenmuskulatur in Ruhe und bei intendierten Bewegungen.
    - Überprüfung der Kehlkopffunktion, insbesondere Stimmleistung (Lautstärke- und Tonhöhenvariationen) und Stimmqualität (aphon, behaucht, rauh, gepreßt, gurgelnd).
  - Beobachtungen während der Schluckversuche.

13.15 Neurologisch bedingte Schluckstörungen

- **Sensibilitätsprüfung:** Im Bereich des Gesichtes und der Mundhöhle.
- **HNO-Untersuchung:**
  - *Lupenlaryngoskopie:* Nasenrachenraum, Gaumensegel, Larynx und Epipharynx.
  - *Flexible Fiberoptik:* Funktionelle Prüfung des Schluckverhaltens.
- **Hochfrequenzkinematographie** (nach Hannig und Wuttge-Hannig): Genauere radiologische Differenzierung (50–100 Bilder/Sekunde auf 35 mm Film) von Schluckstörungen mit Verdacht auf Aspiration. Unterscheidung von:
  - Prädeglutitive Aspiration (vor der Triggerung des Schluckreflexes).
  - Intradeglutitive Aspiration (während des Schluckvorganges).
  - Postdeglutitive Aspiration (nach Ablauf des Schluckvorganges).
- **Weiterführende Diagnostik:** Ösophagus-Manometrie; pH-Metrie (bei Reflux).

Therapiekonzept bei Schluckstörungen (nach Bartolome)

- **Therapieprinzipien:**
  - *Kausale Methoden:* Ziel ist die Behebung der sensomotorischen Störung. Kausale Therapieverfahren zur Bahnung und Förderung des Schluckens sind Stimulation, Mobilisation und automatisierte Bewegungsübungen.
  - *Kompensatorische Maßnahmen:* Umfassen Strategien, die den Schluckvorgang erleichtern (Diätetik, Haltungsänderungen, spezielle Schlucktechniken). Hilfsmittel erleichtern die Nahrungszufuhr.
  - Bei Hinweisen auf Aspiration Patienten anfangs über Sonde ernähren, frühzeitige Anlage einer perkutanen, endoskopischen Gastrostomie (PEG), damit werden Komplikationen vermieden und die funktionelle Therapie erleichtert.
- **Voraussetzungen:**
  - Ausreichende Kopf- und Rumpfkontrolle.
  - Normalisierung des Muskeltonus.
  - Möglichkeit der Einnahme einer relaxierten Ausgangslage, die die Rumpfstabilität unterstützt.
- **Therapeutisches Team:** Logopäden, (speziell ausgebildete) Ergotherapeuten, Physiotherapeuten.
- **Angewandte Techniken:** Logopädische und ergotherapeutische Übungsbehandlungen (s. u.) zur Bewegungsanbahnung, Bobath (S. 109), PNF (S. 143); Therapie neuromuskulärer Dysfunktion nach Margaret Rood (durch intensive Beeinflussung sensorischer Rezeptoren wie Pinseln, Streichen, Wärme, Geruch werden Haltungs- und Bewegungsmuster gefördert oder gehemmt).
- **Beachte:** Bei Schluckstörungen ist oft geduldiges Üben über viele Monate erforderlich, um den Patienten wieder eine Nahrungsaufnahme zu ermöglichen. Bei schweren Störungen müssen die Angehörigen mit einbezogen werden.

Durchführung

- **Stimuli:** Durchführung unmittelbar vor der Übungsbehandlung:
  - Zahnfleischmassage.
  - Muskeldehnungen der Gesichtsmuskulatur (z. B. der Mundwinkel).
  - Leichte manuelle Berührungen der Gesichts-. und Zungenmuskulatur), statischer und streichender Druck (bei Hypotonie der Muskulatur oder Schwäche einzelner Muskelgruppen).

13.15 Neurologisch bedingte Schluckstörungen

- Pinseln der fazialen oder der Zungenmuskulatur (Aktivierung hypotoner Muskeln).
- Thermische Maßnahmen (S. 40):
  - Wärme zur Tonusreduzierung spastischer Muskulatur.
  - Kälte, vor allem Eisstimulation durch in Stieleisbehältern gefrorenes Wasser, Eiswürfel, gefrorene Wattestäbchen zur Tonisierung der Muskulatur im Gesicht und in der Mundhöhle (Zungen- und Wangenmuskulatur, Gaumen).

▶ **Mobilisationstechniken:**
- *Ziele:*
  - Förderung der willkürlichen Bewegung,
  - Stärkung der Muskelkraft,
  - Verbesserung der Geschwindigkeit und Koordination.
- *Übungen gegen Widerstand:* („Drücken Sie mit der Zunge den Spatel weg"); sowohl fördernde wie auch hemmende Wirkung, daher anwendbar bei Hypo- und Hypertonus.
- *Rhythmische Bewegungsinitiierung:* Erreichen einer Entspannung; wichtig sind langsame, rhythmische Bewegungen bei Rigidität oder starker Spastik. Der Therapeut zieht die Mundwinkel nach außen („Entspannen Sie sich, lassen Sie sich von mir bewegen"). Bei ausreichender Entspannung wird der Patient zur Mitarbeit ermuntert („ Jetzt helfen Sie mir...").
- *Wiederholte Kontraktion:* („Ziehen Sie die Lippen breit"; „Weiter breitziehen – und noch einmal").
- *Entspannungstechniken:* Einsatz zu Beginn der Behandlung oder während einer Übungssequenz (z. B. „Ziehen Sie die Mundwinkel nach außen" – Setzen von Widerstand – „Lippen nicht weiter bewegen" – „Lassen Sie langsam los"). Hier wird das Prinzip „nach maximaler Anspannung folgt maximale Entspannung" berücksichtigt.
- *Autonome Bewegungsübungen:* Ist die gewünschte Motilitätsstufe erreicht, werden Stimuli und Techniken abgebaut. Der Patient übt selbständig die für den Schluckakt relevanten Bewegungen. Abhängig vom individuellen Störungsbild müssen für den Schluckvorgang relevante Bewegungen der Gesichts-, Zungen-, Kiefermuskulatur, des Velums sowie der intrinsischen und extrinsischen Kehlkopfmuskulatur beübt werden. Beispiele: Heben des Zungenrückens, Zunge kreisen, Mund spitzen, Kiefer nach vorne und zur Seite bewegen, Tonhöhenübungen zur Kehlkopfanhebung.

▶ **Kompensatorische Therapieverfahren:**
- *Spezielle Schlucktechniken:* „Supraglottisches Schlucken" und das „Mendelsohn-Manöver" greifen willkürlich in den reflektorischen Schluckablauf ein:
  - Mendelsohn-Manöver (Abb. 82): Willkürlich prolongiertes Heben des Zungengrundes während des Schluckens, willkürliche Steuerung der Hyoid- und Larynxelevation. Hiermit können Störungen der Zungenschubkraft und der Kehlkopfanhebung und daraus resultierende Öffnungsstörungen des oberen Ösophagussphinkters (OÖS) kompensiert werden.
  - Supraglottisches Schlucken: Kräftiges Anhalten des Atems, schlucken, abhusten, leer nachschlucken.

13.15 Neurologisch bedingte Schluckstörungen

- *Diätetische Maßnahmen:* Wahl der geeigneten Nahrungskonsistenz, flüssig, breiig oder fest. Schrittweiser Kostaufbau während der Schlucktherapie, auch in Zusammenarbeit mit der Diätassistentin.
  - Kauprobleme: Breiige oder flüssige Nahrung.
  - Störungen der Zungenmotorik: Breiige Nahrung.
  - Reduzierte pharyngeale Peristaltik: Gleitfähige breiige Nahrung wie gelatinehaltige Speisen, Apfelmus.
- *Plazierung der Nahrung:* Bei Störungen der Zungenmotorik können durch die richtige Plazierung der Nahrung Defizite kompensiert werden. Haltungsänderungen verbessern durch Einwirken auf die Schwerkraft den Nahrungstransport.
- *Hilfsmittel:* Trinkhilfen, z.B. Flasche mit Sauger, Becher mit Mundstück und Eßhilfen, z.B. rutschfeste Unterlage, Teller mit erhöhtem Rand, mit Moosgummi verstärktes Besteck oder ein Fixierbrett erleichtern die Nahrungsaufnahme.
- ◉ *Beachte:* Chirurgische Interventionen (Erleichtern der Boluspassage, Schutz der Atemwege) sind nur die ultima ratio. Es gibt keine standardisierten Verfahren, die Erfolge sind unsicher; erhebliche Beeinträchtigung der Lebensqualität (z.B. durch Larynxverschluß oder Laryngektomie).

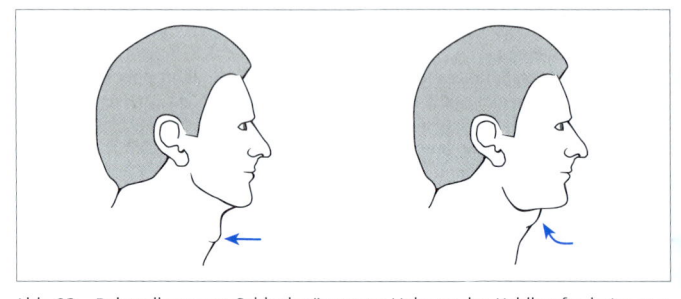

Abb. 82 Behandlung von Schluckstörungen: Hebung des Kehlkopfes beim sog. Mendelsohn-Manöver

13.16 Klinische Neuropsychologie

Grundlagen

- **Definition:** Die klinische Neuropsychologie befaßt sich als eigenständiges Fachgebiet mit Diagnostik und Therapie von Störungen höherer Hirnfunktionen, wie sie nach erworbenen Schäden des Zentralnervensystems auftreten können. Hierzu zählen u. a. Orientierungsstörungen, Lern- und Gedächtnisstörungen (amnestisches Syndrom als schwerste Ausprägung), Aufmerksamkeitsstörungen sowie Störungen der Planung und des problemlösenden Denkens.
- **Neuroanatomische Lokalisation:**
  - *Amnestische Syndrome:* Schädelhirntraumen, vaskuläre Erkrankungen und zerebrale Hypoxien mit linksseitigen oder beidseitigen Läsionen der medialen limbischen Schleife im mediobasalen Schläfenlappen (Mandelkern, Area subcallosa, Nucleus dorsomedialis des Thalamus); Läsion des Gyrus parahippocampalis.
  - *Orientierungsstörungen:* Diffuse Hirnschädigung nach Schädelhirntrauma (sog. Durchgangsyndrom), häufig keine umschriebene Läsion nachweisbar.
  - *Gestörte Organisation von Informationsabruf und Denken* (Konkretistisches Denken, Konfabulationen, gestörte chronologische Einordnung von Gedächtnisinhalten): Frontalhirnschäden.

Orientierungsstörungen

- **Auftreten:** Häufig in der Frühphase erworbener Schäden des Zentralnervensystems.
- **Formen/Ausprägungen:**
  - Orientierungsstörungen zur Person und Situation.
  - Örtlich-geographische Störungen.
  - Zeitlich-kalendarische Störungen.
- **Diagnostik:** Das Ausmaß der Desorientierung wird anhand eines Fragebogens erfaßt: „Wie heißen Sie?" „Wann sind Sie geboren?" „Wo sind Sie hier?" Welcher Tag ist heute?" etc.
- **Therapie:**
  - *Erreichen einer Reorientierung:* Ständige Wiederholung von Informationen:
    - Exploration der Umgebung des Krankenbettes, des Zimmers, des Ganges, der Station, des Krankenhauses.
    - Orientierungshilfen durch bestimmte markante Zeichen, Bilder oder Symbole, z. B. Zeichen an der Tür.
  - *Verbesserung von Aufmerksamkeit und Gedächtnis:* Bei schweren Störungen wenig Therapiemöglichkeiten. Ein Ansatz ist das Lernen besserer Selbstüberwachung: „Wann bin ich nicht mehr bei der Sache und brauche eine Pause?" Langsame Steigerung von Anforderungen in ruhiger Atmosphäre.
  - *Förderung der Selbstreflektion:* „Wie fühlen Sie sich?" „Warum sind Sie hier?" „Was ist passiert?"
- **Prognose:** Ungünstig bei weiterbestehender Falschorientierung (Konfabulationen) über längere Zeit trotz Therapieversuch und sonst ausreichender Gedächtnisleistungen.

13.16 Klinische Neuropsychologie

Lern- und Gedächtnisstörungen

- **Auftreten:** Bei ca 65% aller Patienten mit erworbenen Schäden des Zentralnervensystems.
- **Formen/Ausprägungen:**
  - Störungen des Erwerbs (Aufnahme) verbaler und nicht-verbaler Information.
  - Störungen des Speicherns (Behalten) verbaler und nicht-verbaler Information.
  - Störungen des Abrufens (Erinnerung) verbaler und nicht-verbaler Information.
- **Definitionen und Testverfahren der Gedächtnispsychologie:**
  - *Kurzzeitgedächtnis:* Speicherung von Information im Sekundenbereich. Testung mittels sog. Spannenmaße: Einzelinformationen oder kurze Geschichten werden vorgelesen oder gezeigt, unmittelbar im Anschluß daran Wiedergabe durch den Patienten.
  - *Arbeitsgedächtnis:* Gleichzeitiges Behalten und Verarbeiten von Informationen. Testung mittels sog. „Satzspannen": Der Patient liest mehrere Sätze und soll am Schluß das letzte Wort jeden Satzes wiedergeben (Bei Störung „Verlieren des roten Fadens").
  - *Langzeitgedächtnis:* Speicherung von Information über Minuten–Jahre. Testung: Vorlesen einer Geschichte oder Demonstration von Bildern; nach 24–48 Stunden Reproduktion des Gehörten bzw. Gesehenen.
  - *Lernen:* Fähigkeit zur Aneignung neuer Informationen.
  - *Prospektives Gedächtnis:* Fähigkeit, sich an Dinge zu erinnern, die sich auf die Zukunft beziehen („Erinnern Sie morgen an dieses Thema!").
  - *Episodisches Gedächtnis:* Behalten von Dingen, die zur eigenen Person in Beziehung stehen („Was gab es heute zum Frühstück?" „Was haben wir gestern gemacht?").
  - *Semantisches Gedächtnis:* Universelles Wissen ohne unbedingten Bezug zur eigenen Person.
  - *Prozedurales Gedächtnis:* Motorische Programme, die ohne Nachdenken ausgeführt werden können (Anziehen, Zubinden der Schuhe, Anlegen der Krawatte).
- **Amnestisches Syndrom:**
  - Nicht beeinträchtigtes Kurzzeitgedächtnis.
  - Anterogrades Gedächtnisdefizit: Aneignen neuer Informationen ist erschwert oder unmöglich.
  - Gestörtes autobiographische Gedächtnis, der Patient wird ängstlich, agitiert und unsicher, da eine lückenhaft erinnerbare Vergangenheit besteht.
  - Anosognosie für Gedächtnisdefizite: Fehlende Krankheitseinsicht bei schweren Amnestikern. Es besteht kein Leidensdruck („happy amnesia").
- **Therapie:** Training bei Gedächtnisstörungen: Tägliche Wiederholung und regelmäßiges Üben aller Informationen zu Person, Ort, Zeit etc. Einsatz aller Sinnesmodalitäten; Geben von Einzelinformationen (Texte, Gegenstände, Bilder hören lesen, schreiben). Einsatz externer Hilfen, z.B. Stundenplan, Notizbuch etc.
  - *Trainingsmethoden:*
    - Abrufhilfen: „Wo sind Sie hier? – Im Krankenhaus B..., Bo..., Bog... (Bogenhausen). Stoppen bei vorschnellen Antworten, z.B. Einüben von Antwortlatenzen: „Sie dürfen erst antworten, wenn ich auf den Tisch klopfe! Also erst denken, dann reden!"

13.16 Klinische Neuropsychologie

- „Vanishing cues": Anfangs werden viele, dann immer weniger Abrufhilfen gegeben.
- Aufbau von Assoziationsketten: „Wie kamen Sie hier in dieses Zimmer?"; steigende Komplexität der Information, Springen zwischen verschiedenen Informationen, Reduzieren von Abrufhilfen.
- *Beobachtung und Training verschiedener Leistungen:*
  - Wie ist das Gedächtnis bei sofortiger Reproduktion?
  - Wie funktioniert das Tag-zu-Tag Gedächtnis?
  - Wie ist die Lernfähigkeit? (Wieviele Wiederholungen notwendig?)
  - Wie ist die Konsistenz der Erinnerungsleistung, Fehlwiederholung oder Korrektur?
  - Wie verhält sich das Ausmaß des episodischen und semantischen Gedächtnisses? Konfabulationen? Vermischen von verschiedenen Inhalten?

Aufmerksamkeitsstörungen

- ▶ **Auftreten:** Mit 80% häufigstes neuropsychologisches Defizit.
- ▶ **Formen, Ausprägung:** Aufmerksamkeitsdefizite können bei allen Arten und Lokalisationen von Hirnschädigung vorkommen. Es besteht eine Dominanz der rechten Hirnhälfte für bestimmte Leistungen (selektive Aufmerksamkeit in das kontralaterale Halbfeld bei Schädigung des rechtsseitigen Parietallappens). Auftreten:
  - Störungen der Aktiviertheit einschließlich verlangsamter Informationsverarbeitung.
  - Störungen der Fähigkeit zur selektiven Aufmerksamkeit (Konzentrationsfähigkeit, Ablenkbarkeit).
  - Störungen der geteilten Aufmerksamkeit (Fähigkeit, 2 oder mehrere Reize gleichzeitig zu beachten).
  - Störungen der Fähigkeit zur Daueraufmerksamkeit (Fähigkeit, auf relevante Reize über einen längeren Zeitraum zu reagieren).
  - Neglectphänomene (einseitige Vernachlässigung einer Körperhälfte oder des Raumes, die keine primär motorische oder sensorische Ursache hat); Auftreten bevorzugt bei rechtsparietalen Schädigungen.
- ▶ **Diagnostik:** Testung von Aufmerksamkeitsstörungen durch Beobachtung während der Bearbeitung einfacher kognitiver Aufgaben:
  - Besteht eine Verlangsamung?
  - Wie ist die Daueraufmerksamkeit? (Wie lange ist Fokussierung möglich? Welche Wirkung haben Pausen?).
  - Liegt externe Ablenkbarkeit vor? (Wann kehrt der Patient zurück zur Aufgabe?) Wiederaufnahme durch Re-set? z. B. Geräusch vor der Türe, fängt der Patient selbständig wieder mit der Aufgabenausführung an?
  - Wie ist die geteilte Aufmerksamkeit? Erfolgt ein Monitoring? Erkennt der Patient Fehler? Selbstkontrolle? („Tue ich noch das, was gefordert ist?")
  - Bestehen Aufmerksamkeitsschwankungen? Wie oft?
  - Finden sich sogenannte Attention holes (Wegdriften, starrer Blick, keine Erinnerung daran)?
  - Zahlenverbindungstest (Abb. 83): Globale Erfassung der basalen kognitiven Geschwindigkeit, auch zur Verlaufsuntersuchung geeignet.
  - Besteht ein Neglect? Handelt es sich um einen visuellen Neglect? (Gestörte visuelle Exploration der linken Raumhälfte, Anstoßen an linksseitige Hindernisse, Übersehen von Personen, die sich links befinden.) Typisch sind Lese-

13.16 Klinische Neuropsychologie

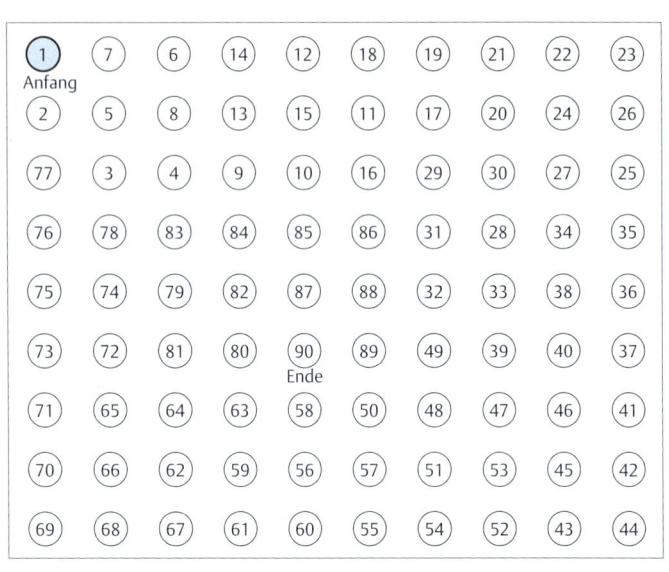

Abb. 83 Zahlenverbindungstest zur Testung von Aufmerksamkeit und Konzentration

störungen beim Neglect: Patienten fangen in der Mitte der Seite an zu lesen, lassen links Wörter und Buchstaben aus. Liegt ein akustischer Neglect vor? (Reize von der gestörten Seite werden nicht wahrgenommen.)

▶ **Therapie von Aufmerksamkeitsstörungen:**
  – Einfache Denkaufgaben mit steigender Anforderung: z. B. Tiere/Berufe von A–Z.
  – Analoges Denken: „Tiger zu Katze ist wie Wolf zu …?"
  – In einer Reihe den „Außenseiter" finden: Hase, Löwe, Tiger, Wolf, Fuchs.
  – Überprüfung der Erinnerungsfähigkeit durch wiederholtes Rekapitulieren, wobei die Belastbarkeit allmählich gesteigert wird.

Störungen der Planung und des Problemlösens

▶ **Auftreten:** Besonders bei Patienten mit frontalen Defekten.
▶ **Formen/Ausprägungen:** Bei automatisierten, hochüberlernten Routinehandlungen des Alltags bestehen keine Störungen; dagegen beim Handeln in neuen, ungewohnten Situationen und beim gedanklichen Vorausplanen. Es wird ein präfrontales Funktionssystem postuliert („Supervisory Attentional System"). Handlungen werden flexibel auf neue Situationen eingestellt. Typische Störungen sind:
  – Vorschnelles, nicht zielgerichtetes Handeln.
  – Haften an (irrelevanten) Details.
  – Mangelhafte Umstellungsfähigkeit/Perseveration.
  – Mangelndes Lernen aus Fehlern.

13.16 Klinische Neuropsychologie

- Keine Entwicklung von Alternativplänen bei Lösungsbarrieren.
- Regelverstöße und Einsatz irrelevanter Routinehandlungen.

▶ **Diagnostik:** Testung von Planungsstörungen:
- *Turm von Hanoi:* Ein Turm aus 3, 4 oder mehr Scheiben muß von Feld A eines Spielfeldes mit möglichst wenig Zügen nach Feld C transportiert werden, dabei sind genaue Regeln zu beachten.
- *Wisconsin-Card-Sorting-Test:* Der Patient schaut 4 Karten an (1 rotes Dreieck, 2 grüne Sterne, 3 gelbe Kreuze, 4 blaue Punkte), anschließend wird er aufgefordert, den 4 Vorlagen 64 Karten zuzuordnen, wobei er aufgrund einer Richtig!/Falsch!-Rückmeldung die Zuordnung herausfinden muß. Damit erfolgt eine Testung der Kategorienbildung und der Umstellungsfähigkeit.
- *Planungstest:* Strukturierung und Kombination verschiedener Informationen. Typische Aufgaben sind die Planung eines Umzugs, eines Urlaubs; das Heraussuchen von Informationen aus dem Telefonbuch oder dem Fahrplan, Ideenproduktion bei vorgegebenem Problem.

▶ **Therapie:** Training bei Planungsstörungen: Exploration und Erkennen von Problemen (Welche Kriterien sind wichtig? Welche Methoden sind erforderlich für die Lösung einer Aufgabe?):
- Erkennen von Prinzipien und Analysefertigkeiten („Muß ich mich streng an eine Vorlage halten oder kann ich selbst Ideen produzieren?").
- Produktion von Handlungsalternativen („Was tue ich, wenn eine bestimmte Situation eintritt; z.B. im Urlaub geht das Auto kaputt, wird Geld verloren?").
- Unterscheidung von wesentlichen und unwesentlichen Entscheidungskriterien (welche Hinweise werden benötigt für eine Lösung?).
- Einsatz von Hilfsmitteln (Notizbuch, Zeichnung).
- Finden von Alternativen bei Lösungsbarrieren.
- Monitoring (eigene Kontrolle: „Stimmt das, was ich tue?").
- Abstrahieren von konkreten Begriffen: Eine Redewendung oder ein Sprichwort wird vorgegeben, Der Patient muß ein praktisches Beipiel hierzu finden.
- Transferleistung (Übertragen von Erlerntem auf neue Aufgaben).
- Taining von Ideenproduktion und schlußfolgerndem Denken.
- Genaue Strukturierung des Alltags bei schweren Frontalhirnsyndromen mit Minussymptomen (Antriebsstörung): Der Patient plant und handelt nicht von sich aus, kann jedoch „fremdgeleitet" Handlungen des täglichen Lebens ausführen.

Rooming-in als Therapieweg

▶ Schwere Störungen von Orientierung, Gedächtnis und Aufmerksamkeit bei Patienten mit erworbenen Schäden des Zentralnervensystems gehen häufig mit Unruhe, Angst und Agitiertheit einher. Eine medikamentöse Behandlung, z.B. mit Psychopharmaka oder Sedativa ist nachteilig, denn dadurch werden alle zerebralen Funktionen beeinträchtigt und unterdrückt. Eine therapeutische Alternative ist die Veränderung von Umweltreizen: Ein rooming-in mit nahen Angehörigen schafft eine vertraute beruhigende Umgebung, der Patient findet ein bekanntes Gesicht oder eine vertraute Stimme. Das Zimmer wird mit bekannten Bildern von zu Hause, Gegenständen, die der Patient kennt und liebt etc., eingerichtet. Die Dauer des rooming-in ist in der Regel 1–2–4 Wochen notwendig. Die therapeutischen Erfolge sind hervorragend (rasche Reorientierung, Abbau von Unruhe, Angst etc.).

14.1 Arthrose

Grundlagen

- **Synonym:** Arthrosis deformans.
- **Definition:** Degenerative strukturelle Schädigung des Gelenkes, beginnend am hyalinen Knorpel, übergreifend auf Knochen, Gelenkkapsel und Bänder. Abbauprozesse und Knochenneubildung verlaufen nebeneinander.
- **Epidemiologie:** Häufigste Erkrankung des Bewegungsapparates. Bereits 50 % aller 30jährigen weisen degenerative Veränderungen auf; bei über 60jährigen ca. 80 % der Bevölkerung. Strukturelle, röntgenologisch sichtbare Veränderungen besitzen aber noch keinen Krankheitswert. Klinische Symptome entstehen erst, wenn zu den morphologischen Veränderungen des Knorpels und Knochens eine Synovitis hinzukommt.
- **Ätiopathogenese:** Die Arthrose ist ein multifaktorielles Geschehen, das zu einem Mißverhältnis zwischen Belastung und Belastbarkeit des Gelenkknorpels führt. Die Knorpelüberlastung führt zur Abnutzung und Auffaserung des Knorpels. Abgeriebene Knorpelteile und freiwerdende lysosomale Enzyme verursachen entzündliche Veränderungen. Nach dem Verschleiß des Knorpels greift der Prozeß auf den Knochen über, Folgen sind Strukturverdichtung (Sklerosierung) und knöcherner Anbau (Osteophyten). Drucknekrosen führen zu Zystenbildung im Knochen. Im weiteren Verlauf verursachen die genannten degenerativen Veränderungen eine Fehlhaltung in den betroffenen Gelenken. Es kommt zu veränderten Belastungsverhältnissen, der Muskeltonus nimmt zu und verursacht eine Bewegungseinschränkung sowie eine Erhöhung des intraartikulären Druckes.
- **Symptomatik, Verlauf:**
  - *Latente Arthrose:* Zu Beginn lediglich morgendlicher Einlaufschmerz und Belastungsschmerz bei Gelenkbelastung. Entstehung muskulärer Kontrakturen.
  - *Akutes Stadium (Aktivierte Arthrose):* Druckschmerz, Bewegungsschmerz, Schwellung, Überwärmung, Bewegungseinschränkung.
  - *Chronisches Stadium:* Schmerzhafte Muskelkontrakturen, Gelenkfehlstellungen, evtl. Gelenkeinsteifung in Fehlstellung oder Gelenkinstabilitäten.
- **Diagnostik:**
  - *Körperliche Untersuchung:* Typische Symptomatik (s. o.).
  - *Röntgenuntersuchung:* Charakteristischer Befund:
    - Höhenminderung des Gelenkspaltes durch Verlust des Gelenkknorpels.
    - Sklerosierung des subchondralen Knochens, Osteophytenbildung, evtl. Zystennachweis.
    - Gelenkfehlstellungen/-verformungen.
- **Differentialdiagnose:**
  - Rheumatoide Arthritis (S. 322): Multipler Gelenkbefall, oft symmetrisch, schubweiser Verlauf, serologische Befunde, typische Röntgenveränderungen.
  - Seronegative Spondylarthritiden (Morbus Bechterew (S. 328), Psoriasisarthritis, Morbus Reiter).
  - Arthropathien bei Stoffwechselerkrankungen (Gicht, Pseudokalzinose).
  - Arthralgien bei Infektionen und endokrinen Störungen.
- **Therapie:** Prophylaxe und Therapie sollten kausal sein:
  - *Allgemeine Maßnahmen:* Ausschaltung von Faktoren, die den arthrotischen Prozeß unterhalten bzw. verschlimmern, Gelenkentlastung:
    - Reduzierung von Übergewicht.
    - Behandlung eines bestehenden Diabetes mellitus oder einer Varikosis.
    - Evtl. Arbeitsplatzwechsel.

14.1 Arthrose

- *Physikalische Therapie:* s. u.
- *Medikamentöse Therapie:* Behandlung mit Analgetika und Antiphlogistika nur im akuten Stadium, cave: Nebenwirkungen bei chronischer Anwendung. Zurückhaltung mit Gelenkinjektionen von Kortikosteroiden; Durchführung nur zur Einleitung einer physikalischen Therapie.
- *Konservative orthopädische Therapie:* Gelenkentlastung durch Ausgleich von Fehlstellungen und Achsenabweichungen (z.B Beinlängendifferenz) mit Hilfsmitteln (Bandagen, Gehhilfen, Einlagen etc., s. u.).
- *Operative orthopädische Therapie:* Bei gegebener Indikation ggf. Korrekturosteotomien, Synovialektomien, Arthrodesen.

Physikalische Therapie

▶ **Ziele und Ansatzpunkte:**
  - Hemmung entzündlicher Veränderungen.
  - Schmerzlinderung.
  - Förderung der Durchblutung.
  - Verbesserung der Gelenkbeweglichkeit.
  - Verhinderung der Entstehung von Kontrakturen.

▶ **Therapiemöglichkeiten im akuten Stadium:**
  - Ruhigstellung und Lagerung in funktionsgerechter Stellung, Schonung (kurzzeitig!).
  - *Lokale Kryotherapie* (S. 44): Kältepackungen, Eispackungen, Kaltwasserbäder, Abtupfung mit Eiswürfeln, Kaltluft, evtl. auch flüssiger Stickstoff. Die Temperaturabnahme in Haut, Muskulatur und Gelenk blockiert nozizeptive Impulse; Stoffwechsel, entzündliche Reaktionen, lokale Ödeme und ein erhöhter Muskeltonus werden reduziert. Falls die Kryotherapie nicht vertragen wird (Beachtung von Kontraindikationen! S. 44), Umschläge mit Wasser (Verdunstungskälte) oder Quark.
  - *Akupunktur* (S. 157):
    - Galle 39, 40: Bei Befall der großen Gelenke.
    - Galle 29, 30; Fernpunkte am Knöchelareal innen und außen (Triggerpunkte nach Siener): Bei Coxarthrose.
    - Milzpankreas 9, Magen 36, Galle 34, sog. Knieaugen (4 Punkte als Umgrenzung der Patella): Bei Gonarthrose.
    - Ohrakupunktur: Areal Hüfte und Knie in der Fossa triangularis.
    - Mundakupunktur nach Gleditsch: Areal Hüfte und Knie vor dem Eckzahn enoral oder außen dicht am Lippenrot.
  - *Elektrotherapie:*
    - Galvanisation, Iontophorese (S. 60): Anwendung bei lokalisierten Beschwerden (Voltaren-Emulgel oder Rheumongel, kathodisch einbringen).
    - Diadynamische Ströme, Ultrareizstrom (S. 61): Anwendung bei lokalisierten Beschwerden.
    - Interferenzstrom (S. 63): Anwendung bei diffusen Beschwerden, z. B. Coxarthrose.
  - *Krankengymnastische Techniken* (S. 94):
    - Vorsichtiges, aktives und aktiv-assistiertes Durchbewegen.
    - Muskeldetonisierende Maßnahmen, manuelles Querdehnen verkürzter Muskulatur.

14.1 Arthrose

> **Therapiemöglichkeiten im chronischen Stadium:**
> - *Wärmetherapie* (S. 40):
>   - Fango- oder Moorpackungen, heiße Rolle (Cave: Wärmepackungen am Knie können bei älteren Menschen zur Verlangsamung der venösen Blutströmung führen. Thrombosegefahr! Alternativ Kurzwellendiathermie oder Ultraschall, s. u.).
>   - Warme Bäder, medizinische Bäder mit Zusätzen (S. 30).
>   - Hydrogalvanische Anwendungen (Stangerbad, S. 35).
>   - Paraffinbad (S. 42): Bei Polyarthrose der Finger.
> - *Elektrotherapie:*
>   - Diathermie (Kurzwelle, S. 64): z. B. Querdurchflutung des Kniegelenkes im Kondensatorfeld (reflektorische Erwärmung).
>   - Galvanisation, Iontophorese (S. 60): Anwendung bei lokalisierten Beschwerden (Voltaren-Emulgel oder Rheumongel, kathodisch einbringen).
>   - Diadynamische Ströme, Ultrareizstrom (S. 61): Anwendung bei lokalisierten Beschwerden.
>   - Interferenzstrom (S. 62): Anwendung bei diffusen Beschwerden, z. B. an Schulter, Hüfte (Coxarthrose), Knie.
> - *Ultraphonophorese* (S. 68): Ultraschallbehandlung unter Verwendung von Salben, z. B. Voltaren-Emulgel.
> - *Massagetechniken:* Klassische Massage mit anschließender Wärmetherapie bei periartikulär verspannter Muskulatur und Insertionstendinosen; z. B. an der Hüfte (Cave: Wärmepackungen am Knie, Thrombosegefahr, s. o.).
> - *Krankengymnastische Techniken* (S. 94):
>   - Zur Vorbereitung Wärmetherapie (s. o.).
>   - Bei erhaltener Beweglichkeit aktiv-passives Durchbewegen, Dekontraktion.
>   - Ist die Kraft erhalten, statische Muskelarbeit unter Schonung des Gelenkes; Stemmübungen nach Brunkow (S. 118).
>   - Bei Kraftverlust isometrische Muskelkontraktionen, aktiv-assistierte Bewegungen.
>   - Behandlung unter Entlastung: Hubfreie Mobilisation, Schlingentisch, Bewegungsbad.
>   - „Autotraktion": Durchführung bei Gonarthrose zur Schmerzlinderung: Das nicht betroffene Standbein wird erhöht gestellt, das erkrankte Bein distal beschwert (z. B. mit einem Stiefel) und schwingt frei, dadurch schonende Mobilisation.
> - *Manuelle Therapie* (S. 86): Traktionen und intermittierende Kompression (bewirkt eine Knorpelregeneration durch physiologische Druck-Zug-Belastung). Querfriktionen nach Cyriax bei ausgeprägten muskulären Beschwerden.
> - *Gangschulung:* Bei Coxarthrose und Gonarthrose.
> - *Haltungsschulung* (Rückenschule).
> - *Medizinische Trainingstherapie:* Kraft/Ausdauertraining zur Verbesserung von Stabilisationsfähigkeit und Gelenkführung mit 20–50% der Maximalkraft bei hoher Wiederholungszahl bis zu 50 Watt; das Training muß in jedem Fall an die betroffenen Strukturen angepaßt werden. Beispiel: Fahrrad-Ergometrie bei Arthrosen der unteren Extremität: Durchführung täglich 10–30 Minuten mit 60–80 Umdrehungen pro Minute (25–50 Watt). Dabei sollen die Pedalen sowohl nach unten gedrückt, als auch auf der Gegenseite mit der Schlaufe nach oben gezogen werden.

14.1 Arthrose

- **Vorteile der Gruppentherapie:** Zusammenfassung von Patienten mit Arthrose in einer Gruppe („Gelenkgruppe") fördert häufig die Motivation und ermöglicht den Austausch mit anderen Patienten.

Versorgung mit Hilfsmitteln

- Siehe auch Hilfsmittel (S. 27).
- **Gehhilfen:** Einsatz unterstützend sowie bei irreversiblen Schäden der Gelenke. Anleitung zum Gebrauch: Gehstock oder Unterarmstütze werden mit der gegenseitigen Hand geführt und synchron mit dem Fuß der kranken Seite aufgesetzt.
- **Arthrodesestuhl** (Abb. 85): Indiziert z. B. bei Patienten mit Coxarthrose, die nicht operiert werden können, als Hilfsmittel zum Sitzen.
- **Bandagen, Schienen, Schienenhülsen:** Bei Knieinstabilität (Bänderinsuffizienz, „Wackelgelenk").
- **Schuhkorrektur:** Erhöhung des Außen- bzw. Innenrandes in den Schuhen bei Varus- bzw. Valgusstellung.
- **Einlagen:** Korrektur und Ausgleich von Fußdeformitäten (Senk- Platt-Spreizfuß). Zusätzlich sollte gutes Schuhwerk getragen werden!
- **Orthopädische Schuhzurichtung** (Pufferabsatz, Flügelabsatz, Gewölbeabstützung, Abrollsohle): Bei Sprunggelenkveränderungen Ausgleich einer Beinlängendifferenz, falls ≥ 1 cm durch Sohlenerhöhung. Besteht eine Differenz von ≥ 1,5 cm, wird die Korrektur in mehreren Schritten vorgenommen.
- **Sonstige Hilfsmittel:** Hilfsmittel zur Fußpflege, zum Anziehen der Strümpfe und Schuhe (Anziehhilfe, siehe Abb. 84), Schuhlöffel mit verlängertem Griff u. ä. bei Patienten mit schwerer Arthrose.

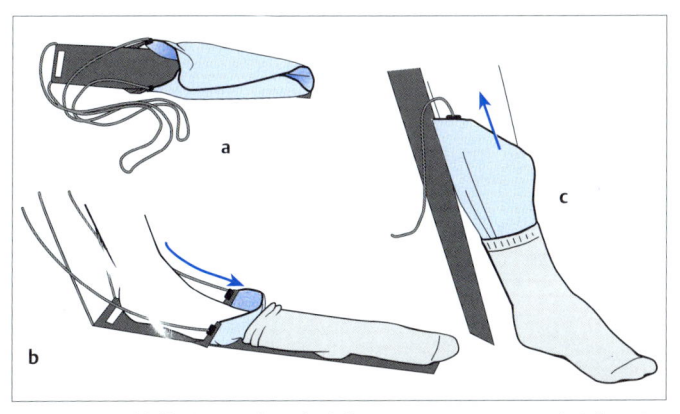

Abb. 84 Anziehhilfe (Strumpfanzieher) für Patienten mit eingeschränkter Beweglichkeit der Hüft- oder Kniegelenke: Der Strumpf wird über die Plastikkappe gestülpt (a), der Fuß gleitet durch Ziehen der Bänder in den Strumpf, bis die Spitze erreicht ist (b); der Anzieher wird dann rückwärts herausgezogen (c)

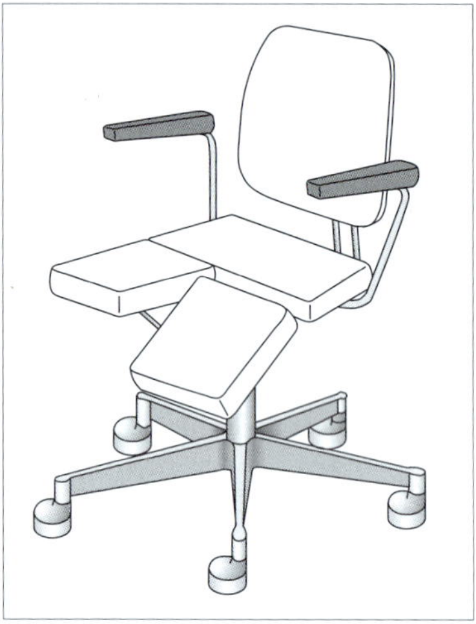

14.1 Arthrose

Abb. 85 Sog. Arthrodesenstuhl für Patienten mit eingeschränkter Beweglichkeit in der Hüfte, z. B. bei fortgeschrittener Coxarthrose

14.2 Periarthropathie des Schultergelenkes

Grundlagen

- **Synonyma:** Periarthropathia humeroscapularis, schmerzhafte Schultersteife, schmerzhaftes Schultersyndrom, Impingement-Syndrom, adhäsive Kapsulitis, frozen shoulder, fibröse Schultersteife.
- **Definition:** Schmerzhafte Bewegungseinschränkung des Schultergelenkes infolge degenerativer oder sekundär entzündlicher Veränderungen der periartikulären bindegewebigen Strukturen; manchmal nach Traumen, meist spontan auftretend.
- **Klinische Formen:** Bewährt hat sich die Einteilung nach Wagenhäuser bzw. die „Klassifikation der Erkrankungen des Bewegungsapparates" (Matthies u.a.):
  - *Periarthropathia humeroscapularis acuta:* Akut auftretende, sehr schmerzhafte Bewegungsstörung. Häufig begleitet von einer akuten Bursitis (mit Kalkeinlagerungen) oder Tendinitis subacromialis, Schmerzen in den Arm ausstrahlend, reflektorische Bewegungseinschränkung der Schulter.
  - *Periarthropathia humeroscapularis chronica* (PHS tendinotica, „Repetitive strain injury-syndrome"): Subakut oder chronisch rezidivierend, häufig nach ungewohnten Belastungen oder monotonen Bewegungen in der Schulter. Typische Erkrankung von Stenotypisten, Bildschirmarbeitern, Programmierern etc., S. 303). Bewegungsabhängige Schmerzen und nächtliche Beschwerden. Betroffen sind die Sehnenansätze des M. supraspinatus, M. biceps, M. deltoideus. Anfangs schmerzreflektorische Bewegungseinschränkung, im weiteren Verlauf erfolgt durch Verkürzung bindegewebiger Strukturen und Adhäsionen eine fibröse Einsteifung. Ausstrahlende Schmerzen (Nacken und Hinterkopf, Arme), häufig vegetative Begleiterscheinungen (Schwindel, Ohrensausen, Kopfschmerzen, Sehstörungen).
  - *Periarthropathia humeroscapularis pseudoparetica* (mit Sehnenruptur): Auftreten posttraumatisch, nach plötzlicher Überlastung. Ursache ist eine Teil- oder komplette Ruptur der Rotatorenmanschette. Anfangs stechende Schmerzen, später Bewegungseinschränkung (aktive Abduktion des Armes nicht möglich). Bei älteren Patienten oft schleichender Verlauf
  - *Periarthropathia humeroscapularis ankylosans* ("frozen shoulder"): Bindegewebige Ummauerung mit Verkürzung bindegewebiger Strukturen des Schultergelenkes als Spätfolge einer Periarthropathia humeroscapularis acuta oder tendinotica, nach Traumen, nach Hemiparese. Aktive und passive Beweglichkeit des Schultergelenkes praktisch aufgehoben. Meist diffuser Schmerz.
- **Differentialdiagnose:**
  - Degenerative Arthropathien des Schulter- oder des Akromioklavikulargelenkes: Verlauf, Röntgenbild.
  - Bakterielle Arthritiden: Fieber, humorale Entzündungszeichen.
  - Omarthritis bei rheumatisch entzündlichen Krankheiten: Rheumaserologie.
  - Malignome (Pancost-Tumor, Metastasen): Schlechter Allgemeinzustand.
  - Polymyalgie rheumatica, Dermatomyositis: Stark erhöhte BSG, CRP.
  - Veränderungen der Halswirbelsäule: Bewegungseinschränkungen der HWS, Myogelosen in diesem Bereich, röntgenologische Veränderungen.
  - Internistische Erkrankungen: Herzinfarkt, Lungenembolie, Cholelithiasis.
  - Entzündliche Erkrankungen (Zoster, Neuro-Borreliose).

14.2 Periarthropathie des Schultergelenkes

Physikalische Therapie

- **Periarthropathia humeroscapularis acuta:**
  - *Medikamentöse Behandlung:*
    - Analgetika, nicht-steroidale Antirheumatika, z. B. Diclofenac.
    - Bei akuter subacromialen Bursitis lokale Injektion einer Kortikoid-Kristallsuspension, z. B. Volon A 40.
    - Salbenverband mit Diclofenac-Gel, z. B. über Nacht einwirken lassen.
  - *Lagerung:* In 60° Abduktion (Ruhigstellung nur kurzzeitig, cave: Schonhaltung der Schulter und Einsteifung!).
  - *Kältebehandlung* (S. 44): Eiswickel 2–3 stündlich.
  - *Elektrotherapie* (S. 60):
    - Diadynamische Ströme (S. 61): Anwendung bei umschriebenen Schmerzen. 2–3× täglich Kathode über der schmerzhaftesten Stelle anlegen, CP 2× 3 Minuten, DF 3 Minuten.
    - Interferenzstrom (S. 63): Anwendung bei diffusen, nicht genau lokalisierbaren Schmerzen.
  - *Akupunktur:* Wie bei Periarthropathia humeroscapularis tendinotica (s. u.).
  - *Krankengymnastische Techniken:* Anfangs sind nur passive Maßnahmen möglich; sobald die akuten Beschwerden abklingen, wie bei Periarthropathia humeroscapularis tendinotica (s. u.).
- **Periarthropathia humeroscapularis tendinotica:** Die physikalische Behandlung ist aussichtsreich, erfordert aber eine längere (mehrere Monate) konsequente Durchführung.
  - *Medikamentöse Behandlung:* Salbenverband mit Diclofenac-Gel, z. B. über Nacht einwirken lassen.
  - *Manuelle Therapie* (S. 86): Durchführung bei „Kapselmuster" (Bewegungseinschränkung von Außenrotation/Abduktion/Innenrotation im Verhältnis von 3/2/1). Vorsichtige Schultermobilisation mit Querfriktionen nach Cyriax (S. 120) unter Mitbehandlung der paravertebralen Muskulatur der HWS (Abb. 86).
  - *Wärmebehandlung* (S. 40): Durchführung im Anschluß an die manuelle Therapie mit Peloiden (Moor, Fango).
  - *Ultraphonophorese* (S. 68): Diclofenac-Gel als Kontaktmedium.
  - *Elektrotherapie* (S. 60):
    - Diadynamische Ströme (S. 61): Anwendung bei umschriebenen Schmerzen. 2–3× täglich Kathode über der schmerzhaftesten Stelle anlegen, CP 2× 3 Minuten, DF 3 Minuten.
    - Ultrareizstrom (S. 61): Anwendung bei diffusen, nicht genau lokalisierbaren Schmerzen.
    - Iontophorese (S. 60): Diclofenac-Gel als Kontaktmedium.
  - *Akupunktur* (S. 157): Bewährt bei akuten Beschwerden; oft werden im Anschluß daran andere physikalische Maßnahmen wieder wirksam:
    - Lokalpunkte: Ventrale Schulter Dickdarm 15, dorsale Schulter Dünndarm 10, 11, 13; Dreifacherwärmer 14.
    - Fernpunkte: Am Unterschenkel Magen 38, retromolar (am Oberkiefer hinter dem Weisheitszahn), am Ohr in der Helixrinne; Yamamoto: zwei Finger median am Haaransatz.

14.2 Periarthropathie des Schultergelenkes

- *Krankengymnastische Techniken* (S. 94):
  - Aktives und passives Durchbewegen, z. B. im Bewegungsbad.
  - Vorsichtige Dehnung verkürzter Muskulatur, Dekontraktionen.
  - Manipulativmassage nach Terrier.
  - Behandlung unter Entlastung, z. B. im Schlingentisch (S. 150).
  - Schulung der aufrechten Haltung (Rückenschule, S. 147).
  - Entspannungstechniken, v. a. progressive Relaxation (S. 164).
- *Ergonomie am Arbeitsplatz* (S. 303): Bei Bürotätigkeit optimaler Arbeitsstuhl, Schrägstellen der Tastatur, optimale Höhe des Bildschirmes, Ablage für den betroffenen Arm.
- *Leichter Sport:* z. B. Schwimmen, Gehen, Wandern, Skilanglauf.

▶ **Periarthropathia humeroscapularis pseudopareticia:** Bei kompletter Ruptur ist häufig eine operative Versorgung notwendig; postoperativ intensive, langdauernde Nachbehandlung. Behandlung zur Operationsvorbereitung bzw. bei Patienten, die nicht operiert werden können oder wollen:
- *Medikamentöse Behandlung:*
  - Analgetika, nicht-steroidale Antirheumatika, z. B. Diclofenac (3× 25 – 50 mg/Tag).
  - Salbenverband z. B. mit Voltaren-Emulgel, über Nacht einwirken lassen.
- *Lagerung:* In 60° Abduktion (nur kurzzeitig, cave: Schonhaltung der Schulter und Einsteifung!).
- *Kältebehandlung* (S. 44): Eiswickel 2 – 3 stündlich.
- *Elektrotherapie* (S. 60):
  - Diadynamische Ströme (S. 61): Anwendung bei umschriebenen Schmerzen. 2 – 3× täglich Kathode über der schmerzhaftesten Stelle anlegen, CP 2× 3 Minuten, DF 3 Minuten.
  - Interferenzstrom (S. 63): Anwendung bei diffusen, nicht genau lokalisierbaren Schmerzen.
- *Akupunktur:* Wie bei Periarthropathia humeroscapularis tendinotica (s. o.).
- *Krankengymnastische Techniken:* Wie bei Periarthropathia humeroscapularis tendinotica (s. o.). Bei inoperablen Patienten intensive krankengymnastische Behandlung, um eine Einsteifung zu verhindern und die verbliebenen Funktionen zu erhalten. Koordinationsschulung; evtl. Versorgung mit Hilfsmitteln.

▶ **Periarthropathia humeroscapularis ancylosans** (frozen shoulder): Konsequente Behandlung über Monate erforderlich. *Beachte:* Im Hinblick auf die zugrunde liegende Pathologie (s. o.) ist eine Mobilisation in Narkose nicht aussichtsreich! Vorsicht mit wiederholten intraartikulären oder periartikulären Injektionen. Gefahr von Sehnenrupturen nach Kortisonapplikation!
- *Manuelle Therapie* (S. 86): Vorsichtige Schultermobilisation mit Querfriktionen nach Cyriax (S. 120) unter Mitbehandlung der paravertebralen Muskulatur der HWS. Mobilisation des zerviko-thorakalen Übergangs, besonders der Segmente C8 –Th4, zur Dämpfung des Sympathikotonus.
- *Massagebehandlung* (S. 78): Durchführung im Bereich der Halswirbelsäule (Massage der Schulter vermeiden, eher schädlich).
- *Wärmebehandlung* (S. 40): Durchführung im Anschluß an die manuelle Therapie/Massagebehandlung mit Peloiden (Moor, Fango).

14.2 Periarthropathie des Schultergelenkes

- *Krankengymnastische Techniken* (S. 94):
  - Aktives und passives Durchbewegen aller Gelenke des Körpers, z. B.
  - Systematischer Aufbau der Muskulatur, Dekontraktionen.
  - Behandlung unter weitgehender Entlastung, z. B. im Schlingentisch (S. 150) oder im Bewegungsbad (S. 107).
  - Schulung der aufrechten Haltung (Rückenschule, S. 147).
  - PNF (S. 143), hubfreie Mobilisation der Wirbelsäule.
- Beim Vorliegen trophischer Störungen der Hand Kohlensäurebad (S. 33) 2× täglich 20 Minuten (Mitbehandlung der gesunden Seite, um die konsensuelle Reaktion zu nutzen) und manuelle Lymphdrainage (S. 74) zur Senkung des erhöhten Sympathikotonus.

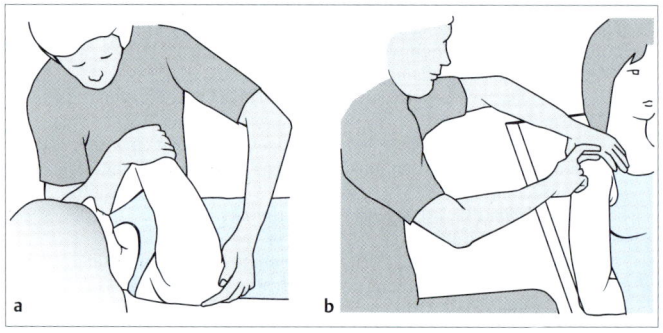

Abb. 86 Behandlung nach Cyriax bei Insertionstendopathie des M. supraspinatus: eine Dehnung (a) wird mit Querfriktionen des Muskels (b) kombiniert

14.3 Epikondylopathie

Grundlagen

- **Synonyma:** Epicondylitis humeri, Tennisellenbogen.
- **Definition:** Tendoperiostose am Epicondylus radialis humeri infolge chronischer Überlastung (wiederholte, gleichförmige Bewegungen) der langen Handgelenkstrecker. „Tennisellenbogen", häufig bei Personen, die ständig in mangelhafter Haltung die gleichen Tätigkeiten ausführen, z.B. am Bildschirmarbeitsplatz, in der Küche, an der Ladenkasse. Seltener ulnar infolge Überbeanspruchung der langen Handgelenkbeuger („Golferellenbogen").
- **Symptomatik:** Schmerzen anfangs bei Belastung (Händeschütteln, Heben schwerer Gegenstände, gleichförmige, monotone Bewegungen und Tätigkeiten), später Dauerschmerz auch in Ruhe. Druckschmerz im Bereich der Epikondylen, vor allem bei Dorsalextension der Hand und Pronation.
- **Diagnostik:**
  - *Anamnese, körperliche Untersuchung:* Typische Symptomatik; wichtig ist eine genaue Lokalisation der Läsionsstelle! Bei Kompressionssyndrom des N. radialis (s.u.) Schwäche und Atrophie der Extensoren.
  - *Röntgenuntersuchung:* (Selten) prominenter Epicondylus humeri.
  - *EMG:* Verlängerte Nervenleitgeschwindigkeit des N. radialis bei Auftreten eines Kompressionssyndroms beim Eintritt in den M. supinator (5 cm distal des Epicondylus).
- **Differentialdiagnose:**
  - HWS-Syndrom mit Zervikobrachialgie (S. 300).
  - Thoracic outlet-Syndrom (Scalenussyndrom, S. 297).
  - Osteochondrosis dissecans am Capitulum humeri und Radiusköpfchen; posttraumatische Zustände nach intraartikulären Frakturen.
  - Paraartikuläre Ossifikationen: Ggf. bei Patienten mit Z. n. Schädelhirntrauma und/oder Polytrauma.
- **Therapie:**
  - *Allgemeine Maßnahmen:* Aufklärung und Beseitigung der Ursache, z.B. bei Bildschirmarbeitsplatz ergonomische Beratung (Arbeitsstuhl? Höhe des Arbeitsplatzes? Auflagemöglichkeit für die Arme? Zugluft? Möglichkeiten der Entspannung?). Beim Sport Verbesserung der Technik, evtl. Ausweichen auf andere Sportarten.
  - *Physikalische Therapie* (s.u.): Da das Krankheitsbild außerordentlich hartnäckig und therapieresistent sein kann, ist eine gewisse Polypragmasie nicht vermeidbar. Die Erfolgsaussichten einer konsequenten physikalischen Behandlung sind hoch.
  - *Konservative orthopädische Therapie:* Exakte Ruhigstellung für 2–3 Wochen mit volarer Gipsschiene oder Tape-Verband, Analgetika, Antiphlogistika.
  - *Operative orthopädische Therapie:* Nur als letzter Ausweg, schlechte Spätergebnisse! Ablösen der Muskelursprünge und Durchtrennen der schmerzleitenden Fasern des N. cutaneus med. antebrachii.

Physikalische Therapie

- **Ziele und Ansatzpunkte:**
  - Reduktion der Schmerzen.
  - Beseitigung des chronischen Reizzustandes am Muskel/Sehnenansatz.
  - Wiederherstellung der Beweglichkeit.

14.3 Epikondylopathie

- **Therapie im akuten Stadium:**
  - *Therapeutische Lokalanästhesie* (S. 174): Lokale Infiltration des Sehnenansatzes mit Lokalanästhetikum, evtl. 1–2× mit wasserlöslichem Glukokortikoid, z. B. Volon A 40 mg. Cave: Zu häufige Infiltrationsbehandlung, Gefahr der lokalen Nekrosen und Hautatrophie!
  - *Kryotherapie* (S. 44): Lokale Eisbehandlung, Durchführung mehrmals täglich durch den Patienten selbst.
  - *Elektrotherapie* (S. 60): Diadynamische Ströme, Ultrareizstrom.
  - *Akupunktur:*
    - Lokalpunkte: Radial Dickdarm 10, 11, 12; ulnar Dünndarm 8, 9, 10, 11.
    - Fernpunkte: Dünndarm 3/4 (Zone), Dickdarm 4; Nadelung am 3. und 4. Finger homolateral an der Außenseite bringt oft schlagartige Besserung (nach Siener).
  - *Krankengymnastische Techniken:*
    - Aktives Durchbewegen der benachbarten Gelenke.
    - Manuelle Mobilisation C8–Th 4 (Sympathicusdämpfung).
- **Therapie im subakuten und chronischen Stadium:**
  - *Elektrotherapie:*
    - Diadynamische Ströme, (S. 61): Elektroden radial und ulnar anlegen, CP jeweils 4 Minuten, dann Polwechsel, abschließend DF 3 Minuten, wobei die Kathode an der schmerzhaftesten Stelle plaziert wird.
    - Galvanisation, Iontophorese (S. 60): Voltaren-Emulgel oder Rheumongel.
    - Diathermie (Kurzwelle, S. 64).
  - *Ultraphonophorese* (S. 68): Ultraschallbehandlung unter Verwendung von Salben, z,B. Voltaren-Emulgel, Rheumongel, Traumongel. Anfangs 5 Minuten mit 0,5 Watt/cm^2, bei guter Verträglichkeit steigern auf 15–20 Minuten.
  - *Massagebehandlung:* Lockerungsmassagen HWS und Schulter, vorsichtige manuelle Extension der HWS; Mobilisation des Schultergürtels. Beachte: Immer Mitbehandlung der HWS und BWS!
  - *Akupunktur:* Akupunkturpunkte s.o. Hiermit kann auch bei chronischer Epicondylitis (vorübergehende) völlige Schmerzfreiheit erreicht werden; gelegentlich werden im Anschluß an die Akupunkturbehandlung physikalische Maßnahmen wieder wirksam.
  - *Manuelle Techniken* (S. 86): Vorsichtige Querfriktionen nach Cyriax und Dehnungen der Muskulatur des Ellbogens (Ansatz des M. extensor carpi radialis brevis am häufigsten betroffen, M. extensor carpi radialis longus). Dekontraktion der Handflexoren. Durchführung 1–2× täglich für 10–15 Minuten. Nach der Behandlung kurzzeitige Eisanwendung und Längsdehnung des Muskels (Abb. 87). Eine Besserung des Zustandes ist nach 6–8 Behandlungen zu erwarten, andernfalls wird die Behandlung abgebrochen.
  - *Wärmetherapie* (S. 40): Wärmepackungen, heiße Rolle.
  - *Krankengymnastische Techniken* (S. 94):
    - Aktiv endgradige Bewegungen für Schulter-, Ellenbogen-, Hand-, und Fingergelenke.
    - Durchbewegen des ganzen Körpers, z. B. im Bewegungsbad (S. 107).
    - Schulung der aufrechten Körperhaltung (Rückenschule, S. 147).

14.3 Epikondylopathie

- Selbstbehandlungsprogramm: Um einen Mobilisationserfolg zu erreichen, ist einmalige tägliche Krankengymnastik nicht ausreichend; daher bekommt der Patienten ein Programm zur Selbstbehandlung, das 2stündlich 10–20 endgradige („end-of-range-) Bewegungen in die eingeschränkte Bewegungsrichtung ohne deutliche Schmerzprovokation vorsieht.

▶ **Postoperative physikalische Therapie:** (z.B. Operation nach Hohmann: operative Einkerbung der Sehnenplatte der erkrankten Muskeln, eventuell kombiniert mit sensibler Denervierung nach Wilhelm).
  - Postoperative Ruhigstellung für etwa 8 Tage in Gipsschale.
  - Hochlagerung des Armes, Lymphdrainage zur Entstauung.
  - Durchbewegen der Schulter und des Handgelenkes; statische und dynamische Muskelarbeit der nicht-betroffenen Muskulatur.
  - Bei Belastungsstabilität Mobilisation, aktive Muskeldehnungen, manuelle Therapie (Traktions- und Gleitmobilisation), Widerstandsübungen.
  - Nach der Ruhigstellung Mobilisation von Ellbogen und Handgelenk.

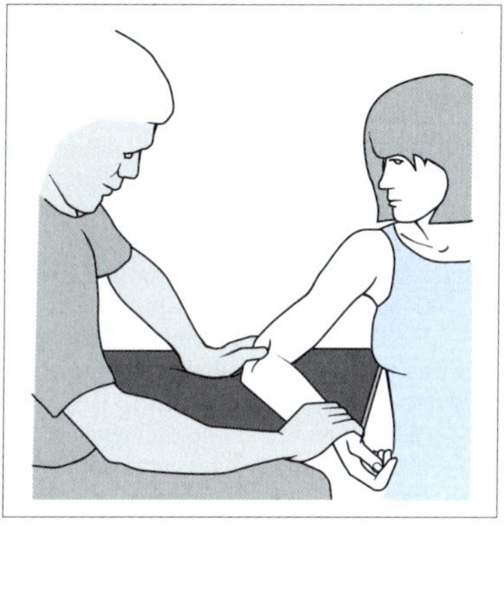

Abb. 87 Querfriktionen am Ursprung des M. extensor carpi radialis longus

14.4 Kompressionsyndrome

Karpaltunnelsyndrom

- **Definition:** Distale Medianuskompression durch Volumenzunahme im Karpaltunnel oder traumatisch bedingte Verformung der knöchernen Tunnelbausteine.
- **Häufigkeit:** Häufigste periphere Nervenkompression, verursacht die Hälfte aller Brachialgien.
- **Prädisponierende Faktoren:** rheumatoide Arthritis, Diabetes mellitus, chronische Niereninsuffizienz, Gicht, Amyloidose, hormonelle Störungen, posttraumatisch (vor allem nach distalen Radiusfrakturen); in den meisten Fällen jedoch keine Ursache zu finden („idiopathisch").
- **Symptomatik/Stadieneinteilung:**
  - *Stadium I:* Nächtliche Parästhesien, Schwellungsgefühl, brennende oder elektrisierende Schmerzen in Arm und Hand.
  - *Stadium II:* Sensible Ausfälle des N. medianus am 1.–4. Finger, Paresen und Atrophien des Thenarmuskels.
  - *Stadium III:* Trophische Störungen, Kältegefühl, Hautverfärbung.
- **Diagnostik:**
  - *Klinische Untersuchung:* Hypästhesie im Versorgungsgebiet des N. medianus, Paresen/Atrophien der Mm. opponens pollicis, abductor pollicis oder flexor pollicis brevis. Positiver Dorsalextensionstest der Hand, Hoffman-Tinelsches Zeichen (Beklopfen des Nerven eben proximal der Handgelenk-Beugefalte führt zu einem Elektrisieren bis in die medianusinnervierten Finger).
  - *Neurophysiologische Untersuchung:* Distale motorische Latenz zum M. abductor pollicis brevis verlängert (normal < 4,5 ms).
  - *Sensible Nervenleitgeschwindigkeit:* Verminderung zwischen Handgelenk und den Fingern I, II oder III (normal 40 ms, pathologisch deutliche Differenz zur Gegenseite).
  - *EMG:* Akute oder chronische Denervierung der Thenarmuskeln.
- **Konservative/Physikalische Therapie:** Nur in Frühfällen und bei Kontraindikation gegen operativen Eingriff:
  - Ruhigstellung mit Nachtschiene.
  - Auftragen und Einmassieren von Voltaren Emulgel.
  - Ultraschall mit Voltarengel als Kontaktmedium (Ultraphonophorese, S. 68) oder Iontophorese (S. 60).
  - Versuch mit lokaler Steroidinjektion, z. B. Volon A 40 (nicht zu oft wiederholen, Nekrosegefahr!).
  - Aufklärung des Patienten, daß die konservative Therapie keine Alternative zur Operation darstellt!
- **Operative Therapie:** Aussichtsreich sind die Verfahren der offenen oder endoskopischen Durchtrennung des Retinaculum Mm. flexorum (Ligamentum carpi radialis). Vorteile des endoskopischen Vorgehens: Kleine, kaum sichtbare Stichinzision; Hand kann früher wieder geübt werden; gute Spätergebnisse. Nachteile: Keine Neurolyse und keine Synovektomie möglich. Bei ausgeprägtem Befund (posttraumatisches CTS, Rezidiv, ossäre Veränderungen) nur offene Operation.

14.4 Kompressionsyndrome

Kompressionsyndrom des Nervus ulnaris

- **Definition:** Kompression des N. ulnaris infolge chronischer Luxation oder Subluxation aus dem Sulcus ulnaris.
- **Ursachen:** Posttraumatisch, Bildung eines muskulären Septums, Osteophyten (häufigste Ursache).
- **Symptome:** Druckschmerz, motorische und sensible Ausfälle, Atrophie der kleinen Handmuskeln, Nervenleitgeschwindigkeit herabgesetzt.
- **Differentialdiagnose:** HWS-Syndrom, Polyneuropathie, Syringomyelie, Mononeuritis.
- **Konservative/Physikalische Therapie:** Nur bei absoluter Kontraindikation gegen Operation:
  - Lokalbehandlung mit niederfrequenten Strömen, Iontophorese (S. 60).
  - Ultraschall mit Voltaren-Emulgel als Kontaktmedium (Ultraphonophorese, S. 68).
  - Versuch mit lokaler Steroidinjektion, z. B. Volon A 40 (nicht zu oft wiederholen, Nekrosegefahr!).
  - Aufklärung des Patienten, daß die konservative Therapie keine Alternative zur Operation darstellt!
- **Operative Therapie:** Therapie der Wahl ist die Neurolyse und Verlagerung des N. ulnaris vor den Epicondylus humeri.

Thoracic outlet-Syndrom

- **Definition:** Kompression des Gefäß-Nervenstrangs im Bereich der oberen Thoraxapertur. In der überwiegenden Zahl der Fälle klinische Erscheinungen infolge Nervenkompression (90 %), klinisch relevante Gefäßkompression seltener.
- **Ursachen:**
  - Anatomisch bedingte Engstellen der Mm. scaleni und Halsrippe (Plexus und Gefäße treten durch 3 anatomische Engen: Skalenuslücke, kostoklavikuläre Lücke und Engstelle zwischen Processus coracoides und M. pectoralis minor = *Hyperabduktionssyndrom*):
  - Hypertrophie der Halsmuskulatur durch falsche Atmung nach chronischen Atemwegerkrankungen.
  - Sekundär nach Periarthropathia humeroscapularis, Erkrankungen des Acromioklaviculargelenkes und des Sternoklavikulargelenkes.
  - HWS-Syndrom, Z. n. Schleudertrauma der HWS, Z. n. Klavikulafraktur.
  - Hängende Schultern bei Haltungsinsuffizienz.
  - Hypertrophie der Brust.
- **Symptome:** Schmerzen beim Tragen mit herabhängendem Arm mit Ausstrahlen in die ulnare Vorderarm- und Handseite. Sensibilitätsstörungen der Finger IV und V; in schweren Fällen Atrophie der kleinen Handmuskeln.
- **Diagnostik:**
  - *Körperliche Untersuchung:*
    - HWS, BWS, Schultergürtel.
    - Druckschmerzen an den Ansatzpunkten der Mm. scaleni bzw. M. pectoralis minor.
    - Adsontest: Schmerzen in Unterarm und Hand sowie Verschwinden des Radialispulses beim tiefen Einatmen, Herabziehen der Schulter und Drehen des Kopfes nach oben außen (vgl. Abb. 88 a). Vorkommen auch beim Gesunden!

14.4 Kompressionsyndrome

– *Bildgebende Verfahren:* Ausschluß eines raumfordernden Prozesses im Bereich der oberen Thoraxapertur (Pancoasttumor, Metastasen): Röntgenbild (Halsrippe? Tumor?) notfalls Computertomographie; selten Gefäßdarstellung (digitale Subtraktionsangiographie) notwendig. Ultraschalluntersuchung der Weichteile.

▶ **Konservative/Physikalische Therapie:**
  – Lockerungsmassagen (S. 78), Wärmepackungen (S. 40) der HWS und Schultern.
  – Mobilisation des zervikothorakalen Übergangs in Extension und Rotation.
  – Dekontraktionen verkürzter Muskulatur, z. B. Dehnung der Mm. scaleni (nach vorausgegangener Wärmebehandlung) mit Drehung und Extension der HWS zur entgegengesetzten Seite (Abb. 88).
  – Bei Hyperabduktionssyndrom nach vorheriger Wärmepackung Dehnung des M. pectoralis minor (Abb. 88).
  – Schulung der aufrechten Körperhaltung (Brügger, S. 114).
  – Patientenselbstbehandlung.

▶ **Operative Therapie:** Nur bei eindeutigem Befund, z. B. Halsrippe, in Fehlstellung verheilter Klavikulafraktur. Schlechte Operationsergebnisse nach probatorischer Resektion der 1. Rippe oder Tenotomie des M. scalenus.

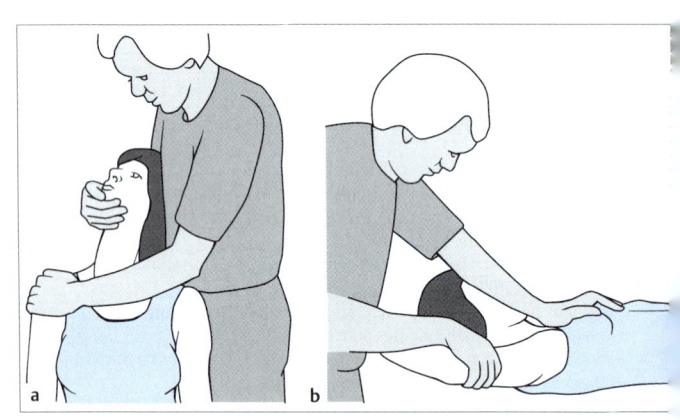

Abb. 88 Statische Dehnung der Mm. scaleni (a) sowie des M. pectoralis minor (b)

14.5 Zervikalsyndrom; Zervikobrachialsyndrom

Zervikalsyndrom, Grundlagen

- **Definition:** Von der Halswirbelsäule ausgehendes Schmerzsyndrom mit ausstrahlenden Beschwerden in den Kopf, die Schultern, die Arme mit oder ohne Bewegungseinschränkungen der HWS, häufig begleitet von vegetativen Erscheinungen.
- **Häufigkeit:** Nach Kreuzschmerzen sind Nacken-, Schulter- und Armschmerzen die häufigsten Beschwerden des Bewegungsapparates in der Allgemeinpraxis.
- **Symptomatik:**
  - Schmerzen im Nacken, ausstrahlend in Hinterkopf, Schultern und Arme.
  - Bewegungseinschränkung der HWS.
  - Kopfschmerzen, Schwindel, Sehstörungen.

Repetitive Strain Injury-Syndrom

- **Synonyma:** Overuse-Syndrome, Repetitive motion disorder, berufsbedingtes Zervikobrachial-Syndrom, „Elektronikzeitalter-Syndrom".
- **Definition:** Berufsbedingtes Zervikobrachial-Syndrom. Symptomenkomplex, der bei monotoner, einseitiger Körperhaltung auftreten kann. In der Arbeitsmedizin innerhalb der letzten Jahre zunehmend aktuell geworden.
- **Vorkommen, Häufigkeit:**
  - Datenverarbeiter (22%).
  - Parlaments-, Gerichtsreporter (21%).
  - Am Scanner arbeitende Personen (20%).
  - Textverarbeiter (19%).
  - Stenotypisten (17%).
  - Sekretär/innen (11%).
- **Ursachen:**
  - Statische Muskelarbeit bei Körperhaltung mit erhobenen Armen.
  - Muskelarbeit unter ungünstiger Körperhaltung.
  - Ungünstige Arbeitsbedingungen (z.B. Unterkühlung des Nackens durch Zug, kalte Lüftung u.ä.)
  - Mentaler Streß, soziale Spannungen (Leistungsdruck, psychische Überlastung).

Diagnostik

- **Anamnese:**
  - *Allgemeine Anamnese:*
    - Vorausgegangene Krankheiten? Unfälle? Komplexe HWS-Distorsion?
    - Vorausgegangene Operationen?
    - Rheumatische Erkrankungen (rheumatoide Arthritis; Polymyalgia rheumatica)?
    - Malignome (Wirbelsäulen-Metastasierung nach Prostata-Ca oder Mamma-Ca; Pancoast-Tumor)?
    - Neurologische Erkrankungen (s.u.)?
  - *Spezielle Anamnese:*
    - Beginn der Beschwerden: Im Nacken? Schleichendes Auftreten? Nächtliche Schmerzen? Morgendliches Auftreten mit Bewegungseinschränkungen des Kopfes (Hinweis auf Spondylose/Spondylarthrose)? Schubweises Auftreten? Plötzlicher Beginn (Hinweis auf Diskusprolaps)? Konstanter, langsam zunehmender Schmerz (Hinweis auf Tumor)?

14.5 Zervikalsyndrom; Zervikobrachialsyndrom

- Austrahlen der Schmerzen: In den Kopf? In die Schulter? In die Arme? Plötzliches Ausstrahlen in den Arm (Diskusprolaps) oder allmähliche Brachialgien (degenerative Veränderungen)? Radikuläre Erscheinungen im Arm? Können die Schmerzen mit dem Finger angezeigt werden (lokalisiert, segmental) oder mit der ganzen Hand (diffus)? Strahlen die Schmerzen immer aus? Sind die Schmerzen bei Kopfbewegungen, Heben, Husten, Niesen, Pressen stärker?
- Bestehen Mißempfindungen (Kribbeln, Einschlafen der Finger) in der Schulter? Im Arm? In den Händen? In den Fingern?
- Schwächegefühl oder Lähmungen in Schulter oder Arm? Beeinträchtigung der Fingergeschicklichkeit? Hinweise auf Karpaltunnelsyndrom?
- Müdigkeit und Schwere in den Beinen? Miktionsbeschwerden? Sensibilitätsstörungen am Rumpf oder den Beinen (Zervikale Myeolopathie)?
- *Berufliche Anamnese:* Zusammenhang mit der Tätigkeit? Arbeitshaltung?
- *Psychische Anamnese:* Wie werden die Beschwerden vorgetragen (klar, geordnet, sachlich, übertrieben)? Ist der Patient ausgeglichen, ängstlich, depressiv?

▶ **Körperliche Untersuchung,** (siehe auch S. 4):
- *Inspektion:* Allgemeiner Eindruck? Körperhaltung? Wie geht, sitzt der Patient, wie steht er auf? Wie zieht er sich aus?
- *Palpation:* Verspannungen der Nacken-, Hals- und Schultermukulatur? Vergrößerte Lymphknoten? Sorgfältige Palpation der Supraklavikulargruben (Tumor?).
- *Inspektion und Prüfung der Beweglichkeit des Kopfes:* Vorwärts- und Rückwärtsbeugung? Rotation, Seitneigung beidseits? Jeweils Seitenvergleich! Treten bei einer Bewegung Beschwerden auf?
- *Inspektion und Prüfung der Muskelkraft gegen Widerstand:* Bei starken Schmerzen oft nicht möglich bzw. nicht verläßlich! Muskelatrophien? Scapula alata? Zentrale, radikuläre oder periphere Parese?
- *Prüfung des Muskeltonus:* Spastik? Rigor? Muskelhypotonie (Hinweis auf Wurzel-, Plexus- oder periphere Nervenläsion)? Faszikulationen (Hinweis auf Vorderhornerkrankungen)?
- *Prüfung der Muskeleigenreflexe* (in Rückenlage): Bizeps- (C5), Triceps- (C7) Radiusperiostreflex (C6).
- *Prüfung von Sensibilität, Berührungs- und Schmerzempfinden, Temperatur-, Vibrations- und Lageempfinden:* Radikulär oder peripher zuzuordnende Gefühlsstörung?
- *Provokationstests:* Druckdolenz der Dornfortsätze, der paravertebralen Muskulatur, der Nervenaustrittspunkte am Hinterhaupt? Schmerzen bei Kompression der HWS?
- Untersuchung der aktiven und passiven Beweglichkeit des Schultergelenkes
- Pulse der oberen Extremität, Blutdruckmessung an beiden Armen (Kompressionsyndrom?), Hautfarbe? Trophische Störungen? (Hinweise auf sympathische Reflexdystrophie).
- Allgemeinuntersuchung anderer Organsysteme (Kopf, Hirnnerven, Lunge Herz).

▶ **Technische Untersuchungen:**
- *Laboruntersuchung:* Blutbild, Senkung, CRP; alkalische Phosphatase, Elektrophorese, Rheumaserologie.

14.5 Zervikalsyndrom; Zervikobrachialsyndrom

- *Nativröntgenuntersuchung:*
  - HWS frontal und sagittal (a.p.).
  - Funktionsaufnahmen: Maximales Vor- bzw. Rückwärtsbeugen.
  - Evtl. Schrägaufnahmen zur Beurteilung der Foramina vertebralia.
- *Computertomographie:* Bei radikulären Beschwerden, Verdacht auf Pancoast-Tumor.
- *Kernspintomographie:* Verdacht auf Veränderungen am Myelon. Bei radikulären Erscheinungen.
- *Myelographie:* Indikation heute selten; nur bei diagnostisch unklaren Fällen, Verdacht auf Spinalstenose (evtl. Myeolo-CT).
- *Hirngefäßdoppler, Duplexsonographie:* Bei Verdacht auf Gefäßprozesse.
- *Liquordiagnostik:* Verdacht auf Radikulitis (z. B. Borreliose).

Neurologische Differentialdiagnose
- Radikulopathie: Spondylogen/Knöchern; Diskusprolaps, Spinalstenose.
- Radikulitis: Borreliose, Virusinfektion, z. B. Herpes Zoster.
- Kollagenosen.
- Neuralgische Schulteramyotrophie.
- Plexusneuritis: Heftigste Schmerzen.
- Prozeß im Bereich des Halsmarks: Syringomyelie, multiple Sklerose, Blutung, spinaler Abszeß, Dissektion von Vertebralis oder Carotis.
- Schlaganfall: Thalamusschmerz (Halbseitenschmerz).

Operationsindikationen
- **Dringliche Operationsindikation:** Großer Diskusprolaps, v.a. mit Sequester, bei funktionellen motorischen Ausfällen (S. 355).
- **Relative Operationsindikation:** Spinalkanalstenose.
- Bei nachgewiesenem Diskusprolaps ohne neurologische Ausfälle konservativer Therapieversuch für 3–4 Wochen (enge Absprache mit dem Neurochirurgen); wenn erfolglos Operation.
- Keine Operation bei unklarem Befund oder bei psychosomatischem Krankheitsbild.

Konservative/Physikalische Therapie
- **Indikationen:**
  - Degenerative HWS-Veränderungen.
  - Diskusprotrusion, Diskusprolaps ohne dringliche Operationsindikation.
  - Spinalstenose ohne zwingende Operationsindikation.
  - Kontraindikationen für einen Eingriff.
- **Ziele und Ansatzpunkte:**
  - Reduktion der Schmerzen.
  - Beseitigung der muskulären Verspannungen.
  - Wiederherstellung der Beweglichkeit der HWS.
- **Wärmebehandlung** (S. 40):
  - *Wärmepackung:* Fango-, Moorpackung, Heusack.
  - *Heiße Rolle:* Vor jeder krankengymnastischen Anwendung.
  - *Hydrogalvanische Anwendungen* (*Stangerbad*, S. 35): Versuch bei akuten Beschwerden. Gute Lagerung in der Wanne (ohne Abknicken der HWS) beachten!

14.5 Zervikalsyndrom; Zervikobrachialsyndrom

- **Hilfsmittel** (S. 27): Anpassen einer Krawatte (Henßge-Kragen), bei akuten Beschwerden. Die Krawatte soll vor allem auch nachts getragen werden (beugt unkontrollierten Bewegungen vor).
- **Massagebehandlung** (S. 78): Lockerungsmassage der Nacken- und Schultermuskulatur.
- **Manuelle Therapie** (S. 86): Bei „Blockierungen" nur bei exakter Diagnose; es sollte ein aktuelles Röntgenbild vorliegen. Eine manuelle Therapie aufs Geratewohl („Einrenken der HWS") ist ein ärtzlicher Kunstfehler!
- **Extensionsbehandlung:** Extension der HWS nur bei exakter Diagnose und Vorliegen eines Röntgenbildes der HWS! Ausschluß etwaiger Kontraindikationen! (Äußerste Vorsicht bei Verdacht auf Gefäßprozesse der HWS!)
- **Therapeutische Lokalanästhesie** (S. 174): Injektionen an den Muskelansätzen.
- **Akupunktur** (S. 159):
  - *Lokalpunkte:* Leber 14 (7. Halswirbel), Galle 20, 21. Dreierwärmer 15, Blase 10; von vorne am Jugulum Konzeption 21, 22.
  - *Fernpunkte:* Dünndarm 3 (an der Hand), Lunge 7, Blase 60 (am Fuß).
- **Elektrotherapie** (S. 60):
  - *Diadynamische Ströme, Ultrareizstrom:* Bei umschriebenen Schmerzen.
  - *Interferenzstrom:* Bei diffusen Schmerzen, vor allem an der Schulter.
  - *Mittelfrequenzstrom:* Bei im Vordergrund stehender Muskelverspannung.
  - *Transkutane elektrische Nervenstimulation* (TENS, S. 65): Anlage der Elektroden an den schmerzhaften Punkten; bei diffusen Schmerzen an Triggerpunkten beidseits paravertebral. Durchführung 2 – 3× täglich für 20 – 30 Minuten; bei gutem Ansprechen auch über längere Zeiträume (z. B. über Nacht).
- **Krankengymnastische Techniken:**
  - *Günstige Lagerung:* Versuch mit sogenanntem „Witschiekissen".
  - *Aktive Dehnungen der HWS-Muskulatur:* M. trapezius, Mm. scaleni, HWS-Extensoren, M. pectoralis major.
  - *Statische Kräftigung:* Alle Muskeln, die die HWS- und Kopfstellung bewirken. Üben der Kopfbewegungen, evtl. unter Traktion.
  - *Haltungsschulung* (S. 147): Aufrechte Haltung im Sitzen (Becken nach vorne gekippt, Brustkorb aufrecht, Sternum nach vorne oben „bewegen". Nacken strecken [Doppelkinn]; großer Schulter-Ohr-Abstand, Arme hängen seitlich neben dem Körper, Schulterblätter nicht hochziehen, Abb. 89), Stand, Gehen, im Alltagsverhalten.
  - *Rückenschulung* (S. 147):
    - Beratung am Arbeitsplatz (Abb. 89) Optimaler rückengerechter Stuhl, dynamisches Sitzen, aufrechte (keine starre) Sitzhaltung, Höhe des Arbeitstisches (Arbeitsfläche leicht geneigt), Auflage für die Arme. Stellung des Bildschirms (Mitte des Bildschirmes in Augenhöhe).
    - Anleitung zu regelmäßigen Bewegungspausen (Dehnübungen, Aufstehen, Herumlaufen, Telefonieren im Stehen; Blick „in die Ferne richten"); Reduktion von mentalem Streß und Leistungsdruck; Regelmäßige Entspannung.
  - *Entspannungstechniken:* Autogenes Training (S. 161), Atem- und Lösungstherapie (S. 166); Progressive Relaxation (S. 164).

14.5 Zervikalsyndrom; Zervikobrachialsyndrom

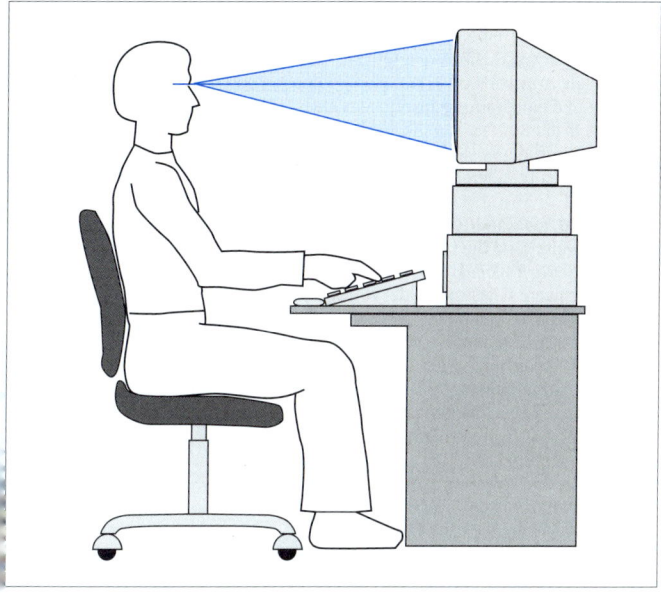

Abb. 89 Beim Zervikobrachialsyndrom ist eine optimale Gestaltung des Arbeitsplatzes wichtig: Rückengerechter Stuhl, ausreichende Tischhöhe, schräge Arbeitsfläche, Auflagemöglichkeit für die Arme, Bildschirm in Augenhöhe

14.6 Lumbalgie, Lumboischialgie

Grundlagen

- **Epidemiologie:** Eine der häufigsten Erkrankungen in den „hochzivilisierten" Ländern der westlichen Welt: 60–80% der Erwachsenen machen ein oder mehrere Male Attacken von Kreuzschmerz durch. Zunehmend werden Rückenprobleme und eine Haltungsinsuffizienz auch bei Kindern und Jugendlichen beobachtet. In der Bundesrepublik liegen Rückenschmerzen an 2. Stelle der Krankenhauseinweisungen; sind am häufigsten Ursache für stationäre Heilbehandlungen und für Frühberentungen sowie einer der häufigsten Gründe für Arbeitsausfälle.
- **Ursachen, Risikofaktoren:** Hauptursachen sind Bewegungsverhalten (sitzende Lebensweise) und die Lebensgewohnheiten!
  - *Gesicherte Risikofaktoren:*
    - Schwere Belastungen der Wirbelsäule (Bücken, Heben, Tragen schwerer Lasten, vor allem verbunden mit Drehbewegungen) und dadurch verursachte degenerative Veränderungen.
    - Fehlbelastungen und monotone Bewegungen ohne Ausgleich (Bildschirmarbeitsplatz, sitzende Tätigkeiten mit ständig wiederkehrenden Bewegungsabläufen). Mangelnde Bewegung.
    - Vorausgegangene Traumen der Wirbelsäule.
    - Psychosozialer Streß.
  - *Umstrittene, aber wahrscheinliche Risikofaktoren:*
    - Übergewicht.
    - Rauchen.
    - Bandscheibenschäden (Degeneration der Disci, Protrusio, Prolaps können *eine* Ursache für Lumbalgie und Lumboischialgie sein; bei Diagnostik und Therapie enge Zuammenarbeit mit dem Neurochirurgen.

Diagnostik

- **Anamnese:**
  - Allmählicher oder plötzlicher Beginn?
  - Vorausgegangene Erkrankungen, Verletzungen?
  - Dauerschmerz (Hinweis auf entzündliche Vorgänge, Osteoporose)?
  - Intermittierender Schmerz, vor allem nach Belastung (Diskopathie)?
  - Nächtliche Kreuzschmerzen (Spondylarthritis ankylopoetica)?
  - Lokalisierte oder diffuse Beschwerden?
  - Morgendlicher Schmerz mit Steifheit (Arthrose, degenerative Veränderungen)?
  - Einschießen bei bestimmten Bewegungen? Ausstrahlung ins Bein („Blockierung", radikulärer Schmerz durch Bandscheibenvorfall)?
  - Dumpfer, tiefsitzender oder oberflächlicher, brennender Schmerz (Spondylarthrose, gynäkologische Prozesse bzw. radikuläre Schädigung)?
- **Körperliche Untersuchung:**
  - *Inspektion:* Kyphose, Skoliose, Lordosierung, Beckenschiefstand, Beinlängendifferenz?
  - *Funktionsprüfung der Wirbelsäule, Palpation* (s. S. 4ff).
- **Neurologische Untersuchung:**
  - *Sensibilitätsprüfung:*
    - L3: Medialer Unterschenkel.
    - L4: Medialseite der Großzehe.

14.6 Lumbalgie, Lumboischialgie

- L5: Laterale Seite der Großzehe.
- S1: 4. und 5. Zehe.
- S2: Ferse.
- *Prüfung der groben Kraft und einzelner Kennmuskeln:*
  - M. iliopsoas (L1–3).
  - M. tibialis anterior (L4).
  - M. extensor hallucis longus (L4, L5).
  - Mm. peronaei (L5, S1).
- Reflexverhalten; Dehnung spinaler Strukturen (Lasegue, Bragard, Druckpunkte).

▶ **Technische Untersuchungen:**
- *Laboruntersuchung:*
  - Blutbild, Senkung, CRP, Urinbefund.
  - Alkalische Phosphatase: Differenzierung von Osteoporose und Osteomalazie, nach Frakturen sowie bei Kindern erhöht.
  - Rheumaserologie: Bei Verdacht auf rheumatologische Erkrankung.
  - HLA B27: Bei positivem Befund Hinweis auf Morbus Bechterew.
- *Elektromyographie:* Bei radikulären Schäden.
- *Nativröntgenuntersuchung:* Bei akuter Lumbalgie meist nicht erforderlich; bei chronischen Beschwerden oder diagnostischen Unklarheiten indiziert.
  - LWS (a.p.): Achsenabweichung? Listhese? Angeborene Störungen? Frakturen oder Frakturfolgen?
  - Funktionsaufnahmen: Maximales Vor- bzw. Rückwärtsbeugen bei Verdacht auf Gefügelockerung.
  - Evtl. Schrägaufnahmen zur Beurteilung der Foramina vertebralia.
- *Computertomographie:* Diagnostik von Bandscheibenschädigungen sowie bei knöcherner Spinalstenose.
- *Kernspintomographie:* Keinesfalls als routinemäßige Untersuchung! Aussagekräftig bei entzündlichen Veränderungen (Spondylodiszitis), Bandscheibenschäden (Protrusio, Prolaps) sowie bei Veränderungen des Myelons.
- *Myelographie:* Indikation heute selten; Erfassen der Höhe eines spinalen Prozesses, Darstellung der Spinalwurzeln.
- *Szintigraphie:* Aktivität von Entzündungen; Metastasensuche bei Malignom.
- *Konventionelle Tomographie:* Aussagekräftig z. B. bei entzündlichen Prozessen (Hinterkante des Wirbelkörpers beurteilbar, Verlaufskontrolle bei Spondylitis).

Differentialdiagnose

▶ **Kinder und Jugendliche:** Ausschluß angeborener Störungen, Mißbildungen, Morbus Scheuermann, Haltungsinsuffizienz.
▶ **Mittleres Lebensalter:** Akute Lumbago, Bandscheibenschäden, Haltungsschäden.
▶ **Höheres Lebensalter:** Degenerative Veränderungen, Osteoporose, Multimorbidität.
▶ **Alle Altersgruppen:** Entzündliche Veränderungen, rheumatische Erkrankungen, Rückenschmerzen infolge Störungen in anderen Organbereichen (Mediastinum, Pankreas, Nieren, gynäkologische Erkrankungen); Tumoren (primäre Tumoren selten, häufiger Metastasen).

14.6 Lumbalgie, Lumboischialgie

▶ **Beachte:** Psychosomatischer Kreuzschmerz (S. 311) muß unbedingt in die differentialdiagnostischen Überlegungen miteinbezogen werden, er ist häufig mit organischen Veränderungen kombiniert!

Operationsindikationen

▶ **Dringliche Operationsindikationen (bei Bandscheibenprolaps)** (vgl. S. 360):
  – Läsionen peripherer Nerven.
  – Blasen-Mastdarmstörungen (Notfalleingriff!).

Konservative/Physikalische Therapie

▶ **Indikationen:** Falls keine dringliche Operationsindikation besteht, konservativer Therapieversuch in Abstimmung und enger Zusammenarbeit mit dem Neurochirurgen:
  – Radikuläre Erscheinungen: Diskusprolaps, Druck auf Nervenwurzeln durch Osteophyten.
  – Spinalstenosen.
▶ **Ziele und Ansatzpunkte:**
  – Beseitigung der Rückenschmerzen.
  – Wiederherstellung der Beweglichkeit der LWS.
  – Verhinderung von Rezidiven durch rückengerechtes Verhalten.
▶ **Medikamentöse Therapie:**
  – *Analgetika:* opiatfreie Medikamente, z. B. Diclofenac ($3 \times 25-50$ mg/Tag). Nur kurzzeitige Verordnung, cave: Langzeitbehandlung und Medikamentengewöhnung.
  – *Muskelrelaxantien,* z. B. Musaril ($2-4 \times 50$ mg/Tag; einschleichen!).
  – *Therapeutische Lokalanästhesie,* z. B. periduraler Block.
▶ **Thromboseprophylaxe** (S. 177), **Pneumonieprophylaxe** (Atemgymnastik, S. 100), vor allem bei älteren Patienten.
▶ **Wärmebehandlung** (S. 40): Ca. 80–90% der Patienten empfinden Wärme als wohltuend:
  – *Wärmepackungen* (S. 42): Peloide (Fango, Moor).
  – *Infrarot- oder Heißluftbehandlung:* Alternativ, falls Peloide nicht verfügbar.
  – *Hydrogalvanische Anwendungen* (Stangerbad, S. 35): Muskeldetonisierende und allgemein entspannende Wirkung des warmen Bades, analgetischer Effekt des Gleichstromes.
▶ **Kältebehandlung** (S. 44): In 10–20% wirkt Kälte schmerzlindernd, vor allem bei radikulären Beschwerden:
  – *Eiswickel:* Tücher in Eiswasser tauchen, um das Bein wickeln, Blasengegend aussparen; darumherum warme Tücher (Patient darf nicht frieren).
▶ **Massagetechniken** (S. 78):
  – *Unterwasserdruckstrahlmassage:* Detonisierende, entspannende Wirkung, Wirkung auf Sehnenrezeptoren. Je akuter die Beschwerden, desto vorsichtiger muß die Behandlung durchgeführt werden (geringe Stärke des Druckstrahles, Verwendung einer weichen Düse). Beim chronischem Kreuzschmerz ist höherer Druck möglich. Wichtig ist eine ausreichend lange Nachruhe nach der Unterwassermassage (mindestens 20 Minuten).
  – *Lockerungsmassage:* Nicht im akuten Stadium! Beginn 2–3 Tagen nach akuter Lumbalgie; im Anschluß an die Massage Wärmepackung.

14.6 Lumbalgie, Lumboischialgie

- **Akupunktur** (S. 157):
  - *Lokalpunkte:* Blase 23, 24, 25, 30, 31, Gallenblase 30; in der Mittellinie Lenker 3, 4.
  - *Fernpunkte:* Blase 60 (Außenknöchel), Blase 62 (Innenknöchel). Blase 40 (Kniekehle), Dünndarm 3. Als Fernpunkt bringt der Handpunkt 1 zwischen Metacarpale I/II und zwischen IV/V oft schlagartige Erleichterung.
  - *Ohrakupunktur:* Anthelix.
- **Elektrotherapie** (S. 60):
  - *Diadynamische Ströme, Ultrareizstrom:* Bei umschriebenen Schmerzen.
  - *Interferenzstrom:* Bei diffusen Schmerzen.
  - *Wechselstrom (extrakorporale Amplitudenmodulation:* Bei im Vordergrund stehender Muskelverspannung.
- **Manuelle Therapie** (S. 86): Therapieversuch; bei akuter Blockierung augenblicklicher Erfolg. Erfolge bei radikulären Beschwerden unsicher.
- **Krankengymnastische Techniken:** Die sogenannte „aktive" Behandlung ergänzt sich mit den passiven Maßnahmen. 4 Phasen:
  - *1. Phase:* Akutzustand, Bettruhe.
    - Lagerung: Optimale schmerzreduzierende Lagerung und Entspannung, z. B. Stufenlagerung, unterstütze Seitenlage.
    - Entspannungs- uned Lockerungsübungen im Liegen: z. B. vorsichtige passive und assistierte Feinmobilisation von Becken und LWS in Rückenlage, die Unterschenkel werden auf einen Pezziball gelegt.
    - Lageänderungen: Rückengerechtes Umdrehen (en bloc) im Bett. Den Patienten in die Technik des rückenschonenden Aufstehens einweisen.
    - Dynamisch-rhythmische Übungen im Liegen aus stabiler Ausgangsstellung.
  - *2. Phase:* Beginnende Mobilisierung:
    - Erarbeiten der aufrechten Haltung im Sitzen (wenn erlaubt), Stehen, Gehen und Treppensteigen nach Brügger (S. 114).
    - Intensive Schulung der eigenen Körperwahrnehmung/des Körpergefühls in Bezug auf Haltung und Stellung einzelner Körperabschnitte, feine Bewegungen der Wirbelsäule. Techniken bieten die segmentale Stabilisation aus der manuellen Therapie (S. 86) oder die hubfreie Mobilisation nach Klein-Vogelbach (S. 123).
    - Behandlung im Schlingentisch (S. 150) oder im Bewegungsbad (S. 109) zur Schmerzlinderung.
    - Gleichgewichts-, Haltungs- und Bewegungsschulung auf dem Pezziball.
    - Lordosierung nach MacKenzie (bei Diskusprotrusion, steilstehender LWS, S. 137).
  - *3. Phase:* Aufbauphase:
    - Dehnung und Entspannung verkürzter Muskulatur.
    - Kräftigung abgeschwächter Muskelgruppen: Genaue Anleitung für ein eigenes Dehnungs- und Kräftigungsprogramm. Erlernung von maximal 2–3 Übungen pro Tag, häufige Wiederholung. Unterstützung durch Skizzen, Vorlagen etc.
    - Stemmführung nach Brunkow (S. 118): Stabilisierung der Rumpfmuskulatur bei muskulärer Insuffizienz.
    - Erarbeitung und Training von alltagsorientiertem rückenschonenden Verhalten: Bücken, Strümpfe und Schuhe an-/ausziehen, Heben und Tragen leichter Lasten etc.

14.6 Lumbalgie, Lumboischialgie

- *4. Phase:* Ausdauertraining:
  - Ausdauertraining für die aufrichtende Muskulatur.
  - Rückenschulung für den Alltag (S. 147).
  - Einleitung einer Osteoporoseprophylaxe (S. 315).
  - Überprüfen des Arbeitsplatzes: Rückengerechter Stuhl? Höhe des Arbeitstisches? Individuelle berufsbezogene Beratung, z. B. Hebetechnik für Arbeiter im Baugewerbe, für Lagerarbeiter, für Pflegeberufe oder für Frauen im Haushalt.
  - Beratung für die Freizeit: Hobbies, Gartenarbeit, Sport.

➤ **Allgemeine unterstützende Maßnahmen:**
  - Ausgleich eines Beckenschiefstandes bzw. einer Beinverkürzung (genaues Ausmessen; Sicherung der Diagnose durch Röntgenaufnahme des Beckens im Stehen).
  - Beim chronischen Rückenschmerzen auf Fußdeformitäten (Platt-, Senkfuß) und Fehlstellungen (Varus- oder Valgusstellung der Kniegelenke) achten. Evtl. Korrektur von Abnormitäten, Beratung durch den Orthopäden bzw. den Orthopädiemechaniker.
  - Bei bestehendem Übergewicht Ernährungsberatung und Diät.

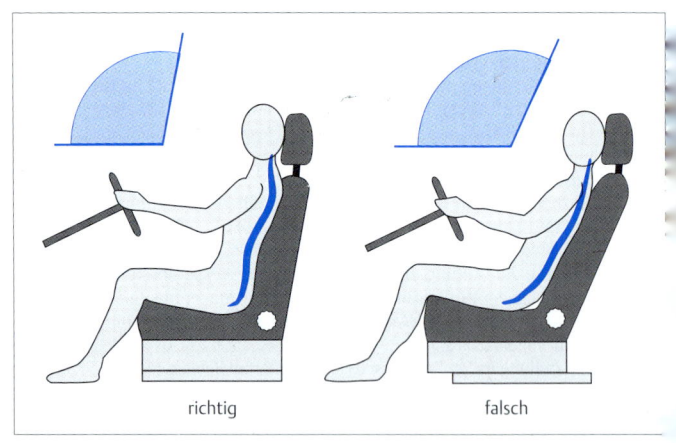

Abb. 90 Rückengerechtes Sitzen im Auto: Unterstützung der Lendenlordose

14.7 Postdiskotomiesyndrom

Grundlagen

- **Synonym:** Failed back surgery syndrome, Postnukleotomiesyndrom.
- **Definition:** Mit einer Latenzzeit von mehreren Monaten nach Bandscheibenoperation auftretendes chronisches Rückenschmerzsyndrom, einhergehend mit einem Psychosyndrom (somatisierte Depression) und Arbeitsunfähigkeit.
- Siehe auch Lumbale Diskusoperation (S. 360).
- **Häufigkeit:** Auftreten bei 7–15% aller Patienten nach Bandscheibenoperation, insbesondere nach kompliziert verlaufenden Eingriffen. In Deutschland stellen 10–20% aller Bandscheibenoperierten Patienten Rentenanträge; nach Zweit- oder Mehrfacheingriffen ist der Anteil doppelt so hoch.
- **Ursachen:**
  - Rezidivprolaps auf gleicher Höhe oder auf zweitem Niveau.
  - Postoperative Infektion (Spondylitis).
  - Narbenbildung; Arachnopathie.
  - Postoperative Instabilität im operierten Abschnitt der Wirbelsäule.
  - Präoperativ falsche Diagnose (z.B. Operation auf falscher Höhe, enger Recessus lateralis, sonstige fehlerhafte Indikation).
  - Ursache unbekannt.
- **Diagnostik:** Eine umfangreiche Diagnostik ist erforderlich, insbesondere wenn ein stabilisierender Zweiteingriff erwogen wird:
  - Anamnese, klinischer Befund, neurologische Untersuchung einschließlich neurophysiologischer Testung (EMG) siehe Lumbalgie, Lumboischialgie (S. 306).
  - *Klinische Hinweise auf Instabilität eines Segmentes:*
    - Lumbalgie stärker als Radikulopathie.
    - Zunahme der Schmerzen unter Belastung, Abnahme bei Ruhigstellung.
    - Druck-. und Schüttelschmerz an dem betroffenen Wirbelkörper.
  - *Nativröntgenuntersuchung:* LWS (a.p.), Funktionsaufnahmen: Spondylolyse? Spondylolisthese? Segementale Instabilität?
  - *Computertomographie:* Reprolaps? Infektionszeichen?
  - *Kernspintomographie mit Gadolinium:* Reprolaps? Narbengewebe? (Bandscheibengewebe zeigt kein Enhancement von Kontrastmittel, Narbengewebe, das „jünger" als 2,5 Jahre ist, reichert Kontrastmittel an.) Hinweise auf eine Infektion? Evtl. Funktionskernspintomographie.
  - *Funktionsmyelographie:* Aussagekräftige Übersichtsmethode, insbesondere in Verbindung mit anschließender Computertomographie.
- **Differentialdiagnose:**
  - Psychosomatisches Rückenschmerzsyndrom (S. 311).
  - Weitere Differentialdiagnosen siehe Ursachen.
- **Operative Therapie:**
  - *Beachte:* Eine erneute Operation (Spondylodese, S. 363) sollte beim PDS nur unter strengster Indikationsstellung erfolgen! Alle Befunde (Klinik, CT, NMR, Elektrophysiologie etc.) müssen zusammenpassen! Eine Spondylolisthese ohne klinische Befunde rechtfertigt keinen Eingriff! (Prof. Nachemson, Altmeister der Bandscheibenchirurgie, bedeutender Wirbelsäulenforscher Europas: „Die operativen Ergebnisse sind nur beim echten Rezidivprolaps befriedigend. Ein Merksatz für Bandscheiben-Chirurgen lautet: Du hast nur eine Chance! Vor der Operation berücksichtige den natürlichen Ablauf der Erkrankung! Denke unbedingt an die soziale, psychologische und arbeitsmäßige Situation des Patienten".)

14.7 Postdiskotomiesyndrom

- *Beachte:* Wird andererseits eine sorgfältige (interdisziplinäre) Diagnostik außer Acht gelassen, kann der betroffene Patient postoperativ zu einem chronischen Schmerzpatienten („Rückenkrüppel") werden. Die Prognose ist infaust, wenn bei einem „narbigen Rezidiv" nur nukleotomiert, aber nicht stabilisiert wird.
- *Präoperative Behandlung:* Ruhigstellung mittels Korsett (S. 424); evtl. auch probatorische Ausschaltung der Instabilität durch Implantieren eines temporären Fixateur externe.

Physikalische Therapie

- ▶ **Ziele und Ansatzpunkte:**
  - Bekämpfung der Schmerzen.
  - Wiederherstellung der Beweglichkeit.
  - Verhütung von rezidivierenden Schmerzattacken.
- ▶ **Akute Phase:**
  - Physikalische Therapie unter stationären Bedingungen (die erforderliche intensive Behandlung kann ambulant kaum erbracht werden; Milieuwechsel hat meist positiven Einfluß).
  - *Durchführung „passiver" Maßnahmen:* Bei Schmerzen Wärmepackungen (S. 42), medizinische Bäder (S. 31), hydrogalvanische Anwendungen (Stangerbad, S. 36), Elektrotherapie (diadynamischer Strom, Ultrareizstrom, Interferenzstrom, S. 61 ff). Bei starken Schmerzen Akupunktur (S. 158) oder therapeutische Lokalanästhesie (S. 174), z. B. periduraler Sakralblockade mit geringer Menge Kortison (z. B. 10 mg Triamcinolonacetonid) und Lokalanästhetikum. Bei muskulären Verspannungen Lockerungsmassagen (S. 78), Unterwassermassage mit anschließender Wärmepackung.
  - *Krankengymnastische Techniken:* Schmerzfreie Lagerung, Entspannungs- und Lockerungsübungen im Liegen; bei Lageänderungen „en-bloc"-Umdrehen, rückengerechtes Aufstehen etc.; Einüben eines konsequenten rückenschonenden Verhaltens.
- ▶ **Aufbauphase:**
  - *Krankengymnastische Techniken:* Erarbeiten einer schmerzfreien Haltung im Sitzen, Stehen, Gehen. Schulung der Körperwahrnehmung, z. B. segmentale Stabilisation (Manuelle Therapie, S. 92, Maitland-Therapie, S. 140) oder hubfreie Mobilisation nach FBL (S. 123). Behandlung unter Entlastung, z. B. im Schlingentisch (S. 150) oder im Bewegungsbad (S. 107). Dehnung und Entspannung verkürzter Muskulatur, Muskelkräftigung (Eigen-Übungsprogramm), z. B. mittels Stemmführung nach Brunkow (S. 118). Entspannungstechniken, z. B. Atem- und Lösetherapie (S. 166), progressive Relaxation (S. 164).
  - *Psychologische Betreuung:* Bei persistierenden Schmerzen Erlernen des Umgangs mit chronischen Schmerzen.

14.8 Psychosomatischer Rückenschmerz

Grundlagen
- Bei überwiegend körperlich bedingten Schmerzen sind bei angemessener Behandlung innerhalb von wenigen Tagen bis Wochen entscheidende Verbesserungen erreichbar. Beträgt die Dauer chronischer Rückenschmerzen jedoch 6 Monate oder mehr, sind psychosoziale Einflüsse auf das Schmerzgeschehen in Diagnostik und Therapie stärker zu berücksichtigen. Jedes akute, mehr noch jedes chronische Schmerzsyndrom geht mit erheblichen seelischen Belastungen wie Angst, Wut, Hoffnung, Wünschen u.a. einher, die entweder ursächlich oder als Folgen des körperlichen Schadens wirksam werden.
- Entscheidend für Diagnostik und Therapie ist die Beantwortung folgender Fragen:
  - Wie ist das Verhältnis von körperlich erklärbaren und seelischen Anteilen am Schmerz?
  - Besteht Bedarf an Psychotherapie?
  - Kann der Patient für eine Psychodiagnostik und/oder Psychotherapie motiviert werden?

Gewichtung körperlicher und seelischer Anteile am Schmerz
- Die somatisch-technische Diagnostik (siehe Lumbalgie, S. 304) muß immer durch eine Klärung der psychischen und sozialen Situation ergänzt werden; erst dadurch lassen sich körperliche Störungen einerseits und seelische Einflüsse andererseits gewichten.
- Das Verhältnis der beiden Störungsbereiche kann sich im Laufe der oft jahrzehntelangen Erkrankung verändern: Ein Rückenschmerz beginnt mit einem Diskusprolaps und chronifiziert aus psychischen Gründen. Andererseits können funktionelle Störungen (Fehlhaltung, einseitige Belastung, Überlastung aus seelischen Gründen) über dauernde Muskelverspannungen zu anatomischen Schäden führen.
- Körperliche und psychische Schäden summieren sich häufig im Sinne einer Ergänzungsreihe oder schaukeln sich in psychophysischen Kreisprozessen (circulus vitiosus) gegenseitig auf. Linear-monokausale Modellvorstellungen sind für das Verständnis chronischer Schmerzen nicht geeignet.

Psychotherapeutischer Bedarf
- Die Einschätzung des Bedarfs einer Psychotherapie ergibt sich aus den psychischen Befunden und der sozialen Situation des Patienten, über die er meist nicht spontan berichtet, sondern die erfragt bzw. beobachtet werden müssen. Eine Ausschlußdiagnostik („Wenn körperlich nichts ist, muß es psychisch sein") ist durch empirische Forschung überholt und unzeitgemäß.
- Die psychologische Diagnostik als Teil der Anamnese muß Standard sein und darf sich nur auf positive psychosoziale Befunde stützen. Voraussetzung für deren Erfassung sind entsprechende Kenntnisse oder eine psychotherapeutische Ausbildung.
- Besteht der Verdacht auf eine psychische Mitbeteiligung, muß eine konsiliarische Untersuchung durch einen Psychosomatiker oder Psychotherapeuten veranlaßt werden.

14.8 Psychosomatischer Rückenschmerz

> - **Hinweise aus der Anamnese:**
>   - Fehlen erklärender körperlicher Befunde nach 2 somatisch-diagnostischen „Durchgängen".
>   - Paradoxe Reaktionen auf Schmerzmittel und Therapieversuche („seitdem ging es erst richtig los").
>   - Verdacht auf Fehlbehandlung von seiten des Patienten („da ist etwas passiert" oder „kaputtgemacht worden").
>   - Symptome einer Depression oder andere psychische Auffälligkeiten.
>   - Veränderungen der Lebenssituation mit Verlust (Umzug, Trennung, Scheidung, Versetzung).
>   - Kränkungen (z.B. Ausbleiben der erwarteten Beförderung, familiäre Auseinandersetzungen, Enttäuschung durch einen Freund).
>   - Einschneidende Ereignisse mit Schockwirkung (z.B. Verkehrsunfall mit anschließendem Prozeß um die Schuldfrage und Schmerzensgeld, Tod von Angehörigen, des Lieblingstieres o.ä.).
>   - Auffallende und belastende soziale Bedingungen (Arbeitslosigkeit, finanzielle Not, Sucht, Delinquenz in der näheren Umgebung.
>   - Verhaltensweisen, die auf Beziehungsstörungen hinweisen (keine Partnerschaft, keine Familie, keine Freundschaft, keine Kontakte).
>   - Lebensknick und/oder beruflicher Abstieg, verbunden mit der Erkrankung.
>   - Unangemessen wirkende Forderungen nach Wiedergutmachung an die Umgebung (an den Schädiger nach Unfall, an vorbehandelnde Ärzte oder andere, die „Unrecht" getan haben; evtl. Rentenwunsch).
>   - Enttäuschungen am Leben und an sich selbst, Scheitern des Lebensentwurfes („Das hätte ich mir anders vorgestellt).
> - **Beobachtungen aus der Interaktion oder im Gespräch:**
>   - Mißverhältnis zwischen Klagen und Befunden („unerträgliche" Schmerzen werden lächelnd geschildert; „es tut überall weh").
>   - Auffallendes „Heldentum" („solche Schmerzen, wie ich sie habe, kann niemand ertragen").
>   - Besonderes Lob des Patienten („Endlich bin ich bei dem Richtigen", „Ich habe so viel Gutes von Ihnen gehört!").
>   - Schimpfen auf frühere Behandler („Dr. X. hat keine Ahnung").
>   - Vorwurfshaltung und Ungeduld („Können Sie nicht endlich mal...").
>   - Drängen auf invasive und verstümmelnde Eingriffe (*Cave!* Operationen nur bei strengster Indikationsstellung. Schmerzen sind ein Gefühl und keine Operationsindikation!)
>   - Gefühle der Hilflosigkeit bei Arzt und Patient („Was soll ich denn noch verordnen?", „Das habe ich alles schon gehabt, hilft ja doch nichts.")
>   - Wechselseitige Enttäuschungen und gegenseitige Vorwürfe (Patient: „Sie behandeln mich falsch." Arzt: „Sie machen nicht richtig mit.")
> - Übersehen oder Unterbewertung psychosozialer Aspekte der Schmerzerkrankung führt zu häufigem Arztwechsel („medical shopping") und Chronifizierung durch Wiederholungsuntersuchungen, Wiederholung von Hoffnung und Enttäuschung, Idealisierung und Entwertung. Gemeinsames Problem von Arzt und Patient ist oft die einseitige Suche nach der Schmerzursache im Körper.

14.8 Psychosomatischer Rückenschmerz

Motivierung zur Psychodiagnostik/Psychotherapie

➤ Eine Motivierung ist oft nur schwer möglich, da viele Patienten bevorzugt Schmerzen als nur körperlich verursacht sehen. Bei der Konfrontation des Patienten mit dem Verdacht auf eine psychische Symptomatik seiner Erkrankung ist Vorsicht und sehr viel Taktgefühl erforderlich; Ansprechen der „Psyche" wirkt immer kränkend; Schmerzkranke sind besonders leicht kränkbar. Wichtig ist eine neutrale, nicht bewertende, keinesfalls entwertende ärztliche Haltung. Die Vorstellung bei einem Psychologen muß genauso selbstverständlich und wertfrei vermittelt werden wie eine Röntgenaufnahme oder ein Bluttest. Typische Reaktionen sind: „Ich habe es im Rücken, nicht im Kopf!" „Ich bin doch nicht verrückt!". Die typische Argumentation des Patienten läuft auf die Alternative hinaus „Entweder körperlich oder seelisch krank". Bei psychosomatischen Schmerzen, die häufig sowohl körperliche als auch seelische Ursachen haben, trifft beides zu. Der Patient muß dafür gewonnen werden, beides zu akzeptieren.
➤ Ein Weg zur Motivation ist die Signalisierung von Verständnis und Mitgefühl: „Wer so lange krank ist wie Sie und Schmerzen hat, muß auch Kummer haben, da kann Psychotherapie helfen!". Weder in der Frage des Krankheitsverständnisses noch bei der Frage der Psychotherapie darf sich der Arzt von dem Patienten in einen Machtkampf verstricken lassen. Er kann nur Möglichkeiten anbieten; ob sie angenommen werden, bleibt die Entscheidung des Patienten.

Vermittlung einer psychosomatischen Diagnostik und Therapie

➤ Ist eine psychotherapeutische Behandlung in der Klinik nicht möglich, darf der Patient nicht mit dem Hinweis auf die Notwendigkeit einer psychosomatischen Diagnostik oder Psychotherapie entlassen werden. Namen oder Adresse sollten dem Patienten mitgegeben werden, vorzugsweise mit einer persönlichen Empfehlung oder einer direkten Vermittlung („Den Therapeuten kenne ich gut, wir arbeiten oft zusammen", „Wenn Sie es wünschen, können wir gleich einen Termin vereinbaren").
➤ Motivierend wirkt das Interesse des Untersuchers bzw. eine indirekte Verpflichtung des Patienten („Erzählen Sie mir, wie es Ihnen dort ergangen ist").

Psychotherapeutische Verfahren

➤ **Entspannungstechniken:** Entspannungsverfahren wie autogenes Training oder progressive Muskelrelaxation (S. 161, 164) können einzeln oder in Gruppen erlernt werden. Hierbei handelt es sich um rein symptombezogene Maßnahmen.
➤ **Verhaltenstherapie:** Sie zielt in erster Linie auf Veränderung des schmerzbezogenen Verhaltens. Sie will die Symptome durch eine Umbewertung im Sinne kognitiver Strategien verändern (*Coping*: „Mit dem Symptom besser leben").
➤ **Psychoanalytisch orientierte Psychotherapie:** Hierbei wird versucht, die dem Schmerz zugrundeliegenden unbewußten Konflikte, ihre unzureichenden Lösungen und die damit verbundenen Beziehungsstörungen zu verstehen und zu beheben. Das Symptom „Schmerz" ist in psychoanalytischem Verständnis mehrfach determiniert. Es hat viele Funktionen im psychischen Gleichgewicht und kann erst dann aufgegeben werden, wenn der Patient mit Hilfe der Psychotherapie bessere Lösungen für seine Konflikte und inneren Spannungen gefunden hat.

14.8 Psychosomatischer Rückenschmerz

Durchführung einer Psychotherapie

➤ **Ambulante/stationäre Therapie:** Grundsätzlich ist aus Kostengründen eine ambulante Therapie der stationären vorzuziehen. Bei längerer Chronifizierung und schweren Einschränkungen ist eine stationäre psychosomatische Behandlung Mittel der Wahl. Viele Patienten brauchen körperbezogene Maßnahmen, wie sie die physikalische Therapie anbietet (z.B. Rückenschulung S. 147, Entspannungstechniken S. 161 ff) als Brücke, um sich auf eine Psychotherapie und damit eine innere Umordnung einlassen zu können.
➤ **Dauer:** Kurztherapien mit ca. 20–30 Sitzungen sind oft langfristig wirksam.

Prognose

➤ Viele Psychotherapiestudien weisen darauf hin, daß bei chronischen psychosomatischen Rückenschmerzen die Kombination (Psychotherapie und körperbezogene Behandlung) bessere Ergebnisse bringt als jeweils eine Behandlungsform allein.

14.9 Osteoporose

Grundlagen

- **Definition:** Verminderung von Knochenmasse und Knochenstruktur als Ausdruck einer Knochenbildungsstörung mit Einschränkung der statischen und dynamischen Belastbarkeit des Skeletts.
- **Formen, Ursachen:**
    - *Typ I („high turn over Osteoporose"):* Entstehung bei Frauen postmenopausal durch Östrogenmangel. Betroffen sind ca. 5–6 Millionen Frauen (ca. 25%) in Deutschland.
    - *Typ II („low turn over Osteoporose"):* Senile Osteoporose (Knochenatrophie) bei Männern und Frauen im höheren Lebensalter.
- **Risikofaktoren:**
    - Kalziummangel durch falsche Ernährung (vor allem ältere Menschen).
    - Vitamin-D-Mangel (fehlende Sonnenbestrahlung!).
    - Bewegungsmangel, Immobilität, muskuläre Schwäche.
    - Östrogenabfall nach der Menopause, andere Hormonmangelzustände.
    - Über- und Untergewicht.
    - Nikotin- und Alkoholabusus.
    - Entzündliche Veränderungen (ausgeprägte Osteoporose bei rheumatoider Arthritis!).
- **Symptomatik:**
    - Zunehmende Kyphosierung der Wirbelsäule, Körperlängenverlust.
    - Schmerzen, bevorzugt der LWS.
    - Muskelhartspann der gesamtem Rückenmuskulatur.
- **Komplikationen:**
    - Schenkelhalsfrakturen (ca. 65 000/Jahr).
    - Wirbelfrakturen.
    - Femur- und Radiusfrakturen durch Bagatelltraumen.
    - Chronisches Schmerzsyndrom (bevorzugt LWS) durch Wirbeldeformierungen.
- **Diagnostik:**
    - *Anamnese:* Familiäre Belastung? Gynäkologische Erkrankungen? Störungen der Regelblutung? Frühzeitige Menopause? Andere hormonelle Störungen? Ernährungsgewohnheiten? Risikofaktoren? Körperliche Aktivität? Aktuelle Beschwerden?
    - *Körperliche Untersuchung:* Konstitution? Körperbau? Größenabnahme? Rundrücken? Myogelosen? Rumpfverkürzung?
    - *Röntgennativuntersuchung:* Für die Frühdiagnose nicht geeignet, erst ein Knochenverlust von 30% wird röntgenologisch sichtbar. Ausgeprägte Formen der Osteoporose zeigen eine Kalksalzminderung, Wirbelkörperdeformitäten wie typische Fischwirbelbildung, Flachwirbel, Keilwirbel, evtl. Grund- oder Deckplatteneinbrüche. Bei manifester Osteoporose ist eine Übersichtsaufnahme meist ausreichend.
    - *Konventionelle Tomographie:* Beurteilung der Wirbelkörperhinterkante bei Wirbelkompressionen mit Gefährdung des Myeloms.
    - *Computertomografie:* Beurteilung der Weite des Spinalkanals, Einengung des Recessus lateralis? Diskusvorfall mit Schädigung von Nervenwurzeln. Indiziert bei radikulären Erscheinungen.
    - *Skelettszintigraphie:* Indiziert bei V.a. frische Frakturen, die durch eine Anreicherung der Aktivität sichtbar werden.

14.9 Osteoporose

- *Knochendichtemessung:* In erster Linie zur Verlaufsbeobachtung in Kombination mit dem klinischen Bild und anderen Befunden geeignet.

Therapeutische und prophylaktische Ansätze

- Behandlung akuter Erscheinungen (meistens akute Rückenbeschwerden infolge Mikrofrakturen an Wirbelkörpern) medikamentös, evtl. operativ (siehe auch Lumbalgie, S. 306).
- Substitution von Kalzium und Östrogenen (Ernährung, Hormonsubstitution, Bisphosphonate).
- Behandlung und Vorbeugung von Schäden am Stütz- und Bewegungsapparat: Vermeidung langer Ruhigstellung und Immobilisierung.
- Ausschalten von Risikofaktoren, Vermeidung oder Aufhalten des Knochenabbaus.
- Prävention: Regelmäßige körperliche Bewegung bewirkt eine Festigung des Knochens und verhindert einen weiteren Abbau. Der Nachweis wurde in kontrollierten Studien durch Knochendichtemessungen erbracht.

Physikalische Therapie

- **Ziele und Ansatzpunkte:**
  - Schmerzbehandlung im akuten Stadium.
  - Verhinderung eines weiteren Knochenabbaus im chronischen Stadium.
  - Verbesserung von Koordination und Geschicklichkeit zur Verminderung von Stürzen mit Frakturgefahr.
- **Therapie im akuten Stadium:**
  - Bettruhe (auf ein Minimum beschränken).
  - Schmerzfreie Lagerung, rückengerechtes Umdrehen und Aufstehen, Vermeidung einer Kyphosierung der Wirbelsäule.
  - *Medikamentöse Behandlung:* Analgetika, z. B. Tramal ($3\times 20-40$ Tropfen/Tag, Dosisanpassung bei älteren Patienten, Niereninsuffizienz); nicht-steroidale Antirheumatika, z. B. Diclofenac ($3\times 25-50$ mg/Tag). Nur kurzzeitige Verordnung, cave: Langzeitbehandlung mit Nebenwirkungen (Magen-/Duodenalulzera) und Medikamentengewöhnung.
  - *Isometrische Übungen:* Durchführung im Bett zur Kräftigung der Muskulatur. Durchbewegen der Extremitäten.
  - *Pneumonieprophylaxe* (Atemtherapie S. 100), *Thromboseprophylaxe* (S. 177).
  - *Wärmebehandlung* (S. 40): Wärmepackungen, warmes Bad.
  - *Hydrogalvanische Anwendungen:* Stangerbad, (S. 36).
  - *Massagetechniken* (S. 78): Vorsichtige Handmassage der verspannten, oft atrophen Muskulatur, Unterwassermassage.
  - *Elektrotherapie* (S. 60):
    - Diadynamische Ströme, Ultrareizstrom: Bei umschriebenen Schmerzen.
    - Interferenzstrom: Bei flächigen, diffusen Schmerzen.
    - Mittelfrequenzstrom (Wymoton): Bei im Vordergrund stehender Muskelverspannung.
- **Therapie im chronischen Stadium:**
  - *Bewegungstherapie:* Regelmäßige, intensive Durchführung zur Stabilisation der Wirbelsäule, z. B. Stemmübungen nach Brunkow (S. 118), Muskelkräftigung, Dehnungen verkürzter Muskulatur z. B. Behandlung nach Brügger (S. 114).

14.9 Osteoporose

- *Bewegungsbad* (S. 107): Behandlung unter Entlastung.
- *Rückenschule* (S. 147): Rückengerechtes Verhalten in allen Alltagssituationen, idealerweise in einer Osteoporosegruppe.

▶ **Hilfsmittelversorgung** (S. 27):
- *3-Punkte-Reklinationsmieder:* Bei frischen Wirbeleinbrüchen für maximal 10–12 Wochen zur Verhinderung einer weiteren Kyphosierung indiziert. Beachte: Entlastende Korsette (z. B. Rahmenstützkorsett) sind zurückhaltend einzusetzen, da sie die Rückenmuskulatur schwächen! Die Akzeptanz von Stützkorsetten ist schlecht (Druckstellen). Viele der verordneten Korsette werden beim Hausbesuch ungenutzt im Eck gefunden.
- *Elastische Mieder:* Ihre Verwendung ist sinnvoll zur Vermeidung plötzlicher Drehbewegungen. Die Kompression des Abdomens bewirkt eine Aufrichtung der Wirbelsäule. Die Rückenmuskulatur wird nicht geschwächt. Bessere Akzeptanz durch die Patientinnen.

Tabelle 14 Kalzium- und Phosphat-Gehalt sowie Kalzium-Phosphat-Verhältnis in verschiedenen Nahrungsmitteln. Ideal für eine kalziumreiche Ernährung ist ein Kalzium-Phosphat-Verhältnis (Ca : P) von 1 : 1

Nahrungsmittel (100 g)	Kalzium (mg)	Phosphat (mg)	Ca : P
Rindfleisch	3,5	194	1 : 55
Schweinefleisch (Muskel)	3,2	204	1 : 63
Rinderleber	7	358	1 : 51
Schinken	10	207	1 : 20
Kuhmilch	120	92	1,3 : 1
Emmentaler 45 %	1020	636	1,6 : 1
Camembert 30 %	600	540	1,1 : 1
Frischkäse 60 %	79	137	1 : 1,7
Quark	92	160	1 : 1,7
Broccoli	113	78	1,4 : 1
Chicoree	26	26	1 : 1
Endivien	68	54	1,2 : 1
Möhren	37	36	1 : 1
Gartenkresse	214	38	5,6 : 1
Spinat	126	51	2,5 : 1
Weißkohl	49	29	1,7 : 1
Äpfel	7	10	1 : 1,4
Apfelsinen	42	22	1,9 : 1
Kirschen	20	20	1 : 1
Kiwi	40	31	1,3 : 1
Sesam	783	607	1,3 : 1

14.9 Osteoporose

Ernährung

- **Kalziumreiche Ernährung:**
  - *Kalziumtagesbedarf:* Minimum 800 mg Kalzium/Tag, bei älteren Menschen infolge verringerter Resorption und vermehrtem Bedarf 1200 – 1500 mg/Tag.
  - Gängige Lebensmittel durch kalziumreiche Speisen ersetzen (Tab. 14); als Getränk kalziumreiches Mineralwasser; reichlich Milch- und Milchprodukte (unter Berücksichtigung der Kalorienzufuhr).
- **Vitamin-D-Zufuhr:** Einmal pro Woche Zufuhr von Seefisch, damit wird auch eine ausreichende Jodzufuhr sichergestellt.
- **Reduktion der Phosphatzufuhr:** Verringerung des Fleisch- und Wurstkonsums.
- **Einschränkung des Salz- und Genußmittelkonsums:** Tee und Kaffee einschränken (empfohlen sind 2 – 3 Tassen/Tag); Alkohol mäßig konsumieren; Rauchen einstellen.

Adjuvante Maßnahmen

- Östrogensubstitution bei postmenopausaler Osteoporose.
- Vermeidung von Stolperfallen im Haushalt (Teppiche, elektrische Kabel), Vorsicht auf glatten Böden (Badezimmer).
- Verbesserung der Lichtverhältnisse (Treppenhaus).
- Überprüfung einer medikamentösen Therapie (Schlafmittel, Psychopharmaka, Muskelrelaxantien).
- Überprüfung der Sehstärke.
- Optimierung des Schuhwerks.
- Außer Haus: Achten auf Bordsteinkanten, kein Fahren in ungefederten Fahrzeugen.
- Ausreichende Rehabilitation nach Erkrankungen des Stütz- und Bewegungsapparates sowie nach Erkrankungen des ZNS.
- Teilnahme an einer Osteoporosegruppe (Selbsthilfegruppen S. 467): Gruppengymnastik, Zusammentreffen und Austausch mit anderen Betroffenen (Gruppendynamik).

14.10 Skoliose

Grundlagen

- **Definition:** Fixierte C- oder S-förmige Wirbelsäulenseitverbiegungen mit Torsion der Wirbelkörper durch ungleiche Druckverteilung und nachfolgender Formveränderung der Wirbelkörper.
- **Formen:** Thorakale, thorakolumbale und lumbale Skoliosen.
- **Ursachen:**
  - Idiopathische Skoliose (90%): Mädchen sind 3× häufiger betroffen als Jungen.
  - Osteopathisch: Angeborene Fehlbildungen der Wirbelsäule, Osteochondrodystrophie, vorausgegangene Traumen oder Tumoren, z.B. in Fehlstellung verheilte Wirbelkörperfraktur.
  - Neuropathisch: Zerebrale Bewegungsstörungen, Meningmyelozelen, Poliomyelitis etc.
  - Myopathisch: Muskeldystrophie.
  - Narbenkontrakturen nach Thoraxoperationen.
- **Verlauf:** Skoliosen nehmen während des Wachstumsalters zu. Die Diagnosestellung erfolgt in den meisten Fällen erst im 10.–12. Lebensjahr. Nach abgeschlossenem Wachstum erfolgt eine weitere Zunahme um 1–3° pro Jahr, insbesondere bei lumbalen Skoliosen über 30° und thorakalen Skoliosen über 50°.
- **Diagnostik:**
  - *Klinische Untersuchung:* Asymmetrie der Wirbelsäule (Lot) und des Rumpfes, beim Vorwärtsbeugen Rippenbuckel und/oder Lendenwulst.
  - *Röntgendiagnostik:*
    - Standardaufnahmen der gesamten Wirbelsäule im Stehen, Funktionsaufnahmen in maximaler Rechts- und Linksneigung): Ermittlung des Skoliosewinkels nach Cobb (Abb. 91); Beurteilung der Scheitel- und Neutralwirbelhöhen, des Grades der Rotation und der Verdrängung der Thoraxorgane.
    - Röntgenaufnahmen des Darmbeinkammes: Beurteilung des Knochenwachstums. Das Wachstum ist abgeschlossen, wenn die Apophyse dorsal mit dem Beckenkamm vollständig verschmolzen ist (Zeichen nach Risser).
  - *Lungenfunktionsprüfung:* Bei ausgeprägten Skoliosen ist die respiratorische Kapazität eingeschränkt. Daher ist die Durchführung einer Lungenfunktionsprüfung zur Verlaufsbeurteilung obligat.
- **Therapeutische Prinzipien:** Bis zum Abschluß des Wachstums ist eine möglichst vollständige Korrektur anzustreben. Spätere Korrekturen sind aufwendig bzw. nicht mehr möglich. Rezidivgefahr besteht bis zu 1–2 Jahren nach Abschluß des Knochenwachstums.
  - *Geringgradige Skoliose* (Krümmungswinkel < 20° nach Cobb): Ausschließlich krankengymnastische Behandlung.
  - *Ausgeprägte Skoliose* (Krümmungswinkel 30–50° nach Cobb): Kombination aus konsequenter Korsettbehandlung und Krankengymnastik.
  - *Schwere Skoliose* (Krümmungswinkel > 50° thorakal nach Cobb bzw. 30° lumbal): Indikation für operativen Eingriff (Spondylodese); eine intensive krankengymnastische Nachbehandlung ist notwendig (S. 362).
  - *Beachte:* Ein Problem bei den jugendlichen Patienten ist die mangelnde Krankheitseinsicht. Bei (noch) bestehender Beschwerdefreiheit müssen Patienten und deren Eltern davon überzeugt werden, daß nur eine rechtzeitige Therapie spätere Probleme vermeiden kann.

14.10 Skoliose

Physikalische Therapie

- **Geringgradige Skoliose (Krümmungswinkel < 20° nach Cobb):**
  - *Ziele und Ansatzpunkte:*
    - Aufrichtung der Wirbelsäule.
    - Verminderung der Deformität.
  - *Krankengymnastische Techniken:*
    - Bewußtmachung der Körperhaltung: Skoliosepatienten haben ein falsches Haltungsgefühl und betonen unbewußt die Rumpfasymmetrie; die Abweichungen müssen bewußt gemacht werden, z. B. vor einem Spiegel.
    - Erarbeiten der Wirbelsäulenkorrektur in verschiedenen Ausgangsstellungen (Rücken-, Bauch- oder Seitlage, Vierfüßlerstand, Sitz, Stand).
    - Aktivierung und Kräftigung der konvexseitigen Muskulatur, Dehnung der konkavseitigen Muskulatur, Arbeit gegen Widerstand. Die Führung während der Therapie durch taktile Reize hat sich bewährt.
    - Stabilisation der Wirbelsäule in verschiedenen Ausgangsstellungen durch Aufbauen eines Muskelkorsettes nach Erreichen der Symmetrie.
    - Regelmäßige Atemgymnastik: Bei tiefer Inspiration erfolgt auch eine Extension der Wirbelsäule, daher Dehnlagerungen, Dekontraktionen und Lösen der konkavseitigen Muskulatur, Packegriffe.
    - Teilnahme an einer Rückenschule (S. 147).
  - *Behandlungsfrequenz:* Durchführung der Krankengymnastik 1 – 2 × wöchentlich; zusätzlich tägliches Eigenübungsprogramm! Der Patient muß die korrigierte Haltung so automatisieren, daß er sie mit der Zeit unbewußt einnimmt und als „normal" empfindet.
  - *Ausgleichssport:* Regelmäßiges Schwimmen, Wandern, Laufen oder sonstige Wirbelsäulen-geeignete Sportarten (siehe Rückenschule S. 147).
  - *Beachte:* Stauchungen und einseitige Belastungen der Wirbelsäule, insbesondere langes Sitzen sowie Bücken oder Heben mit gekrümmter Wirbelsäule und rückenbelastende Sportarten müssen unbedingt vermieden werden!
- **Ausgeprägte Skoliose (Krümmungswinkel 30 – 50° nach Cobb):**
  - *Korsettbehandlung* (S. 424): Die meisten Patienten erzielen hiermit innerhalb der ersten 6 – 8 Monate ein Maximum an Korrektur. Nach Abschluß des Wachstums soll das Korsett noch 1 – 2 Jahre getragen werden, um den Bandscheiben genügend Zeit zur Ausreifung zu geben. Die Patienten bzw. ihre Eltern müssen über Sinn und Zweck der Korsettbehandlung ausführlich informiert werden! Die Compliance ist leider nicht gut, da das Korsett mit seinem Halsring kosmetisch stört (Rollkragenpullover oder weite Bluse tragen!).
    - Milwaukee-Korsett: Halbelastisches „Mahnkorsett", das nach dem Dreipunkteprinzip eine aktive Streckung bewirkt. Damit wird ein Abgleiten in die Deformität verhindert. Bei inkorrekter Haltung „drückt" das Korsett. Es muß auch nachts getragen werden.
    - Chenau-Korsett: Aktive und passive Wirkung durch strammere Paßform als das Milwaukee-Korsett und Ausübung eines derotierenden Druckes auf den Scheitelpunkt der Krümmung.
    - Boston-Korsett: Noch festere Paßform als Chêneau-Orthese, weitgehende passive Wirkung. Durch Entlordosierung und Derotation wird eine Streckung der Lendenwirbelsäule und eine Korrektur bis zu 50° erreicht.

- *Krankengymnastik:* Wie bei geringgradiger Skoliose (s.o.). Zusätzlich:
  - „Dreidimensionale Skoliosetherapie": Von der Krankengymnastin K. Schroth entwickeltes Therapiekonzept bei Skoliosen, das auf der Einteilung der Wirbelsäule in 3 physiologische, rechteckige Blöcke basiert. Durch eine Haltungskorrektur, Mobilisations- und Formungsübungen wird eine „Gegendrehung der verschobenen Wirbelsäulenabschnitte" angestrebt.

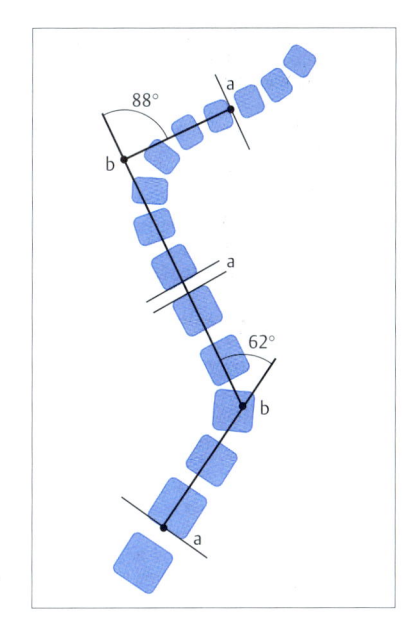

Abb. 91 Bestimmung des Skoliosewinkels nach Cobb

14.11 Entzündliche rheumatologische Erkrankungen

Grundlagen

- **Definition:** Durch immunologische Vorgänge im Rahmen entzündlich-rheumatologischer Erkrankungen (Systemerkrankungen) ausgelöste Gelenkprozesse (Arthritiden), die alle Gelenke des Körpers betreffen können.
- **Formen:** Ausmaß und Verteilungsmuster variieren je nach Erkrankung des rheumatischen Formenkreises:
  - *Chronisch fortschreitende, destruierende Schädigungen der Gelenke:*
    - Rheumatoide Arthritis (Synonym: chronische Polyarthritis).
    - Seronegative Spondarthritiden (Reiter-Syndrom, Spondylarthritis ankylopoetica und andere HLA-B27 assoziierte Arthritiden, Psoriasisarthritis, undifferenzierte Spondarthritis).
    - Reaktive Arthritiden.
  - *Nicht bzw. gering destruierende Gelenkprozesse (Arthpopathien):*
    - Kollagenosen (Lupus erythematodes, Sharp-Syndrom, sogenannte Mischkollagenosen).
    - Vaskulitiden (Purpura Schoenlein-Henoch, Panarteriitis nodosa).
- Beispielhaft für Erkrankungen des rheumatischen Formenkreises wird die rheumatoide Arthritis herausgestellt. Die geschilderten physikalischen und rehabilitativen Maßnahmen kommen analog bei den anderen rheumatischen Erkrankungen zum Einsatz.
- **Pathomechanismus der rheumatischen Entzündung:**
  - Im Rahmen des rheumatischen Entzündungsprozesses kommt es zur Freisetzung vasoaktiver Substanzen (Kinine, Prostaglandine, Leukotriene, lysosomale Enzyme), die eine Gefäßdilatation mit Hyperämie, vermehrter Permeabilität der Gefäße und Exsudatbildung bewirken. Stoffwechsel und Gewebetemperatur sind erhöht.
  - Die Proliferation von Synovial- und Mesenchymzellen führt zur Pannusbildung; dieser arrodiert den Gelenkknorpel und den subchrondralen Knochen. Bindegewebige Reaktionen verändern Gelenkkapseln und Bänder, es entstehen Adhäsionen und Schrumpfungen.
  - Der chronische Gelenkerguß überdehnt den Kapselbandapparat; es kommt zu Kontaktstörungen zwischen den Gelenkflächen mit Instabilität, Subluxation, Achsenabweichungen und Deformitäten.
  - Schmerzentstehung:
    - Biochemisch: Sensibilisierung und Aktivierung nozizeptiver Rezeptoren.
    - Mechanisch: Ödem, Spannung und Dehnung durch den Erguß, Bindegewebschrumpfungen und Adhäsionen.
    - Durch muskuläre Verspannungen mit lokaler Ischämie.
- **Symptomatik:** Morgensteifigkeit, Schmerzen in einem oder zumeist mehreren Gelenken, bilateral-symmetrischer Befall, langsamer Beginn, häufig schubweiser Verlauf. Auftreten von Tendosynovitiden, Muskelatrophie, subkutanen Knoten, Hyperhidrosis, Palmarerythem.
- **Diagnostik:**
  - *Labor:* BKS beschleunigt; CRP erhöht; serologische Befunde.
  - *Röntgen:* Typisches Bild mit Schwund der subchondralen Gelenklamellen, Usuren an der Knorpel-Knochengrenze, Verschmälerung des Gelenkspaltes.
- **Differentialdiagnose:**
  - Arthrosis deformans: Kein generalisierter Gelenkbefall, häufig Trauma in der Anamnese, Fehlstellungen, Belastungs- und Ermüdungsschmerz, Gelenkreiben, keine humoralen Veränderungen, Röntgenbefund.

14.11 Entzündliche rheumatologische Erkrankungen

- Seronegative Spondylarthritiden (Morbus Bechterew S. 328, Psoriasisarthritis, Morbus Reiter).
- Arthritiden bei Stoffwechselerkrankungen (z. B. Gicht).
- Reaktive Arthritiden bei Infektionskrankheiten.

Physikalische Therapie

◐ *Beachte:* Bei der rheumatoiden Arthritis als chronisch-progredientem Leiden ist, ebenso wie bei anderen Erkrankungen des rheumatischen Formenkreises, eine lebenslange, verlaufsbegleitende Therapie erforderlich. Physikalische Maßnahmen haben hierbei einen großen Stellenwert.

▶ **Ziele und Ansatzpunkte:**
  - Hemmung der Entzündung.
  - Linderung von Schmerzen.
  - Verhinderung einer Muskelatrophie durch Kräftigung bzw. Detonisierung der Muskulatur.
  - Erhaltung und Verbesserung der Gelenkfunktion.
  - Versorgung mit Hilfsmitteln.

▶ **Therapiemöglichkeiten im akuten Stadium:** Im Vordergrund steht die Linderung der Schmerzen und die Erhaltung von Gelenkfunktion und Muskelkraft.
  - *Lagerung:* Ruhigstellung (Entlastung und „Bewegungsberuhigung", *nicht* Immobilisation!) und Lagerung in funktionsgerechter Stellung (S. 326):
    • Hüft- und Kniegelenke werden in Neutral-Null-Stellung gelagert; auf keinen Fall Beugung der Gelenke der unteren Extremität! Abb. 93.
    • Schulter in Abduktion von 60°, Ellenbogen in 30° Beugung. Die Hand und die Finger werden in der sogenannten Intrinsic-Null-Stellung ruhiggestellt (Abb. 93); keinesfalls Beugestellung der Finger (Förderung der Fehlstellung!).
  - *Lokale Kryotherapie* (S. 44): Kältepackungen (tiefgefrorene Gelpackungen, z. B. Cryogel), Eispackungen, Kaltwasserbäder, Abtupfen mit Eiswürfeln, Eiswasserwickel, (Durchführung 4–6×/Tag, 10–20[30] Minuten), abhängig von der Methode, nicht direkt auf die Haut auflegen, immer eine Stoffschicht dazwischen! Kaltluft (Durchführung 2–3×/Tag, jeweils 3–5 Minuten, abhängig von der Gelenkgröße), evtl. auch flüssiger Stickstoff. Die Temperaturabnahme in Haut, Muskulatur und Gelenk blockiert nozizeptive Impulse; Stoffwechsel, entzündliche Reaktionen, lokale Ödeme und ein erhöhter Muskeltonus werden reduziert. Falls die Kryotherapie nicht vertragen wird (Beachtung von Kontraindikationen! S. 44), Umschläge mit Wasser (Verdunstungskälte) oder Quark. Jede Form der lokalen Kältetherapie darf nur durchgeführt werden, wenn der Körper des Patienten warm gehalten wird (Abdecken mit Wolldecke). Es werden nur zwei Gelenke gleichzeitig behandelt.
  - *Ganzkörperkältebehandlung* (S. 45): In manchen Zentren steht eine Kältekammer zur Verfügung, in der durch Kaltluft bzw. flüssigen Stickstoff eine Temperatur von –60 °C bzw. –150 °C erzeugt wird.
  - *Elektrotherapie:* Niederfrequenzstrom (im subakuten Stadium, z. B. diadynamische Ströme, S. 61).
  - *Manuelle Lymphdrainage* (S. 74): Bei starken periartikulären Schwellungen, (vorsichtige) Bandagierung.
  - *Zeichen nach „Wärmebehandlung"* (S. 40): Nach Abklingen der akuten Phase: Schmerzhaft verspannte Muskulatur wird mit feuchter Hitze behandelt (heiße Rolle, Moorpackungen) sowie mit vorsichtigen Lockerungsmassagen.

14.11 Entzündliche rheumatologische Erkrankungen

- *Krankengymnastische Techniken:* Förderung statischer Muskelaktivität an den einzelnen Gelenken, passives Durchbewegen (keine Komplexbewegungen durchführen!).
- Korrigierende Funktionsschienen, Lagerungsschienen, Hilfsmittel s.u.

▶ **Therapie in der entzündungsfreien Phase:** Passive Maßnahmen werden zunehmend durch aktive Therapien ersetzt. Die Übungen werden entsprechend dem jeweiligen Krankheitsstadium und der Morphologie des Gelenkes ausgewählt:
- Gelenkmobilisation und Dehnung bei muskelgeführten Gelenken (z.B. Schulter), Stabilisation bei bandgeführten Gelenken (z.B. Handgelenk).
- *Ausgleich von Defiziten:*
  - An der oberen Extremität müssen Beugedefizite am Ellbogen- und an den Fingergelenken, ein Abduktionsdefizit am Schultergelenk beseitigt werden. Stabilisation der Hand- und Daumensattelgelenke. *Beispiel:* Am Handgelenk Schulung der Patienten, die Griffe in O-Stellung bzw. Palmarflexion des Handgelenkes auszuführen, z.B. beim Aufstützen, beim Aufstehen.
  - An der unteren Extremität Beseitigung von Streckdefiziten (manuelle Therapie, S. 86).
- *Mobilisation der Fingergelenke:* Üben des kleinen Faustschlusses und Üben der Beugung im Fingergrundgelenk über die Mm. lumbricales und interossei (Abb. 93).
- *Aktive Bewegungen und Dehnungen der Kontrakturen:* Durchführung in Entlastung, z.B. im Schlingentisch (S. 150) oder im Bewegungsbad (S. 107). Übungen unter Aufhebung der Schwerkrafteinwirkung, z. B. Hüftflexion in Seitenlage.
- Erlernen von Kompensationsbewegungen für das jeweilige Gelenk. Genaue Anleitung der Patienten, welche Bewegungen unbedingt zu vermeiden sind, um die Gelenke nicht noch mehr zu schädigen.

▶ **Funktionelle Ergotherapie** (S. 155):
- *Einüben von gelenkschonenden Bewegungen:* Z.B. achsengerechter Handeinsatz.
- *Einsatz handwerklicher Techniken und funktioneller Übungsgeräte:*
  - Weben an hochgehängtem Webrahmen (evtl. mit Entlastungsschlingen): Mobilisierung und Kräftigung des Schultergürtels, Aufrichtung der Wirbelsäule, Übung von Extension, Flexion Pro- und Supination des Ellbogens, Beübung des Fautschlusses.
  - Flechten mit Peddigrohr: Mobilisation und Muskelkräftigung der oberen Extremitäten. Diese Technik kann auch mit wenig verbliebenen Funktionen durchgeführt werden und stellt eine sinnvolle Beschäftigung und Ablenkung dar.
  - Arbeiten mit Ton: Kräftigung der Fingermuskulatur, Verhinderung der Entstehung von Kontrakturen. *Beachte:* Nicht anwenden bei Subluxation der Fingergrundgelenke, Schwanenhalsdeformität oder Empfindlichkeit gegenüber Kälte!
  - Arbeiten mit Therapieknetmasse: Kräftigung der Fingermuskulatur, Unterstützung der feinmotorischen Fähigkeiten (*Beachte:* Nicht anwenden bei Ulnardeviation, Schwanenhalsdeformität!).

14.11 Entzündliche rheumatologische Erkrankungen

Versorgung mit Hilfsmitteln, Gelenkschutz

- ▶ Siehe auch Hilfsmittel (S. 27).
- ▶ **Schienen:** Aufklärung der Patienten über rheumatische Veränderungen an den Gelenken. In jedem Krankheitsstadium muß Gelenkschutz erfolgen:
  - *Funktionsschienen:* Stabilisierende und korrigierende Funktionsschienen an instabilen Gelenken werden tagsüber getragen, z. B. Handgelenkstützmanschette zur Vorbeugung einer ulnaren Deviation, Fingerschiene bei Knopflochdeformität, Ulnardriftspange, Daumensplint, Ringschiene oder 8er Schlaufe bei Schwanenhalsdeformität.
  - *Lagerungsschienen:* Anwendung bei Schmerzen, z. B. für die Nacht.
  - *Dynamische Quengelschienen:* Einsatz vor und nach geplanten operativen Eingriffen an der Hand zur passiven Mobilisation und Korrektur.
- ▶ **Arthrodesestuhl** (Abb. 85, S. 288): Indiziert bei Patienten mit Einschränkungen der Hüftbeweglichkeit als Hilfsmittel zum Sitzen.
- ▶ **Hilfsmittel für die Aktivitäten des täglichen Lebens:**
  - Anziehhilfen (Hilfen zum Anziehen von Schuhen und Strümpfen mit verlängertem Hebel).
  - Griffverstärkung (Moosgummigriffe, Abb. 92) an Eßbestecken, Küchen- und Haushaltsgeräten, Schreibutensilien.
  - Verlängerungen an Türgriffen und Armaturen (Abb. 92).
  - Badehilfen, z. B. Rückenschwamm an einem gebogenen Griff.

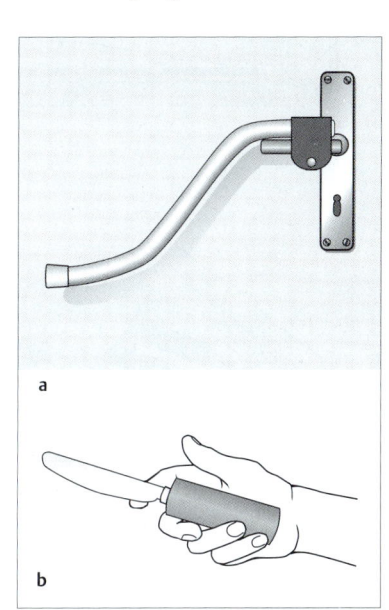

Abb. 92 Hilfsmittel für den Rheumatiker: Verlängerung von Griffen, Moosgummigriffe am Eßbesteck bei eingeschränktem Faustschluß

14.11 Entzündliche rheumatologische Erkrankungen

- Stehhilfe sowie Sitzerhöhung auf der Toilette bei Befall der Hüften und Kniegelenke.
- Ersatz menschlicher Kraft durch elektrische Geräte: Küchenmaschinen, elektrische Dosenöffner, Kartoffelschälmaschine, Buchstütze etc.

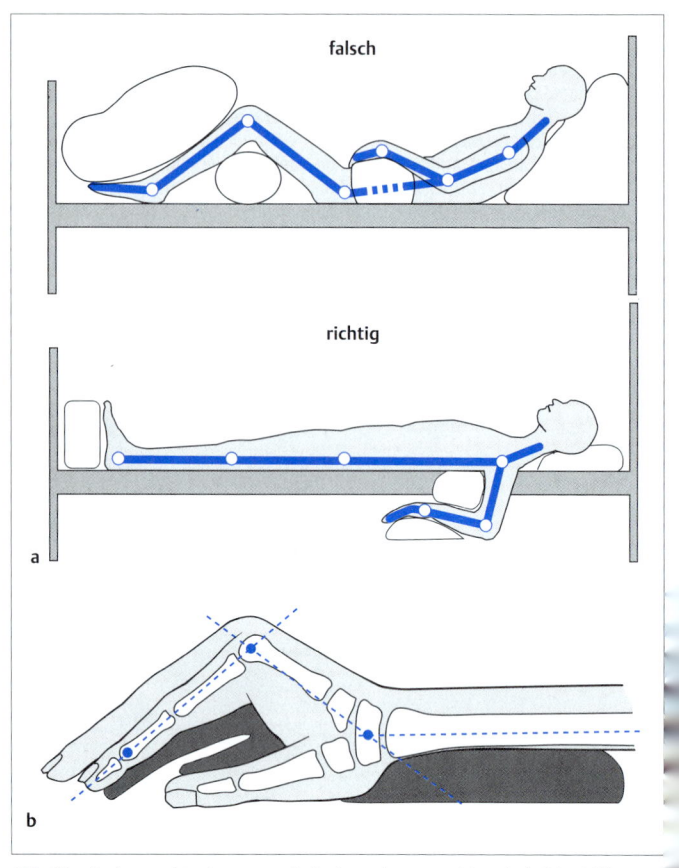

Abb. 93 Fachgerechte Lagerung bei einer rheumatoiden Arthritis: Hüft- und Kniegelenke in Streckung, Sprunggelenke im rechten Winkel, Oberarm in der Schulter 50–70° abduziert, Ellenbogengelenk in mittlerer Beugung, Hand in Intrinsic-plus-Stellung

14.11 Entzündliche rheumatologische Erkrankungen

Weitere Therapiemaßnahmen

- Einbeziehen der Angehörigen in die Behandlung und in die Umgestaltung aller sozialen Bereiche.
- Teilnahme an einer Selbsthilfegruppe (Deutsche Rheumaliga, regionale Gruppen, S. 468): Regelmäßige Gymnastik, Zusammentreffen und Erfahrungsaustausch mit anderen Betroffenen.
- Der betreuende Arzt füllt das Formblatt Rehasport-Funktionstraining aus. Der Patient bringt dieses zu seiner Kasse und läßt es genehmigen (in der Regel Genehmigung für 6 Monate), dann nimmt er Kontakt mit einer Selbsthilfegruppe auf (Anschriften über Deutsche Rheumaliga bzw. deren Landesverbände).
- Unterstützende physikalische Therapie: Die Pathogenese der rheumatischen Erkrankungen kann durch wiederholte Applikationen physikalisch-therapeutischer Maßnahmen beeinflußt werden. In klassischer Form geschieht dies neben fortgeführter physikalischer Therapie in der kurärztlichen Balneotherapie durch thermische, mechanische, chemische und unspezifische Wirkungskomponenten. Die am häufigsten angewandten Heilquellen und Peloide sind Solebäder, Kohlensäure-Bäder, Schwefelbäder und Moor.

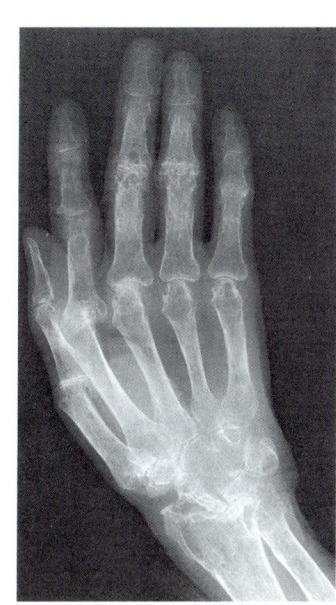

Abb. 94 Röntgenbild einer Patientin mit schwerer rheumatoider Arthritis: Osteoporose des Knochens, subchrondrale Knochenusuren, Subluxationen der Fingergrundgelenke

14.12 Spondylitis ankylosans (Morbus Bechterew)

Grundlagen

- **Definition:** Durch immunologische Vorgänge hervorgerufene seronegative Spondarthritis mit Befall des Achsenskeletts, peripherer Polyarthritis, Fehlen von Rheumaknoten und hoher Assoziation mit HLA-B-27, die unbehandelt zur Einsteifung der Wirbelsäule mit kyphotischer Fehlstellung und damit zu einer schweren Behinderung führen kann.
- **Epidemiologie:** In Deutschland sind 1–2% der Bevölkerung betroffen, Verhältnis Männer:Frauen = 5:1, Manifestationsalter zwischen dem 16.–40. Lebensjahr.
- **Symptomatik:**
  - Rückenschmerzen, vorwiegend nachts.
  - Morgensteifigkeit der Gelenke.
  - Monoarthritis (Knie, Hüfte, Oligoarthritis), Sehnenschmerzen (Ferse).
  - Iritis, Thoraxschmerz.

Physikalische Therapie

- **Ziele und Ansatzpunkte:**
  - Schmerzbekämpfung.
  - Verbesserung und Erhaltung der Mobilität der Wirbelsäule.
  - Bei bestehenden Einsteifungen Verbesserung und Erhaltung der Restbeweglichkeit der Wirbelsäule.
  - Vermittlung rückenschonenden Verhaltens.
  - Verbesserung der Beweglichkeit der stammnahen Gelenke, Schulung der Atemfunktion.
- **Beachte:** Die physikalische Medizin kann die Einsteifung nicht verhindern, ermöglicht jedoch, daß dies in guter Funktionsstellung geschieht.
- **Schmerzbekämpfung:**
  - *Kryotherapie* (S. 44): Eispackungen auf Ileosakralgelenke, Fersen zur Schmerzbekämpfung im akuten Schub.
  - *Wärmetherapie* (S. 40): Im chronischen Stadium wird meist Wärme angenehm empfunden, z. B. Peloidpackungen, Bäderbehandlung (hydrogalvanische Anwendungen S. 35): analgetischer Effekt des Gleichstroms, detonisierende und hyperämisierende Wirkung des warmen Bades.
  - *Elektrotherapie:*
    - Diadynamische Ströme, Interferenzstrom (S. 61): Bei umschriebenen Schmerzen (Kreuzbeingegend, LWS, große Gelenke), CP jeweils 2× 4 Minuten, DF 1× 3 Minuten.
    - Ultrareizstrom, Iontophorese (S. 60): Voltaren-Emulgel oder Rheumongel
  - *Ultraphonophorese* (S. 68): Ultraschallbehandlung unter Verwendung von Salben, z,B. Voltaren-Emulgel.
  - *Massagetechniken:* Bei Muskelverspannungen oder Myogelosen Lockerungsmassagen mit anschließender Wärmepackung.
- *Krankengymnastische Techniken:* Bechterew-Patienten benötigen lebenslange Krankengymnastik; langfristig am besten als Gruppengymnastik (Bechterewgruppe, Rezeptur über Langzeitrezept).
  - *Therapie nach Brügger* (S. 114): Aufrichtung und Streckung der Wirbelsäule.
  - *Funktionelle Bewegungslehre* (FBL, S. 123): Mobilisierung bei Bewegungseinschränkung und Einsteifung; auch Klappsches Kriechen (S. 131).
  - Dehnung verkürzter Muskulatur, Kräftigung vor allem der Rückenmuskulatur; vor der Behandlung heiße Rolle oder Wärmepackung.

14.12 Spondylitis ankylosans (Morbus Bechterew)

- *Atemgymnastik* (Atemführung, Dehnlagerungen, manuelle Techniken, S. 102): Besonders bei Kyphose und Einschränkungen der Thoraxbeweglichkeit.
- *Rückenschulung:* Individuell und in der Gruppe unter Einsatz von Hilfsmitteln wie Stab, Pezziball, Theraband. Haltungskorrektur im Sitz, Stand und im Gehen unter Sichtkontrolle vor dem Spiegel. Eingehen auf alle Aktivitäten des täglichen Lebens, Freizeitaktivitäten, Sport, vgl. Abb. 95.
- *Mobilisationstechniken* (Manuelle Medizin, Maitland, S. 140): Bei Befall und Einschränkungen der Gelenke, auch im Bewegungsbad (S. 107).

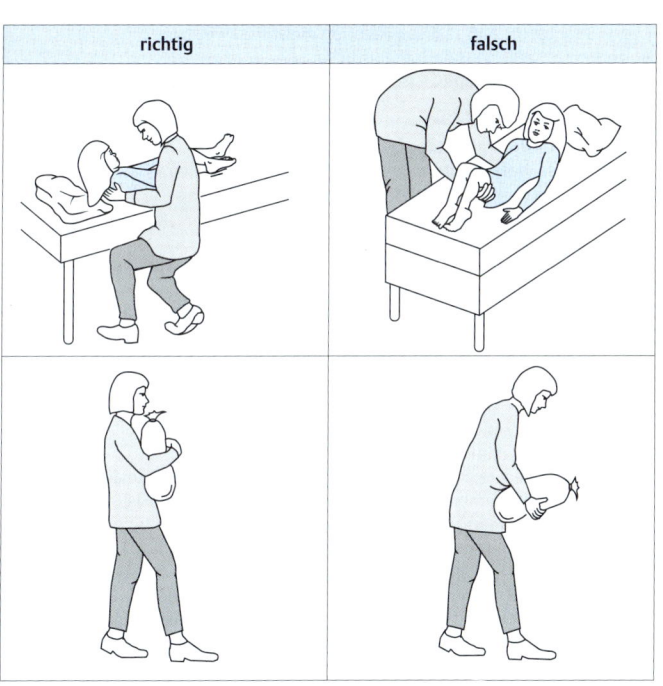

richtig	falsch

Abb. 95   Rückengerechtes Heben und Tragen im Alltag

14.13 Systemische Sklerodermie

Grundlagen

- **Synonyma:** Progressive systemische Sklerose (PSS), systemische Sklerose, limitierte und diffuse Form der Sklerodermie (anglo-amerikanische Einteilung).
- **Definition:** Autoimmunerkrankung; Systemerkrankung des Bindegewebes mit Kollagenanhäufung und Fibrose von Haut und inneren Organen (bes. Lunge) sowie obliterierender Angiopathie mit Haut- und Organbefall. In 90% Auftreten eines Raynaud-Phänomens (Auslösung durch Kälte, Streß).
- **Klinische Einteilung:** PSS Typ I (Akrosklerose, Hände, Gesicht, Füße). PSS Typ II (proximal aszendierend, Arme, Gesicht, Beine). PSS Typ III (zentral beginnend, vom Rumpf nach peripher). Befall innerer Organe (Lungenfibrose 50%, Ösophagus 80%. Labor: Antinukleäre Faktoren meist nachweisbar.
- **Therapie:** Keine kausale Therapie bekannt.
- **Medizinische Therapie:** Vasodilatantien, Immunsuppression, Photophorese.

Physikalische Therapie

- **Ziele und Ansatzpunkte:**
  - Steigerung der Hautdurchblutung bei Raynaud-Phänomen.
  - Verbesserung der Elastizität.
  - Wiederherstellung der Gelenkbeweglichkeit.
  - Bei Lungenfibrose Förderung der Respiration.
- **Beachte:** Kälte muß unter allen Umständen vermieden werden! Gute Klimatisierung aller Behandlungsräume!
- **Wärmebehandlung** (S. 40): Individuelle Ermittlung der Verträglichkeit. Wichtig!
  - Medizinische Bäder, als Zusätze Fichtennadel, Rosmarin; Solebäder (antiödematöse Wirkung). Schwefel-Mineralbäder (desinfizierend, durchblutungssteigernd).
  - Wärmepackungen mit Peloiden (Fango, Moor).
  - Handbäder mit Paraffin.
  - Sauna (Beachte: Keine plötzliche Abkühlung nach dem Saunagang!).
  - PUVA-Lichttherapie (mutmaßliche Hemmung der Fibroblastenaktivität).
- **Kohlensäurebäder** (S. 33): Verbesserung der Hautdurchblutung, nachgewiesene Normalisierung der gestörten Vasomotion. Durchführung als Teilbäder (Hände, Füße) bei 31–33°C 2× täglich; als Vollbäder bei 32–35°C 1× täglich für jeweils 20 Minuten. Nachfolgend gute Rückfettung der Haut.
- **Massagetechniken** (S. 78): Klassische Massage bei Muskelverspannungen in der Schulter- und Nackenregion; Reflektorische Beeinflussung der peripheren Durchblutung durch Bindegewebsmassage (S. 81).
- **Manuelle Lymphdrainage** (S. 74): Indiziert bei generalisierter, akuter Verlaufsform mit Ödemen. Entstauende und zusätzlich analgesierende Wirkung durch sympathikolytischen Effekt der weichen streichenden Griffe. Durchführung ohne Kompression; anfangs tägliche Behandlung, dann 1–2× pro Woche für jeweils 30 Minuten.
- **Krankengymnastische Techniken:**
  - Morgendliches Aufwärmen mit Dehn- und Kräftigungsübungen.
  - Gezielte Einzelgymnastik zur Verbesserung der Beweglichkeit der Gelenke und Kontrakturprophylaxe. An der Hand werden neben der Beweglichkeit und Kräftigung der Muskulatur Präzisionsgriffe geübt: Spitz-, Schlüssel- Haken-, Hammer- und Zylindergriff.

14.13 Systemische Sklerodermie

- Dehnungen und Traktionen der Gelenke zur Verbesserung der Gleitfähigkeit.
- Im Gesichtsbereich Training der mimischen Muskulatur; die manuelle Therapie an den Kiefergelenken erleichtert die Mundöffnung.
- Bewegungsbad (S. 107): Im Wechsel mit Kohlensäurebad (S. 330), Wassertemperatur 30–34 °C.
- Atemtherapie (S. 101), Lösung bindegewebiger Kontrakturen am Brustkorb durch Packegriffe und Ausstreichen der Interkostalräume. Verbesserung der Belüftung der Lunge (vgl. S. 195, Lungenfibrose).
- Bei dermatogener Fesselung im Bereich der Hand-/Fingergelenke sowie der Fuß- und Zehengelenke oszillierende Schüttelreaktionen.

▶ **Ergotherapie:**
- Bei Einschränkungen der Beweglichkeit Einsatz von Hilfsmitteln (S. 27).
- Knet- und Greifübungen, z. B. im Schwefelmoor zur Verbesserung der Hand- und Fingerfunktion.
- Nachstellbare Fingerschienen mit Gummizügen für die Nacht zur Vermeidung von Beugekontrakturen. Manuell Überstreckungsübungen für die Fingergelenke.

Beachte: Bei Behandlung im Liegen (Behandlungsbank) Oberkörper erhöht lagern, da Gefahr eines Refluxes von Magensäure besteht.

14.14 Fibromyalgie

Grundlagen

- **Synonyma:** Fibrositis, generalisierte Tendomyopathie.
- **Definition:** Erkrankung des rheumatischen Formenkreises, die durch generalisierte Schmerzen im Bereich der Muskeln, Sehnen und Sehnenansätze und eine Druckempfindlichkeit spezieller Druckpunkte gekennzeichnet ist.
- **Ätiologie und Pathogenese:** Unklar; die Fibromyalgie ist als eine Reaktionsform des Organismus auf verschiedene, auch psychische Reize anzusehen. Wegen dieser Tatsache wird die Fibromyalgie als eigenständiges Krankheitsbild von manchen Autoren abgelehnt. Neuere Untersuchungen (I. Russel u. a.) haben erwiesen, daß bei der Fibromyalgie Störungen der Schmerzperzeption und -modulation bestehen: Serotinin ist im Liquor signifikant erniedrigt, Substanz P gegenüber Gesunden auf das 3–4fache erhöht.
- **Epidemiologie:** Betroffen sind überwiegend Frauen, die Krankheit beginnt zwischen 30 und 40 Jahren.
- **Symptomatik/Verlauf:**
  - Als Initialsymptom gehen häufig Lumbalgien oder Zervikalgien voraus, im weiteren Verlauf breiten sich die Beschwerden aus und werden chronisch.
  - Regelmäßig finden sich vegetative und funktionelle Befunde (Tab. 15), regelhaft auch psychopathologische Erscheinungen wie Angst, Spannungszustände, Neurosen und Depressionen.
  - 80% der Patienten klagen über Schlafstörungen. Störungen des REM-Schlafes (während dieser Zeit erfolgt die Muskelentspannung) sind nachgewiesen.

Tabelle 15 Vegetative und funktionelle Beschwerden bei Patienten mit Fibromyalgie

Akrozyanose
Schlafstörungen
Globusgefühl
Herzbeschwerden
Dysurie
Schwitzen
Mundtrockenheit
Kopfschmerzen
Atemnot

- **Differentialdiagnose:**
  - Polymyalgia rheumatica: Ältere Patienten, regelmäßig starke Beschleunigung der Blutsenkung, schlagartiges Ansprechen auf Steroide.
  - Polymyositis, Dermatomyositis: Muskelschwäche, Beschleunigung der BSG bzw. erhöhtes C-reaktives Protein, typisches EMG und Histologie.
  - Rheumatoide Arthritis, systemischer Lupus erythematodes: Gelenkerscheinungen bzw. immunologische Befunde.
  - Degenerative Wirbelsäulenerkrankungen.

14.14 Fibromyalgie

- Chronisches Müdigkeitssyndrom: Seit mindestens 6 Monaten persistierende, schwere Müdigkeit, die auf Bettruhe nicht anspricht und die Tagesaktivität zu mindestens 50% vermindert, verbunden mit Fiebergefühl, schmerzhaften Lymphknoten, Kopfschmerzen, Schluckbeschwerden.

▶ **Beachte:**
- Das Krankheitsbild der Fibromyalgie muß ernst genommen werden. Genaue ärztliche Information, Einfühlungsvermögen und Verständnis sind unerläßlich.
- Die Patienten vor unnötiger Diagnostik („noch ein Computertomogramm") und operativen Eingriffen bewahren (Diskusoperationen!). Patienten mit Fibromyalgie neigen zu laufendem Arztwechsel („medical shopping").
- Psychosoziale Konfliktsituationen bewußt machen und nach Möglichkeit ausschalten.
- Die medikamentöse Behandlung (Analgetika, Myorelaxantien, Psychopharmaka) sollte sehr zurückhaltend erfolgen, da sie in der Regel keinen durchschlagenden Erfolg verspricht. Es besteht die Gefahr der Gewöhnung sowie von Nebenwirkungen.

Physikalische Therapie

▶ **Ziele und Ansatzpunkte:**
- Schmerzbekämpfung.
- Verbesserung der Beweglichkeit.
- Wiederherstellung der Arbeitsfähigkeit.

▶ **Wärmebehandlung** (S. 40):
- Medizinische Bäder, als Zusätze Heublumen, Rosmarin, Wacholder oder Baldrian.
- Wärmepackungen mit Peloiden (Fango, Moor).
- Einreibungen.
- Infrarotbestrahlung.
- Hydrogalvanische Anwendungen (Stangerbad, S. 35).

▶ **Elektrotherapie** (S. 60): Bei heftigen lokalen Beschwerden oder akuter Exazerbation.
- Diadynamische Ströme, Ultrareizstrom, Kurzwellendiathermie: Bei umschriebenen Beschwerden.
- Interferenzstrom: Bei diffusen Schmerzen.

▶ **Ultraschall** (S. 68): Bei eng umschriebenen Beschwerden.

▶ **Akupunktur** (S. 157): Sinnvoll zur Schmerzlinderung; Beseitigung akuter Beschwerden, so daß andere physikalische Maßnahmen wieder wirksam werden.

▶ **Krankengymnastische Techniken** (S. 94):
- Durchbewegen des ganzen Körpers.
- Verbesserung von Beweglichkeit, Koordination und Kraft; Bewegungsbad (im Wechsel mit Wannenbad; 2 Wasseranwendungen am Tag vermeiden!).
- Dehnungen, Muskelkräftigung.
- Eigenübungsprogramm für den Patienten.
- Schulung von Haltung und ökonomischem Bewegungsverhalten im Alltag (Rückenschule); besonders vorteilhaft ist Gruppengymnastik („Fibromyalgie-Gruppe").
- Regelmäßiger Ausdauersport: Gehen, Wandern, Laufen, Schwimmen, Skilanglauf.

14.14 Fibromyalgie

Ergänzende Allgemeinmaßnahmen

- Zu Therapiebeginn oder bei akuten Verschlechterungen ist ein Kuraufenthalt (S. 53) sinnvoll, vor allem wegen des Milieuwechsels und den Möglichkeiten eines umfangreichen physikalischen Behandlungsprogramms.
- Körperliche Überlastungen sollten vermieden werden (trotzdem keine langdauernde Krankschreibung!). Lockere, zweckmäßige Kleidung, gutes Schuhwerk.
- Ernährungsumstellung: Möglichst naturbelassene Vollwertkost; Fleisch- und Wurstverzehr einschränken, reichlich Kalzium und andere essentielle Mineralien. Genußmittel maßvoll verwenden. Langzeiteffekte wurden allerdings nicht nachgewiesen.
- Viele Patienten benötigen eine Psychotherapie (u. a. psychologische Hilfe bei der Schmerzbewältigung): Gesprächstherapie, Familien- oder Gruppentherapie, Musik- Tanz- und Gestaltungstherapie, Verhaltenstherapie, in manchen Fällen Psychoanalyse.
- Regelmäßige Entspannung (einzeln oder in der Gruppe) ist ein wichtiger Punkt der Therapie (autogenes Training, S. 161; progressive Muskelrelaxation, S. 164; Atem- und Lösungstherapie, S. 166).
- In einigen Zentren (Bad Säckingen) wird eine Ganzkörper-Kältetherapie durchgeführt; die Erfolge sind gut, jedoch ist bisher nicht bekannt, wie sich die (aufwendige) Kältekammertherapie langfristig auf den Krankheitsverlauf auswirkt.
- Bei einem Großteil der Patienten vermindern sich im Laufe der Zeit die Symptome. Gelingt es, psychosoziale Spannungen abzubauen, wird die Fibromyalgie dadurch günstig beeinflußt.

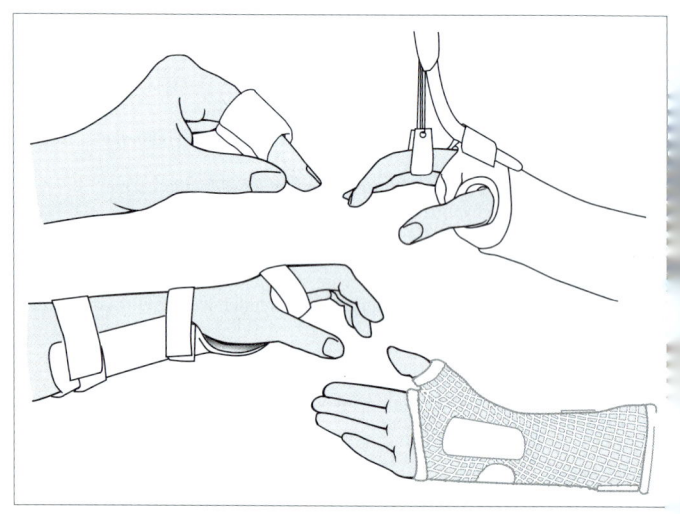

Abb. 96 Bei Erkrankungen des rheumatischen Formenkreises ist die Schienenbehandlung wesentlicher Bestandteil der Therapie

14.15 Weichteilrheumatismus

Grundlagen

- **Definition:** Sammelbegriff für extraartikuläre, primär nicht-entzündliche Veränderungen der Muskeln, Sehnen, Ligamente und anderen bindegewebigen Strukturen sowie für schmerzhafte Zustände des Unterhautgewebes. Wegen der terminologisch unscharfen Abgrenzung gibt es zahlreiche Synonyma.
- **Synonyma:**
    - Myalgisches Syndrom: Myalgien, Myosen, Tendomyosen, Muskelrheumatismus.
    - Reizzustände der Sehnen und Sehnenansätze: Insertionstendinosen, Tendinosen, Peritendinosen, Enthesiopathien, Fibroostosen, Tendovaginitis.
    - Generalisierte Schmerzzustände bindegewebiger Strukturen und des Muskels: Generalisierte Tendomyopathie, Fibrositis-Syndrom, Fibromyalgie.
    - Schmerzen im periartikulären Gewebe: Periarthropathien (Periarthropathia humeroscapularis, S. 289).
    - Affektionen des Unterhautfettgewebes und des Unterhautbindegewebes: Pannikulitis, Pannikulose.
- **Epidemiologie:** Unter den Erkrankungen des Stütz- und Bewegungsapparates steht der Weichteilrheumatismus mit 40–50% an erster Stelle. Altersgipfel ist das 3.–6. Lebensjahrzehnt.
- **Ursachen:** Rezidivierende Mikrotraumen durch Überlastung, Fehlbelastung, einseitige oder monotone Beanspruchungen der bindegewebigen und muskulären Strukturen werden als ursächlich angesehen. Häufig finden sich physisch und psychisch belastende Lebensumstände (Lebenskrisen, berufliche oder familiäre Überlastung).
- **Differentialdiagnose:**
    - Andere Erkrankungen des rheumatischen Formenkreises:
        - Chronische Polyarthritis im Anfangsstadium.
        - Polymyalgia rheumatica.
        - Dermatomyositis.
        - Kollagenosen oder Vaskulitiden.
    - Stoffwechselstörungen.
- **Therapie:** Eine kausale Therapie ist häufig nicht möglich, eine medikamentöse Behandlung oft unbefriedigend. Es besteht die Gefahr der Gewöhnung oder eines Medikamentenabusus. In diesen Fällen ist die symptomatische Behandlung mit physikalischen Mitteln die Therapie der Wahl.

Physikalische Therapie

- **Ziele und Ansatzpunkte:**
    - Beseitigung der auslösenden Ursache (wenn möglich).
    - Schmerzlinderung.
    - Korrektur von Fehlstellungen (z.B. Ausgleich eines Beckenschiefstandes infolge einer Beinlängendifferenz).
    - Korrektur einer Valgus- oder Varusstellung des Kniegelenkes duch Einlagen, Innen- bzw. Außenranderhöhung der Schuhsohle u.ä., evtl. operativer orthopädischer Eingriff.
    - Vermeiden von Fehlhaltungen (Rückenschule, S. 147).
    - Ökonomische Belastung von Gelenken und Wirbelsäule.
    - Vermeidung monotoner oder einseitiger Belastungen des Bewegungsapparates (Ergonomie am Arbeitsplatz, z.B. bei Bildschirmarbeit).

14.15 Weichteilrheumatismus

Myalgien

- **Therapieziele:** Schmerzlinderung, Detonisierung und Verbesserung der Durchblutung.
- **Wärmebehandlung** (S. 40): Wärme wird häufig als angenehm empfunden:
  - Wärmepackungen mit Peloiden (Fango, Moor). Durchführung 1–2× täglich für 20 Minuten.
  - Heißluft, Infrarotbestrahlung.
  - Warme medizinische Bäder (S. 42): Bei diffusen Beschwerden.
  - Hydrogalvanische Anwendungen (Stangerbad, S. 35).
  - *Cave:* Bei großflächigen Wärmeanwendungen an den Extremitäten bei älteren Personen besteht Thrombosegefahr; bei gleichzeitig bestehender Varikosis oder Lymphödem sollte die Wärmetherapie besser mittels Kurzwellendiathermie (S. 63) oder Ultraschall (S. 68) durchgeführt werden!
- **Massagetechniken** (S. 78): Lockerungsmassagen (Schulter, Nacken, LWS), anschließend Wärmepackung; Unterwasserdruckstrahlmassage.
- **Krankengymnastische Techniken** (S. 94):
  - *Akutes Stadium:* Schmerzfreie Lagerung, Entlastungstellungen.
  - *Subakutes und chronisches Stadium:* Vorsichtige Muskeldehnungen, Dekontraktionen verkürzter Muskulatur, Bewegungsbad (S. 107), evtl. Schwimmtherapie, Haltungsschulung (Rückenschule, S. 147), Schulung von Bewegungsabläufen.
  - Regelmäßiger leichter Sport ohne Wettkampfcharakter (Gehen, Laufen, Wandern, Schwimmen, Skilanglauf etc.).

Tendinosen, Insertionstendopathien

- **Wärmebehandlung** (S. 40): Wärme wird häufig als angenehm empfunden:
  - Wärmepackungen mit Peloiden (Fango, Moor). Durchführung 1–2× täglich für 20 Minuten.
  - Heißluft, Infrarotbestrahlung.
  - Medizinische Bäder.
  - Hydrogalvanische Anwendungen (Stangerbad, S. 35).
- **Elektrotherapie** (S. 60):
  - Diadynamische Ströme, Ultrareizstrom.
  - TENS bei hartnäckigen Beschwerden. Anwendung stundenweise, falls gutes Ansprechen auch länger, z. B. über Nacht.
- **Ultraphonophorese** (S. 68): Diclofenac- oder Etofenamatgel als Kontaktmittel.
- **Manuelle Therapie** (S. 90): Vorsichtige Querfriktionen schmerzhafter Muskel- und Sehnenansätze.
- **Therapeutische Lokalanästhesie** (S. 174): Bei akuten Beschwerden oder intermittierenden Verschlechterungen.
- **Akupunktur** (S. 157): Rascher schmerzstillender Effekt, der allerdings nicht von Dauer ist. Andere physikalische Maßnahmen werden im Anschluß an die Akupunktur wieder wirksam.
- **Krankengymnastische Techniken:** Dehnungen, Dekontraktionen (Brügger, S. 114); Durchbewegen des ganzen Körpers. Bewegungsbad (S. 107); vorteilhaft auch als Gruppenbehandlung.

14.15 Weichteilrheumatismus

Pannikulose, Pannikulitis

- **Balneotherapie** (S. 30): Verordnung von medizinischen Bädern, Kohlensäurebad wegen des detonisierenden und allgemein entspannenden Effektes, 2tägig ein Vollbad. Solebäder.
- **Trockenbürstung:** Durchführung mit weicher Bürste (Patienten zur Selbstbehandlung anlernen: Bürstung von distal nach proximal); Verbesserung der Durchblutung, gewisse Festigung des Gewebes; Einmassieren von Voltaren-Emulgel oder Reparilgel.
- **Elektrotherapie** (S. 60): Bei diffusen Schmerzen Versuch mit Interferenzstrom.
- **Manuelle Lymphdrainage** (S. 74): Schmerzlinderung durch die weichen, streichenden Griffe (keine klassische Indikation!).

Allgemeine Therapieempfehlungen

- Bei allen Formen des Weichteilrheumatismus ist die verständnisvolle Zuwendung von Arzt und Therapeut ein wichtiges Heilmittel. Die Patienten müssen über die in der Regel benigne Natur der Erscheinungen aufgeklärt werden.
- In manchen Fällen ist eine psychologische Begleitung oder psychotherapeutische Behandlung wichtig.
- Entspannung als Einzelbehandlung oder in der Gruppe ist bei den meisten Patienten mit Weichteilrheumatismus indiziert.
- Hilfreich ist die Gymnastik in der Gruppe (Rückenschule, Arthrosegruppe). Das Zusammentreffen mit anderen Betroffenen, der Erfahrungsaustausch und die Gruppendynamik haben hohen Stellenwert.
- Durch eine Kurortbehandlung kann durch den Milieuwechsel und eine konsequente physikalische Therapie häufig eine erheblich, anhaltende Besserung erreicht werden.

14.16 Sympathische Reflexdystrophie (Morbus Sudeck)

Grundlagen

- **Definition:** Durch vegetative Fehlsteuerungen ausgelöste, schmerzhafte Dystrophie einer Extremität, die durch lokale Durchblutungs- und Stoffwechselstörungen in den Weichteilen und Knochen unterhalten wird (complex regional pain syndrome, CRPS).
- **Ursachen:**
  - Posttraumatisch (Frakturen, Luxationen, Distorsionen, Weichteilverletzungen).
  - Nach neurologischen Erkrankungen (zentrale oder periphere Nervenschädigungen; nach eigenen Untersuchungen bei 4% aller Patienten mit Halbseitenparese).
  - Im Gefolge von Tumoren, schweren Allgemeinerkrankungen sowie ohne erkennbare Ursache.
  - Psychische Faktoren spielen ein wichtige Rolle.
- **Klinische Symptomatik** (nach Blumberg):
  - *Autonome Zeichen:*
    - Distales Ödem.
    - Veränderte Hauttemperatur (meist überwärmt, selten kühler im Seitenvergleich zur gesunden Extremität).
    - Bläulich-livide Hautverfärbung.
    - Schwitzen, glänzende Haut.
  - *Sensible Störungen:*
    - Diffuse Schmerzen, gelenkbetont, vor allem bei Bewegung.
    - Gestörte Hautempfindlichkeit (Hypo- oder häufiger Hyperalgesie).
    - Gestörtes Berührungsempfinden.
  - *Motorische Störungen:*
    - Eingeschränkte Beweglichkeit.
    - Verlust der groben Kraft.
    - Gelegentlich Tremor.
- **Stadieneinteilung:**
  - *1. Stadium:* Schmerzhafte Schwellung und Rötung der Extremität.
  - *2. Stadium:* Zunehmende Funktionseinschränkung, Abnahme der Schwellungsneigung.
  - *3. Stadium:* Atrophie mit Bewegungseinschränkung und Kontrakturen. Fließende Übergänge zwischen den einzelnen Stadien sind häufig.
- **Diagnostik:**
  - *Untersuchung:* Schwellung, Schmerzhaftigkeit, bläulich-livide Verfärbung der Extremität mit Bewegungseinschränkungen.
  - *Nativröntgen:* Röntgenologische Zeichen (fleckförmige Knochenatrophie sind ein Spätsymptom!
  - *Knochenszintigrafie:* Aktivitätsanreicherung.
- **Differentialdiagnose:**
  - Entzündliche Erkrankungen der Haut (Erysipel, Zoster): Typische Hautveränderungen.
  - Entzündliche Erkrankungen der Weichteile (z.B. Phlegmone): Fieber, Entzündungszeichen.
  - Entzündliche Erkrankungen der Gelenke (Arthritis): Anamnese, schmerzhafte Gelenkschwellung.
  - Thrombophlebitis, Lymphangitis.

14.16 Sympathische Reflexdystrophie (Morbus Sudeck)

Physikalische Therapie

- **Ziele und Ansatzpunkte:**
  - Dämpfung der „entzündlichen" Reaktion.
  - Unterbrechung des Circulus vitiosus Schmerz – vegetative Fehlregulation – Schmerz.
  - Erhaltung und Wiederherstellung der Beweglichkeit.
- *Beachte:*
  - Die physikalische Behandlung der Reflexdystrophie ist polypragmatisch.
  - In jedem Krankheitsstadium benötigen die Patienten viel Zuwendung und Zeit; Betreuung durch den klinischen Psychologen. Sofern möglich, Lösung privater, familiärer oder beruflicher Probleme anstreben. Regelmäßiges Entspannungstraining wird angenehm empfunden.
  - *Behandlungsdauer:* In der Regel ist eine Behandlungsdauer von mehreren Monaten erforderlich. Durch intensive physikalische Therapie läßt sich immer ein gutes Ergebnis erzielen (eigene Langzeituntersuchungen bis 14 Jahre nach dem akuten Ereignis).
- **1. Stadium:**
  - Ruhigstellung in physiologischer Stellung und Hochlagerung der erkrankten Extremität ohne Beeinträchtigung der Zirkulation.
  - Lokale, großflächige, milde Kühlung mit feuchten Tüchern (Verdunstungskälte), regelmäßige Anwendung (24 Stunden). *Beachte:* Eine Kühlung mit Eis oder Kältepackungen ist ein Kunstfehler, denn die bestehende trophische Störung wird damit kritisch verschlechtert!
  - Medikamentös opiatfreie Analgetika; Versuch mit Kalzitonin i.m. (analgetischer Effekt). Ein Guanethidinblock bewirkt oft eine gute Analgesie, jedoch keine dauerhafte Besserung. Manchmal helfen Stellatumblockaden.
  - Kohlensäurebäder (28 – 31 °C) 2 – 3× täglich für 20 Minuten, Mitbehandlung der gesunden Extremität (konsensuelle Reaktion, S. 41).
  - Manuelle Lymphdrainage (ohne Bandagierung) bewirkt eine Senkung des erhöhten Sympathikotonus und dadurch eine Schmerzlinderung; Durchführung 1 – 2× täglich für 15 – 20 Minuten.
  - Elektrotherapie mit niederfrequenten Strömen (Diadynamik, Ultrareizstrom, S. 61) oder Akupunktur (S. 157) bei heftigen lokalen Schmerzen.
  - Krankengymnastisch aktives und passives Durchbewegen aller Gelenke des Körpers; *Beachte:* Durchbewegen der erkrankten Gelenke nur unter Kühlung bis zur Schmerzgrenze!
  - Ergotherapeutisch milde Hautreize: Linsenbad, Streichungen und Bürstungen mit weicher Bürste.
- **2. Stadium:**
  - Kohlensäurebäder (s.o.).
  - Manuelle Lymphdrainage (s.o.).
  - Krankengymnastisch aktives Bewegungstraining mit zunehmender Belastung, ohne Setzen von Schmerzreizen. Durchbewegen des ganzen Körpers, Bewegungsbad (S. 107). Verhinderung einer Schonhaltung, z.B. der Schulter; Schulung von Haltung und Bewegung (Rückenschule, S. 147).
  - Ergotherapeutisch funktionelle Techniken und Spiele mit verschiedensten Materialien: Stoff, Kneten von Ton, Flechten von Peddigrohr, Bearbeiten von Holz. Selbsthilfe, berufsbezogenes Training.

14.16 Sympathische Reflexdystrophie (Morbus Sudeck)

- Vorsichtige Quengelung bei Ausbildung von Kontrakturen, Durchführung zu Behandlungsbeginn für 5–10 Minuten, später Steigerung.
- Bei Verschlechterung des Zustandes sofortige Rücknahme der aktiven Maßnahmen, Kühlung.

▶ **3. Stadium:**
- Kohlensäurebäder (s. o.).
- Krankengymnastische Remobilisierung: Passives und aktives Bewegungs- und Muskeltraining, Dehnübungen, manuelle Techniken zur Gelenkmobilisation.
- Ergotherapeutisch redressierende Maßnahmen durch Schienung und vorsichtige Quengelung. Schulung der Fein- und Grobmotorik sowie der Gelenkbeweglichkeit durch leichte Tätigkeit gegen einen allmählich steigenden Widerstand. Einsatz von Hilfsmitteln im Haushalt; berufsbezogenes Training.

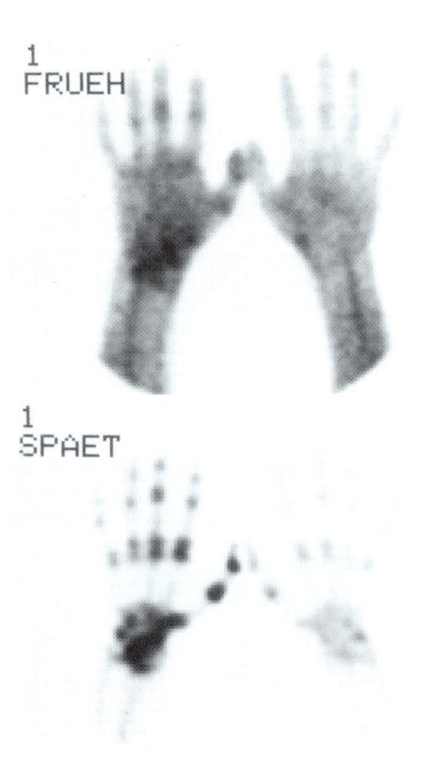

Abb. 97 Bei der Frühdiagnostik der sympathischen Reflexdystrophie kommt dem szintigraphischen Befund große Bedeutung zu

14.16 Sympathische Reflexdystrophie (Morbus Sudeck)

Prävention

- Fachgerechte, schonende Behandlung nach Trauma; bei operativer Versorgung atraumatische Operationstechnik.
- Vermeidung enger Verbände, die die Zirkulation beeinträchtigen. Sofort reagieren, wenn der Patient über einen engsitzenden Gipsverband o. ä. klagt!
- Frühzeitiger Einsatz abschwellender physikalischer Maßnahmen (Lagerung, manuelle Lymphdrainage, Elektrotherapie mit diadynamischen Strömen).
- *Beachte:* Bei neurologischen Patienten gute Lagerung einer gelähmten Extremität (insbesondere Schulter!) in neurophysiologischer Stellung 24 Stunden am Tag. Schonender Umgang bei Lähmungen durch alle Beteiligten (Pflegepersonal, Röntgenassistenten u. a.). Kein Zerren oder Reißen an einer gelähmten Extremität!

15.1 Nach operativen Eingriffen bzw. Verletzungen

Grundlagen

- **Störungen der Bewegungsorgane nach Verletzung oder Operation:** Können trotz unterschiedlicher Lokalisation gleichartige Probleme nach sich ziehen: Schmerzen, Schwellungen, lokale und allgemeine Infektionen der Weichteile und des Knochens, Nervenläsionen und Funktionsstörungen der Muskulatur und anderer Strukturen. Die physikalische Therapie solcher Störungen ist ähnlich, daher werden die Methoden an dieser Stelle zusammenfassend dargestellt.
- **Allgemeine Prophylaxe:** Bei immobilisierten bzw. bettlägerigen Patienten sind die *Atemtherapie* zur Prophylaxe bzw. Behandlung von pulmonalen Komplikationen (S. 100), die *Thromboseprophylaxe* (S. 177) und die *Dekubitusprophylaxe* (S. 159) selbstverständlich.
- *Operationsbericht:* Grundsätzlich ist bei allen Unklarheiten (Operationsmethode, Belastbarkeit, Art des Traumas) der Operationsbericht anzufordern bzw. Rücksprache mit dem Operateur oder vorbehandelnden Chirurgen bzw. Orthopäden sinnvoll.
- **Leitsymptom Schmerz:** Nach Traumen und operativen Eingriffen an Knochen oder Gelenken sollte beim Auftreten von Schmerzen, insbesondere Ruheschmerzen und/oder Schwellungen, je nach Eingriff an folgende mögliche Ursachen gedacht werden:
  - *Infektion:* Betroffen sein können Weichteile, Gelenke, Knochen, Bandscheibe und andere Strukturen.
    - Symptome: Rötung, Schwellung, Erguß, Fieber.
    - Labor: BKS und CRP erhöht, Leukozytose.
    - Nativ-Röntgen oder Tomographie: Verwaschene Knochenstruktur.
    - Dreiphasen-Knochenszintigramm: Sofortige Anreicherung in Phase 1.
    - CT und NMR: Oft typisches Bild, z. B. Auflösung der Struktur, „Mottenfraß" bei Spondylitis (Abb. 98).
    - Vorgehen: Sofortiges Aussetzen der physikalischen Therapie, evtl. Punktion oder sofortige operative Revision, möglichst Erregeridentifikation durch Abstrich.
  - *Nachblutung:* Folge kann die Entwicklung eines epi- und/oder subfaszialen Hämatoms sein, das ggf. infiziert ist.
    - Sonographie: Hämatomnachweis.
    - Punktion: Durchführung bei mehr als 100 ml Inhalt (bei Kindern entsprechend weniger) nach sonographischem Nachweis.
    - Abstrich und evtl. Erregeridentifikation aus dem Punktat, ggf. operative Revision.
  - *Materiallockerung, Fragmentdislokation:* Bei unklaren Schmerzen, insbesondere nach Osteosynthesen sollte an diese mögliche Ursache der Schmerzen gedacht werden.
    - Vorgehen: Sofortige Röntgenkontrolle und Belastungsrücknahme in den schmerzfreien Bereich.
- **Nachbehandlung polytraumatisierter Patienten:** Hier sind immer die nicht seltenen *Begleitverletzungen* zu berücksichtigen und diese ins Behandlungskonzept miteinzubeziehen: Bei unterschiedlicher (Teil-)Belastbarkeit mehrerer Gliedmaßenabschnitte gilt immer die niedrigste für die gesamte betroffene Extremität.

15.1 Nach operativen Eingriffen bzw. Verletzungen

Physikalische Therapie

- **Phase 1** (1.–3. postoperativer/posttraumatischer Tag, überwiegende Immobilisierung):
  - *Krankengymnastik:* Isometrische Spannungsübungen der die betroffenen Gliedmaßen bewegenden Muskeln bzw. der Muskeln der entsprechenden Gelenkkette und der Wirbelsäule.
  - *Weitere physikalische Behandlungsmöglichkeiten:* Anwendbar bei posttraumatischen bzw. postoperativen lokalen Schwellungen und Schmerzen nach Infektausschluß (S. 342):
    - Lokale Eisapplikation: Anwendung für 2–3 Minuten alle 2–3 Stunden, evtl. über Gipsfenster, dabei sollte die Haut nicht unter +7°C abgekühlt werden.
    - Quarkauflage: 2× täglich für 15 Minuten alternativ zur Eisapplikation.
    - Konsequente Hochlagerung der betroffenen Extremität.
    - Manuelle Lymphdrainage mit anschließender Bandagierung (S. 74).
  - *Medikamentöse Therapie:* Zur Unterstützung der physikalischen Maßnahmen ggf. antiphlogistische und analgetische Medikation mit NSAR, z.B. Paracetamol 500–1000 mg, Diclofenac 150 mg (cave: Nebenwirkungen), bei starken Schmerzen durch Nervenläsion einschleichende Dosierung von Carbamazepin nach Wirkung und Medikamentenspiegel bis maximal 1200 mg/Tag (cave: Nebenwirkungen).
- **Phase 2** (ab 4. postoperativen/posttraumatischen Tag, zunehmende Mobilisierung): Ergänzende Maßnahmen zur Behandlung aus Phase 1:
  - *Analgesierende Ströme:* z.B. Ultrareizstrom, Mittelfrequenz (S. 61, 62). Anwendung bei umschriebenen Schmerzen lokal, bei ausstrahlenden Schmerzen im Verlauf der „betroffenen" peripheren Nerven im Extremitätenbereich (z.B. Valleix'sche Druckpunkte, N. medianus), evtl. über Gipsfenster (Achtung: in der Nähe von Metallimplantaten nur mittelfrequente Ströme oder Hochvolt wegen Elektrolysegefahr erlaubt!).
  - *Resorbierende Ströme:* Anwendung bei Schwellungen.
    - Diadynamie (CP, S. 61): Methode der Wahl, wenn eine Mehrdurchblutung erzielt werden soll (z.B. bei über 4 Tage alten Hämatomen).
    - Mittelfrequenz oder Hochvolt (Wechselphase 50 Hz/100 Hz, S. 66): Anwendung, wenn eine Mehrdurchblutung verhindert werden soll (z.B. bei Reizergüssen oder in Verbindung mit Inaktivitätsödemen).
  - *Massagetechniken* (S. 78): Cave: Keine Massage direkt in einem frisch operierten Gebiet!
    - Detonisierende Massagen hypertoner, Tonisierung hypotoner gelenkumgreifender Muskulatur, Querfriktion schmerzhafter Muskelursprünge/-ansätze sowie angerissener bzw. genähter Sehnen oder Bänder (letzteres frühestens 28 Tage postoperativ/posttraumatisch).
    - Bindegewebsmassage (S. 80) bei vegetativer Begleitsymptomatik.
    - Spezielle Massagetechniken (z.B. nach Terrier): Lösen von Verklebungen von Gelenkrezessus und unterschiedlicher Gewebeschichten, insbesondere im Bereich von Muskulatur und Sehnen.
    - Lymphdrainage (S. 74): Bei Schwellungszuständen infolge Lymphabflußstörung nach gesicherter Infektfreiheit.
    - Bei postthrombotischem Syndrom (ab 4. postthrombotischer Woche) mit Bandagierung im Extremitätenbereich.

15.1 Nach operativen Eingriffen bzw. Verletzungen

- *Therapie bei Nervenläsionen/Muskelatrophie:*
  - Exponentialstrombehandlung (S. 65): Anwendung bei völlig paretischer Muskulatur täglich bzw. je nach Ergebnis der IT-Kurve, d. h. nach Ermittlung der maximalen Stromstärke (I) bei verschiedenen Impulszeiten (T) für eine Muskelzuckung, dadurch Differenzierung des Schädigungsgrades der Muskulatur.
  - Schwellstrombehandlung („Trainingsstrom"): Anwendung nach Reinnervation bzw. bei teilparetischen Muskeln jeden 2. Tag (auch im Gips über Fenster möglich), z. B. mit BMR bzw. Myocare, evtl. als Leihgerät.
  - Medikamentöse Therapie: Bei Schmerzen z. B. Carbamazepin (s. o.), Versuch mit Milgamma N oder Vitamin B-Komplex.
- *EMG-Biofeedback* (S. 72): Bei fehlender Fähigkeit, einzelne Muskeln willentlich anzuspannen („Benutzung verlernt").

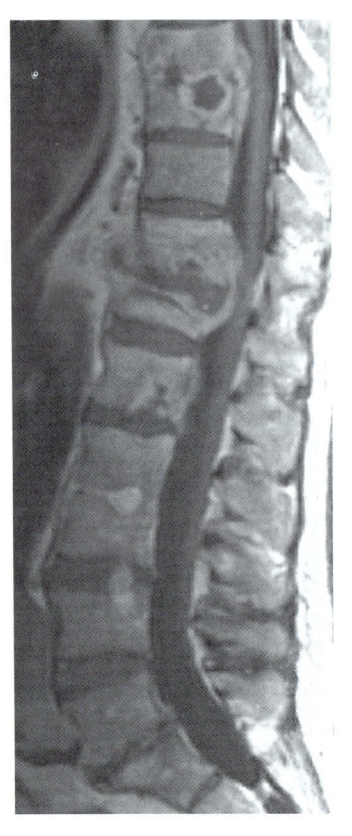

Abb. 98   Kernspintomogramm einer tuberkulösen Spondylitis (T1-gewichtetes Bild); der paravertebrale Abszeß und die Einengung des Spinalkanals wird deutlich

15.1 Nach operativen Eingriffen bzw. Verletzungen

- *Krankengymnastik* (S. 94): Grundsätzlich sollte ein einfach zu erlernendes Eigenübungsprogramm, auch für das Bewegungsbad, zur Verbesserung der Kraft und Beweglichkeit der Extremitätengelenke und der WS im erlaubten Bewegungs- und Belastungsumfang, evtl. mit zusätzlichen Hilfsmitteln (z. B. Thera-Band), aufgestellt und eingeübt werden.
- *Psychologische Verfahren* (S. 162 ff): z. B. Progressive Muskelrelaxation nach Jacobsen, Autogenes Training, Feldenkrais u. a. Eine dieser Therapiemaßnahmen kann je nach Problematik zur Muskeldetonisierung bzw. Schmerzbewältigung eingeleitet werden.

15.2 Muskelverletzungen

Grundlagen

- **Vorbemerkung:** Meist vernachlässigtes Problem nach Traumata.
- **Klinische Einteilung/Definition:**
  - Muskelzerrung/-überdehnung.
  - Muskelfaserriß.
  - Muskelfaserbündelriß.
  - Kompletter Muskelriß.
- **Ursache:** Direkte (häufig „Schlag" auf [maximal] angespannte Muskulatur) oder indirekte Gewalteinwirkung, z. B. zu rasche Beschleunigung (konzentrische Belastung), zu abruptes Abbremsen (exzentrische Belastung) bzw. kombinierte Bewegung.
- **Behandlung:** In der Regel konservativ, gelegentlich bei kompletten Muskelrissen operativ durch Muskelnaht.
- **Posttraumatische/postoperative Belastbarkeit:** Eine Zerrung ist in der Regel nach 2 Wochen ausgeheilt, ein Faserriß benötigt (2 bis) 4 Wochen, ein Bündelriß (4 bis) 6 Wochen und eine Muskelruptur (6 bis) 12 Wochen; dann ist zunehmend (Leistungs-)Sportfähigkeit gegeben.

Physikalische Therapie

- **Sofortmaßnahmen nach „PECH"-Schema:**
  - **P**ause: Abbruch der Tätigkeit.
  - **E**is: in den ersten 20 Minuten nach Trauma feuchte Kühle von ca. 6 Grad aufbringen, kein Kältespray.
  - **C**ompression: mit kurzzug-elastischen Binden, effektiver Tape-Verband.
  - **H**ochlagerung und Ruhigstellung.
  - Klinische, gegebenenfalls bildgebende Diagnostik.
- **Phase 1 (3. bis 24. Stunde)** Entzündungsphase:
  - Feucht-kühle Kompression, Achtung: keine aggressive Kältetherapie.
  - Entlastung.
  - Gelenkübergreifende Tapeverbände von versiertem Arzt/Physiotherapeut.
  - Lymphdrainage.
  - Elektrotherapie (stabile Galvanisation).
- **Phase 2 (2. bis 4. Tag):**
  - Ausführliche Befundaufnahme und eventuell weitere Diagnostik (Sonographie, Röntgen, sehr selten NMR).
  - Elektrotherapie (stabile Galvanisation, Iontophorese mit z. B. DMSO- oder Diclofenac-Gel).
  - Diadynamische Ströme DF-CP, Ultraschalltherapie.
  - Funktioneller Verband, eventuell auch als Salbenverband.
  - Krankengymnastik: Vorsichtiges isometrisches, schmerzfreies Dehnen.
  - Thermotherapie in Form von feuchter, gestauter Wärme.
  - Detonisierte Massage des die Verletzung umgebenden Bereiches, funktioneller Verband (z. B. Tape).
- **Phase 3 (5. bis 8. Tag)** Reparationsphase beziehungsweise Proliferationsstadium:
  - Thermotherapie, eventuell im Wechsel mit milder Kälte (z. B. Quark).
  - Saugwellentherapie.
  - Muskelaktivierende Elektrotherapie.

15.2 Muskelverletzungen

- Krankengymnastik: PNF-Techniken, z. B. Contract relax, Muskeldehntechniken.
- Medizinische Trainingstherapie: Isokinetische Belastung mit geringer Intensität und vielen Wiederholungen, Laufbandtraining.
- Bewegungsbad.
- Detonisierende Massagen im Verlauf der Bewegungskette, an verletzter Stelle vorsichtige Längs- und Querfriktion.
- Teilentlastender funktioneller Verband für Belastungszeitraum.

▶ **Phase 4 (9. bis 16. Tag)** Steigerung von Phase 3:
- Krankengymnastisch jetzt bei Isokinetik hohe Intensität mit wenigen Wiederholungen, freie Bewegung konzentrisch mit wechselnder Intensität, propriozeptives Training in der med. Trainingstherapie (s. S. 132).
- Weiter teilentlastender Verband nur für den Belastungszeitraum.

▶ **Phase 5 (2. bis 3. Woche)** Intensivierung von Phase 4:
- Krankengymnastik: Muskeldehntechniken jetzt passiv – aktiv und postisometrisch in den physiologischen Endbereich.
- Medizinische Trainingstherapie: Isokinetik jetzt mit Schnellkrafttraining, Intensivierung des inter- und intramuskulären Koordinationstrainings.
- Keine Elektrotherapie mehr, kein Tape mehr (außer bei kompletten Muskelrissen).

▶ **Phase 6 (3. bis 6. [bis 12.] Woche)** Organisations-/Remodellierungsphase:
- Kein Tape mehr bei kompletten Muskelrissen.
- Wiederaufnahme der sportartspezifischen Belastung im Sinne der medizinischen Trainingstherapie (s. S. 133) an sportartspezifischen Geräten.

▶ **Phase 7 ([6. bis] 12. bis 36. [bis 70.] Woche)** Adaptationsphase: Steigerung der Gewebebelastung bei zunehmendem turn-over von Kollagenen, d. h. das Narbengewebe wird belastbar, systematische Steigerung des Krafttrainings.

15.3 Frakturen der HWS

Grundlagen

- **Pathomechanismus:** Je nach Unfallhergang (Auffahrunfall, Sturz, Schlag gegen den Kopf) werden Flexions-, Hyperextensions- und Kompressionsfrakturen (Achsenstoßmechanismus) unterschieden. HWS-Frakturen gehen häufig mit Schädelhirntraumen einher.
- **Einteilung der HWS-Frakturen:**
  - *Stabile Frakturen:* Vorderer Säulenabschnitt betroffen:
    - Impressionsfrakturen.
    - Keilförmige Frakturen mit einer Winkelbildung von < 11°.
  - *Instabile Frakturen:* Mittlerer und hinterer Säulenabschnitt betroffen:
    - Berstungsfrakturen der Wirbelkörper.
    - Keilwirbel mit Winkelbildung von > 11°.
    - Subluxation infolge Frakturen im mittleren Wirbelsegment und Ruptur der dorsalen Ligamente.

Chirurgische Therapie

- **Konservative Therapie:**
  - *Stabile Frakturen:* Ruhigstellung mit angepaßter Zervikalstütze aus thermoplastischem Material, Diademgips für 3–6 Wochen.
  - *Instabile Frakturen:* Ist eine Operation nicht möglich bzw. bis zur Operation vorübergehende Ruhigstellung und Reposition durch Crutchfield-Zangenextension.
- **Operative Therapie:**
  - *Operationsindikationen:*
    - Inkomplettes Querschnittssyndrom (mit oder ohne Progredienz).
    - Komplette Querschnittsläsion mit erhaltener sakraler Aussparung und nachgewiesener Kompression.
    - Relative Indikationen: Hochgradige Deformitäten, instabile Luxationen und Luxationsfrakturen ohne neurologische Ausfälle, basisnahe Densfraktur.
  - *Operationsverfahren:* Entlastung und Dekompression des Rückenmarkes und der Wurzeln, stabile Fixation durch Osteosynthese (eher selten möglich) oder uni-, bzw. bisegmentale Fusion.

Physikalische Therapie

- Siehe auch allgemeine postoperative physikalische Therapie S. 342.
- **Phase 1** (Akutphase, 0.–10. Tag, Immobilisierung):
  - Flache Lagerung (Quaderbett, Brettunterlage unter die Matratze).
  - Pneumonieprophylaxe (Atemtherapie, S. 100), Thromboseprophylaxe (S. 177), Dekubitusprophylaxe (S. 159).
  - *Stabilisation durch Aufbau einer Muskelspannung am Rumpf:* Langsamer Spannungsaufbau, etwa 7 Sek. halten, dann langsam lösen. Spannen gegen gedachten Widerstand („mentales Training"); Stemmübungen nach Brunkow (S. 118).
  - *Erhaltung der Kraft der angrenzenden Muskulatur:* Bilaterale Armdiagonaler nach PNF (S. 147), soweit möglich, mit Irradiation auf die Nacken- und Rumpfmuskulatur.

15.3 Frakturen der HWS

- *Erhaltung der Gelenkbeweglichkeit der Extremitäten, Muskelatrophieprophylaxe:* Übungen der Arme und Beine mit Geräten (Theraband, Hanteln, Expander). Die Übungen sollten mehrmals am Tag vom Patienten selbst durchgeführt werden.
- *Hilfen bei Alltagsbewegungen während der Phase der Immobilisierung:* Benutzung der Bettschüssel bei geradem Rücken, Fassen von Gegenständen durch Einstellung des Nachttisches, Anbringen eines Spiegels am Bett, Prismenbrille als Lesehilfe.

▶ **Phase 2** (11.–42. Tag, Übungsstabilität, zunehmende Mobilisierung):
- *Stabilisation und Atrophieprophylaxe der Rumpfmuskulatur:* Wie Phase 1, zusätzlich Lagewechsel im Bett unter Anspannung der Muskulatur (en bloc-Drehen, Abb. 103, S. 367).
- *Kräftigung der Rumpfmuskulatur:* PNF (S. 143) oder Brunkow (S. 118) aus Bauchlage, Seitenlage und Rückenlage, Positionswechsel aus Bauchlage in den Unterarm-Kniestand, Vierfüßlerstand, Sitz, Stand.
- *Mobilisation der Wirbelsäule:* Übungen mit und ohne Geräte (Ball, Stab, Keule, Theraband), hubfreie Mobilisation nach Klein-Vogelbach (S. 123), Übungen auf dem Pezziball, Bewegungsbad. Schulung von Alltagsbewegungen (Ein- und Aussteigen aus dem Bett, Anziehen, Heben, Bücken, Tragen).
- *Schulung der aufrechten Körperhaltung:* Rückenschule (S. 147).
- *Entspannung der Muskulatur:* Bei häufigen Verspannungen der Rückenmuskulatur detonisierende Massagen, milde Wärmeanwendungen, Elektrotherapie (Mittelfrequenzstrom, S. 63).

15.4 Frakturen der BWS und LWS

Grundlagen

- **Pathomechanismus:** Entstehung durch Sturz auf Gesäß, Rücken oder die gestreckten Beine sowie durch gewaltsame Kyphosierung, bei Osteoporose.
- **Einteilung:**
  - *Stabile Frakturen:* Betreffen den vorderen Säulenabschnitt (Dreisäulenmodell der Wirbelsäule, s. u.): Spongiosa solide impaktiert, Wirbelkörper keilförmig deformiert; Deckplatten, Bandscheiben, mittleres Wirbelsegment und dorsale Ligamente intakt.
  - *Instabile Frakturen:* Berstungsfrakturen der Wirbelkörper (einschließlich Deckplatten), Frakturen im mittleren Wirbelsäulensegment (Wirbelkörperhinterwand, Bogenwurzeln, Gelenkfortsätze), Zerreißung des dorsalen Bandapparates mit Subluxation und Knickbildung über 20°.
- **Dreisäulenmodell der Wirbelsäule:** Nach Denis besteht das biomechanische Konstruktionsprinzip der Wirbelsäule aus 3 segmental verbundenen Säulenabschnitten (Abb. 99):
  - *Vorderer Säulenabschnitt:* Vorderes Längsband, vordere 2/3 des Wirbelkörpers, Bandscheibe.
  - *Mittlerer Säulenabschnitt:* Hintere 1/3 des Wirbelkörpers, Bandscheibe, hinteres Längsband. Wichtigster Abschnitt für die Stabilität der Wirbelsäule!
  - *Hinterer Säulenabschnitt:* Wirbelbogen mit Fortsätzen, Gelenke, dorsale Ligamente.

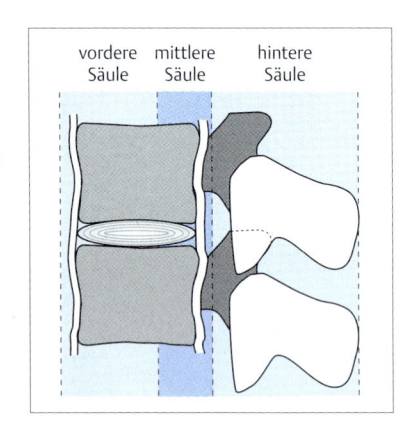

Abb. 99 Dreisäulenmodell der Wirbelsäule

Chirurgische Therapie

- **Konservative Therapie:**
  - *Stabile Frakturen:* Kurzzeitige Ruhigstellung, Fixation durch Dreipunktekorsett (3–6 Wochen).
  - *Instabile Frakturen:* Ist eine operative Stabilisierung nicht möglich, Ruhigstellung für 8–12 Wochen.
- **Operative Therapie:**
  - Operationsindikationen:

15.4 Frakturen der BWS und LWS

- Luxationsfrakturen mit inkompletter Neurologie (sakrale Aussparung) und Kompression des Rückenmarkes (CT, NMR, Myelographie).
- Relative Indikation: Instabile Frakturen ohne neurologische Ausfälle; hochgradige Dislokation bei komplettem Querschnittssyndrom.
- *Operationsverfahren:* Stellungskorrektur, evtl. transpedikuläre Spongiosaplastik, anschließend Stabilisierung mittels Fixateur interne.

Physikalische Therapie

▶ Siehe auch allgemeine postoperative physikalische Therapie S. 342.
▶ **Phase 1** (Akutphase, 0.–10. Tag, Immobilisierung):
  - Flache Rückenlagerung auf harter Unterlage im Bett. *Cave:* Bei konservativer Therapie der LWS-Frakturen sollte jede Kyphosierung der LWS vermieden werden! Hüftflexion bewirkt als weitergeleitete Bewegung eine Kyphosierung der LWS, daher:
    - Keine Hüftflexion bei Frakturen LWK 3–5!
    - Maximal 45° Hüftflexion bei Frakturen LWK 1–2!
    - 90° Hüftflexion bei Frakturen Th 11–12.
  - Pneumonie-, Thrombose-, Dekubitusprophylaxe (S. 100, 159, 177).
  - *Stabilisation der Rumpfmuskulatur:* Statische Muskelarbeit durch Anspannung der Kopf-, Skapula- und Extremitätenmuskulatur, PNF-Diagonalen (S. 143); Spannen gegen gedachten Widerstand („mentales Training"); Stemmübungen nach Brunkow (S. 118).
  - *Erhaltung der Gelenkbeweglichkeit der Extremitäten:* Unter Berücksichtigung der eingeschänkten Hüftflexion (s. o.) aktiv-assistiertes und aktives Durchbewegen, evtl. mit Hilfsmitteln (Theraband, Hanteln, Expander etc.).
  - *Schmerztherapie:* Bei starken Schmerzen Elektrotherapie (Mittelfrequenzstrom, diadynamische Ströme, TENS, S. 60ff).
▶ **Phase 2** (11.–21. Tag, Übungsstabilität):
  - *Stabilisation der Rumpfmuskulatur:* Wie Phase 1, zusätzlich je nach Stabilität der Fraktur (Rücksprache mit dem Traumatologen/Operateur):
    - Positionswechsel im Bett (Drehen von Rücken in Seitlage und Bauchlage en bloc).
    - Kräftigung der Rückenmuskulatur aus der Bauchlage, der Bauchmuskulatur aus Seit- und Rückenlage nach PNF (Rumpfdiagonalen) oder Brunkow.
▶ **Phase 3** (22.–42. Tag, Belastungsstabilität):
  - *Stabilisation der Rumpfmuskulatur:* Wie Phase 2, zusätzlich Positionswechsel im Bett (aus Bauchlage in den Unterarm-Kniestand, Vierfüßlerstand, Sitz, Stand.
  - *Mobilisation der Wirbelsäule:* Dynamische Übungen, die die Extension, Flexion, Lateralflexion und Rotation kombinieren, evtl. mit Hilfsmitteln (Ball, Stab, Reifen, Keule, Theraband); hubfreie Mobilisation nach Klein-Vogelbach (S. 123); Übungen auf dem Pezziball; Bewegungsbad.
  - *Schulung von Alltagsbewegungen:* Sitzen, Stehen, Bücken, Heben (S. 147).
  - *Entspannung der Muskulatur:* Bei Verspannungen Lockerungsmassagen, Wärmeanwendungen, Elektrotherapie (Mittelfrequenzstrom, S. 62).
  - Rückenschulung (S. 147); Beratung für den Alltag (Arbeitsplatz, sportliche Aktivitäten, Hobbies).

◐ *Beachte:* Bei Fehlbelastung durch z. B. rückenbelastendes Heben ist bis zu maximal 1 Jahr noch eine Nachsinterung möglich.

15.5 Komplexe HWS-Distorsion

Grundlagen

- **Beachte:** Begriffe wie „Schleudertrauma", „Beschleunigungsverletzung" usw. beschreiben nur den Unfallhergang, die korrekte, allgemeingültige Diagnose lautet komplexe HWS-Distorsion.
- **Einteilung:**
  - HWS-Beschleunigungsverletzung.
  - HWS-Distorsion.
- **HWS-Beschleunigungsverletzung** (modifiziert U. Moorahrend):
  - *Definition:* Abrupte Beschleunigung des Kopfes mit möglichen Verletzungen von Strukturen in allen HWS-Abschnitten (multisegmentales Geschehen) ohne zusätzlichen Anprall im Kraftfahrzeug (non-contact-injury).
  - *Pathomechanismen und mögliche Verletzungsmuster:*
    - Heckanprall (relative Beschleunigung des Kopfes über HWS-Extension nach hinten, Abb. 89): Verletzung der ventralen Bandstrukturen und/oder dorsaler knöcherner, ggf. diskogener Elemente möglich.
    - Frontalaufprall (relative Beschleunigung des Kopfes über Inklination der Halswirbelsäule nach vorne): Verletzung der dorsalen Bandstrukturen oder ventraler knöcherner ggf. diskogener Strukturen möglich:
    - Schrägaufprall oder rotierter Kopf: Zusätzlich wirkende Rotationskräfte.
  - *Schweregradeinteilung:*
    I: Schmerzen maximal 96 Stunden, diagnostisch keine Veränderungen.
    II: Schmerzen maximal 3 Wochen, objektiv muskulärer Hartspann.
    III: Radiologisch objektive Fehlstellung bis zur Subluxation mit oder ohne neurologische Symptomatik.
    IVa: Luxation oder Luxationsfraktur der HWS, kombiniert mit neurologischen Störungen.
    IVb: Tödliches HWS-Beschleunigungstrauma.
- **HWS-Distorsion: Definition:** Wie oben, zusätzlich Kontakt mit Fahrzeug (contact-injury), mit komplexen Verletzungsmöglichkeiten sowie alle anderen Traumata mit mechanischer Fehlbeanspruchung der HWS.
- **Beachte:**
  - Degenerativ vorgeschädigte HWS-Segmente sind seltener von Verletzungsfolgen betroffen!
  - Schmerzfreies Intervall nach Unfall von maximal 36 Stunden möglich!
  - Verletzungsgefahr ist bei Überraschungseffekt größer!
  - Nicht selten sind bei persistierenden Beschwerden Versicherungs- bzw. Gerichtsverfahren anhängig (Begutachtung s. u.)!
  - Schweregrade III und IVa sind unter Umständen operationswürdig!

Diagnostik

- **Primäre Diagnostik:**
  - *Anamneseerhebung:* Detaillierte Anamnese der Beschwerden und des Unfallherganges, manualmedizinische Untersuchung durch speziell geschulten Arzt.
  - *Apparative Diagnostik:* Rö-HWS in 2 Ebenen sowie Kopfgelenke zum Ausschluß einer Fraktur oder Bänderzerreißung, evtl. Röntgen-Funktionsaufnahmen (gedrückte Inklination/Reklination), CT oder NMR je nach Symptomatik.

15.5 Komplexe HWS-Distorsion

- **Sekundäre Diagnostik:** Bei fehlender oder nur geringfügiger Besserung nach 1–2 Wochen Wiederholung der Primärdiagnostik; Hinzuziehung des polizeilichen Unfallberichtes und des Gutachtens des Kraftfahrzeug-Sachverständigen. Bei Verdacht auf entsprechende Störungen zusätzlich neurologische, neuropsychologische oder psychiatrische Untersuchung. Bei zusätzlichem Verdacht auf Zerreißung von Muskel-Band-Strukturen NMR, bei Verdacht auf Frakturen CT.
- **Hinweise zur Begutachtung:** Lückenlose Vorlage der Krankengeschichtendokumentation inklusive Krankenkassenauszug über eventuelle Wirbelsäulen-Vorerkrankungen, bisherige Röntgendiagnostik, Polizeibericht über Unfall und Gutachten eines Kraftfahrzeug-Sachverständigen erforderlich. Gründliche körperliche Untersuchung unter manualtherapeutischen Gesichtspunkten. Wiederholung der Röntgen-Nativdiagnostik, evtl. mit Funktionsaufnahmen. CT, NMR, neurologische, neuropsychologische, psychiatrische Zusatzbegutachtung je nach Symptomatik und Befund.

Physikalische Therapie

- Siehe auch allgemeine postoperative physikalische Therapie S. 342.
- **Beachte:** Grundsätzlich ist die Behandlung vorsichtig durchzuführen; zusätzliche Schmerzen sind zu vermeiden!
- **Phase I** (Akutphase, 1.–10. Tag):
  - *Ruhigstellung:*
    - Schweregrade I und II: Intermittierende, stundenweise Ruhigstellung in Schaumstoffkrawatte für maximal 10 Tage nach mindestens 30minütiger Austestung auf positive Wirkung.
    - Schweregrade III und IVa: Je nach Verletzungsart feste Halsorthese für 6–12 Wochen.
  - *Medikamentöse Therapie:* Bei mäßigen Schmerzen Analgetika (z. B. Paracetamol 3× 1 g/die, Novaminsulfon 3× 1 g/die) Bei starken Schmerzen leichte Opiate (z. B. Tramadol 6× 30 Tropfen), bei starkem Muskelhypertonus Muskelrelaxantien (z. B. Magnesium).
  - *Lokale Kältetherapie* (S. 44): Eiswickel (in Eiswasser getauchtes und ausgewrungenes Handtuch auf die dorsolateralen Halsweichteile für Minuten intermittierend auflegen).
  - *Analgesierende Elektrotherapie* (S. 60 ff): Bei starken Schmerzen Durchführung frühestens nach 4 Tagen! Niederfrequente Ströme (z. B. Diadynamie, Ultrareizstrom, wobei die Elektroden im schmerzfreien Bereich aufgelegt werden.
  - *Massagebehandlung* (S. 78): Im Bereich der umliegenden schmerzfreien Muskulatur vorsichtige detonisierende Massagen, Lymphdrainage im Bereich von Schwellungen.
  - *Krankengymnastische Behandlung* (S. 94): Vorsichtige Detonisierung, axiale, entlastende Traktionen, milde schmerzfreie segmentale Mobilisation.
- **Phase 2** (Chronische Phase):
  - *Entspannung der Muskulatur:* Bei hypertoner Nacken- und Schultermuskulatur detonisierende, analgesierende Massagen mit Beginn im schmerzfreien Bereich. Zusätzlich Wärmebehandlung in Form von Rotlicht, Heißluft, Heusack, Fango.
  - *Analgesierende Elektrotherapie:* Bei starken Schmerzen niederfrequente Ströme (Diadynamie, Ultrareizstrom, Interferenzstrom, Hochvolt, S. 60 ff), Durchführung 1–2× täglich.

15.5 Komplexe HWS-Distorsion

- *Krankengymnastische Behandlung:*
  - Fehlhaltung bzw. muskuläre Dysfunktion (Dysbalance): Schulung physiologischer Haltungs- und Bewegungsmuster in FBL-Techniken (S. 123). Dekontraktionen und Haltungskorrektur nach Brügger (S. 114), postisometrische Relaxation und Funktionsmassagen (manuelle Therapie, S. 86), PNF-Pattern (z. B. Kopfdiagonale, S. 143).
  - Hypermobilität: Anwendung stabilisierender Techniken.
  - Segmentale Hypomobilität: Mobilisierende Techniken.
  - Bei positiven Nervendehnungstests Nervenmobilisationstechniken (z. B. Maitland, S. 140).
- *Therapie einer vegetativen Begleitsymptomatik:* Bei Schwindel, Schwell- bzw. Kältegefühl in den oberen Extremitäten:
  - Schwindelentwöhnungstraining.
  - Manuelle Lösung ursächlicher Blockierungen.
  - Bindegewebsmassage (S. 80) zur Senkung des Sympathikotonus bzw. Therapeutische Lokalanästhesie (S. 174) in Form einer Stellatumblockade (perineurale Umflutung des Ganglion stellatum der betroffenen Seite mit einem Lokalanästhetikum, Durchführung täglich bis 2× wöchentlich, dadurch auch Schmerzlinderung).
- *TENS* (S. 65): Therapieversuch bei chronischen Schmerzen.
- *Psychologische Verfahren:* Zur Muskeldetonisierung bzw. Schmerzbewältigung: z. B. progressive Muskelrelaxation nach Jacobsen, autogenes Training, Feldenkrais (S. 161 ff).

Prognose

▶ Ca. 90 % aller HWS-Verletzungen sind nach ca. 1 Jahr, 98 % nach 2 Jahren ausgeheilt.

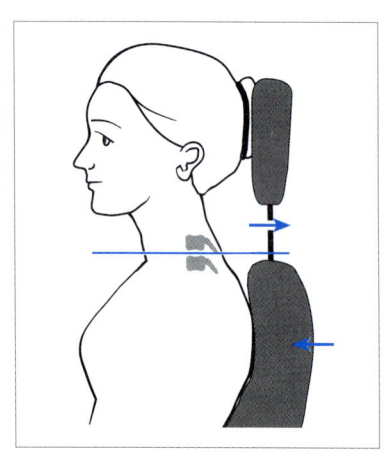

Abb. 100 Beschleunigungsverletzung der HWS

15.6 Zervikale Bandscheiben-Operation

Grundlagen

- **Häufigkeit:** Knapp 3% aller 40000 Bandscheiben-Operationen in Deutschland.
- **Operationsverfahren:** Offene (mikrochirurgische) Entfernung Nervenstrukturen bedrängender Bandscheibenanteile (und Osteophyten) und Nukleotomie.
  - *Ventraler Zugang (heute am häufigsten gewählt):* Diskotomie und Entfernung komprimierender Ostophyten, ohne Fusion bzw. bei drohender Instabilität mit Fusion (Spongiosa, Interdisc-Spacer, selten Palacos; evtl. Spondylodese).
  - Corpoektomie bei Stenosen/Myelopathie mit Knocheninterponat und/oder Verplattung.
  - *Dorsaler Zugang:* Foraminotomie oder Mikro-Lamino-Foraminotomie bei mediolateralem bis lateralem Bandscheibenvorfall. – Laminektomie bei Spinalstenosen.
- **Indikationen:** Grundsätzlich müssen Anamnese, Beschwerdesymptomatik, klinischer, CT- und/oder NMR-Befund sowie neurophysiologische Untersuchungsbefunde zusammenpassen.
  - *Absolute Indikationen:*
    - Myelomkompression mit inkompletter Querschnittssymptomatik.
    - Komplette Unterbrechung der Nervenleitung mit kompletter Parese und Sensibilitätsverlust im Wurzelinnervationsbereich („Wurzeltod").
  - *Relative Indikation:* Trotz konsequenter konservativer Therapie über mindestens 12 Wochen nicht gebessertes radikuläres Schmerzsyndrom (S. 301).
- *Kontraindikation:*
  - Unklarheiten in der Diagnose (Fehlen „eindeutiger Klinik").
  - Fehlende Bereitschaft des Patienten bei relativer Indikation (nicht „überreden"). Rentenbegehren.
  - Nacken-Arm-Schmerz ohne echte radikuläre Schmerzsymptomatik.
  - Verdacht auf psychosomatische Erkrankung.
  - Relative Kontraindikation: bei starken Rauchern schlechtere Operationsergebnisse.
- **Postoperative Komplikationen:**
  - *Radikuläre Schmerzsymptomatik:* Sie kann direkt postoperativ bestehen oder zunehmend mit oder ohne motorische und/oder sensible Ausfälle auftreten. Mögliche Ursachen sind Hämatom, Reprolaps, Narbenbildung (über Monate zunehmend) oder operativ bedingte Nervenwurzelirritation/-kompression. Nach diagnostischer Differenzierung (CT oder NMR, Neurophysiologie) operative bzw. konservative Therapie z. B. mit Kortison.
  - *Spondylodiszitis:* Diese kann nach ca. 3 Wochen bis wenige Monate postoperativ mit zunehmenden, zuletzt auch in Ruhe bestehenden Schmerzen auftreten. Nach diagnostischer Sicherung antibiotische Therapie (Antibiotikum bei bekanntem Erreger [z.B. positive Blutkultur] entsprechend dem Antibiogramm. Bei fehlendem Erregernachweis staphylokokkenwirksame Antibiotika [in 80% Staph. aureus], z.B. Cefotaxim 3× 2 g/Tag oder Clindamycin 4× 1 g.), konservative Ruhigstellung oder, falls nicht beherrschbar und bei Instabilität, operative Sanierung.
  - Schluckstörungen, Heiserkeit.
- **Postoperative Belastungsfähigkeit:** Nach Wundheilung sind bis auf die Flexion alle schmerzfrei möglichen aktiven bzw. aktiv geführten Bewegungen der HWS freigegeben, wenn im operierten Segment eine muskulär gesicherte Stabilität besteht. Die Flexion wird 6(– 12) Wochen postoperativ zunehmend freigegeben.

15.6 Zervikale Bandscheiben-Operation

Physikalische Therapie
- Siehe auch allgemeine postoperative physikalische Therapie S. 342.
- **Präoperative Vorbereitung:**
  - *Einüben der ADLs („activities of daily living"):* Insbesondere Bett-Transfers („en bloc-Bewegung" der gesamten Wirbelsäule).
  - Einüben rückenschonenden Verhaltens.
  - *Versorgung mit Hilfsmitteln:* Evtl. Anpassung einer zervikalen Schaumstoffstütze, Sitzkeil und Lordosekissen nach Brügger, Spina bac.
- **Phase 1** (1.–3. postoperativer Tag, vorwiegende Immobilisierung):
  - *Schmerzfreie Lagerung:* z. B. in speziellem Kissen, Unterlagerung mit Sandsäkken.
  - *Einüben der ADLs:* Insbesondere Transfers im, aus, ins Bett.
  - *Stimulation gelenknaher Muskeln:* Bewegungs- und taktile Reize, täglich isometrische Spannungsübungen der halsstabilisierenden Muskulatur.
- **Phase 2** (4.–42. postoperativer Tag, frühe Mobilisationsphase):
  - *Fortgesetztes Einüben der ADLs:* Insbesonder Sitzen, Stehen, Körperpflege.
  - *Kräftigung der gesamten HWS-stabilisierenden Muskulatur:* Funktionelle Bewegungslehre Klein-Vogelbach, PNF, Manuelle Therapie (S. 86, 123, 143) aus verschiedenen Ausgangslagen, auch im Bewegungsbad (S. 107) oder Schlingentisch (S. 150) einschließlich Dehnung verkürzter Muskulatur (z. B. Erector spinae); Einüben eines Dehnprogramms.
  - *Segmentale Stabilisierung:* Stabilisierung des operierten und der angrenzenden Wirbelsäulensegmente in den o. g. Techniken. Sobald dies eigenständig kontrolliert möglich ist, erfolgt die Aufstellung eines Übungsprogrammes für die medizinische Trainingstherapie.
  - *Segmentale Mobilisierung:* Mobilisierung hypomobiler Wirbelsäulensegmente, insbesondere im Bereich der BWS und des zervikothorakalen Überganges, mit manueller Technik oder FBL (hubfreie Mobilisation, S. 123).
  - *Mobilisation der operativ freigelegten Nervenwurzel nach Maitland* (S. 140): Vorbeugung bzw. Behandlung von Verklebungen/Vernarbungen.
  - *Abtrainieren einer Schaumstoffkrawatte:* Ab der 3. postoperativen Woche häufige Abnahme der Krawatte am Tag, beginnend mit wenigen Minuten und Steigerung je nach Muskelkraftzuwachs.
  - *Analgesierende Elektrotherapie:* Diadynamie, Hochvolt, Interferenz mit 100 Hz (S. 60 ff). Bei radikulären Schmerzen gezielte Blockaden des N. medianus, ulnaris, radialis oder Plexus brachialis mit Ultrareizstrom, 2-Zellenbad.
  - Massage, Lymphdrainage (S. 74, 78).
  - *Kortisonbehandlung:* Bei radikulären Schmerzen infolge von Verklebungen/Schwellung nach Ausschluß anderer Ursachen kurzfristiger Kortisonstoß (100 mg Prednisolonäquivalent).
- **Phase 3** (7.–12. postoperative Woche, späte Mobilisationsphase):
  - *Fortgesetzt Einüben von ADLs:* In dieser Phase insbesondere berufs- bzw. alltagsspezifische Bewegungen und Belastungen.
  - Mobilisation der angrenzenden bzw. operierten Bewegungssegmente.
  - Normalisierung pathologischer Bewegungsmuster der Wirbelsäule und der angrenzenden Extremitätengelenke mittels FBL (S. 123), PNF (S. 143).
  - *Intensivierung der medizinischen Trainingstherapie:* Zunehmende Belastung der HWS.

15.6 Zervikale Bandscheiben-Operation

- *TENS* (S. 65): Bei Schmerzen und positiver Stromwirkung leihweise Rezeptierung eines TENS-Gerätes.
- *Psychologische Verfahren zur Muskeldetonisierung bzw. Schmerzbewältigung:* z. B. progressive Muskelrelaxation nach Jacobsen, autogenes Training (S. 161 ff).

➤ **Phase 4** (volle Belastbarkeit ab 12. postoperativer Woche): Vollbelastung bei entsprechend muskulärer Situation in physiologischer Wirbelsäulenstellung nach Abschluß des intradiskalen Vernarbungsprozesses gestattet.

➤ **Beachte:** Je größer der operativ bedingte knöcherne Substanzverlust, insbesondere bei Entfernung eines kleinen Wirbelgelenkes, desto wichtiger ist in der Nachbehandlung eine muskuläre Stabilität. Zeitlebens rückengerechtes Verhalten in Freizeit und Beruf notwendig.

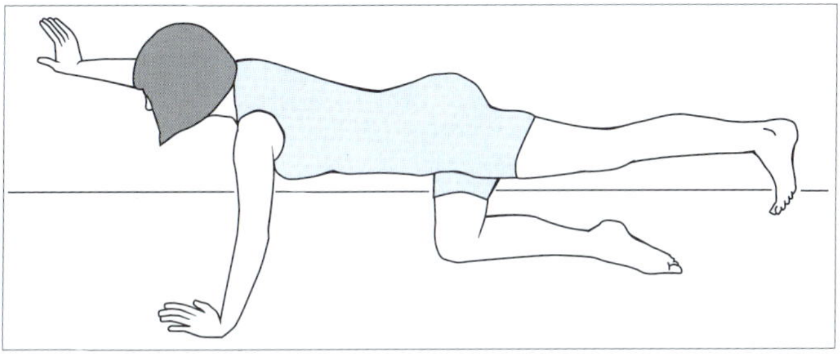

Abb. 101 Stemmübungen nach Brunkow zum Training der Rückenmuskulatur

15.7 Zervikale (ein- bis mehrsegmentale) Spondylodese

Grundlagen

- **Definition, Operationsverfahren:** Operative Versteifung eines bis mehrerer zervikaler Bewegungssegmente wegen degenerativ, rheumatisch, traumatisch oder operativ (Nukleotomie, Tumorentfernung) verursachter Instabilitäten.
- *Beachte:* „Komplikation" der zervikalen Bandscheiben-Operation von ventral in 40% der Fälle. Die Versteifung erfolgt in der Regel mittels eines unter Distraktion eingelegten kortikospongiösen Spanes in der Regel aus dem Beckenkamm von ventral (Op. nach Cloward oder Robinson) bzw. eines H-Spanes von dorsal.
- **Indikationen:**
  - Trotz intensiver konservativer Therapie über Monate zunehmende pseudoradikuläre Schmerzen.
  - Positive Instabilitätszeichen bei segmentaler Untersuchung.
  - Wirbelkörpergleiten bei gedrückten Funktionsaufnahmen in Inklination und Reklination bzw. bei Röntgenbildwandler-Untersuchung.
  - Deutliche Beschwerdebesserung in fester Halsorthese.
- **Kontraindikation:**
  - Unklarheiten in der Diagnose.
  - Fehlende Bereitschaft des Patienten (nie „überreden").
  - Verdacht auf psychosomatische Erkrankung.
  - Manifeste Osteoporose.
- **Postoperative Komplikationen:**
  - *Radikuläre Schmerzsymptomatik:* Mögliche Ursachen sind Hämatom, Reprolaps oder traumatisch-operativ bedingte Nervenwurzelirritation/-kompression. Nach diagnostischer Sicherung (Neurophysiologie, CT und/oder NMR) operative Entlastung oder konservativ symptomatische Therapie mit z.B. Cortison.
  - *Spondylitis:* Entweder konservative antibiotische Therapie und Ruhigstellung (feste Halsorthese); bei Instabilität operative Intervention.
  - *Erneute Instabilität/Hypermobilität:* Diese kann bei Einsinken des Spanes in die angrenzenden Wirbelkörper bei ventraler Spondylodese oder dorsal bei H-Span auftreten. Radiologischer Nachweis mittels gehaltener Funktionsaufnahme. Zunächst ist ein konservativer Behandlungsversuch indiziert, scheitert dieser, ist eine operative Intervention angezeigt.
- **Postoperative Belastungsfähigkeit:** Je nach Operationsverfahren und individuellem Befund 0–6–12wöchige Ruhigstellung in fester Halsorthese, intermittierendes Abtrainieren ab 2–6 Wochen postoperativ möglich. Immer häufiger sind bei Schmerzfreiheit aktiv muskulär kontrollierte Bewegungen der HWS gestattet. Eine feste knöcherne Durchbauung (Röntgenkontrolle) ist in der Regel 3 Monate postoperativ eingetreten.

Physikalische Therapie

- Siehe auch allgemeine postoperative physikalische Therapie S. 342.
- **Präoperative Vorbereitung:**
  - *Einüben der ADLs:* Insbesondere Bett-Transfers („en bloc-Bewegung" der gesamten Wirbelsäule).
  - Einüben rückenschonenden Verhaltens.
  - *Versorgung mit Hilfsmitteln:* Evtl. Anpassung einer festen Halsorthese.

15.7 Zervikale (ein- bis mehrsegmentale) Spondylodese

- **Phase 1** (1.–3. postoperativer Tag, Immobilisierung): Schmerzfreie Lagerung: z. B. in speziell geformtem Kissen (Hirse) bzw. Unterstützung mittels Sandsäcken.
- **Phase 2** (4.–42. postoperativer Tag, frühe Mobilisationsphase):
  - *Einüben der ADLs:* Insbesondere Sitzen, Stehen, Körperpflege.
  - *Kräftigung der gesamten Rumpf- bzw. HWS-stabilisierenden Muskulatur:* Funktionelle Bewegungslehre Klein-Vogelbach, PNF, Manuelle Therapie (S. 86, 123, 143) aus verschiedenen Ausgangslagen, auch im Bewegungsbad. Bei Kontraindikation Schlingentisch (S. 150).
  - *Segmentale Stabilisierung:* Stabilisierung des operierten und der angrenzenden Wirbelsäulensegmente in den o. g. Techniken. Sobald dies eigenständig kontrolliert möglich ist, erfolgt die Aufstellung eines Übungsprogrammes für die medizinische Trainingstherapie.
  - *Segmentale Mobilisierung:* Mobilisierung hypomobiler Wirbelsäulensegmente, insbesondere im Bereich der BWS und des zervikothorakalen Überganges, mit manueller Technik oder FBL (hubfreie Mobilisation, S. 123).
  - *Mobilisation der operativ freigelegten Nervenwurzel nach Maitland* (S. 140): Vorbeugung bzw. Behandlung von Verklebungen/Vernarbungen.
  - Normalisierung pathologischer Bewegungsmuster der Wirbelsäule, speziell der HWS und der angrenzenden Extremitätengelenke (FBL, PNF).
  - Massage, Lymphdrainage, Elektrotherapie (S. 60, 74, 78).
  - *Kortisonbehandlung:* Bei radikulären Schmerzen infolge von Verklebungen/Schwellung nach Ausschluß anderer Ursachen kurzfristiger Kortisonstoß (100 mg Prednisolonäquivalent).
- **Phase 3** (7.–12. postoperative Woche, späte Mobilisationsphase):
  - *Zunehmende Mobilisation der angrenzenden Bewegungssegmente:* Durchführung unter Entlastung nach McKenzie, manuelle Therapie und FBL (S. 86, 123, 137).
  - *Abtrainieren einer Halsorthese:* Je nach segmentaler muskulärer Situation häufige Abnahme der Orthese am Tag, beginnend mit wenigen Minuten und Steigerung je nach Kraftzuwachs.
  - Normalisierung pathologischer Bewegungsmuster der Wirbelsäule und angrenzenden Extremitätengelenke (FBL, PNF).
  - *Intensivierung der medizinischen Trainingstherapie:* Zunehmende Belastung der HWS, angepaßt an die individuelle muskuläre Situation.
  - *TENS* (S. 65): Bei Schmerzen und positiver Stromwirkung leihweise Rezeptierung eines TENS-Gerätes.
- **Phase 4** (volle Belastbarkeit ab 12. postoperativer Woche): Bei nachgewiesener knöcherner Durchbauung (Röntgenkontrolle) volle Alltagsbelastung in physiologischer Wirbelsäulenstellung im Rahmen der medizinischen Trainingstherapie und bei sonstiger Krankengymnastik gestattet.
- *Beachte:* Je größer die Fusionsstrecke, desto wichtiger ist langfristig die gute segmentale Stabilisierungsfähigkeit der kaudal und kranial gelegenen Wirbelsäulensegmente. Zeitlebens rückenschonendes Verhalten (S. 147).

15.8 Lumbale Bandscheiben-Operation

Grundlagen

- **Häufigkeit:** Jährlich erfolgen in Deutschland ca. 35 000 lumbale Bandscheiben-Operationen. Maximal 20 % aller symptomatischen Vorfälle müssen operiert werden.
- **Operationsverfahren:**
  - *Geschlossener Zugang* (selten):
    - Chemonukleolyse (heute selten): Punktion des betroffenen Bandscheiben-Zwischenraumes in Lokalanästhesie von dorsolateral unter Röntgenbildwandler-Kontrolle, dann Diskographie, falls Bandscheibe geschlossen bzw. Längsband intakt, Instillation von 1500 I.E. Chymopapain.
    - Perkutane Nukleotomie: Punktion des betroffenen Zwischenwirbel-Raumes in Lokalanästhesie von dorsolateral unter Röntgenbildwandler-Kontrolle, Diskographie, Ausräumung des Bandscheiben-Innenraumes über perkutane Sonde/Faßzange oder Laser.
  - *Offener (direkter) Zugang* (mikro- oder makrochirurgisch):
    - Zugang von dorsal mit unterschiedlicher Erweiterung des interlaminären Fensters, dann Sequestrektomie (vollständig) und Nukleotomie in Form einer Ausräumung des Bandscheiben-Innenraumes.
    - Zugang von dorsal mit (Hemi-)Laminektomie: Operative Entlastung des Spinalkanals, der infolge langjähriger segmentaler Instabilitäten durch Osteophyten im dorsalen bzw. dorsolateralen Bereich der Wirbelkörper eingeengt ist.
    - Endoskopische perkutane Technik: posterolateraler Zugang, Darstellung des Prolapses, Fragmentektomie, obligatorische sparsame Nukleotomie nach Vorschieben des Instrumentariums.
- **Indikationen:** Grundsätzlich müssen Anamnese, Beschwerden, Symptomatik, klinischer, CT- und/oder NMR-Befund sowie neurophysiologische Befunde zusammenpassen.
  - *Perkutane Nukleotomie, Chemonukleolyse:* Indiziert bei Protrusionen evtl. bei gedecktem Bandscheiben-Prolaps (CT/NMR nicht älter als 4 Wochen, Symptomatik seitdem unverändert). Chemonukleolyse grundsätzlich wegen hoher Allergisierungsgefahr nur einmal im Leben.
  - *Offene Nukleotomie:* Indiziert bei sämtlichen Prolaps- und Protrusionsformen sowie Sequestern.
    - Relative Indikation: Trotz konsequenter konservativer Therapie über mindestens 6 Wochen nicht gebessertes radikuläres Schmerzsyndrom.
    - Absolute Indikation: Conus-Cauda-Kompression mit Blasen- und Mastdarmlähmung sowie Reithosenanästhesie; zunehmende oder komplette Unterbrechung („Wurzeltod") der Nervenleitung mit vollständiger Parese und Sensibilitätsverlust im Wurzelinnervationsbereich (Kennmuskulatur/Dermatom).
  - *(Hemi)Laminektomie:* Indiziert bei Spinalstenose mit Claudicatio spinalis oder radikulärer Symptomatik mit motorischen und sensiblen Ausfällen durch Kompression nervaler Strukturen.
- **Kontraindikation:**
  - Unklarheiten in der Diagnose.
  - Fehlende Bereitschaft des Patienten bei relativer Indikation (nicht „überreden").
  - Kreuz-Bein-Schmerz ohne echte radikuläre Schmerzsymptomatik, V. a. psychosomatische Erkrankung.

15.8 Lumbale Bandscheiben-Operation

- ▶ **Postoperative Komplikationen:**
  - *Radikuläre Schmerzsymptomatik:* Bestehen direkt postoperativ oder langsames Auftreten mit oder ohne sensible und/oder motorische Ausfälle. Mögliche Ursachen sind Hämatom, Reprolaps oder traumatisch operativ bedingte Nervenwurzelirritation/-kompression. Nach diagnostischer Differenzierung (CT oder NMR, Neurophysiologie) operative bzw. konservative Therapie z. B. mit Kortison (siehe S. 362).
  - *Konus-Kauda-Symptomatik:* Sehr selten kann eine Reithosenanästhesie direkt postoperativ bestehen bzw. auftreten; zunächst Harn- bzw. Stuhlgangverhalt, dann fehlende Harn- bzw. Stuhlgangkontrolle. Hier ist nach entsprechender Diagnostik in der Regel eine Re-Operation indiziert.
  - *(Spondylo-)Diszitis:* Auftreten innerhalb weniger Wochen postoperativ möglich mit ständigen, sich unter Belastung verstärkenden Schmerzen, klinischen und laborchemischen Entzündungszeichen. Nach diagnostischer Sicherung antibiotische Therapie, Ruhigstellung (Rumpfgips- oder Kunststoffmieder), oder, falls so nicht beherrschbar, operative Intervention.
  - *Segmentale Instabilität/Hypermobilität:* Wochen oder wenige Monate postoperativ nach sehr ausgiebiger Ausräumung des Bandscheibeninnenraumes sowie größeren knöchernen Substanzverlusten, z. B. (Hemi-)Laminektomie, auftretende tiefsitzende, dumpfe Kreuzschmerzen („Gefühl des Auseinanderbrechens"), die im Liegen in entspannter Haltung verschwinden. Auftreten auch nachts möglich, Bewegung bringt Besserung. Radiologischer Nachweis mittels gedrückter LWS-Funktionsaufnahme möglich.
- ▶ **Postoperative Belastbarkeit:**
  - Verbot der Inklination/Flexion im operierten Bewegungssegment für 6 Wochen, dann vorsichtige Belastungssteigerung nach 6–12 Wochen gestattet; volle Belastbarkeit besteht 12 Wochen postoperativ.
  - Einschränkung von Heben und Tragen: Grundsätzlich Vermeidung von Heben und Tragen von Gegenständen in kyphotischer Fehlhaltung (auch Schutz für bisher nicht operierte Segmente). In physiologischer Lendenlordose 0–6 Wochen postoperativ höchstens 2 kg, dann je nach muskulärer Situation (je kräftiger die muskuläre Bauchpresse, desto geringer der Druck in der Bandscheibe) Steigerung der Belastung auf 10–20 kg, ab der 12. postoperativen Woche bei guter muskulärer Situation freigegeben.
  - *Sportfähigkeit:* Leistungssport frühestens 6 Monate postoperativ (s. S. 132).

Physikalische Therapie

- ▶ Siehe auch allgemeine postoperative physikalische Therapie S. 342.
- ▶ **Präoperative Vorbereitung:**
  - *Einüben der ADLs:* Insbesondere Bett-Transfers („en bloc"-Bewegungen der gesamten Wirbelsäule).
  - Einüben rückenschonenden Verhaltens.
- ▶ **Phase 1** (1.–3. postoperativer Tag, vorwiegende Immobilisierung):
  - Schmerzfreie Lagerung in mittlerer Lordosestellung, Knierolle zur Entlastung des M. psoas major.
  - *Einüben der ADLs:* Insbesondere Transfers im, aus, ins Bett.
  - Stimulation gelenknaher Muskeln durch Bewegungs- und taktile Reize, isometrische Spannungsübungen der rumpfstabilisierenden Muskulatur.

15.8 Lumbale Bandscheiben-Operation

- **Phase 2** (4.–42. postoperativer Tag, frühe Mobilisationsphase):
  - *Einüben der ADLs:* Insbesondere Sitzen, Stehen, Körperpflege.
  - *Kräftigung der gesamten Rumpf- bzw. HWS-stabilisierenden Muskulatur:* Funktionelle Bewegungslehre Klein-Vogelbach, PNF, Manuelle Therapie (S. 86, 123, 143) aus verschiedenen Ausgangslagen, auch im Bewegungsbad oder Schlingentisch (S. 107, 140).
  - *Segmentale Stabilisierung:* Stabilisierung des operierten und der angrenzenden Wirbelsäulensegmente in den o. g. Techniken. Sobald dies eigenständig kontrolliert möglich ist, erfolgt die Aufstellung eines Übungsprogramms für die medizinische Trainingstherapie.
  - *Segmentale Mobilisierung:* Mobilisierung hypomobiler Wirbelsäulensegmente, insbesondere im Bereich der BWS und des thorakolumbalen Überganges, mit manueller Technik und FBL (hubfreie Mobilisation, S. 123).
  - *Mobilisation der operativ freigelegten Nervenwurzel nach Maitland* (S. 140): Vorbeugung bzw. Behandlung von Verklebungen/Vernarbungen.
  - Normalisierung pathologischer Bewegungsmuster der Wirbelsäule und der angrenzenden Extremitätengelenke (FBL, PNF).
  - *Kortisonbehandlung:* Bei radikulärer Schmerzsymptomatik bzw. positiven Nervendehnungstests infolge Nervenverklebung/-schwellung peridurale Anästhesie (PDA), z. B. über den Hiatus sacralis, mit einer minimalen Kortisondosis (z. B. 10 mg Triamcinolonacetonid, entspricht 12,5 mg Prednisolon) sowie 10–15 ml 0,5%igem Mepivacain 1–3× in wöchentlichen Abständen sinnvoll.
  - Analgesierende und resorbierende Ströme, Paresenbehandlung, Massagen, Lymphdrainage siehe allgemeine physikalische Therapie S. 342.
- **Phase 3** (7.–12. postoperative Woche, späte Mobilisationsphase):
  - *Einüben von ADLs:* Insbesondere berufs- bzw. alltagsspezifische Bewegungen.
  - *Mobilisation der angrenzenden operierten Bewegungssegmente:* McKenzie, manuelle Therapie und FBL (S. 86, 123, 137). Hier muß besonders die segmentale muskuläre Situation berücksichtigt werden.
  - *Intensivierung der medizinischen Trainingstherapie:* Zunehmende Belastung der Wirbelsäule, angepaßt an die individuelle muskuläre Situation.
  - *TENS* (S. 65): Bei Schmerzen und positiver Stromwirkung leihweise Rezeptierung von TENS.
  - *Abtrainieren eines evtl. Mieders:* Häufige Ablage am Tag, beginnend mit wenigen Minuten und Steigerung je nach muskulärem Kraftzuwachs.
  - Normalisierung pathologischer Bewegungsmuster der Wirbelsäule und angrenzender Extremitätengelenke (FBL, PNF).
  - *Psychologische Verfahren:* Zur Muskeldetonisierung bzw. Schmerzbewältigung: z. B. progressive Muskelrelaxation nach Jacobsen, autogenes Training, Feldenkrais (S. 161 ff).
- **Phase 4** (volle Belastbarkeit ab 12. postoperativer Woche): Volle Belastung bei entsprechender muskulärer Situation in physiologischer Wirbelsäulenstellung in medizinischer Trainingstherapie und bei Krankengymnastik gestattet.

Beachte: Je größer der operativ bedingte knöcherne Substanzverlust, desto wichtiger ist in der Nachbehandlung das Erreichen einer guten segmentalen muskulären Stabilität. Zeitlebens rückenschonendes Verhalten in Beruf und Freizeit notwendig. Deswegen z. B. Arbeitsplatzanpassung, Einleitung berufsfördernder Maßnahmen über Arbeitsamt oder Berufsgenossenschaft.

15.9 Lumbale (thorakale) Spondylodese

Grundlagen

- **Definition:** Operative Versteifung eines bis mehrerer lumbaler (thorakaler) Bewegungssegmente wegen Instabilität oder nach Stellungskorrektur bei fortgeschrittener Skoliose.
- **Operationsverfahren:**
  - *Dorsaler Zugang* (häufig): Indiziert bei Fusion von 1–2 Segmenten.
  - *Ventraler Zugang* (selten): Extra- oder transperitonealer Zugang und intervertebrale Spacer (PLIF-Technik = **p**ostero**l**aterale **i**ntervertebrale **F**usion).
  - *Kombiniertes Verfahren* (dorsal und ventral): In der Regel indiziert bei mehrsegmentaler Spondylodese.
- **Indikationen:**
  - Ultima ratio bei nicht mehr beherrschbaren Kreuzschmerzen infolge klinisch und radiologisch (positive gedrückte Röntgen-Funktionsaufnahmen, Röntgenbildwandler) nachgewiesener segmentaler Instabilität.
  - Wirksamkeit einer Ruhigstellung durch ein Rumpfgipsmieder oder perkutanen Fixateur externe muß nachgewiesen sein.
  - Konservativ nicht mehr beherrschbare Skoliose.
- **Kontraindikation:**
  - Unklarheiten in der Diagnose.
  - Fehlende Bereitschaft des Patienten.
  - V. a. psychosomatische Erkrankung.
  - Rentenbegehren.
  - Osteoporose.
- **Postoperative Komplikationen:**
  - Radikuläre Schmerzsymptomatik (S. 304).
  - Konus-Kauda-Symptomatik (S. 254).
  - Spondylitis (S. 342).
  - Segmentale Hypermobilität/Instabilität.
  - *Pseudarthrose:* Diese kann durch insuffiziente Op-Technik, nicht ausreichend lange postoperative Ruhigstellung, zu frühe Freigabe der Beweglichkeit oder falsche Nachbehandlung verursacht sein. Sie äußert sich in belastungs- oder bewegungsabhängigen, tiefsitzenden Kreuzschmerzen, verschwindet in der Regel im Liegen bzw. unter Mieder- bzw. Korsettruhigstellung. Diagnostische Sicherung mittels Röntgenfunktionsaufnahmen, Röntgentomographie, CT oder NMR. In der Regel zunächst konservativer Therapieversuch.
- **Postoperative Belastungsfähigkeit:**
  - *Ausschließlich dorsale Fusion:* Postoperativ lumbale Entlastungsorthese (z. B. Lumboflex) für 3–4 Monate (Ausnahme: Fixateur interne und intervertebrale Spacer (PLIF), hier keine Rumpforthesenversorgung).
  - *Kombinierte ventrale und dorsale sowie ausschließlich ventrale Fusion:* 3–4 Monate Rumpfgipsmieder (präoperativ angepaßt), dann für weitere 3–4 Monate feste Entlastungsorthese (z. B. Hohmann'sches Überbrückungsmieder) je nach Ergebnis der Röntgenkontrollen.
  - Inklinations-/Reklinationsverbot in den operierten Segmenten bei erlaubter Orthesenablage bis zur knöchernen Durchbauung für 6–12 Wochen postoperativ (Ausnahme PLIF-Technik).

15.9 Lumbale (thorakale) Spondylodese

Physikalische Therapie

➤ Siehe auch allgemeine postoperative physikalische Therapie S. 342.
➤ **Präoperative Vorbereitung:**
  - *Einüben der ADLs:* Insbesondere Bett-Transfers („en bloc"-Bewegungen der gesamten Wirbelsäule).
  - Einüben rückenschonenden Verhaltens.
  - *Versorgung mit Hilfsmitteln:* Sitzkeil und Lordosekissen, Spina-bac, elastisches Mieder (z. B. Dynacross), Rumpfgips.
➤ **Phase 1** (1.–3. postoperativer Tag, vorwiegend Immobilisation):
  - *Schmerzfreie Lagerung:* Möglichst physiologische Lordose, Knierolle.
  - *Einüben der ADLs:* Insbesondere Transfers im, aus, ins Bett.
➤ **Phase 2** (4.–42. postoperativer Tag, frühe Mobilisationsphase): Mit oder ohne Gipsmieder:
  - *Fortgesetztes Einüben der ADLs:* Insbesondere Sitzen, Stehen, Körperpflege.
  - *Erhaltung der Kraft:* Isometrische Spannungsübungen der rumpfstabilisierenden Muskulatur, Kräftigung der gesamten Rumpfmuskulatur aus verschiedenen Ausgangslagen.
  - *Erhaltung der Beweglichkeit:* Stimulierung gelenknaher Muskeln durch Bewegungs- und taktile Reize.
  - *Dehnungsbehandlung:* Dehnung verkürzter tonischer Fasertyp-I-Muskeln (z. B. Ischiocruralmuskeln).
  - *Mobilisierung der operativ freigelegten Nervenwurzel nach Maitland:* Vorbeugung bzw. Behandlung von Verklebungen/Vernarbungen.
  - *Kortisonbehandlung:* Bei radikulärer Schmerzsymptomatik bzw. positiven Nervendehnungstests infolge Nervenverklebungen/-schwellung peridurale Sakralblockade mit 10 mg Triamcinolonacetonid, entsprechend 12,5 mg Prednisolon, sowie 10 bis 15 ml Lokalanästhetikum 1(–3)× in wöchentlichen Abständen sinnvoll.
  - Analgesierende und resorbierende Ströme, Paresenbehandlung, Massagen, Lymphdrainage siehe allgemeine physikalische Therapie, S. 342.
  - Zusätzlich bei erlaubter Abnahme des Rumpfgipsmieders/Korsetts und übungsstabiler Osteosynthese:
    • Kräftigung der gesamten LWS-stabilisierenden Muskulatur: Funktionelle Bewegungslehre Klein-Vogelbach, PNF, Manuelle Therapie (S. 86, 123, 143) aus verschiedenen Ausgangslagen, auch im Bewegungsbad (S. 107) oder Schlingentisch (S. 150) einschließlich Dehnung verkürzter Muskulatur (z. B. Erector spinae); Einüben eines Dehnprogrammes.
    • Segmentale Stabilisierung: Stabilisierung der an die Fusionsstrecke angrenzenden Wirbelsäulensegmente in den o. g. Techniken. Sobald dies eigenständig kontrolliert möglich ist, erfolgt die Aufstellung eines Übungsprogrammes für die medizinische Trainingstherapie.
    • Segmentale Mobilisierung: Mobilisierung hypomobiler Wirbelsäulensegmente außerhalb der Fusion mit manueller Technik oder FBL (hubfreie Mobilisation, S. 123).

15.9 Lumbale (thorakale) Spondylodese

- **Phase 3** (7.–12. [–26.] postoperative Woche, späte Mobilisationsphase):
  - *ADLs:* Berufs- bzw. alltagsspezifische Bewegungen und Belastungen.
  - *TENS* (S. 65): Bei Schmerzen und positiver Stromwirkung Rezeptierung eines TENS-Gerätes.
  - *Abtrainieren eines evtl. Mieders:* Bei Fixateur externe-Einlage.
  - *Schwellstrombehandlung* (S. 60): Muskelatrophieprophylaxe der Rückenstreck- und Bauchmuskulatur.
- **Phase 4** (volle Belastbarkeit ab 12. [–26.] postoperativer Woche): Abtrainieren des Rumpfgipses bzw. -mieders je nach muskulärer Situation, d. h. häufige Abnahme am Tag, beginnend mit wenigen Minuten und Steigerung je nach Muskelkraftzuwachs; Normalisierung pathologischer Bewegungsmuster der Wirbelsäule und angrenzenden Extremitätengelenke (FBL S. 123, PNF S. 143).
- *Beachte:* Je länger die Fusionsstrecke, desto wichtiger ist die muskuläre segmentale Stabilisierung der kaudal oder kranial gelegenen Wirbelsäulensegmente zur Verhinderung einer Instabilität.

Prognose

- Lediglich in 50–80% der Fälle ist eine Besserung zu erwarten, Versagerquote 10%.

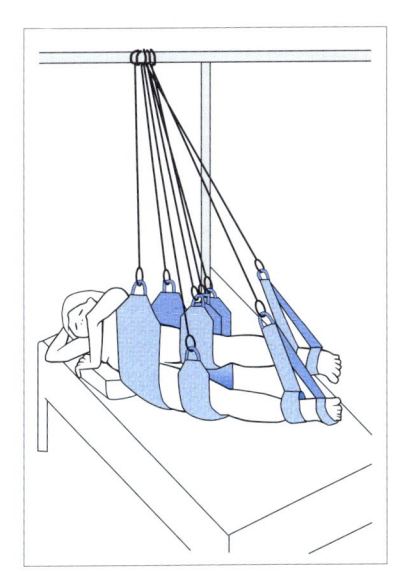

Abb. 102 Schlingentischbehandlung: Bein-Becken-Aufhängung im Lot über der LWS in Seitenlage zur Mobilisation der Wirbelsäule. Ein Kissen unter dem Rumpf verhindert ein Durchhängen der Wirbelsäule

15.10 Spondylolyse/Spondylolisthese

Grundlagen

- **Definitionen:**
  - *Spondylolyse:* Ein- oder beidseitige fehl- bzw. überbelastungsbedingte Fraktur der Pars interarticularis eines Wirbelbogens.
  - *Spondylolisthese:* Lysebedingtes Abgleiten der darüberliegenden Wirbelsäule nach ventral in unterschiedlichen Graden I–IV nach Meyerding. Das komplette Abrutschen nach caudal nennt sich Spondyloptose (Grad V).
- Spondylolyse und Spondylolisthese sind immer erworben.
- **Häufigkeit:** Auftreten bei ca. 4 % der erwachsenen Bevölkerung.
- **Operationsverfahren:**
  - *Ausschließliche ein- oder beidseitige Spondylolyse:* Verschraubung der Wirbelbögen unter Röntgenbildwandler-Kontrolle von dorsal.
  - *Spondylolisthese:* Versuch einer möglichst vollständigen Reposition (Spezialinstrumentarium), dann Spondylodese (S. 363) des betroffenen Segmentes.
- **Indikationen:**
  - Akut aufgetretene Spondylolyse mit konservativ kurzfristig nicht erfolgreich behandelten Beschwerden und knochenszintigraphisch noch nachweisbarem Knochenumbau im Bruchbereich.
  - Spondylolisthese ab Stadium II–III nach Meyerding mit ausgeprägter langfristig konservativ erfolglos therapierter Instabilitätssymptomatik mit oder ohne sensible und/oder motorische Ausfallssymptomatik sowie zunehmendes, nicht mehr beherrschbares Gleiten (Stadiumverschlechterung).
- **Kontraindikation:**
  - Unklarheiten in der Diagnose.
  - Fehlende Bereitschaft des Patienten (nie „überreden").
  - V. a. psychosomatische Erkrankung.
- **Postoperative Komplikation:**
  - *Schraubenbruch:* Dadurch erneutes Auftreten der lyse-/listhesebedingten Segmentinstabilität mit entsprechender Symptomatik (siehe oben) infolge insuffizienter Operationstechnik bzw. bei zu früher Bewegungsfreigabe oder falscher Nachbehandlung.
- **Postoperative Belastungsfähigkeit:** Bei ausschließlicher Verschraubung der Wirbelbögen einer Spondylolyse Verbot einer Inklination bzw. Reklination im operierten Segment bis zur Sicherung der knöchernen Durchbauung für (6 –)12 Wochen postoperativ. Sonst wie lumbale Spondylodese (S. 363).

Physikalische Therapie

- Siehe auch allgemeine postoperative physikalische Therapie S. 342.
- **Präoperative Vorbereitung:**
  - *Einüben der ADLs:* Insbesondere Bett-Transfers („en bloc"-Bewegungen der gesamten Wirbelsäule).
  - Einüben rückenschonenden Verhaltens: (Erhalt der physiologischen Lendenlordose bei den ADLs).

Abb. 103 Rückengerechtes Aufstehen: Drehen unter Anspannen der Rumpfmuskulatur auf die Seite („en bloc"), die Wirbelsäule wird dabei möglichst gestreckt gehalten

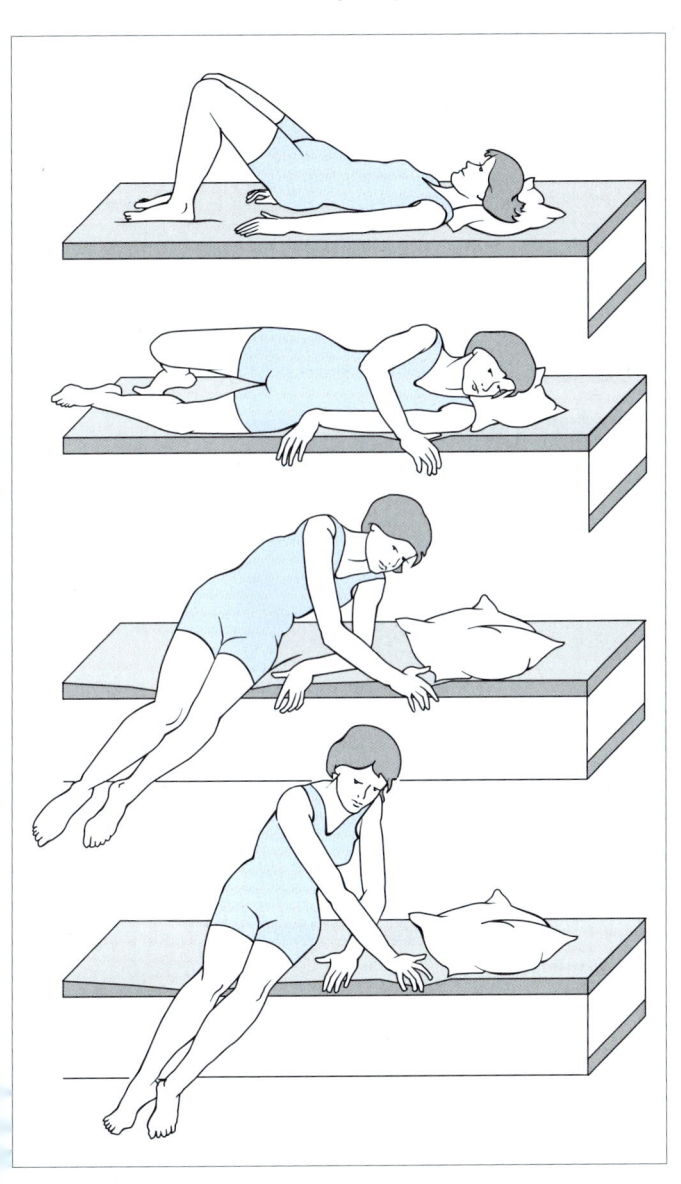

15.10 Spondylolyse/Spondylolisthese

15.10 Spondylolyse/Spondylolisthese

– *Versorgung mit Hilfsmitteln:* Sitzkeil und Lordosekissen nach Brügger, Spinabac, elastisches Mieder (z.B. Dynacross), Hohmann'sches Überbrückungsmieder oder Rumpfgips.
➤ **Phase 1 – 4:** Behandlung erfolgt exakt entsprechend der Behandlung nach lumbaler Spondylodese (S. 363).
◙ *Beachte:* Zeitlebens rückenschonendes Verhalten (Bewegung und Belastung der Wirbelsäule in physiologischer Stellung, Rückenschule S. 147) in Freizeit und Beruf notwendig/sinnvoll (z.B. Arbeitsplatzanpassung, evtl. Einleitung berufsfördernder Maßnahmen über Berufsgenossenschaft oder Arbeitsamt).
➤ **Sportfähigkeit:** Sportspezifisches Training ab 7. p. o. Woche möglich. Trainingsaufnahme frühestens 3 Monate p. o. sinnvoll mit langsamer Steigerung der Belastung, abhängig von der muskulärer Situation. Anfänger sollten wenig rückenbelastende Sportarten wählen. Eine Rücken-„belastende" Sportart muß technisch gut beherrscht werden (intensives Aufwärmtraining!). Besser eine rückenbelastende Sportart durchführen als gar keine!

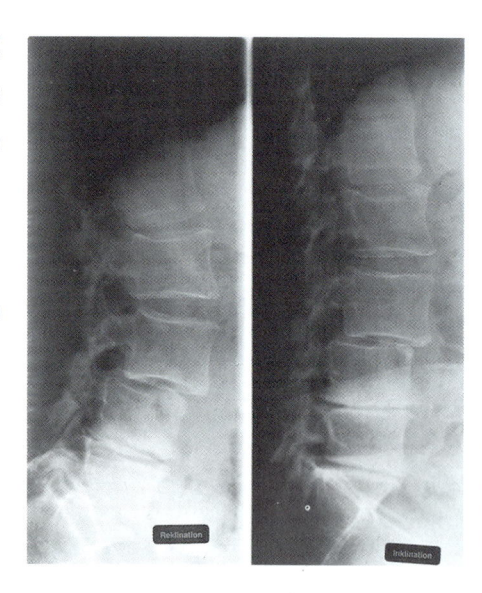

Abb. 104   Eine Indikation zur Spondylodese kann die Spondylolisthese sein: Ventralgleiten des 3. über den 4. Lendenwirbel

15.11 Beckenfrakturen

Grundlagen

- **Beckenfrakturen:**
  - *Beckenrand- und Schaufelfrakturen:* Verursacht durch direktes Trauma oder Zug von Sehnen und Bändern (Abrißfrakturen, z. B. Spina iliaca ant. sup., Tuber ischiadicum).
  - *Beckenringfrakturen:* Verursacht durch erhebliche Gewalteinwirkung, häufig im Rahmen einer Polytraumatisierung.
  - *Einteilung der Beckenfrakturen:* Nach der Arbeitsgemeinschaft Osteosynthese (AO) Einteilung in 3 Verletzungstypen:
    - Typ A: Vertikal und rotatorisch stabil, (unbedeutende Fragmentverschiebungen, Frakturen der Beckenschaufeln, isolierte Abrisse der Spina, alleinige Fraktur der Schambeinäste, Querbrüche des Sacrums).
    - Typ B: Vertikal stabil aber rotatorisch instabil.
    - Typ C: Vertikal und rotatorisch instabil.
- **Azetabulumfrakturen:**
  - *Häufigste Form:* Fraktur des dorsalen Pfannenrandes und Luxation des Hüftkopfes bei Anprall des Knies an das Armaturenbrett bei Frontalzusammenstoß. Multiple Begleitverletzungen, insbesondere der hüftkopfversorgenden Gefäße, des Knorpels und N. ischiadicus möglich, nicht selten in Kombination mit Beckenring- bzw. suprakondylären Frakturen.
  - *Einteilung der Azetabulumfrakturen:* Nach der Arbeitsgemeinschaft Osteosynthese (AO) Einteilung in 3 Verletzungstypen:
    - Typ A: Hinterwandfrakturen und isolierte Frakturen des vorderen oder hinteren Pfeilers.
    - Typ B: Querfrakturen mit und ohne Hinterwand- oder Pfeilerbeteiligung.
    - Typ C: 2-Pfeiler-Frakturen, wobei die Gelenkfläche mit keinem Fragment Kontakt zum Hauptteil der Beckenschaufel hat.
- **Beachte:** Bei Hüftluxation schnellstmögliche Reposition! Je später diese erfolgt, desto wahrscheinlicher wird das Auftreten einer Hüftkopfnekrose.
- **Konservative Therapie:** Indiziert bei allen Frakturen, bei denen das tragende Domfragment (kranialer Gelenkanteil) intakt bzw. unverschoben und die gesamte Geometrie der Beckenhälfte erhalten und stabil ist.
- **Operative Therapie:**
  - *Operationsindikationen:*
    - Absolute Indikationen: Offene Frakturen, Läsion größerer Gefäße, urologische Begleitverletzungen.
    - Relative Indikationen: Instabile Beckenringfrakturen, größere Abscherungen der Azetabulumhinterwand, instabile und/oder dislozierte vordere und/oder hintere Pfeilerfrakturen.
  - *Operationsverfahren:* Anatomische Rekonstruktion und Herstellung einer übungs- bzw. teilbelastungsstabilen Osteosynthese, meist mit Rekonstruktionsplatte(n) sowie Schraubenosteosynthese.
- **Komplikationen:**
  - *Kurzfristig auftretende Komplikationen:*
    - Tiefe Becken-/Beinvenenthrombose.
    - Nachblutung mit epi- oder subfaszialem Hämatom.
    - Oberflächlicher oder tiefer Wundinfekt.
    - Dehnungs- bzw. Druckschaden des N. ischiadicus.

15.11 Beckenfrakturen

- *Mittelfristig auftretende Komplikation* (> 16 Wochen nach Trauma): Hüftkopfnekrose mit belastungsabhängigen Schmerzen in der Leiste bzw. lateraler Oberschenkel mit Ausstrahlung ins Kniegelenk nach Hüftluxation.
- *Langfristig auftretende Komplikation:* Posttraumatische Coxarthrosen, welche um so häufiger auftreten, je komplexer die Verletzung war.

▶ **Postoperative/posttraumatische Belastbarkeit:**
- *Konservative Therapie:* Sofortige Teilbelastung mit 10–15 kg (= Beineigenschwere) erlaubt, dann nach Röntgenkontrolle zunehmend Vollbelastung (Ausnahme: Extensionsbehandlung).
- *Postoperativ:*
    - Einfache Frakturen ohne Beteiligung des Domfragmentes: Nach 6(–8)wöchiger Teilbelastung mit 15 kg (= Beineigenschwere) Vollbelastung gestattet.
    - Ausgedehnte Frakturen, speziell der tragenden Pfannenanteile: Vollbelastung erst nach 12(–16) Wochen.

Physikalische Therapie

▶ Siehe auch allgemeine postoperative physikalische Therapie S. 342.
▶ **Beachte:** In der Teilbelastungsphase der Nachbehandlung keine langen Hebel, keine extremen passiven Bewegungen, keine Bewegungen über die Schmerzgrenze, bei dorsal gelegenen Frakturen keine passive Mobilisation der Flexion über 90°, bei ventral gelegenen Frakturen keine passive Extension über 0°, d.h. keine Überstreckung.
▶ **Phase 1** (1.–3. postoperativer/posttraumatischer Tag):
- *Lagerung:* In Schaumstoffschiene in 10° Abduktion und 20° Flexion.
- *Lokale Kältetherapie* (S. 44): Eis- oder alternativ Quarkpackungen.
- *Medikamentöse Therapie:* Analgetika, Antiphlogistika, z.B. Voltaren (3× 50 mg/Tag).
- *Physiotherapeutische Techniken:*
    - Isometrische Spannungsübungen des operierten Beines zur Krafterhaltung und zusätzlich zur Thromboseprophylaxe.
    - Passive und aktiv assistierte Bewegungen im schmerzarmen bzw. erlaubten Bewegungsumfang zur Erhaltung einer optimalen Beweglichkeit, Motorschiene (CPM = continous passive motion) im schmerzfreien Bereich, z.B. S/B 0–20–50°.
▶ **Phase 2** (4.–42.[–56.] postoperativer/posttraumatischer Tag, frühe Mobilisationsphase unter erlaubter Belastung):
- *Einüben und Durchführung der ADLs:* Insbesondere Transfers (Bett - Stuhl - Dusche), An- und Auskleiden und Treppensteigen.
- *Gangschulung:* Zunächst 3-Punkte-Gang mit erlaubter Belastung im Gehwagen, mit Gehbock, Rollator oder Unterarmgehstützen. Weiterhin Beinachsen-, Stand- und Spielbein- sowie Koordinationstraining.
- *Kräftigung und Dehnung der Becken-Bein-Muskulatur:* Durchführung im erlaubten bzw. schmerzfreien Bewegungsumfang und im Bereich der freigegebenen Belastung. Bei entsprechender Mobilität Einleitung einer medizinischen Trainingstherapie (S. 132).

15.11 Beckenfrakturen

- *Verbesserung der Hüftgelenkbeweglichkeit:* Aktiv assistiert bzw. vorsichtig passiv endgradig im erlaubten Bewegungsumfang mit manueller Therapie (S. 86), PNF-Pattern über die Gegenseite oder diagonal (S. 143) und FBL (S. 123), auch im Bewegungsbad (S. 107) oder Schlingentisch (S. 150). Aufstellung eines Eigenübungsprogrammes.
- *Massagebehandlung* (S. 78): Detonisierende Massage hypertoner hüftgelenkumgreifender Muskeln, Lösen von Verklebungen unterschiedlicher Muskelverschiebeschichten. Manipulationsmassage nach Terrier (S. 83). Unterwasser-Druckstrahlmassage (S. 84), Kontraindikationen für Bäderbehandlung beachten.
- *Elektrotherapie* (S. 60): Bei Nervenläsion Exponential- oder Schwellenstrom, bei Schmerzen analgesierende, bei Schwellungen/(Hämato-)Seromen resorbierende Ströme.
- *Lymphdrainage* (S. 74): Bei gesicherter Infektfreiheit.
- *EMG, Biofeedback* (S. 72): Bei fehlendem willkürlichem Zugriff zur Muskulatur.
- Aufstellung eines Eigenübungsprogrammes.

➤ **Phase 3** (ab 7. [– 9.] postoperativer/posttraumatischer Woche, Mobilisationsphase unter erlaubter Vollbelastung):
- *Gangschulung:* Umstellung auf 4- bzw. 2-Punkte-Gang, evtl. nur 1 Unterarmgehstütze auf der Gegenseite, später Abtrainieren der Unterarmgehstützen.
- Krankengymnastisch nun Forcieren der aktiven und passiven Beweglichkeit des Hüftgelenkes sowie des Kraftaufbaus des Hüftgelenkes.

◉ *Beachte:*
- Bei unklaren Schmerzen immer an eine Fragmentdislokation denken. Beim geringsten Verdacht sofortige Belastungsrücknahme in den schmerzfreien Bereich und Röntgenkontrolle!
- Bei der Nachbehandlung sind immer die nicht seltenen Begleitverletzungen zu berücksichtigen und in das Behandlungskonzept miteinzubeziehen: z. B. bei unterschiedlicher (Teil-)Belastbarkeit verschiedener Gelenke gilt immer die niedrigste für die gesamte betroffene Extremität!

15.12 Hüft-Totalendoprothesenimplantation und -wechsel I

Grundlagen

- **Definition:** Ersatz des defekten Hüftgelenkes durch Kunstkomponenten unterschiedlichen Materials in unterschiedlicher Verankerung, Hüft-Totalendoprothese (H-TEP).
- **Häufigkeit:** Ca. 300 000 – 500 000 Implantationen pro Jahr weltweit, davon 80 000 – 100 000 in Deutschland, d. h. ca. 20 %!
- **Implantate:** Über 100 verschiedene Systeme konkurrieren in Deutschland. Normiert ist inzwischen die Kopfgröße (seit ca. 1985), damit sind die Systeme bei möglichem Einzelkomponentenwechsel kompatibel.
- **Operationsverfahren:**
  - *Verankerungsprinzipien:*
    - Zementfreie Prothese.
    - Zementierte Prothese.
    - Gemischtes (Hybrid-)Verfahren (meist zementierter Schaft, zementfreie Pfanne).
  - *Vorgehen:*
    - Bei jüngeren Patienten eher zementfreies, bei älteren eher zementiertes Verankerungsprinzip.
    - Vorderer (selten), seitlicher und hinterer Zugang (häufig) möglich. Beim hinteren Zugang Operation in Seitenlagerung mit hinter dem Trochantermassiv liegenden, kranial nach dorsal geschwungenen Hautschnitt. Der seitliche Zugang erfolgt durch einen geraden, etwas ventral vor dem Trochantermassiv gelegenen Hautschnitt im allgemeinen transgluteal.
- **Indikationen:**
  - Mediale, nicht eingestauchte Oberschenkelhalsfraktur.
  - Fortgeschrittene posttraumatische, dysplastische (zu steile und flache Pfanne), postarthritische (P.c.P. und Morbus Bechterew) sowie verschleißbedingte Coxarthrose (häufigste Ursache).
  - TEP-Wechseloperationen erfolgen wegen Lockerung der Pfanne oder des Schaftes und wegen Infektion.
- **Kontraindikation:**
  - Unklarheiten in der Diagnose.
  - Fehlende Bereitschaft des Patienten (nicht „überreden").
- **Postoperative Komplikationen:**
  - *Tiefe Beinvenenthrombose:* Sehr hohes Thromboserisiko, meistens am operierten Bein mit möglicher nachfolgender Lungenembolie, deswegen neben obligatorischer medikamentöser Thromboseprophylaxe (Heparin) *frühestmögliche* Mobilisation.
  - Oberflächliche oder tiefe Wundinfektion.
  - *Luxationen:* Häufiger nach TEP-Wechsel mit Revisions- oder Tumorprothesen (problematische Anheftung der abgetrennten Muskulatur am Prothesenschaft; schlechte muskuläre Situation). Der Luxationsweg ist abhängig vom Zugang:
    - Bei hinterem Zugang Schwächung der Außenrotatoren sowie der dorsalen Kapselanteile, d. h. eine kombinierte Bewegung aus Innenrotation, Flexion und Adduktion kann zur Luxation führen.
    - Bei seitlichem und vorderem Zugang Schwächung der vorderen Kapsel bzw. Innenrotatoren, d. h. eine kombinierte Bewegung aus Außenrotation, Flexion und Adduktion kann die Luxation verursachen.

15.12 Hüft-Totalendoprothesenimplantation und -wechsel

- Der wichtigste Luxationsschutz ist die Vermeidung dieser kombinierten Bewegungen und das konsequente Benutzen der Hüftmuskulatur bei den ADLs.
- *Nervenlähmungen:* Nervus femoralis-Schaden beim mittleren Zugang führt zu mangelnder Kniegelenksstabilität (Quadrizepsparese); Nervus ischiadicus-Schädigung beim hinteren Zugang zum „Nervus peronaeus"-Schaden mit Fußheberschwäche.
- *Periartikuläre Verkalkungen:* Entstehung häufiger bei schmerzhaften kontrakten Hüften; Prophylaktisch kann eine Röntgenbestrahlung mit 700 cGy oder eine 4wöchige medikamentöse Therapie mit Indometazin 25 mg (bei Revisionsoperation oder Operation auf der Gegenseite obligatorisch) durchgeführt werden. Langfristig ist bei Bewegungseinschränkung eine Entfernung von Kalkdepots indiziert, wenn die alkalische Phosphatase normal und das Knochenszintigramm negativ ist.
- *Subkutane/subfasziale Hämatome:* Bei > 100 ml Inhalt sofortige Ausräumung, besonders bei Infektzeichen, sonst konservative Behandlung mit evtl. wiederholter Punktion mit Abstrich und anschließendem Kompressionsverband für 2 Tage.

▶ **Postoperative Belastungsfähigkeit:**
- Limitierung durch Op-Verfahren (Verankerungstechnik, s.o.) und/oder Kraft der Hüftmuskulatur: Im allgemeinen sofortige Vollbelastung bei zementierter bzw. Hybrid-Implantationstechnik erlaubt. Bei zementfreier Technik 6–12 Wochen 10–20 kg Teilbelastung gefordert. Tendenz zur sofortigen Vollbelastung jedoch eindeutig. Bei Pfannendachplastiken mit Spongiosaaufbau von Pfanne oder Schaft, Frakturen oder Knochenfenstern im Prothesenbereich jedoch längerfristige Teilbelastung über 6–12 Wochen.
- *Temporäre Spitzenbelastungen* im Prothesenbereich bei bestimmten Alltagsbewegungen (nach Bergmann) und 70 kg Körpergewicht:
  - Anheben des gestreckten Beines in Rückenlage bis 112 kp.
  - Anheben des Beckens in Rückenlage mit beiden Beinen bei gebeugten Knien, z.B. beim Topf unterschieben: 140 bis 210 kp.
  - Eigenbeugen bzw. reines Anspannen der Oberschenkelmuskulatur bis 105 kp.
  - Aufsetzen des Beines auf einen 31 cm hohen Hocker bis 160 kp.
  - Auf- und Absteigen auf ein Fahrrad: Bis 200 kp.
  - Fahrradfahren bei 40 Watt Leistung und 60 Umdrehungen/min 35 kp.
  - Gehen 6 Tage postoperativ bei erlaubter Teilbelastung: 20–126 kp.

◉ *Sportfähigkeit:* Leistungssport ist grundsätzlich nicht sinnvoll! Günstig sind Sportarten ohne große Stoßbelastung oder extreme Bewegungsausschläge, aber mit gleichmäßig fließend rhythmischen Bewegungen und geringem Kraftaufwand, wie z.B. Laufen, Wandern, Schwimmen, Radfahren; bedingt geeignet sind Tennis, Ski alpin und Langlauf; nicht geeignet sind Kontakt-, Ballsportarten und Eissport.

Physikalische Therapie

▶ Siehe auch allgemeine postoperative physikalische Therapie S. 342.
▶ **Präoperative Vorbereitung:**
- *Einüben der ADLs:* Insbesondere Bett- und Stuhl-Transfers.
- *Versorgung mit Hilfsmitteln:* Sitzkeil, Toilettensitz, Strumpfanzieher, Greifzange, Gehen mit 2 Unterarmgehstützen (vgl. Abb. 84 u. 85 S. 287 f.).

15.12 Hüft-Totalendoprothesenimplantation und -wechsel I

- **Phase 1** (1.–3. Tag, Mobilisation im Bett):
  - *Beachte:* Grundsätzlich keine langen Hebel, keine extremen passiven Bewegungen, keine Bewegungen über die Schmerzgrenze!
  - *Lagerung:* In Schaumstoffschiene in 10° Abduktion und 20° Flexion.
  - *Lokale Kältetherapie* (S. 74): Eis- oder alternativ Quarkpackungen.
  - *Medikamentöse Therapie:* Analgetika, Antiphlogistika, z. B. Diclofenac 150 mg abends.
  - *Physiotherapeutische Techniken:*
    - Isometrische Spannungsübungen des operierten Beines zur Krafterhaltung und zusätzlich zur Thromboseprophylaxe.
    - Aktiv assistierte Bewegungen im schmerzarmen bzw. erlaubten Bewegungsumfang zur Erhaltung einer optimalen Beweglichkeit (Flexion, Abduktion und je nach Zugang Innen- oder Außenrotation), PNF-Pattern (S. 143) über die Gegenseite bzw. Diagonale.
  - *Lymphdrainage* (S. 74): Vorsichtige Durchführung bei gesicherter Infektfreiheit.
- **Phase 2** (ab 4. postoperativer Tag – 6.[–12.] postoperative Woche, Mobilisation außerhalb des Bettes unter erlaubter Belastung):
  - *Einüben und Durchführung der ADLs:* Insbesondere Transfers (Bett - Stuhl -Dusche), An-/Auskleiden und Treppensteigen.
  - *Prüfung der Beinlänge:* Beachte: Funktionelle Beinverkürzung durch seitendifferente Hüftbeugekontraktur möglich! Anwendung des Thomas'schen Handgriffs!
  - *Gangschulung:* Zunächst 3-Punkte-Gang mit erlaubter Belastung, vorher Austestung einer Teilbelastung auf Waage bzw. Benutzung einer Biofeedback-Einlage, Gangschulung mit Beinachsentraining nach FBL (S. 123).
  - *Verbesserung der Hüftgelenkbeweglichkeit:* Mobilisation der Flexion bis 90°, der Extension bis 0° sowie Abduktion in den Techniken der manuellen Therapie (S. 86) einschließlich Dehnung und Funktionsmassagen; PNF-Pattern (S. 143) zur Verbesserung der Koordination, Kraft und Beweglichkeit; widerlagernde und/oder hubarme Mobilisation (FBL, S. 123), auch im Bewegungsbad (S. 107).
  - *Kräftigung und Dehnung der gesamten Beinmuskulatur:* Insbesondere Extensoren und Abduktoren auch im Bewegungsbad. Durchführung im erlaubten bzw. schmerzfreien Bewegungsumfang und im Bereich der freigegebenen Belastung. Später Einleitung einer medizinischen Trainingstherapie (S. 132).
  - *Massagebehandlung* (S. 78): Detonisierende Massage hypertoner hüftübergreifender Muskeln, Lösen von Verklebungen unterschiedlicher Muskelverschiebeschichten.
  - *Elektrotherapie* (S. 60): Bei Nervenläsion Exponential- oder Schwellstrom, bei Schmerzen analgesierende, bei Schwellungen/(Hämato-)Seromen resorbierende (S. 60) Ströme.
  - *Lymphdrainage* (S. 74): Bei durch Lymphabflußstörung bedingten Schwellungszuständen nach Sicherung der Infektfreiheit.
  - *EMG, Biofeedback* (S. 72): Bei fehlendem willkürlichen Zugriff zur Muskulatur.
  - *Aufstellen eines Eigenübungsprogrammes:* Zur Verbesserung der Kraft und Beweglichkeit des Hüftgelenkes, auch für das Bewegungsbad.

15.12 Hüft-Totalendoprothesenimplantation und -wechsel

- **Phase 3** (Mobilisation unter erlaubter Vollbelastung):
  - *Gangschulung:* Umstellung auf 4- bzw. 2-Punkte-Gang, später eine Unterarmgehstütze auf der Gegenseite (Achtung: Dies erlernen viele Patienten nicht korrekt!).
  - *Krankengymnastik:* Wie Phase 2 (s. o.); zunehmende Freigabe der Beweglichkeit, d. h. Flexion und Abduktion frei, zunehmende Belastung in den ADLs.
- **Phase 4** (Freigegebener Bewegungsumfang, muskulär kompensierte Vollbelastung):
  - *Gangschulung:* Zunehmende Steigerung des Gehens ohne Gehhilfe (Achtung: Jedes Hinken führt zu unphysiologischer Hebelwirkung auf das Kunstgelenk, da die schützende muskuläre Führung fehlt!).
  - *Krankengymnastik:* Wie Phase 3 (s. o.), nun sämtliche Bewegungen auch in Kombination freigegeben. Keine Luxationsgefahr mehr wegen abgeschlossener Kapselneubildung.

◉ Beachte:
- *Pfannendachplastiken:* Längerfristige Entlastung bis zu 12 Wochen, evtl. entsprechend lange Flexionseinschränkung auf 90°.
- *Frakturen im spongiösen Trochanter major:* 6–12 Wochen Abduktionsverbot sowie maximale Teilbelastung von 20–30 kp, entsprechendes gilt bei Muskelanheftungen an Revisions- bzw. Tumorprothesenschäften.
- *Psoasverlängerungsplastiken:* Keine aktive Flexion in den ersten 6 Wochen postoperativ.

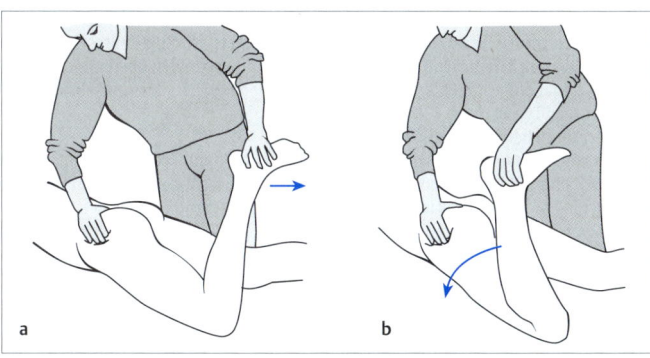

Abb. 105 Manipulativmassage: Während einer geführten Bewegung (Innen- und Außenrotation im Hüftgelenk) massiert die auf der Muskulatur liegende Hand die Glutealmuskulatur

15.13 Hüftgelenksnahe Femurfrakturen, Osteotomien

Hüftgelenksnahe Femurfrakturen

- **Oberschenkelhalsfrakturen:** Fraktur des alten Menschen, häufig bei Osteoporose. Häufigkeitsgipfel zwischen dem 60.–70. Lebensjahr, Frauen sind häufiger betroffen.
  - *Einteilung nach Lokalisation, Häufigkeit:*
    - Medial (86%).
    - Intermediär (10%).
    - Lateral (4%).
  - *Einteilung der medialen Frakturen* (Unfallmechanismus):
    - Abduktionsfraktur: Typ Pauwels I, Winkel Frakturlinie/Horizontale 30°, Valgusfehlstellung, geringe Gefahr einer Hüftkopfnekrose.
    - Adduktionsfraktur: Typ Pauwels II, Winkel Frakturlinie/Horizontale 50°, Varusfehlstellung, große Gefahr einer Hüftkopfnekrose wegen Zerreißung intrakapsulär verlaufender hüftkopfversorgender Gefäße!
    - Abscherfraktur: Typ Pauwels III, Winkel Frakturlinie/Horizontale 70°, Gefahr der Pseudarthrosenbildung.
- **Pertrochantäre Femurfrakturen:** Fraktur des alten Menschen, häufig bei Osteoporose. Häufigkeitsgipfel zwischen dem 60.–80. Lebensjahr, Frauen sind häufiger betroffen.
  - *Einteilung:*
    - Einfache pertrochantäre Fraktur: Stabil.
    - Mehrfragmentfraktur: Instabil infolge Ausbruch des Trochanter minor.
    - Mehrfragmentfraktur mit subtrochantärem Verlauf („Reversed obliquity"): Höchster Grad der Instabilität.
- **Subtrochantäre Femurfrakturen:** Entstehung meist durch direktes Trauma.
- **Konservative Therapie:** Konservativer Behandlungsversuch bei nicht dislozierten, kranial eingestauchten, medialen Oberschenkelhalsfrakturen (Abduktionsfrakturen) Typ Pauwels I.
- **Operative Therapie:** Indikationen und Verfahren:
  - *Mediale Adduktionsfrakturen:* Gefahr der Hüftkopfnekrose (s. o.), deswegen bei über 60jährigen Patienten Duo-Kopfprothese oder TEP, wenn Pfanne schlecht, sonst Erhaltungsversuch mit Zugschraubenosteosynthese.
  - *Laterale und pertrochantäre Frakturen:* DHS (dynamische Hüftschraube und Gamma-Nagel), bei Nekrose des Hüftkopfes sekundäre H-TEP; bei subtrochantären Frakturen Gamma-Nagel, dynamische Kondylenschraube oder proximaler Femurnagel.
- **Komplikationen:**
  - *Kurzfristig auftretende Komplikationen:*
    - Dislokation der Fraktur bei konservativer oder operativer Behandlung. Beachte: Bei Schmerzen und entsprechendem Verdacht immer Röntgenkontrolle!
    - Hohes Risiko einer Becken-/Beinvenenthrombose.
    - Oberflächliche oder tiefe Wundinfektion.
    - Subkutane/subfasziale Hämatome, hier bei mehr als 100 ml Inhalt (sonographisch nachweisbar) sowie Infektzeichen Punktion mit Erregeridentifikation bzw. sofortige Ausräumung, sonst konservative Therapie.

15.13 Hüftgelenksnahe Femurfrakturen, Osteotomien

- *Mittelfristig auftretende Komplikation:* Entwicklung einer Hüftkopfnekrose nach 4–6 Monaten mit zunehmenden Leisten-/Oberschenkelschmerzen, dann diagnostischer Nachweis mittels Knochenszintigraphie oder NMR.
- *Langfristig auftretende Komplikation:* Posttraumatische Coxarthrose.

▶ **Postoperative/posttraumatische Belastbarkeit:**
- *Konservative Behandlung:* Frühzeitige Mobilisation unter 10–20 kg Teilbelastung, Steigerung auf halbes Körpergewicht nach 4–6 Wochen, Vollbelastung nach (8–)12 Wochen.
- *Operative Behandlung:* Limitierung durch Operationsverfahren oder Kraft der hüftgelenkführenden Muskulatur; im allgemeinen sofortige Vollbelastung bei DHS und Gamma-Nagel erlaubt, bei Schraubenosteosynthese und Winkelplatte 10–20 kg Teilbelastung für 6 Wochen, dann halbes Körpergewicht 10–12 Wochen postoperativ, anschließend Vollbelastung je nach muskulärer Situation.

Hüftgelenksnahe Becken-/Femurosteotomien

▶ **Hüftgelenkdysplasie:** Extreme Dysplasie der Hüftpfanne mit Subluxation oder Luxation des Hüftkopfes. Häufig verbunden mit Coxa valga (s. u.).
▶ **Coxa valga:** Angeborene oder erworbene Vergrößerung des Schenkelhals-Schaft-Winkels (Collum-Diaphysen-Winkels, CDD) auf > 128°. Dadurch überhöhte Druckbelastung im Hüftgelenk mit der Folge einer frühen Coxarthrose sowie statische bedingte ISG- und Rückenprobleme.
▶ **Coxa vara:** Angeborene oder erworbene Verkleinerung des Schenkelhals-Schaft-Winkels (Collum-Diaphysen-Winkels, CDD) auf < 90%. Dadurch Trochanterhochstand, Beinverkürzung mit Insuffizienz der abduktorischen Hüftmuskulatur (Verkürzungshinken, watschelndes Gangbild), frühe Entstehung einer Coxarthrose.
▶ **Konservative Therapie:**
- *Hüftgelenkdysplasie/-luxation:* Zunächst Versuch einer Hüftkopfzentrierung bzw. geschlossenen Reposition durch Bandagen-/Orthesenbehandlung (Hilfsmittel, S. 27).
▶ **Operative Therapie:** Indikationen und Verfahren:
- *Hüftgelenkdysplasie:* Beckenosteotomie und Stellungsveränderung der osteotomierten Knochenanteile durch Knochenkeilentnahme, -einlage, Verschiebung und Rotation zur Verbesserung der Gelenkkongruenz und der Belastungsverhältnisse im Sinne eines gelenkerhaltenden Korrektureingriffes. Operationstechniken:
  - Beckenosteotomie nach Chiari: Beckenosteotomie, Verschiebung der unteren Beckenhälfte mit dem Hüftgelenk nach medial gegen die Darmbeinschaufel.
  - Osteotomie nach Salter: Beckenosteotomie, Hebelung des unteren, hüftpfannentragenden Fragmentes über den Hüftkopf und Fixierung der Stellung durch autoplastischen Knochenkeil.
  - Perikapsuläre Beckenosteotomie nach Pemberton: Durchtrennung des Darmbeins dicht über dem Hüftkapselansatz und Herunterheben des Pfannendaches; Fixierung der Pfannendachstellung durch Knochenspan.
  - Beckenosteotomie nach Tonnies: 3fache Osteotomie.
- *Coxa valga:* Varisierende, evtl. derotierende intertrochantäre Korrekturosteotomie.

15.13 Hüftgelenksnahe Femurfrakturen, Osteotomien

- *Coxa vara:* Valgisierende, evtl. derotierende intertrochantäre Korrekturosteotomie.
- **Postoperative Belastbarkeit:**
  - *Osteotomie des Beckens:* Kinder > 6 Jahren werden für 6(– 10) Wochen mit einem Becken-Bein-Fußgips versorgt; evtl. Nach 3(– 6) Wochen Gipsschalung für Therapie- und Pflegezwecke, anschließend Vollbelastung erlaubt. Bei Kindern > 6 Jahre, Jugendlichen und Erwachsenen Teilbelastung mit Beinliegeschiene bei Operationen nach Pemberton, Salter und Chiari für 6 Wochen; bei Operation nach Tonnies für 12 Wochen.
  - *Osteotomien des Femurs:* Wie hüftgelenksnahe Femurfrakturen (s. o.).

Physikalische Therapie

- Siehe auch allgemeine postoperative physikalische Therapie S. 342.
- Die physikalische Therapie bei hüftnahen Osteotomien des Femurs erfolgt analog den Femurfrakturen, bei hüftgelenksnahen Osteotomien des Beckens analog den Beckenfrakturen (S. 369).
- *Beachte:* In der Teilbelastungsphase keine langen Hebel, z. B. nicht das gestreckte Bein anheben lassen (!), keine extrem passiven Bewegungen, nicht über die Schmerzgrenze bewegen!
- **Phase 1** (1.– 3. postoperativer/posttraumatischer Tag, Mobilisation im Bett):
  - *Lagerung:* In Schaumstoff-U-Schiene in 10° Abduktion und 20° Flexion.
  - *Lokale Kältetherapie* (S. 44): Eis- oder alternativ Quarkpackungen.
  - *Medikamentöse Therapie:* Analgetika, Antiphlogistika, z. B. Voltaren (3× 50 mg/Tag).
  - *Physiotherapeutische Techniken:*
    - Isometrische Spannungsübungen des operierten Beines zur Krafterhaltung und zusätzlich zur Thromboseprophylaxe.
    - Aktiv assistierte Bewegungen im schmerzarm möglichen Bewegungsumfang zur Erhaltung einer optimalen Beweglichkeit, PNF-Pattern (S. 143) über die Gegenseite bzw. Diagonale.
  - *Lymphdrainage* (S. 74): Vorsichtige Durchführung bei gesicherter Infektfreiheit.
- **Phase 2** (ab 4. postoperativer Tag – 6.[– 12.] postoperative Woche, frühe Mobilisation mit erlaubter Belastung):
  - *Einüben und Durchführung der ADLs:* Insbesondere Transfers (Bett – Stuhl – Dusche), An-/Auskleiden und Treppensteigen.
  - *Gangschulung:* Zunächst 3-Punkte-Gang mit erlaubter Belastung im (Achsel-)Gehwagen, mit Gehbock, Rollator oder Unterarmgehstützen. Weiterhin Beinachsen-, Stand- und Spielbein- sowie Koordinationstraining. Steigerung der Belastung ca. 6 Wochen postoperativ/-traumatisch.
  - *Verbesserung eingeschränkter Hüft- und Kniegelenkbeweglichkeit/-kraft:* Durchführung aktiv assistiert bzw. vorsichtig passiv endgradig im schmerzarmen bzw. -freien Bewegungsumfang in den Techniken der manuellen Therapie (S. 86) einschließlich Dehnung; PNF-Pattern (S. 143) über die Gegenseite und/oder diagonal; widerlagernde und/oder hubarme Mobilisation (FBL, S. 123), auch im Bewegungsbad (nach abgeschlossener Wundheilung oder mit wasserdichtem Verband) oder Schlingentisch (S. 107, 150).
  - *Massagebehandlung* (S. 78): Detonisierende Massage hypertoner hüftübergreifender Muskeln, Lösen von Verklebungen unterschiedlicher Muskelverschiebeschichten.

15.13 Hüftgelenksnahe Femurfrakturen, Osteotomien

- *Lymphdrainage* (S. 74): Bei Inaktivitätsödem, Schwellungszuständen durch Lymphabflußstörungen nach Sicherung der Infektfreiheit.
- *Elektrotherapie* (S. 60): Bei Nervenläsion Exponential- oder Schwellenstrom, bei Schmerzen analgesierende, bei Schwellungen/(Hämato-)Seromen resorbierende Ströme.
- *Aufstellen eines Eigenübungsprogrammes:* Zur Verbesserung der Kraft und Beweglichkeit des Hüftgelenkes im erlaubten Bewegungsumfang, auch für das Bewegungsbad. Das Übungsprogramm sollte einfach zu erlernen sein!

➤ **Phase 3** (Ab 6.–12. postoperative Woche, späte Mobilisation unter Vollbelastung):
- *Gangschulung:* Umstellung auf 4- bzw. 2-Punkte-Gang, evtl. später eine Unterarmgehstütze auf der Gegenseite, Abtrainieren der Unterarmgehstützen.
- *Krankengymnastik:* Wie Phase 2 (s.o.); Forcierung der Mobilisation und des Kraftaufbaus, zunehmende Belastung auch in den ADLs.

◉ *Beachte:* Bei ausgeprägten Ossifikationen im Frakturbereich sehr vorsichtige, überwiegend indirekte Funktionsmassagen nach Dehnungsbehandlung.

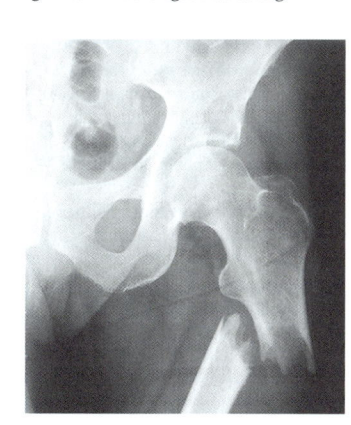

Abb. 106 Subtrochantere Oberschenkelfraktur

15.14 Femurschaftfrakturen

Grundlagen

- *Beachte:* Schwere Verletzung mit erheblichem Blutverlust und starken Schmerzen durch direktes Trauma und Dislokation. Häufig im Rahmen einer Polytraumatisierung.
- **Einteilung:** Nach der Arbeitsgemeinschaft Osteosynthese (AO):
  - Typ A (1–3): Einfache Bruchformen mit 2 Fragmenten.
  - Typ B (1–3): Keilfrakturen mit direktem Kontakt der Hauptfragmente.
  - Typ C (1–3): Komplexe Frakturen mit Zwischenfragmenten ohne Kontakt der Hauptfragmente.
- **Operative Therapie:**
  - *Operationsindikation:* In der Regel absolute Op-Indikation!
  - *Operationsverfahren:*
    - In der Regel Marknagelung.
    - Torsions-, Keil- und Trümmerfrakturen: unaufgebohrter Femurnagel, evtl. Verriegelungsnagel oder Plattenosteosynthese.
    - Bei schweren Weichteiltraumen und polytraumatisierten Patienten evtl. primär Anlage eines Fixateur externe für 2–4 Wochen, dann sekundäre Marknagelung.
- **Komplikationen:**
  - *Kurzfristig auftretende Komplikationen:*
    - Tiefe Becken-/Beinvenenthrombose.
    - Nachblutungen.
    - Oberflächliche oder tiefe Wundinfektion, insbesondere nach offenen Frakturen.
    - Selten: Reversible Fußheberparese infolge N. ischiadicus-Kompression (nicht selten Lagerungsschaden).
  - *Mittelfristig auftretende Komplikation:*
    - Dislokation. Beachte: Bei Schmerzen und entsprechendem Verdacht immer Röntgenkontrolle!
    - Ossifikationen im Frakturbereich.
    - Pseudarthrosenentstehung.
  - *Langfristig auftretende Komplikation:* Entstehung einer posttraumatischen Cox- oder Gonarthrose infolge Achsen- oder Rotationsfehlstellung (über 20°).
- **Postoperative Belastbarkeit:**
  - *Marknagelung:* Nach dynamisch verriegeltem Marknagel ist sofortige Vollbelastung, nach statischer Verriegelung für 6–10 Wochen 20–30 kg Teilbelastung erlaubt, dann evtl. Dynamisierung oder weitere 2–6, max. 12 Wochen postoperativ halbes Körpergewicht.
  - *Plattenosteosynthese bzw. Fixateur externe:* 6–10 Wochen 20 kg Teilbelastung, dann Steigerung bis zur 10.–12. postoperativen Woche auf halbes Körpergewicht. Bei einigen Fixateur externe-Systemen auch sofortige Vollbelastung möglich.

Physikalische Therapie

- Siehe auch allgemeine postoperative physikalische Therapie S. 342.
- *Beachte:* In der Teilbelastungsphase keine langen Hebel, z.B. nicht das gestreckte Bein anheben lassen (!), keine extremen passiven Bewegungen, nicht über die Schmerzgrenze bewegen!

15.14 Femurschaftfrakturen

- **Phase 1** (1.–3. postoperativer Tag):
  - *Lagerung:* In Schaumstoffschiene in 10° Abduktion und 20° Flexion.
  - *Lokale Kältetherapie* (S. 44): Eis- oder alternativ Quarkpackungen.
  - *Medikamentöse Therapie:* Analgetika, Antiphlogistika, z.B. Diclofenac 3× 50 mg/Tag (cave: Nebenwirkungen).
  - *Physiotherapeutische Techniken:*
    - Isometrische Spannungsübungen des operierten Beines zur Krafterhaltung und zusätzlich zur Thromboseprophylaxe.
    - Aktiv assistierte Bewegungen im schmerzarm möglichen Bewegungsumfang, PNF-Pattern (S. 143) über die Gegenseite bzw. Diagonale.
  - *Lymphdrainage* (S. 74): Bei gesicherter Infektfreiheit.
- **Phase 2** (4. postoperativer Tag – 6.[– 12.] postoperative Woche, frühe Mobilisation unter erlaubter Belastung):
  - *Einüben und Durchführung der ADLs:* Insbesondere Transfers (Bett - Stuhl - Dusche), An-/Auskleiden und Treppensteigen.
  - *Gangschulung:* Zunächst 3-Punkte-Gang mit erlaubter Belastung im (Achsel-)Gehwagen, mit Gehbock, Rollator oder Unterarmgehstützen. Weiterhin Beinachsen-, Stand- und Spielbein- sowie Koordinationstraining. Steigerung der Belastung ca. 6 Wochen postoperativ/-traumatisch.
  - *Verbesserung eingeschränkter Hüft- und Kniegelenkbeweglichkeit/-kraft:* Durchführung aktiv assistiert bzw. vorsichtig passiv endgradig im schmerzarmen bzw. -freien Bewegungsumfang in den Techniken der manuellen Therapie (S. 86) einschließlich Dehnung; PNF-Pattern (S. 143) über die Gegenseite und/oder diagonal; widerlagernde und/oder hubarme Mobilisation (FBL, S. 123), auch im Bewegungsbad (nach abgeschlossener Wundheilung oder mit wasserdichtem Verband) oder Schlingentisch (S. 107, 150) im Bereich der freigegebenen Belastung.
  - *Massagebehandlung* (S. 78): Detonisierende Massage hypertoner hüftübergreifender Muskeln, Lösen von Verklebungen unterschiedlicher Muskelverschiebeschichten.
  - *Elektrotherapie* (S. 60): Bei Nervenläsion Exponential- oder Schwellenstrom, bei Schmerzen analgesierende, bei Schwellungen/(Hämato-)Seromen resorbierende Ströme.
  - *Aufstellen eines Eigenübungsprogrammes:* Zur Verbesserung der Kraft und Beweglichkeit des Hüftgelenkes im erlaubten Bewegungsumfang, auch für das Bewegungsbad. Das Übungsprogramm sollte einfach zu erlernen sein!
- **Phase 3** (Ab 6.–12. postoperative Woche, späte Mobilisation unter Vollbelastung):
  - *Gangschulung:* Umstellung auf 4- bzw. 2-Punkte-Gang, evtl. später eine Unterarmgehstütze auf der Gegenseite, d.h. Steigerung der Belastung je nach muskulärer Situation bis zur Vollbelastung.
  - *Krankengymnastik:* Wie Phase 2 (s.o.); Forcierung der Mobilisation und des Kraftaufbaus und zunehmende Belastung in den ADLs.

15.15 Kniegelenknahe Frakturen/Osteotomien

Grundlagen

- **Distale Femurfraktur, proximale Unterschenkelfrakturen:**
  - *Beachte:* Häufig Mehrfachverletzung und/oder begleitende Weichteilverletzung (Arterien, Nerven); nicht selten Kniegelenkbeteiligung mit ligamentären Begleitverletzungen.
  - *Einteilung:* Nach der Arbeitsgemeinschaft Osteosynthese (AO):
    - Typ A (1–3): Extraartikuläre, einfache und komplexe Frakturen.
    - Typ B (1–3): Monokondyläre Frakturen (Frontal- oder Sagittalebene).
    - Typ C (1–3): Bikondyläre, einfache und komplexe Frakturen.
  - *Konservative Therapie:* Bei eingestauchten, nicht dislozierten Frakturen.
  - *Operative Therapie:*
    - Operationsindikation: In der Regel besteht eine absolute Op-Indikation (Ausnahme: eingestauchte, nicht dislozierte Frakturen).
    - Operationsverfahren: In der Regel lateraler Zugang, je nach Frakturform: Plattenosteosynthese (Kondylenplatten), zusätzliche Schraubenosteosynthese (bei Tibiakopfimpression geringfügige Überkorrektur durch z. B. Spongiosaunterfütterung sinnvoll); DCS (dynamic condylar screw); Kondylenabstützplatte. Bei Trümmer- und Defektfrakturen temporärer gelenkübergreifender Fixateur externe; später Osteosynthese, zusätzlich evtl. autologe Spongiosaplastik.
- **Kniegelenknahe Femur- und Tibiaosteotomie:**
  - *Definition:* Osteotomie kniegelenknaher Anteile des Femurs oder der Tibia (und evtl. Fibula) zwecks Tragachsenänderung der osteotomierten Knochenanteile durch Keilentnahme oder Verschiebung zur Verbesserung der Belastungsverhältnisse.
  - *Operative Therapie:* Indikationen und Verfahren:
    - Suprakondyläre Umstellung: Varisierende oder valgisierende Osteotomie bei Sitz der Deformität am Femur, z. B. bei in Fehlstellung verheilter suprakondylärer Femurfraktur.
    - Tibiakopfumstellung: Varisierende oder valgisierende, intra- oder extraligamentäre Osteotomie bei Achsenabweichung im Verlauf der Tibia, z. B. bei in Fehlstellung verheilter Tibiakopffraktur oder Genu varum.
- **Komplikationen:**
  - *Kurzfristig auftretende Komplikationen:*
    - Tiefe Becken-/Beinvenenthrombose.
    - Nachblutungen.
    - Oberflächliche oder tiefe Wundinfektion, insbesondere bei offenen Frakturen und Weichteilverletzungen (Crush-Syndrom).
    - Fußheberparese (N. peronäus communis-Schaden), in der Regel reversibel.
  - *Mittelfristig auftretende Komplikation:*
    - Dislokation. Beachte: Bei Schmerzen und entsprechendem Verdacht immer Röntgenkontrolle!
    - Pseudarthrosenentstehung.
  - *Langfristig auftretende Komplikation:* Nach Frakturen Entstehung einer Gonarthrose infolge Achsen- oder Rotationsfehlstellung (über 20°).
- **Postoperative Belastbarkeit:**
  - *Monokondyläre und einfache diakondyläre Frakturen:* 6–8 Wochen 10–15 kg Teilbelastung, dann in der Regel Vollbelastung erlaubt.

15.15 Kniegelenknahe Frakturen/Osteotomien

- *Supra- und intrakondyläre Trümmerfrakturen, großflächige Spongiosaplastiken:* (12 –)16 Wochen 10 – 15 kg Teilbelastung notwendig.
- *Tibiakopffrakturen:* 8 – 10 Wochen Teilbelastung von 15 kg erforderlich.
- *Impressions- oder Trümmerfrakturen:* Teilbelastungszeiten von 12 – 14 Wochen notwendig.
- *Kniegelenknahe Femur-/Tibiaosteotomien:* 6(– 8) Wochen 10 – 15 kg Teilbelastung erforderlich, weitere 2(– 4) Wochen 50 % des Körpergewichtes, anschließend Vollbelastung erlaubt.

Physikalische Therapie

➤ Siehe auch allgemeine postoperative physikalische Therapie S. 342.
➤ **Beachte:**
  - In der Teilbelastungsphase keine langen Hebel, z.B. nicht das gestreckte Bein anheben lassen (!), keine extremen passiven Bewegungen, nicht über die Schmerzgrenze bewegen!
  - Immer Mitbehandlung der durch Verklebung der Recessus, insbesondere suprapatellar, eingeschränkten Kniegelenkbeweglichkeit.
➤ **Phase 1** (1. – 3. postoperativer/posttraumatischer Tag, Mobilisation im Bett):
  - *Lagerung:* In Schaumstoffschiene in 20° Flexion.
  - *Lokale Kältetherapie* (S. 44): Eis- oder alternativ Quarkpackungen.
  - *Medikamentöse Therapie:* Analgetika, Antiphlogistika, z.B. Diclofenac 3× 50 mg/Tag (cave: Nebenwirkungen).
  - *Physiotherapeutische Techniken:*
    • Isometrische Spannungsübungen des operierten Beines zur Krafterhaltung und zusätzlich zur Thromboseprophylaxe.
    • Passive und aktiv assistierte Bewegungen im schmerzarm möglichen bzw. erlaubten Bewegungsumfang zur Erhaltung einer optimalen Beweglichkeit, bei Kniegelenkbeteiligung Motorschiene (continous passive motion = CPM) im schmerzfreien Bereich, z.B. S/B 0 – 20 – 50°.
➤ **Phase 2** (4. postoperativer/posttraumatischer Tag – 6.[– 12.] postoperative/posttraumatische Woche, frühe Mobilisation unter erlaubter Belastung):
  - *Einüben und Durchführung der ADLs:* Insbesondere Transfers (Bett – Stuhl - Dusche), An-/Auskleiden und Treppensteigen.
  - *Gangschulung:* Zunächst 3-Punkte-Gang mit erlaubter Belastung im (Achsel-)Gehwagen, mit Gehbock, Rollator oder Unterarmgehstützen. Weiterhin Beinachsen-, Stand- und Spielbein- sowie Koordinationstraining.
  - *Kräftigung und Dehnung der Muskulatur:* Rumpf-, Becken-, Bein- und insbesondere kniegelenkumgreifende Muskeln im erlaubten Umfang und im Bereich der freigegebenen Belastung mit PNF (S. 143), bei entsprechender Mobilität medizinische Trainingstherapie (S. 132) mit Ergometertraining.
  - *Verbesserung der Kniegelenkbeweglichkeit:* Flexion und Extension sowie Patellamobilisation insbesondere nach kaudal aktiv assistiert im erlaubten und schmerzarmen Bewegungsumfang Einsatz von Techniken der manuellen Therapie (S. 86) mit Eigentraktion und intermittierender Knorpel-Kompression bei Kniegelenkbeteiligung. PNF-Pattern (S. 143) über die Gegenseite und/oder diagonal; hubarme Mobilisation (FBL, S. 123), auch im Bewegungsbad (nach abgeschlossener Wundheilung oder mit wasserdichtem Verband) oder Schlingentisch (S. 107, 150).

15.15 Kniegelenknahe Frakturen/Osteotomien

- *Massagebehandlung* (S. 78): Detonisierende Massage hypertoner kniegelenkumgreifender Muskeln, Lösen von Verklebungen durch spezielle Massagetechniken.
- *Lymphdrainage* (S. 74): Bei Schwellungszuständen infolge Lymphabflußstörung und gesicherter Infektfreiheit.
- *Elektrotherapie* (S. 60):
  - Bei Schwellungszuständen und Schmerzen, z. B. Diadynamie oder Hochvolt. Beachte: In der Nähe von Metallimplantaten nur mittelfrequente Ströme oder Hochvolt erlaubt!
  - Bei atrophischer Muskulatur neofaradische Schwellstrombehandlung, z. B. mit BMR; tägliche Behandlung der Quadrizepsmuskulatur, täglich wechselnde Behandlung der Ischiokrural- und Wadenmuskulatur (jeweils jeden 2. Tag).
- *EMG-Biofeedback* (S. 72): Bei fehlender Fähigkeit, einzelne Muskeln willentlich anzuspannen („Benutzung verlernt"), z. B. M. vastus medialis.
- *Aufstellen und Einüben eines Eigenübungsprogrammes:* Zur Verbesserung der Kraft und Beweglichkeit des Kniegelenkes im erlaubten Bewegungsumfang, auch für das Bewegungsbad.

➤ **Phase 3** (ab ca. 12.[– 16.] postoperativer/posttraumatischer Woche, Mobilisation unter Vollbelastung):
- *Gangschulung:* Umstellung auf 4- bzw. 2-Punkte-Gang, evtl. später eine Unterarmgehstütze auf der Gegenseite, d. h. Steigerung der Belastung je nach muskulärer Situation bis zur Vollbelastung.
- *Krankengymnastik:* Wie Phase 2 (s. o.); Forcierung der aktiven und passiven Beweglichkeit sowie des Kraftaufbaus des Kniegelenkes.

◉ *Beachte:*
- Bei unklaren Schmerzen immer an eine, evtl. auch nur minimale, Fragmentdislokation denken, dann sofortige Belastungsrücknahme in den schmerzfreien Bereich und bei entsprechendem Verdacht Röntgenkontrolle!
- Bei der Nachbehandlung immer Begleitverletzungen berücksichtigen und ins Behandlungskonzept mit einbeziehen: bei unterschiedlicher Belastbarkeit verschiedener Gelenke gilt immer die niedrigste für die gesamte Extremität!

15.16 Arthroskopische Kniegelenkchirurgie

Grundlagen

➤ **Kniegelenkarthroskopie:** Zur Diagnostik minimalinvasiver Eingriff zu arthroskopischen Operationen mit in das Kniegelenk eingeführten Instrumenten (Tasthaken, Shaver, Zangen, Messer, Scheren u.a.m.) unter Videokontrolle, in der Regel im Wassermilieu, gelegentlich mit CO_2 oder Luft.

➤ **Operationsindikationen:** Traumatisch oder degenerativ bedingte Knieläsionen mit persistierenden chronisch-rezidivierenden Schmerzen im Kniebinnenbereich trotz konsequenter konservativer Therapie. Aufgrund Anamnese, klinischem Untersuchungsbefund und bildgebenden Verfahren (Röntgen, Sonographie, NMR) Verdacht auf spezifische Schäden im Kniegelenk:
  - Arthroskopische Operationen, Kreuzbandrupturen.
  - Meniskusschäden (posttraumatisch, häufigste Kniebinnenschäden).
  - Arthrose aller drei Kniegelenkkompartimente (medial, lateral, retropatellar).
  - Plicasyndrom, Bandruptur, Patellaluxation.
  - Unklare Zustände wie Hämarthros oder akute Blockierung.

➤ **Komplikationen:**
  - *Kurzfristig auftretende Komplikationen:*
    • Tiefe Becken-/Beinvenen-Thrombose.
    • Infektion des Kniegelenkes (Häufigkeit 1: 1000–5000): Zunehmende Schmerzen, Schwellung und Rötung, laborchemisch Entzündungszeichen; schnellstmöglich operative (Abstrich, Spülung, evtl. Saug-Spül-Drainage) sowie antibiotische Behandlung.
  - *Mittel- bis langfristig auftretende Komplikationen:*
    • Wiederauftreten der voroperativen Symptomatik bei Belastung infolge insuffizienter Op-Technik oder falscher Nachbehandlung.
    • Fortschreitende Arthrose infolge meniskektomiebedingter Gelenkflächenverkleinerung und/oder Instabilität nach Kreuzbandruptur.
    • Einsteifung infolge langer Ruhigstellung oder Infektion.

➤ **Postoperative/posttraumatische Belastbarkeit:**
  - *Ausschließliche Meniskus-(Teil-)Resektion:* Sofortige Vollbelastung erlaubt, jedoch in der Regel erst nach 4–5–14 Tagen, je nach Erguß und Beschwerden möglich.
  - *Meniskus-Refixation:* Entweder 6 Wochen Gipstutor in 30° Beugung und Sohlenkontakt oder frühfunktionelle Nachbehandlung mit Sperrorthese (z. B. Donjoy) mit Streckung/Beugung 0–10–60° und 15 kg Teilbelastung in den ersten beiden postoperativen Wochen; dann zunehmende Freigabe der Beweglichkeit und Steigerung der Belastung.
  - *Knochenbohrung (Pridie) im Bereich der Hauptbelastungszonen:* 6–12 Wochen Teilbelastung mit 5–10 kg (Sohlenkontakt) bis 30 kg erforderlich, sonst ist Vollbelastung je nach Erguß und Beschwerden möglich.
  - *Ausschließliche Retinaculumspaltung (lateral) des Reservestreckapparates:* Sofortige Vollbelastung und freie Beweglichkeit erlaubt.
  - *Mediale Raffnaht:* Für (4–)6 Wochen Beugung auf 40° ohne und auf 60° mit Sperrorthese bei Teilbelastung von 20–30 kg limitiert.
  - *Plica-, Hoffa-, Synovia-Entfernung:* Sofortige Vollbelastung und uneingeschränkte Beweglichkeit je nach Erguß und Beschwerden erlaubt.

15.16 Arthroskopische Kniegelenkchirurgie

- *Sportfähigkeit:* Zunächst *Sportverbot*, bei unkompliziertem Verlauf nach Meniskusteilentfernung 2–4 Wochen, nach Entfernung des Meniskus 4–6 Wochen, nach Meniskusrefixation 6 Monate, nach Knorpelglättung 6–12 Wochen, nach Pridie-Bohrungen 3–6 Monate, dann je nach Erguß und Beschwerden zunehmende sportspezifische Belastung erlaubt. Wettkampftätigkeit wird in der Regel nach dem nochmaligen Verstreichen obiger Zeiten erreicht.
- **Prognose:** Grundsätzlich abhängig von der Schädigung. Eine kleine Meniskusläsion wird nach Operation langfristig keine wesentliche Arthrose verursachen, dagegen mit großer Wahrscheinlichkeit eine Mehrfachverletzung des Kniegelenkes mit großem Meniskusschaden, Knorpeldefekt und Bandrupturen.

Physikalische Therapie

- Siehe auch allgemeine postoperative physikalische Therapie S. 342.
- **Präoperative Vorbereitung:** Gangschule mit Unterarmgehstützen im 3-Punkte-Gang mit postoperativ erwarteter Teilbelastung, evtl. Versorgung mit Sperrorthese (s. Orthesen, S. 421).
- **Beachte:** In der Nachbehandlung, insbesondere in der Phase der Belastungssteigerung, Gelenkergüsse vermeiden, da infolge des Abschleifens von Knorpelzellen proteolytische Enzyme freigesetzt werden und es neben der Synovitis zur Andauung noch gesunder Knorpelstrukturen kommt und so das Fortschreiten der Arthrose beschleunigt wird.
- **Phase 1** (1.–3. postoperativer/posttraumatischer Tag, Mobilisation im Bett):
  - Intensive Thromboseprophylaxe.
  - *Lagerung:* Hochlagerung in Schaumstoffschiene in ca. 20°–30° Kniegelenkbeugung.
  - *Lokale Kältetherapie* (S. 44): Eis- oder alternativ Quarkpackungen.
  - *Medikamentöse Therapie:* Analgetika, z. B. Diclofenac retard.
  - *ADLs (Aktivitäten des täglichen Lebens):* Einüben von Transfers, insbesondere Ein- und Aussteigen in das/aus dem Bett unter Zuhilfenahme des gesunden Beines.
  - *Physiotherapeutische Techniken:*
    - Isometrische Spannungsübungen des operierten Beines zur Krafterhaltung insbesondere des M. vastus medialis und zusätzlich zur Thromboseprophylaxe.
    - Passive und aktiv assistierte Bewegungen im schmerzarm möglichen bzw. erlaubten Bewegungsumfang zur Erhaltung einer optimalen Beweglichkeit, Motorschiene (continous passive motion = CPM) im schmerzfreien Bereich.
    - Nach Arthrolyse Erhaltung der intraoperativ erreichten Beweglichkeit durch forcierte Krankengymnastik unter kontinuierlicher **K**atheter**p**eri**d**ur**a**lanästhesie (KPDA) bis zu 1 Woche.
- **Phase 2** (Frühe Mobilisation unter erlaubter Belastung):
  - *Einüben und Durchführung der ADLs:* Insbesondere Transfers (Bett – Stuhl – Dusche), An-/Auskleiden und Treppensteigen.
  - *Gangschulung:* Zunächst 3-Punkte-Gang mit erlaubter Belastung; weiterhin vorsichtiges Beinachsen-, Stand- und Spielbein- sowie Koordinationstraining.

15.16 Arthroskopische Kniegelenkchirurgie

- *Verbesserung der Kniegelenkbeweglichkeit:* Flexion und Extension sowie Patellamobilisation insbesondere nach kaudal (Achtung: bei medialer Retinaculumraffung Patellalateralisation verboten!) aktiv assistiert bzw. vorsichtig passiv im erlaubten und schmerzarmen Bewegungsumfang in den Techniken der manuellen Therapie (S. 86); PNF-Pattern (S. 143) über die Gegenseite und/oder diagonal; hubarme Mobilisation (FBL, S. 123), auch im Bewegungsbad (nach abgeschlossener Wundheilung oder mit wasserdichtem Verband) oder Schlingentisch (S. 107, 150).
- *Kräftigung und vorsichtige Dehnung der Muskulatur:* Behandlung der kniegelenkumspannenden Muskulatur, insbesondere des Vastus medialis-Anteils des M. quadrizeps, mit isometrischen Anspannungsübungen bzw. dynamisch mit manueller Therapie, PNF (z. B. gestreckte Beinpattern S. 143), sowie medizinischer Trainingstherapie (S. 132) für das nicht betroffene Bein, Rumpf und Arme.
- *Massagebehandlung* (S. 78): Detonisierende Massage hypertoner kniegelenkumgreifender Muskeln, Querfriktionen schmerzhafter Muskelursprünge/-ansätze, Lösen von Verklebungen der Kniegelenkrecessus durch spezielle Massagetechniken.
- *Ultraschall* (S. 68): Lösen von Verklebungen der Kniegelenkrecessus.
- *Elektrotherapie* (S. 60):
  - Bei Schwellungszuständen und Schmerzen, z. B. Diadynamie oder Hochvolt.
  - Schwellstrombehandlung, z. B. mit BMR oder Myocare, insbesondere für den M. vastus medialis, Durchführung jeden 2. Tag.
- *EMG-Biofeedback* (S. 72): Bei fehlender Fähigkeit, einzelne Muskeln willentlich anzuspannen („Benutzung verlernt"), z. B. M. vastus medialis.
- *Lymphdrainage* (S. 74): Vorsichtige Durchführung bei Schwellungszuständen und gesicherter Infektfreiheit.
- *Aufstellen und Einüben eines Eigenübungsprogrammes:* Zur Verbesserung der Kraft und Beweglichkeit des Kniegelenkes im erlaubten Bewegungsumfang, auch für das Bewegungsbad.

▶ **Phase 3** (Mobilisation unter Vollbelastung):
- *Gangschulung:* Umstellung auf 4- bzw. 2-Punkte-Gang, evtl. später eine Unterarmgehstütze auf der Gegenseite.
- *Krankengymnastik:* Nach Freigabe der Bewegungs- und Belastungseinschränkung Forcierung der kräftigenden und mobilisierenden krankengymnastischen Techniken.
- Abtrainieren einer evtl. vorhandenen Orthese.
- *Medizinische Trainingstherapie* (S. 132): Intensivierung mit u. a. berufs- und sportartspezifischem Training.

15.17 Bandverletzungen des Kniegelenkes

Grundlagen

- **Vordere Kreuzbandruptur:**
  - *Ursache:* Häufigste Ursache sind Valgus-Flexions-Außenrotationstraumen (Fußball, Skifahren). Häufig Kombinationsverletzung („unhappy triad"). In der Bundesrepublik ca. 100 000 Verletzungen pro Jahr: Innenbandruptur, Innenmeniskusläsion, vordere Kreuzbandruptur, klinisch anteromediale Knieinstabilität.
  - *Formen:* Tibiale, femorale und intermediale Ausrisse.
- **Sonstige Bandverletzungen:** (Teil-)Rupturen der Seitenbänder mit Kapselverletzungen, der hinteren Schrägbänder sowie des hinteren Kreuzbandes.
- **Funktion der Kreuzbänder:**
  - Limitierung der Flexion und Innenrotation durch das vordere, der Extension und Außenrotation durch das hintere Kreuzband.
  - Mitsteuerung des Roll-Gleit-Mechanismus des Kniegelenkes über die Propriozeptoren.
  - Auf die Kreuzbänder wirken bei 0° die größten, bei 90° die kleinsten translatorischen Kräfte (Training daher bei 70°–90°); umgekehrt sind bei 90° die retropatellaren Kräfte am höchsten.
- **Konservative Therapie:**
  - *Indikationen:*
    - Teilrupturen, u. U. auch isolierte Rupturen des vorderen Kreuzbandes.
    - Isolierte Seitenbandverletzung.
    - Gonarthrose, Patient > 50 Jahre, ältere Bandverletzung.
    - Ablehnung der Operation durch den Patienten, schlechte Compliance.
    - Instabilität muskulär zu kompensieren.
    - Infizierte Wunde im Bereich des Kniegelenks.
  - *Durchführung:* Versorgung mit geeigneter Sperr-Orthese (z. B. Donjoy Defiance) unter Streckung/Beugung 0 – 0 – 90° (bis 120°) für 6 Wochen, konsequentes Training der kniegelenkführenden Muskulatur.
- **Operative Therapie:**
  - *Operationsindikationen, Operationszeitpunkt:* Grundsätzlich Tendenz zur primär aufgeschobenen operativen Behandlung der vorderen Kreuzbandruptur und konservativen Behandlung sonstiger Bandrupturen.
    - Frische, vordere Kreuzbandrupturen können sofort operativ behandelt werden (Bandnaht, s. u.).
    - Ein plastischer Ersatz des vorderen Kreuzbandes sollte frühestens 4 – 6 Wochen nach Trauma, d. h. nach Abheilung von Begleitverletzungen, erfolgen. *Beachte:* Die Indikation zur sekundären vorderen Kreuzbandplastik wird unter Berücksichtigung des biologischen Alters, etwaiger sportlicher Betätigung, etwaiger Vorschäden wie z. B. Gonarthrose, kritisch gestellt.
    - Seltene Ausnahmen stellen Leistungssportler und Verletzte mit massiver Zerreißung multipler Bandstrukturen, z. B. im Rahmen einer traumatischen Kniegelenkluxation, dar; hier wird in der Regel eine sofortige Operationsindikation auch zum Kreuzbandersatz gestellt.

15.17 Bandverletzungen des Kniegelenkes

- *Operationstechniken:*
  - Primäre Naht oder Reinsertion aller gerissenen Strukturen.
  - Vordere Kreuzbandplastik: Ersatz bzw. Verstärkung des rupturierten, primär genähten bzw. insuffizienten vorderen Kreuzbandes mit geeignetem homologem oder immer häufiger autologen Material wie mittleres Patellarsehnendrittel oder Semitendinosussehne, evtl. Augmentation. Methoden: offen, arthroskopisch assistiert bzw. ausschließlich arthroskopisch.

▶ **Komplikationen:**
- *Kurzfristig auftretende Komplikationen:*
  - Tiefe Becken-/Beinvenen-Thrombose.
  - Infektion des Kniegelenkes (Häufigkeit 1 : 1000–5000): Zunehmende Schmerzen, Schwellung und Rötung, laborchemisch Entzündungszeichen; schnellstmöglich operative (Abstrich, Spülung, evtl. Saug-Spül-Drainage) sowie antibiotische Behandlung.
- *Mittel- bis langfristig auftretende Komplikationen:*
  - Persistenz einer mehr oder weniger großen „Rest"-Instabilität wegen sonstiger Instabilitäten bzw. „zu langem" Bandersatz.
  - Endgradige Bewegungseinschränkung infolge Notchenge, Zyklopstumor, Hoffahypertrophie, anisometrischem Verlauf der Plastik bzw. „zu kurzem" Bandersatz.
  - Einsteifung infolge langer Ruhigstellung oder Infektion.

▶ **Postoperative/posttraumatische Belastbarkeit:** Je nach Operationstechnik und Operateur unterschiedliche Belastungsrichtlinien:
- *Befestigung mit Interferenzschrauben-, Endo-Button- bzw. Press-fit-Technik:* Prinzipiell volle Belastung möglich, aktiv möglicher Bewegungsumfang freigegeben; gelegentlich Sperrorthese 0–10–90° bei vorderem bzw. 0–0–60° bei hinterem Kreuzband.
- *Sonstige Befestigungstechniken:* 6–8wöchige Teilbelastung von 10–20 kg notwendig, um das knöcherne Einwachsen bei primär nur bestehender Teilbelastungsfähigkeit (Fäden können z. B. sonst reißen!) zu gewährleisten; entsprechend eingeschränkt sind die erlaubten Bewegungsumfänge: Streckung/Beugung 0–10–90° für 6 Wochen.
- *Konservative Behandlung einer Kreuz- oder Seitenbandruptur:* Sperrorthese (z. B. Donjoy) unter Streckung/Beugung 0–0–90° (0/0/120°) für 6 Wochen; Belastung je nach subjektiven Beschwerden, d. h. Vollbelastung ist prinzipiell erlaubt.
- *Sportfähigkeit:* Sportspezifische Belastung ca. ab 12. Woche nach Seitenbandruptur und ab 18. posttraumatischer Woche nach Kreuzbandruptur; Wettkampffähigkeit nach Seitenbandruptur nach ca. (4–)6 Monaten und nach Kreuzbandrupturen nach 6(–12) Monaten post trauma gegeben. Langfristig möglichst risikoarme Sportarten:
  - „high-risk-pivoting"-Sportarten: Fußball, Tennis, Squash, Hand-, Volley-, Basketball, Ski alpin. Sie stellen durch plötzliches Abbremsen aus dem Lauf und schnelle Drehbewegungen hohe Ansprüche an die Stabilität des Kniegelenkes und verursachen häufig Verletzungen des Kniebandapparates.
  - „low-risk-pivoting"-Sportarten: Laufen, Bergwandern, Skilanglauf. Seltenes Auftreten von belasteten Dreh- und Beugebewegungen.
  - „non-risk-pivoting"-Sportarten: Radfahren, Schwimmen. Hierbei kommt nicht das ganze Körpergewicht zum Tragen, die Bewegungen sind kontrolliert.

15.17 Bandverletzungen des Kniegelenkes

> **Prognose:** Entscheidend für ein langfristig gutes Behandlungsergebnis ist eine gute Kraft bzw. Kraftausdauer der kniegelenkstabilisierenden Muskulatur, denn das Transplantat bringt und erhält langfristig höchstens 80% Festigkeit eines gesunden Kreuzbandes und hat auch keine für die Bewegungskoordination so notwendige Propriozeptoren.

Physikalische Therapie

> Siehe auch allgemeine postoperative physikalische Therapie S. 342.
> **Präoperative Vorbereitung:**
>   – *Gangschule:* Mit Unterarmgehstützen im 3-Punkte-Gang mit postoperativ erwarteter Teilbelastung, evtl. Versorgung mit Sperrorthese (s. Orthesen, S. 421).

◉ *Beachte:* In der Nachbehandlung, insbesondere in der Phase der Belastungssteigerung, Gelenkergüsse vermeiden, da infolge des Abschleifens von Knorpelzellen proteolytische Enzyme freigesetzt werden. Dies führt zur Entstehung einer Synovitis und zur Andauung noch gesunder Knorpelstrukturen mit der Gefahr einer Arthrose.

> **Phase 1** (1.–3. postoperativer/posttraumatischer Tag, Mobilisation im Bett):
>   – *Lagerung:* Hochlagerung in Schaumstoffschiene in ca. 20°–30° Kniegelenkbeugung.
>   – *Lokale Kältetherapie* (S. 44): Eis- oder alternativ Quarkpackungen (Hauttemperatur nicht unter +7°C!).
>   – *Medikamentöse Therapie:* Analgetika, z.B. Diclofenac.
>   – *ADLs (Aktivitäten des täglichen Lebens):* Einüben von Transfers, insbesondere Ein- und Aussteigen in das/aus dem Bett unter Zuhilfenahme des gesunden Beines.
>   – *Physiotherapeutische Techniken:*
>   • Isometrische Spannungsübungen des operierten Beines zur Krafterhaltung des M. quadrizeps, insbesondere des M. vastus medialis und zur Thromboseprophylaxe.
>   • Passive und aktiv assistierte Bewegungen im schmerzarmen/-freien bzw. erlaubten Bewegungsumfang zur Erhaltung einer optimalen Beweglichkeit, Motorschiene (continous passive motion = CPM) im schmerzfreien Bereich.
>   • Nach Arthrolyse Erhaltung der intraoperativ erreichten Beweglichkeit durch forcierte Krankengymnastik unter kontinuierlicher **K**atheter**p**eri**d**ural**a**nästhesie (KPDA) bis zu 1 Woche.
> **Phase 2** (4.–42.[–56.] postoperativer/posttraumatischer Tag, frühe Mobilisation unter erlaubter Belastung):
>   – *Einüben und Durchführung der ADLs:* Insbesondere Transfers (Bett – Stuhl – Dusche), An-/Auskleiden und Treppensteigen.
>   – *Gangschulung:* Zunächst 3-Punkte-Gang mit erlaubter Belastung; weiterhin Beinachsen-, Stand- und Spielbein- sowie Koordinationstraining.
>   – *Verbesserung der Kniegelenkbeweglichkeit:* Flexion und Extension sowie Patellamobilisation insbesondere nach kaudal.

15.17 Bandverletzungen des Kniegelenkes

- *Kräftigung und vorsichtige Dehnung der Muskulatur:* Behandlung der kniegelenkumspannenden Muskulatur, insbesondere des Vastus medialis-Anteils des M. quadrizeps, mit isometrischen (statischen) Anspannungsübungen bzw. dynamisch mit manueller Therapie, PNF (z. B. gestreckte Beinpattern S. 143), Bewegungsbad, medizinische Trainingstherapie (S. 132) inclusive Ergometertraining für das nicht betroffene Bein, Rumpf und Arme; zunehmende Miteinbeziehung des betroffenen Beines.
- *Massagebehandlung* (S. 78): Detonisierende Massage hypertoner kniegelenkumgreifender Muskeln, Lösen von Verklebungen unterschiedlicher Muskelverschiebeschichten durch spezielle Massagetechniken.
- *Elektrotherapie* (S. 60):
  - Bei Schwellungszuständen und Schmerzen, z. B. Diadynamie oder Hochvolt.
  - Neofaradische Schwellstrombehandlung (S. 60), z. B. mit BMR oder Myocare (auch als Leihgerät), täglich für den den M. quadrizeps femoris und jeden 2. Tag für die Ischiokrural- und Wadenmuskulatur im täglichen Wechsel.
- *EMG-Biofeedback* (S. 72): Bei fehlender Fähigkeit, einzelne Muskeln willentlich anzuspannen („Benutzung verlernt"), insbesondere M. vastus medialis.
- *Aufstellen und Einüben eines Eigenübungsprogrammes:* Zur Verbesserung der Kraft und Beweglichkeit des Kniegelenkes im erlaubten Bewegungsumfang, auch für das Bewegungsbad.

▶ **Phase 3** (ab ca. 2.[– 7.] postoperativer/posttraumatischer Woche, Mobilisation unter Vollbelastung):
- *Gangschulung:* Umstellung auf 4- bzw. 2-Punkte-Gang, evtl. später eine Unterarmgehstütze auf der Gegenseite (Achtung: Erlernen viele Patienten nicht korrekt!), später Abtrainieren der Unterarmgehstützen.
- *Krankengymnastik:* Nach Freigabe der Bewegungs- und Belastungseinschränkung Forcierung der kräftigenden und mobilisierenden krankengymnastischen Techniken.
- Abtrainieren einer evtl. vorhandenen Orthese.
- *Medizinische Trainingstherapie* (S. 132): Intensivierung mit u. a. berufs- und sportartspezifischem Training; Ergometer, alternativ Laufbandtraining.
- In Sonderfällen (bei geringer Arthrofibrose und weichelastischem Anschlag Gelenkmobilisation mit coputergesteuerten Systemen (z. B. Cybex) möglich.

15.18 Verletzungen der Patella und des Streckapparates

Grundlagen

- **Patellafrakturen:** Entstehung überwiegend durch direktes Trauma in Knieflexion.
  - *Einteilung:*
    - Querfrakturen.
    - Mehrfragment- und Trümmerfrakturen.
    - Polfrakturen (distal oder seitlich).
  - *Konservative Therapie:*
    - Indikation: Nicht dislozierte Frakturen (kein Kapselriß, keine Unterbrechung des Streckapparates).
    - Durchführung: Bei Querfraktur Sperrorthese mit Einstellung Streckung/Beugung auf 0–0–30° oder Gipstutor in 15° Beugung für 4–6 Wochen.
  - *Operative Therapie:*
    - Operationsindikationen: Jede dislozierte und/oder offene Patellafraktur.
    - Operationstechniken: Zugschraubenosteosynthese, Zuggurtung, kombinierte Osteosynthese bei Mehrfragmentfrakturen, Polresektion bei Zertrümmerung, Patellektomie nur in Ausnahmefällen.
- **Patellaluxation:** Meist wiederholte Luxationen (habituell oder posttraumatisch rezidivierend) nach lateral mit Zerreißung des Retinaculum mediale (Reservestreckapparat) infolge relativer Innenrotation des Femurs bei Dysplasien von Patella oder Kondylen, Muskel- oder Bandinstabilitäten.
  - *Sofortmaßnahme:* Reposition.
  - *Konservative Therapie:*
    - Indikation: Erstluxation ohne knöcherne Verletzung.
    - Durchführung: Ruhigstellung in Oberschenkelgipstutor für ca. 3 Wochen.
  - *Operative Therapie:*
    - Operationsindikationen: Rezidivierende Luxationen.
    - Operationstechniken: Aktive oder passive Patellafesselung.
- **Rupturen des Streckapparates:** Selten, in der Regel traumatisch bedingt.
  - *Formen:*
    - Quadrizepssehnenruptur am oberen Patellapol, Beteiligung der Kniegelenkkapsel.
    - Patellarsehnenruptur am unteren Patellapol oder an Tuberositas tibiae.
  - *Operative Therapie:*
    - Operationsindikationen: Jede Ruptur aus funktionellen Gründen.
    - Operationstechniken: Transossäre Sehnen- und Kapselnaht bzw. Reinsertion. Bei Patellarsehnenruptur zusätzlich Absicherung durch Drahtschlinge zwischen Patella und tuberositas tibiae.
- **Komplikationen:**
  - *Kurzfristig auftretende Komplikationen:*
    - Tiefe Becken-/Beinvenen-Thrombose.
    - Oberflächliche oder tiefe Wundinfektion.
    - Infektion des Kniegelenkes bei Gelenkeröffnung.
  - *Mittelfristig auftretende Komplikationen:*
    - Bei Quadrizepssehnenrupturen bzw. Patellafrakturen Verklebungen im oberen Kniegelenksrecessus mit Beugedefiziten und nicht selten notwendiger arthroskopischer Revision.
    - Pseudarthrosenentstehung bei insuffizienter Osteosynthesetechnik oder konservativer Therapie nach Patellafraktur(en); diese ist bei Schmerzfreiheit nicht therapiebedürftig.

15.18 Verletzungen der Patella und des Streckapparates

- *Langfristig auftretende Komplikation:*
  - Retropatellare Arthrose bei nicht möglicher anatomischer Rekonstruktion von Patellafrakturen bzw. bei nicht optimal zentrierter Patella.
- **Postoperative/posttraumatische Belastbarkeit:**
  - *Konservative Behandlung:* In der Regel Teilbelastung von 20–30 kg für (4–)6 Wochen, maximale Beugung ohne Orthese bis 40°, mit Sperrorthese/Immobilizer (z. B. Donjoy Goldpoint) bis 60° erlaubt.
  - *Operative Behandlung:* Bei korrekt durchgeführter Osteosynthese der Patellafraktur prinzipiell Vollbelastung und Beugung von 90° möglich, in der Regel jedoch wird eine (4–)6wöchige Teilbelastung von 20–30 kg bzw. eine maximale Beugung von 60° vorgegeben.
  - *Bei zusätzlichen Weichteileingriffen:* Versorgung mit Sperrorthese oder Immobilizer (Mecronschiene) mit maximal 60° Beugung für (4–)6 Wochen obligatorisch.

Physikalische Therapie

- Siehe auch allgemeine postoperative physikalische Therapie S. 342.
- *Beachte:* In der Teilbelastungsphase Flexion über 60° vermeiden, da ab dieser Beugung der retropatellare Druck und damit auch die seitlichen Scherkräfte bis ca. 90° deutlich ansteigen, dann entsprechend wieder abfallen und über 120° geringere Werte annehmen.
- **Phase 1** (1.–3. postoperativer/posttraumatischer Tag, Mobilisation im Bett):
  - *Lagerung:* Hochlagerung in Schaumstoffschiene in ca. 20°–30° Kniegelenkbeugung.
  - *Lokale Kältetherapie* (S. 44): Eis- oder alternativ Quarkpackungen.
  - *Medikamentöse Therapie:* Analgetika, Antiphlogistika, z. B. Diclofenac 3× 50 mg/Tag (cave: Nebenwirkungen).
  - *Physiotherapeutische Techniken:*
    - Isometrische Spannungsübungen des operierten Beines zur Krafterhaltung des M. vastus medialis und zusätzlich zur Thromboseprophylaxe.
    - Aktiv assistierte Bewegungen im schmerzarm möglichen bzw. erlaubten Bewegungsumfang zur Erhaltung einer optimalen Beweglichkeit, Motorschiene (continous passive motion = CPM) im schmerzfreien Bereich, z. B. S/B 0 –20–50°.
- **Phase 2** (4.–42. postoperativer/posttraumatischer Tag, frühe Mobilisation unter erlaubter Belastung):
  - *ADLs (Aktivitäten des täglichen Lebens):* Einüben von Transfers, insbesondere Ein- und Aussteigen in das/aus dem Bett, An-/Auskleiden usw. unter Zuhilfenahme des gesunden Beines.
  - *Gangschulung:* Zunächst 3-Punkte-Gang mit erlaubter Belastung; weiterhin vorsichtiges Beinachsen-, Stand- und Spielbein- sowie Koordinationstraining.
  - *Kräftigung und vorsichtige Dehnung der Muskulatur:* Behandlung der kniegelenkumspannenden Muskulatur, insbesondere des Vastus medialis-Anteils des M. quadrizeps, mit isometrischen Anspannungsübungen bzw. dynamisch mit manueller Therapie, PNF (z. B. gestreckte Beinpattern S. 143), sowie medizinischer Trainingstherapie (S. 132) für das nicht betroffene Bein, Rumpf und Arme, vorsichtige Miteinbeziehung des betroffenen Beines.

15.18 Verletzungen der Patella und des Streckapparates

- *Patellamobilisation:* Nach kranial und kaudal sowie sehr vorsichtig seitlich (Achtung! Verboten in Richtung Gegenseite nach Retinakulumnaht/-raffung für 6 Wochen postoperativ).
- *Verbesserung der Kniegelenkbeweglichkeit:* Im erlaubten Bewegungsumfang.
- *Massagebehandlung* (S. 78): Detonisierende Massage hypertoner kniegelenkumgreifender Muskeln, Querfriktionen schmerzhafter Muskelursprünge/-ansätze, Lösen von Verklebungen des Kniegelenkrecessus durch spezielle Massagetechniken.
- *Lymphdrainage* (S. 74): Bei Schwellungszuständen infolge Lymphabflußstörung.
- *Ultraschall* (S. 68): Lösen von Verklebungen des Kniegelenkrecessus.
- *Elektrotherapie* (S. 60): Neofaradische Schwellstrombehandlung, z.B. mit BMR oder Myocare, täglich für den M. qudrizeps (M. vastus medialis), täglich wechselnde Behandlung der Ischiokrural-und Wadenmuskulatur (jeweils jeden 2. Tag).
- *EMG-Biofeedback* (S. 72): Bei fehlender Fähigkeit, einzelne Muskeln willentlich anzuspannen („Benutzung verlernt"), insbesondere M. vastus medialis.
- *Aufstellen und Einüben eines Eigenübungsprogrammes:* Zur Verbesserung der Kraft und Beweglichkeit des Kniegelenkes im erlaubten Bewegungsumfang, auch für das Bewegungsbad.

▶ **Phase 3** (ab ca. 6. postoperativer/posttraumatischer Woche, Mobilisation unter Vollbelastung):
- *Gangschulung:* Umstellung auf 4- bzw. 2-Punkte-Gang, evtl. später je nach muskulärer Situation eine Unterarmgehstütze auf der Gegenseite, dann Abtrainieren der Unterarmgehstützen.
- *Krankengymnastik:* Nach Freigabe der Bewegungs- und Belastungseinschränkung Forcierung der kräftigenden und mobilisierenden krankengymnastischen Techniken und intensive medizinischen Trainingstherapie insbesondere des betroffenen Beines.
- Abtrainieren einer evtl. vorhandenen Orthese.

15.19 Knie-Totalendoprothesenimplantation und -wechsel

Grundlagen

- **Definition:** Ersatz des defekten Kniegelenkes durch Kunstkomponenten unterschiedlichen Materials in unterschiedlicher Verankerung.
- **Häufigkeit:** Infolge verbesserter Operationstechnik und immer anatomischer geformtem Gelenkersatz deutlich steigende Häufigkeit und Erfolgsaussichten, zur Zeit ca. 20 000 Implantationen/Jahr in Deutschland.
- **Operationsverfahren:**
  - *Verankerungsprinzipien:*
    - Zementfreie Prothese.
    - Zementierte Prothese.
  - *Implantate, Vorgehen:*
    - Unikondyläre Schlittenprothese (z. B. St.-Georg-Prothese): Ersatz der medialen oder lateralen tibialen und femuralen Gelenkfläche.
    - Bikondylärer Gleitflächenersatz: Zusammenhängender Doppelschlitten ohne interkondyläre Führung: (z. B. PCA-, Freeman-, Miller-Galante-Prothese) achsstabilisierende Fortsätze, meist mit Patellagleitflächenersatz; Voraussetzung: erhaltene Seitenbänder bzw. hinteres Kreuzband.
    - Bikondylärer Doppelschlitten mit interkondylärer Führung, in der Regel mit kurzen achsstabilen Fortsätzen. Indikationen: Eindimensionale Bandinstabilität.
    - Scharniergeführte Knie-TEP (z. B. GSB-Prothese): Kombination von Gleitflächenersatz und achsstabilisierenden Fortsätzen, im allgemeinen zementiert und mit Patellagleitflächenersatz, Kreuzbänder und Seitenbänder werden entfernt. Indikation: Mehrdimensionale Bandinstabilität.
- **Indikationen:** Fortgeschrittene Gonarthrose bei über 60jährigen Patienten und nicht mehr sinnvollem gelenkerhaltendem (z. B. Umstellungsosteotomie) Eingriff, ausgeschöpfter konservativer Therapie und erhaltenem Seitenbandapparat unikondylärer oder Doppelschlitten, bei defekter (z. B. chronische Polyarthritis) achsen-/scharniergeführter TEP.
- **Komplikationen:**
  - *Kurzfristig auftretende Komplikationen:*
    - Tiefe Becken-/Beinvenen-Thrombose (selten).
    - Tiefe Gelenk- und/oder oberflächliche Wundinfektionen.
    - N. peronäus-Parese mit Fußheberlähmung, die über Monate persistieren kann, jedoch eine gute Prognose hat (EMG-Kontrolle 6 Wochen bzw. 6 Monaten nach Ereignis).
  - *Mittel- bis langfristig auftretende Komplikationen:*
    - (A)septische Lockerung mit zunehmenden Ruheschmerzen und Infektsymptomatik.
- **Postoperative Belastbarkeit:** Abhängig von Verankerungstechnik:
  - Zementierte Verankerung: Im allgemeinen sofortige Vollbelastung bei höchstens 10° Kniestreckdefizit erlaubt.
  - Zementfreie Technik: Je nach Prothesentyp 6 – 12 Wochen 10 – 20 kg Teilbelastung erforderlich.

15.19 Knie-Totalendoprothesenimplantation und -wechsel

Physikalische Therapie

- Siehe auch allgemeine postoperative physikalische Therapie S. 342.
- **Präoperative Vorbereitung:** Gangschulung mit Unterarmgehstützen im 3-Punkte-Gang mit postoperativ erwarteter Teilbelastung.
- **Beachte:**
  - Nie Rotation beüben! Keine langen Hebel, keine extremen passiven Bewegungen durchführen, nicht über die Schmerzgrenze bewegen!
  - Systembedingt maximale Flexion/Extension bei scharniergeführten Knie-TEPs (s.o.) 100–0–0°, sonst ca. 120–0–0°; bei schlechter präoperativer Beweglichkeit ist auch langfristig das erreichbare Bewegungsausmaß eher „schlecht".
  - Postoperativ verbleibt infolge des großflächigen intraartikulären Fremdkörpers eine Synovitis mit deutlicher Schwellung, Überwärmung und dezenter Rötung des Kniegelenkes, die sich nur langsam reduziert und in der Regel nach 3–12 Monaten postoperativ verschwunden ist.
- **Phase 1** (1.–3. postoperativer/posttraumatischer Tag, Mobilisation im Bett):
  - *Lagerung:* Hochlagerung in Schaumstoffschiene in ca. 20°–30° Kniegelenkbeugung.
  - *Lokale Kältetherapie* (S. 44): Eis- oder alternativ Quarkpackungen, dabei Abkühlung der Haut nicht unter +7°C.
  - *Medikamentöse Therapie:* Analgetika, Antiphlogistika, z.B. Diclofenac retard 0–0–1 (cave: Nebenwirkungen).
  - *Physiotherapeutische Techniken:*
    - Isometrische Spannungsübungen des operierten Beines zur Krafterhaltung und zusätzlich zur Thromboseprophylaxe.
    - Aktiv assistierte Bewegungen im schmerzarmen Bewegungsumfang zur Erhaltung einer optimalen Beweglichkeit.
    - Motorschiene (continous passive motion = CPM) im schmerzfreien Bereich, z.B. S/B 0–20–50° zur Stoffwechselverbesserung der Synovia, *nicht* zur Verbesserung der Beweglichkeit.
- **Phase 2** (4.–42. postoperativer/posttraumatischer Tag, frühe Mobilisation unter erlaubter Belastung):
  - *ADLs (Aktivitäten des täglichen Lebens):* Einüben von Transfers (Bett – Stuhl – Dusche) sowie An-/Auskleiden und Treppensteigen.
  - *Gangschulung:* Zunächst 3-Punkte-Gang mit erlaubter Belastung, evtl. Benutzung einer Biofeedback-Einlage, Beinachsentraining nach FBL (S. 123).
  - *Verbesserung der Kniegelenkbeweglichkeit:* Flexion/Extension sowie Patellamobilisation insbesondere nach kaudal und medial, aktiv assistiert endgradig im erlaubten Bewegungsumfang in den Techniken der manuellen Therapie (S. 86); PNF (S. 143); hubarme Mobilisation (FBL, S. 123), auch im Bewegungsbad (nach abgeschlossener Wundheilung oder mit wasserdichtem Verband) oder Schlingentisch (S. 107, 150).
  - *Kräftigung und Dehnung der Muskulatur:* Behandlung der Becken- und Beinmuskulatur, insbesondere der kniegelenküberschreitenden Muskulatur im erlaubten bzw. schmerzfreien Umfang mittels PNF (S. 143); bei entsprechender Mobilität medizinische Trainingstherapie (S. 132).
  - *Massagebehandlung* (S. 78): Detonisierende Massage hypertoner kniegelenkumgreifender Muskeln, Lösen von Verklebungen unterschiedlicher Gewebeschichten durch spezielle Massagetechniken.

15.19 Knie-Totalendoprothesenimplantation und -wechsel

- *Lymphdrainage* (S. 74): Bei Schwellungszuständen infolge Lymphabflußstörung.
- *Elektrotherapie* (S. 60):
  - Resorbierende Ströme (z. B. Diadynamik oder Hochvolt) bei Schwellungszuständen.
  - Analgesierende mittelfrequente Ströme.
  - Exponentialstrombehandlung bzw. Schwellstrombehandlung, z. B. mit BMR oder Myocare bei völlig paretischer Muskulatur täglich, bei teilparetischer Muskulatur jeden 2. Tag.
- *EMG-Biofeedback* (S. 72): Bei fehlender Fähigkeit, einzelne Muskeln willentlich anzuspannen („Benutzung verlernt").
- *Aufstellen und Einüben eines Eigenübungsprogrammes:* Zur Verbesserung der Kraft und Beweglichkeit des Hüft- und Kniegelenkes im erlaubten Bewegungsumfang, auch für das Bewegungsbad.

➤ **Phase 3** (ab ca. 6. postoperativer/posttraumatischer Woche, Mobilisation unter Vollbelastung):
- *Gangschulung:* Umstellung auf 4- bzw. 2-Punkte-Gang, evtl. später Unterarmgehstütze auf der Gegenseite, anschließend Abtrainieren der Unterarmgehstützen.
- *Krankengymnastik:* Forcierung der aktiven und passiven Beweglichkeit sowie des Kraftaufbaus des Kniegelenkes. Hierbei sollte insbesondere auf die für das korrekte Gehen wichtige volle Kniegelenkstreckung geachtet werden, auch um einer langfristigen Hüftbeugekontraktur und reaktiven Hyperlordose der LWS mit Ausbildung eines Facettensyndroms entgegenzuwirken.
- *Sportfähigkeit:* Problematisch wegen geringer Verträglichkeit der Implantate gegen Rotations- und Stoßbewegungen. Sportfähigkeit besteht frühestens 6 Wochen postoperativ. Geeignete Sportarten: Schwimmen, vor allem Kraulen, Radfahren, Wandern, stabile Gymnastik.

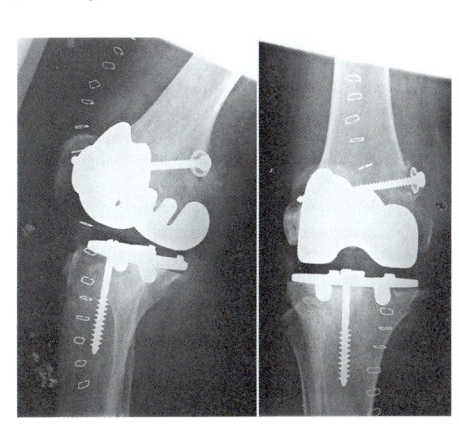

Abb. 107 Endoprothese wegen schwerer Gonarthrose

15.20 Unterschenkelfrakturen

Unterschenkelschaftfrakturen

- **Einteilung:** Nach der Arbeitsgemeinschaft Osteosynthese (AO):
  - *Typ A (1–3):* Einfache Bruchformen mit 2 Fragmenten.
  - *Typ B (1–3):* Keilfrakturen mit direktem Kontakt der Hauptfragmente.
  - *Typ C (1–3):* Komplexe Frakturen mit Zwischenfragmenten ohne Kontakt der Hauptfragmente.
- **Therapie:**
  - *Konservative Therapie:*
    - Oberschenkelliegegips bei Typ A2–3-Frakturen (selten) für 8 Wochen, Extensionsbehandlung nach Böhler bei Typ B1–2-Frakturen für 2–3 Wochen, dann Oberschenkel(liege-/geh-)gips.
    - Oberschenkelliegegips bei nur geringfügig verkürzter bzw. in minimaler ($<5°$) Achsenfehlstellung stehender Schaftfraktur vom Typ A, B, (C); nach 2 Wochen Sarmientogips (des Unterschenkels) bzw. vorgefertigte Kunststoffbrace nach Sarmiento, evtl. mit Sprunggelenkteil.
  - *Operationsindikationen:*
    - Offene Frakturen.
    - Relative Indikation: Schaftfrakturen aller Varietäten; gegen proximal und distal zunehmende Indikation wegen ungünstigen Hebelarms.
  - *Operationsverfahren:*
    - Querfraktur: Einfache geschlossene Marknagelung, ungebohrter Tibianagel.
    - Lange Schrägfrakturen, Torsions-, Keil- und Trümmerfrakturen: Verriegelungsnagel.
    - Distale und proximale Frakturen: Plattenosteosynthese.
    - Bei schweren Weichteiltraumen und polytraumatisierten Patienten evtl. primär Anlage eines Fixateur externe für 2–4 Wochen, dann sekundäre Marknagelung.
- **Komplikationen:**
  - *Kurzfristig auftretende Komplikationen:*
    - Tiefe Becken-/Beinvenenthrombose.
    - Wundheilungsstörungen, Infektion.
    - Große Gefahr eines Kompartment-Syndroms infolge gedeckten Weichteilschadens mit Kompression unterschiedlicher Gefäß-Nervenbünde und Muskulatur innerhalb der 4, durch enge Faszien begrenzten Kompartimente.
  - *Mittelfristig auftretende Komplikation:*
    - Dislokation oder Pseudarthrose, insbesondere infolge sperrender Fibula bei ausschließlich frakturierter Tibia oder Tibiaverkürzung (Therapie der Wahl: Fibulaverkürzungsosteotomie).
    - Ischämische Kontraktur mit Kurzfuß, kontraktem Vorfuß und Krallenzehen infolge eines Kompartmentsyndroms.
  - *Langfristig auftretende Komplikation:*
    - Je komplexer die Fraktur, desto häufiger und ausgeprägter sind Rotations und Achsenfehlstellungen und Arthrosen der Gelenke, insbesondere des Kniegelenkes.

15.20 Unterschenkelfrakturen

- **Postoperative/posttraumatische Belastbarkeit:** Die knöchernen Konsolidierungszeiten betragen bei einfachen Schrägbrüchen 8–10 Wochen, bei Drehbrüchen mit Drehkeil 10–12 und bei Quer-, Biegungs-, und komplexen Frakturen 12 Wochen. Je nach Behandlungsverfahren unterschiedliche Belastungsschemata:
  - *Konservative Behandlung:* Oberschenkelliege-/geh-Gips: 1(–2) Wochen Entlastung, dann Teilbelastung mit 15 kg für 3–4 Wochen, anschließend Steigerung bis zur Vollbelastung; Sarmiento(geh)gips/Kunststoffbrace nach Sarmiento: Anlage in der Regel nach 3–4 Wochen Oberschenkelliegegips. Die Belastbarkeit bei erlaubter Vollbelastung orientiert sich an der Schmerzgrenze.
  - *Fixateur externe:* Je nach System und Frakturtyp Sohlenkontakt bis Vollbelastung, in der Regel 10–20 kg Teilbelastung bis zur vollständigen knöchernen Konsolidierung.
  - *Marknagelung:* Ein statisch verriegelter Marknagel kann prinzipiell sofort belastet werden (Limit durch Schmerzgrenze), zwischenzeitlich nach ca. 4–6 Wochen Dynamisierung möglich. Ein dynamisch verriegelter Marknagel sollte bis zur vollständigen knöchernen Konsolidierung je nach Frakturtyp 4–6 Wochen mit 10–20 kg teilbelastet werden.
  - *Plattenosteosynthese:* In der Regel 6–8–12 Wochen Teilbelastung mit 10–20 kg erforderlich, bei verzögerter Frakturheilung nach 14–16 Wochen postoperativ autologe Spongiosaplastik, ca. 8–12 Wochen zusätzliche Teilbelastung erforderlich. Auch nach Osteosynthese läßt sich die postoperative Belastbarkeit durch Sarmientobrace „verdoppeln".

Distale Unterschenkelfraktur

- **Unfallmechanismus:** Axiale Stauchung der Kette Fuß - Unterschenkel, deswegen Pilon = „Pfeiler".
- **Einteilung der distalen Tibiafrakturen:** Nach der Arbeitsgemeinschaft Osteosynthese (AO):
  - Typ A: Extraartikuläre Frakturen.
  - Typ B: Partielle artikuläre (Pilon tibial) Frakturen.
  - Typ C: Totale artikuläre (Pilon tibial) Frakturen.
- **Begleitverletzungen:** Fibula- (85–90%) und Innenknöchelfrakturen, gelegentlich Syndesmosenrisse, das Deltaband ist fast immer intakt.
- **Therapie:**
  - *Konservative Therapie:* Bei exakt reponierbaren, supramalleolären Frakturen bzw. nicht verschobenen Stückfrakturen 4wöchige Ruhigstellung im Unterschenkelliegegips, dann 4wöchige Ruhigstellung im ungepolsterten anmodellierten Unterschenkelgehgips.
  - *Operationsindikationen:*
    - Offene Frakturen.
    - Irreponible artikuläre Stufen.
    - Impressionen, Impaktionen.
  - *Operationsverfahren:* Anatomische Rekonstruktion des gelenktragenden Anteils der Tibia, u.U. Defektausfüllung mit Spongiosa und anschließende Osteosynthese von Tibia- und Fibulaschaft, bei offenen Frakturen und großen Weichteilschäden Fixateur externe.
- **Komplikationen:** Wie bei Unterschenkelschaftfraktur (s.o.).

15.20 Unterschenkelfrakturen

> **Postoperative/posttraumatische Belastbarkeit:**
> - *Einfache Typ A-Frakturen:* In der Regel nach 6(–8) Wochen Teilbelastung mit 15 kg vollbelastbar.
> - *Pilon tibial-Frakturen:* Typ B-Frakturen sollten 10 Wochen, komplexe (Typ C) Frakturen mit evtl. Spongiosaplastik 10(–14) Wochen mit 15 kg teilbelastet und dann, je nach Röntgenbefund, auf Vollbelastung gesteigert werden.
> - *Syndesmosennaht ohne Stellschraubensicherung:* Postoperativ 6 Wochen Dorsalextensionsverbot $> 0°$, um eine Spreizung der Sprunggelenkgabel und damit Belastung der Syndesmose zu verhindern.
> - Nach Rückgang der Schwellung Belastbarkeit durch gut anmodellierten Sarmientobrace (nach Gipsabdruck) heraufsetzen.

Physikalische Therapie

> Siehe auch allgemeine postoperative physikalische Therapie S. 342.

> *Beachte:* Frische Frakturen dürfen nie zirkulär eingegipst werden! Regelmäßig, spätestens nach 24 Stunden, ist die mit Gips versorgte Extremität auf Durchblutung, Motorik und Sensibilität zu kontrollieren, der Patient muß diesbezüglich eingewiesen werden. Sollte der Patient im Gips über Schmerzen klagen, ist selbst bei fehlenden klinischen Zeichen eine Öffnung, Fensterung oder gar Entfernung des Gipsverbandes vorzunehmen.

> **Phase 1** (1.–3. postoperativer/posttraumatischer Tag, Mobilisation im Bett):
> - *Lagerung:* Hochlagerung in Schaumstoffschiene.
> - *Lokale Kältetherapie* (S. 44): Eis- oder alternativ Quarkpackungen, dabei Abkühlung der Haut nicht unter $+7°C$.
> - *Medikamentöse Therapie:* Analgetika, Antiphlogistika, z.B. Voltaren ($3 \times$ 50 mg/Tag).
> - *Physiotherapeutische Techniken:*
>   - Isometrische Spannungsübungen des operierten Beines zur Krafterhaltung, Spitzfuß- und Thromboseprophylaxe.
>   - Passive bzw. aktiv assistierte Bewegung im schmerzarm möglichen Bewegungsumfang; PNF-Pattern (S. 143) über die Gegenseite bzw. Diagonale.
> - *Lymphdrainage* (S. 74): Vorsichtige Durchführung bei gesicherter Infektfreiheit.

> **Phase 2** (4.–42. postoperativer/posttraumatischer Tag, frühe Mobilisation unter erlaubter Belastung):
> - *ADLs (Aktivitäten des täglichen Lebens):* Einüben von Transfers (Bett – Stuhl – Dusche) sowie An-/Auskleiden und Treppensteigen.
> - *Gangschulung:* Zunächst 3-Punkte-Gang mit erlaubter Belastung im (Achsel-)Gehwagen, mit Gehbock, Rollator oder Unterarmgehstützen. Weiterhin Beinachsen-, Stand- und Spielbein- sowie Koordinationstraining.
> - *Verbesserung eingeschränkter Knie-, Sprung- und Fußgelenkbeweglichkeit:* Aktiv assistiert bzw. vorsichtig passiv endgradig im schmerzarmen bzw. -freien Bewegungsumfang, z.B. mit manueller Therapie (S. 86); PNF (S. 143); hubarmer Mobilisation (FBL, S. 123), auch im Bewegungsbad (nach abgeschlossener Wundheilung oder mit wasserdichtem Verband) oder Schlingentisch (S. 107, 150).
> - *Kräftigung und vorsichtige Dehnung der Muskulatur:* Behandlung der gesamten Beinmuskulatur, insbesondere der Wadenmuskulatur.

15.20 Unterschenkelfrakturen

- *Massagebehandlung* (S. 78): Detonisierende Massage hypertoner Wadenmuskulatur, Lösen von Verklebungen unterschiedlicher Muskelverschiebeschichten durch spezielle Massagetechniken.
- *Elektrotherapie* (S. 60):
  - Analgesierende und resorbierende Ströme (z. B. Mittelfrequenz oder Hochvolt; Achtung: In der Nähe von Metallimplantaten nur mittelfrequente Ströme oder Hochvolt!) bei Schmerzen und Schwellungszuständen.
  - Exponentialstrombehandlung oder Schwellstrombehandlung, z. B. mit BMR oder Myocare bei teilparetischer Muskulatur.
- *EMG-Biofeedback* (S. 72): Bei fehlender Fähigkeit, einzelne Muskeln willentlich anzuspannen („Benutzung verlernt").
- *Aufstellen und Einüben eines Eigenübungsprogrammes:* Zur Verbesserung der Kraft und Beweglichkeit des Hüft- und Kniegelenkes im erlaubten Bewegungsumfang, auch für das Bewegungsbad.
- *Lymphdrainage* (S. 74): Vorsichtige Durchführung bei posttraumatischem Ödem und gesicherter Infektfreiheit.

▶ **Phase 3** (ab ca. 6. postoperativer/posttraumatischer Woche, Mobilisation unter Vollbelastung):
- *Gangschulung:* Umstellung auf 4- bzw. 2-Punkte-Gang, evtl. später Unterarmgehstütze auf der Gegenseite.
- *Krankengymnastik:* Wie unter Phase 2, jedoch Forcierung der Mobilisation und des Kraftaufbaus, zunehmende Belastung in den ADLs.

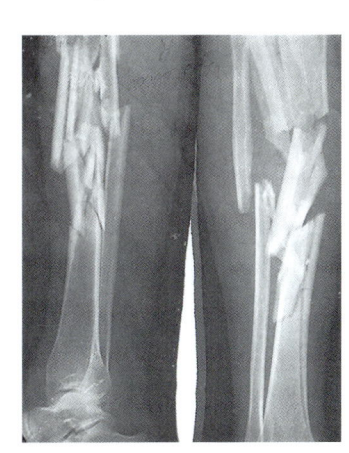

Abb. 108 Fraktur des Unterschenkels

15.21 Bandrupturen und Frakturen des Sprunggelenkes

Grundlagen

- **Ursache:** Abrupte, unkontrollierte Bewegungen, am häufigsten Umknicken, seltener direkte Gewalteinwirkung.
- **Typische Kombinationsverletzung:** Isolierte Fraktur des Malleolus medialis mit lateralem Bänderriß.
- **Malleolarfraktur:** Fraktur des Außen- und/oder Innenknöchels mit evtl. zusätzlichem vorderem oder hinterem Tibiafragment (Volkmann'sches Dreieck).
  - *Einteilung nach Danis-Weber:*
    - Typ A: Fibulafraktur distal der intakten Syndesmose.
    - Typ B: Fraktur auf Höhe der Syndesmose (meist gerissen oder Abrißfraktur).
    - Typ C: Fraktur proximal der Syndesmose, Bänder gerissen.
    - Maisonneuve-Trauma: Hohe Fibulafraktur, totaler Bänderriß am oberen Sprunggelenk inklusive Membrana interossea.
  - *Konservative Therapie:* Nur wenn anatomische Reposition und Retention (Zirkulärgips) einwandfrei möglich (selten), nach 2 Wochen für weitere 4 Wochen feste Sprunggelenksorthese (z. B. Push Bandage).
  - *Operationsindikationen:* Absolute Indikationen sind Außenknöchelfrakturen Typ Weber B bis C, Innenknöchelfrakturen, Syndesmosenrisse und hintere Tibiakantenausbrüche.
  - *Operationstechnik:* Osteosynthese, Bandnähte.
  - *Komplikationen:*
    - Fragmentdislokation (Röntgenkontrolle) bei konservativer Behandlung.
    - Postoperativ Weichteil- bzw. knöcherne Infekte (bei zunehmender Schmerzsymptomatik immer daran denken!).
    - Chronische Instabilität des Außenbandapparates nach insuffizienter Behandlung, posttraumatische Sprunggelenkarthrose bei mangelhafter anatomischer Rekonstruktion.
- **Bandrupturen des Sprunggelenkes:**
  - *Formen:*
    - Komplette bzw. inkomplette Ruptur des 3 zügeligen Außenbandes.
    - Komplette bzw. inkomplette Ruptur des 4 zügeligen Innen-(Delta-)Bandes des oberen Sprunggelenkes.
    - Komplette bzw. inkomplette Ruptur des medialen/lateralen Kapsel-Band-Apparates des unteren Sprunggelenkes.
  - *Konservative Therapie:* s. u., Nachbehandlung, S. 403.
  - *Operationsindikationen:* Erhebliche Instabilität bei sportlich aktivem Patient
  - *Operationstechnik:* Bandnaht bei frischer Ruptur; Bandplastik bei Kombination mit alter Verletzung.
  - *Komplikationen:*
    - Postoperative Infektion (bei zunehmender Schmerzsymptomatik immer daran denken!).
    - Chronische Instabilität des Außenbandapparates nach insuffizienter Behandlung.
- *Erstversorgung:* Sofort nach Trauma PECH-Schema:
  - **P**ause: Abbruch der Tätigkeit.
  - **E**is (nur in den ersten 20 Minuten nach Trauma).
  - **C**ompression: Mäßiger Druckverband.
  - **H**ochlagerung und Ruhigstellung.

15.21 Bandrupturen und Frakturen des Sprunggelenkes

- Reposition bei Frakturen und Luxationen durch axialen Zug nach distal zur Vermeidung sekundärer Druckschäden der Haut.
▶ **Nachbehandlung:** Ähnliche Durchführung bei operativer bzw. konservativer Therapie: Gips-Ruhigstellung oder frühfunktionelle Behandlung mit Spezialschienen (z. B. Caligamed-Schiene) oder Spezialschuh (z. B. Adimed) für 6 Wochen; bei Frakturen eher Gipsruhigstellung, insbesondere bei Beteiligung der Tibia; nach Bandnähten und konservativer Behandlung geht die Tendenz zur frühfunktionellen Nachbehandlung.
▶ **Postoperative/posttraumatische Belastungsfähigkeit:**
  - Innen-/Außenbandrupturen, Außenknöchelfrakturen Typ Weber A, Innenknöchelfrakturen: In Gehgips oder mit Spezialschiene prinzipiell zunehmende Vollbelastung erlaubt.
  - Außenknöchelfrakturen Typ Weber B–C, Maisonneuve-Frakturen, Syndesmosenrisse: 6 Wochen Sohlenkontakt/Entlastung erforderlich; Dorsalextensionsverbot $> 0°$ wegen zunehmender Spreizung der Sprunggelenkgabel bei allen Sprunggelenkfrakturen mit Syndesmosenrissen sowie bei isolierten Syndesmosenrissen für 6 Wochen.
  - Aktive Sportfähigkeit frühestens ab 8. Woche, Leistungssportfähigkeit nach 10. Behandlungswoche erreicht.

Physikalische Therapie

▶ Siehe auch allgemeine postoperative physikalische Therapie S. 342.
▶ **Phase 1** (1.–ca. 5. postoperativer/posttraumatischer Tag, aus Spaltgips oder U-Schiene):
  - Fortsetzung PECH-Schema.
  - Isometrische Spannungsübungen im Gips oder Spezialschuh.
▶ **Phase 2** (6.–42. postoperativer/posttraumatischer Tag):
  - *Mit festem (Kunststoff-)Gips:* Fortsetzung der Therapie aus Phase 1; zusätzlich:
    • Gangschulung mit erlaubter Belastung.
    • Erhaltung der Kraft und Beweglichkeit der angrenzenden Gelenke mit FBL (S. 123) oder PNF (S. 143), z. B. Bein-Pattern mit dynamischer Umkehr, Arm-Bein-Pattern mit agonistischer Umkehr, wiederholte Kontraktionen.
    • Medizinische Trainingstherapie (S. 132) im erlaubten Umfang.
  - *Ohne Gips bzw. abnehmbarem (Kunststoff-)Gips:* Zusätzlich:
    • Optimierung der Beweglichkeit der Fuß- und Zehengelenke mittels manueller Therapie (S. 86), PNF (S. 143) und FBL (S. 123). Vorsichtige, aktiv geführte und unter Entlastung durchgeführte Mobilisation des Sprunggelenkes (Achtung: bei Frakturen und Syndesmosenrissen nicht $> 0°$ Dorsalextension!).
    • Spezielle Massagen zur Verhinderung bzw. Lösung von Verklebungen der Verschiebeschichten.
▶ **Phase 3** (6 Wochen nach Trauma, volle Belastbarkeit [Röntgenkontrolle]):
  - Fortsetzung der Therapie aus Phase 2, zusätzlich aktive, forcierte und auch passive Mobilisation des Sprunggelenkes, insbesondere in die Dorsalextension, erlaubt; nach Gipsabnahme „Nachholen" der in Phase 2 wegen Ruhigstellung nicht durchführbaren Therapieformen.
  - Vorsichtige Querfriktion genähter Bandstrukturen.
▶ **Beachte:** Syndesmosen-(Sicherungs-)Schrauben werden 6 Wochen postoperativ entfernt.

15.22 Achillessehnenruptur

Grundlagen

- **Definition:** Komplette bzw. partielle Ruptur der Achillessehne, vorwiegend 3–5 cm proximal des Ansatzes, bei Jugendlichen eher knöcherner Ausriß am Kalkaneus.
- **Ursache:** Abrupte, unkontrollierte Belastung bei meist degenerativ vorgeschädigter Sehne (meist Überdehnung), selten direktes Trauma.
- **Häufigkeit:** Ca. 5000 Achillessehnenrupturen pro Jahr in Deutschland, vor allem Männer (M : F = 4 : 1) im Alter von 30–40 Jahren.
- **Therapie:**
  - *Konservative Therapie:* Durchführung vor allem in anglo-amerikanischen Ländern, überwiegend in Form der frühfunktionellen Behandlung (s. u.).
  - *Operative Therapie:* Durchführung vor allem in Mitteleuropa.
    - Knöcherne Ausrisse: Verschraubung oder Drahtcerclagen.
    - Bei (Re-)Rupturen (sonographisch nachweisbare Dehiszenz der Sehne > 1 cm bei Dorsalextensionsstellung des Fußes, großflächen Zerreißungen): Primäre Naht und evtl. zusätzliche Plastiken (Peronäus brevis-Sehne oder freies Sehnen-Transplantat des M. plantaris longus), neuerdings auch perkutane Techniken.
- ◉ *Erstversorgung:* Sofort nach Trauma PECH-Schema:
  - **P**ause: Abbruch der Tätigkeit.
  - **E**is (nur in den ersten 20 Minuten nach Trauma).
  - **C**ompression: Mäßiger Druckverband.
  - **H**ochlagerung und Ruhigstellung.
- **Nachbehandlung:** Ähnliche Durchführung bei operativer bzw. konservativer Therapie. 2 Behandlungsprinzipien: Gips-Ruhigstellung oder frühfunktionelle Behandlung mit Spezialschuh (z. B. Adimed) über jeweils 6 Wochen. Bei beiden Prinzipien stufenweise Reduzierung der anfänglichen Spitzfußstellung von 20° Plantarflexion nach 3 Wochen durch Umgips- bzw. Ferseneinlagen-Reduzierung im Spezialschuh; 6wöchiges Verbot der aktiv forcierten bzw. passiven Dorsalextension aus der jeweiligen Spitzfußstellung.
- **Postoperative/posttraumatische Belastungsfähigkeit:**
  - *Gipsbehandlung:* 6wöchige Teilbelastung an Unterarmgehstützen.
  - *Spezialschuhbehandlung:* Zunehmende Steigerung der Belastung vom Sohlenkontakt der 1. Behandlungswoche auf Vollbelastung.
  - *Aktive Sportfähigkeit:* Frühestens nach 12 Wochen, Leistungssport erst nach (4–)6 Monaten erlaubt.
  - ◉ *Beachte:* Re-Rupturen erfolgen zu 70% in den ersten 12 Wochen nach Trauma bzw. Operation.

Physikalische Therapie

- Siehe auch allgemeine postoperative physikalische Therapie S. 342.
- **Phase 1** (1.–ca. 5. postoperativer/posttraumatischer Tag, aus Spaltgips oder U-Schiene):
  - Fortsetzung PECH-Schema.
  - Isometrische Spannungsübungen im Gips oder Spezialschuh.

15.22 Achillessehnenruptur

- **Phase 2** (6.–42. postoperativer/posttraumatischer Tag):
  - *Mit festem (Kunststoff-)Gips:* Fortsetzung der Therapie aus Phase 1; zusätzlich:
    - Gangschulung mit erlaubter Belastung.
    - Erhaltung der Kraft und Beweglichkeit der angrenzenden Gelenke mit FBL (S. 123) oder PNF (S. 143).
  - *Mit Spezialschuh bzw. abnehmbarem (Kunststoff-)Gips:* Zusätzlich:
    - Optimierung der Beweglichkeit des Sprunggelenkes, der Fuß- und Zehengelenke mittels manueller Therapie (S. 86), PNF-Pattern als Koordinationstraining (S. 143) und FBL (S. 123).
    - Paratendinöse Massagen zur Verhinderung bzw. Lösung von Verklebungen der Verschiebeschichten.
    - Ultraschallbehandlung (S. 68) zur Trophikverbesserung.
    - Vorsichtige Querfriktion nach Cyriax (S. 120) (nicht vor dem 28. Tag nach Trauma/OP).
    - Medizinische Trainingstherapie (S. 132), insbesondere bei Sportlern.
- **Phase 3** (6 Wochen nach Trauma/OP, volle Belastbarkeit):
  - Fortsetzung der Therapie aus Phase 2, zusätzlich aktiv forcierte und passive Mobilisation des Sprunggelenkes, insbesondere in die Dorsalextension, erlaubt; nach Gipsabnahme „Nachholen" der in Phase 2 wegen Ruhigstellung nicht durchführbaren Therapieformen in konstanter Steigerung.

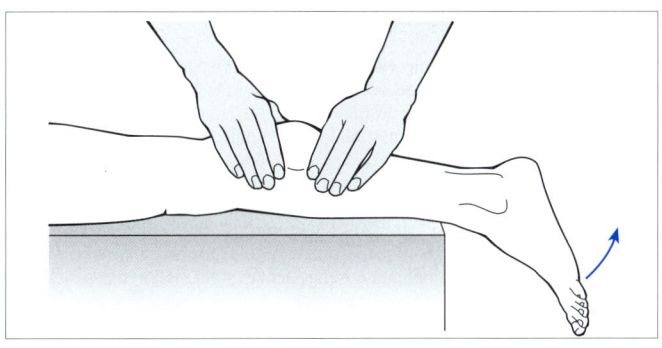

Abb. 109 Achillessehnenruptur: Thompsontest

15.23 Talus-Kalkaneus-Mittel-Vorfußfrakturen

Grundlagen

- **Talusfrakturen:** Seltene Fraktur, häufig Begleitfrakturen (Malleolen, Kalkaneus, Vorfuß, Tibia).
  - *Einteilung:*
    - Periphere Frakturen: Nicht nekrosegefährdet.
    - Zentrale Frakturen (Hals-, Körper-, Trümmerfrakturen): Nekrosegefährdung durch vulnerable Eingefäßversorgung!
  - *Konservative Therapie:* Alle nicht dislozierten peripheren Frakturen und zentrale Frakturen ohne Einstauchung. Zirkulärgips für 4–6 Wochen; bei Nekrosegefahr anschließend Entlastung im Gehapparat für insgesamt 12 Wochen.
  - *Operative Therapie:*
    - Operationsindikationen: Jede dislozierte oder nicht ausreichend reponierbare Fraktur.
    - Operationstechniken: Blutige Reposition und sparsame Verschraubung, bei Defekten zusätzlich autologe Spongiosaplastik.
- **Kalkaneusfraktur:** Meist Entstehung durch Sturz aus > 1 m Höhe, Problemfraktur (Infektion, trophische Störungen), in ca. 75 % Mitbeteiligung einer Gelenkfläche; unter den Frakturen häufigste Ursache für Frühberentung.
  - *Einteilung:* Nach AO:
    - Typ A (1–3): Periphere Frakturen.
    - Typ B (1–3): Frakturen des Talokalkaneargelenkes.
    - Typ C (1–3): Frakturen des Talokalkanear- und Kalkaneokuboidalgelenkes.
  - *Beachte:* Alle Verformungen des Kalkaneus führen zur Störung der statischen und dynamischen Balance der Funktionseinheit Fuß - Unterschenkel.
  - *Konservative Therapie:* Reposition durch bilaterale Kompression (manuell, Böhler Zwinge) bei Trümmer- und Impressionsfraktur. Kurzzeitige Gipsversorgung, anschließend Entlastung im Gehapparat für 12 Wochen.
  - *Operative Therapie:* Ziel ist nicht nur die Herstellung der Gelenkflächen, sondern insbesondere die Wiederherstellung der gesamten Form des Knochens.
    - Operationsindikationen: Abrißfrakturen (Band-/Sehnenansätze), sog. „Entenschnabelfraktur", Stauchungs- und Trümmerfraktur mit Impression des hinteren unteren Sprunggelenkes (talamische Impression) und Defekt.
    - Operationstechniken: Blutige Reposition und Verschraubung oder Zuggurtung von Abrißfrakturen, bei talamischer Impression Plattenosteosynthese; Fixateur externe nach Reposition offener Frakturen.
- **Fußwurzelfrakturen:** Hier stehen (Luxations-)Frakturen des Os naviculare im Vordergrund, seltener sind Frakturen des Os cuneiforme und Os cuboideum. Das Talo-Naviculare-Gelenk ist die Schlüsselstelle aller Komplexbewegungen im Bereich der Fußwurzel und des Mittelfußes.
  - *Konservative Therapie:* Alle Frakturen der Os naviculare, cuneiforme oder cuboideum ohne Impression oder Gelenkbeteiligung. Hier wird nach einer kurzen Liegegipsruhigstellung ein gut anmodellierter Unterschenkelgehgips angelegt oder eine starre, den Fuß gut umfassende Einlage mit Teilbelastung rezeptiert.

15.23 Talus-Kalkaneus-Mittel-Vorfußfrakturen

- *Operative Therapie:*
  - Operationsindikationen: Dislozierte Frakturen, mißlungene Reposition.
  - Operationstechniken: Zugschraubenosteosynthese.
▶ **Mittelfußfrakturen:** Entstehung meist durch direktes Quetschtrauma.
  - *Konservative Therapie:* Nicht dislozierte Frakturen werden nach Abschwellung mit einem Gipsverband für 4–6 Wochen versorgt.
  - *Operative Therapie:*
    - Operationsindikationen: Dislozierte Abrißfrakturen (Band-/Sehnenansätze), dislozierte Gelenk- und Schaftfrakturen, Luxationen.
    - Operationstechniken: Perkutane oder offene Markdrahtung bzw. Spikkung, Zuggurtung, Schrauben- oder Plattenosteosynthese.
▶ **Lokale Begleitverletzungen:**
  - Häufig Gefäß-Nerven-Verletzungen, insbesonderes des N. tibialis posterior, der die Fußsohle sensibel innerviert.
  - Eingeschlagene/-geklemmte Sehnen mit daraus resultierendem Funktionsverlust.
  - Gefahr der Entstehung eines Kompartmentsyndroms, insbesondere bei Kalkaneusfrakturen.
▶ **Komplikationen:**
  - *Kurzfristig auftretende Komplikationen:* Weichteil- und Knocheninfektion, insbesondere bei offenen Frakturen.
  - *Mittelfristig auftretende Komplikationen:*
    - Nekrosen der betroffenen Knochen: Insbesondere nach Luxationen mit schweren Weichteilverletzungen; Nachweis am sichersten im NMR (typisches Bild) oder Knochenszintigramm.
    - Straffe Pseudarthrosen: Entstehung nicht selten; bei Schmerzfreiheit nicht behandlungsbedürftig.
    - Reflexdystrophien (Morbus Sudeck, S. 338): Selten.
  - *Langfristig auftretende Komplikationen:* Posttraumatische Arthrose, insbesondere nach schwieriger oder unmöglicher Aufrichtung von Impressionen oder Wiederherstellung von Gelenkflächen. Ggf. Indikation für Triple-Arthrodese (Talus-Kalkaneus-Naviculare).
▶ **Nachbehandlung:** Ähnlich bei operativer bzw. konservativer Therapie. 2 Behandlungsprinzipien: (Kunststoff-)Gipsruhigstellung oder frühfunktionelle Behandlung mit Spezialschienen oder Einlagen nach Maß. Zunehmende Tendenz zur frühfunktionellen Nachbehandlung.
▶ **Postoperative/posttraumatische Belastungsfähigkeit:**
  - *Talusfrakturen:* Bei konservativ behandelten peripheren Frakturen 4 Wochen Liege-, anschließend weitere 4 Wochen Gehgips unter Vollbelastung; zentrale Frakturen bedürfen 8 Wochen Sohlenkontakt; nach OP sind bei peripheren Frakturen 8, bei zentralen Frakturen mit Spongiosaplastik 12 Wochen Teilbelastung mit 15 kg gefordert. Vollbelastung mit entlastendem Allgöwer Apparat erlaubt.
  - *Kalkaneusfrakturen:* Bei konservativ behandelten Frakturen 4 Wochen Sohlenkontakt, in der 4.–8. posttraumatischen Woche 15 kg Teilbelastung, nach 8 Wochen Vollbelastung erlaubt; operativ behandelte Frakturen bedürfen ohne Spongiosaplastik 8–10 Wochen, mit Spongiosaplastik 12–14 Wochen eine Teilbelastung von 15 kg; Vollbelastung mit entlastendem Allgöwer Apparat erlaubt. Neuerdings einfacher und funktioneller mit der Fersenentlastungsorthese nach Münch (Fa. Otto Bock).

15.23 Talus-Kalkaneus-Mittel-Vorfußfrakturen

- *Fußwurzelfrakturen:* Gipsruhigstellung oder frühfunktionelle Behandlung mit 6–8 Wochen Teilbelastung von max. 15 kg bei konservativer oder operativer Behandlung, mit oder ohne Spongiosaplastik.
- *Mittelfußfrakturen:* Gipsruhigstellung oder frühfunktionelle Behandlung mit (4–)6wöchiger Teilbelastung bei konservativer oder operativer Behandlung.

Physikalische Therapie

- Siehe auch allgemeine postoperative physikalische Therapie S. 342.
- **Phase 1** (1.–ca. 3. postoperativer/posttraumatischer Tag):
  - Konsequente Hochlagerung der Extremität.
  - Thromboseprophylaxe.
  - Resorbierende Ströme (S. 60) und Lymphdrainage (S. 78) bei starker Schwellung.
- **Phase 2** (7./–13.–16. postoperative/posttraumatische Woche, Mobilisation unter erlaubter Belastung):
  - *Mit festem (Kunststoff-)Gips:* Fortsetzung der Therapie aus Phase 1; zusätzlich:
    - Gangschulung mit erlaubter Belastung.
    - Erhaltung der Kraft und Beweglichkeit der angrenzenden Gelenke, insbesondere Zehen und Sprunggelenk, mit FBL (S. 123) oder PNF (S. 143), z.B. Beinpattern mit dynamischer Umkehr, Arm-Bein-Pattern mit agonistischer Umkehr, wiederholte Kontraktionen.
    - Medizinische Trainingstherapie im erlaubten Umfang.
    - Über Gipsfenster neofaradischer Schwellstrom mit BMR oder Myocare (auch als Leihgeräte) als Muskelaufbautraining für die Unterschenkelmuskulatur.
  - *Ohne Gips bzw. mit abnehmbarem (Kunststoff-)Gips:* Zusätzlich:
    - Optimierung der Beweglichkeit des Sprunggelenkes, der Fuß- und Zehengelenke mit manueller Therapie (S. 86), PNF (S. 123) und FBL (S. 143).
    - Vorsichtige, aktiv geführte, unter Entlastung durchgeführte gelenknahe Mobilisation der Sprung- und Fußgelenke. Dabei sollten rupturierte, frisch genähte Bänder bzw. Sehnen nur unter minimalen Zug gebracht werden.
    - Spezielle Massagen zur Verhinderung bzw. zum Lösen von Verklebungen der Muskel- bzw. Sehnenverschiebeschichten.
- **Phase 3** (16 Wochen nach Trauma/OP, Mobilisation unter Vollbelastung):
  - Aktive, forcierte und nun auch passive Mobilisation der Sprung-, Mittelfuß- und Zehengelenke.
  - Querfriktion schmerzhafter Muskel-/Sehnenansätze oder Bänder.
  - Forcierung des Kraftaufbaus, insbesondere mit der medizinischen Trainingstherapie.
  - Frühzeitige Versorgung mit orthopädischem Schuh, wenn eine Deformität oder funktionelle Einschränkung bestehen bleibt.

15.24 Verletzungen des Schultergürtels

Grundlagen

- **Sternoklavikulargelenksprengung (SCG):** In der Regel konservative Behandlung. Luxationen mit sicherer Diskusverletzung werden operativ nach Reposition mit einer Gelenkplatte versorgt. Spätere Operationen haben hohe Mißerfolgsraten!
- **Akromioklavikulargelenksprengung (ACG):** (Sub-)Luxation des Gelenkes.
  - *Einteilung nach Tossy:*
    - Tossy I: Distorsion mit Bänderdehnung.
    - Tossy II: Zerreißung der akromioklavikulären Bänder, Dehnung der korakoklavikulären Bänder.
    - Tossy III: Zerreißung der akromioklavikulären und korakoklavikulären Bänder.
  - *Konservative Therapie:* Tossy I-Verletzungen werden immer konservativ mit Tape-Verband behandelt.
  - *Operative Therapie:* Bei Tossy II–III-Verletzungen Bändernaht, 6wöchige temporäre Transfixation des Akromioklavikulargelenkes durch Zuggurtungs- oder Schraubenosteosynthese.
- **Klavikulafrakturen:**
  - *Einteilung:*
    - Fraktur des mittleren Drittels (große Mehrzahl).
    - Fraktur im lateralen Drittel: Beachte: Evtl. anatomische oder funktionelle Einbeziehung des Akromioklavikulargelenkes (ACG)!
  - *Konservative Therapie:* Frühfunktionell mit Rucksackverband für 2–4 Wochen, dabei keine Abduktions- und Elevationsbewegung über 90°.
  - *Operative Therapie:* Bei offenen lateralen Frakturen mit ACG-Beteiligung, Dislokation, Gefäß-/Nervenverletzung und drohender Hautdurchspießung Rekonstruktionsplattenosteosynthese.
- **Skapulafrakturen:**
  - Einteilung:
    - Typ A: Korpus- und Fortsatzfrakturen.
    - Typ B: Kollumfrakturen.
    - Typ C: Pfannenfrakturen.
  - *Konservative Therapie:* Bei Korpusfraktur und stabiler Kollumfraktur Ruhigstellung (Ortho-Gillet oder Mitella) bis zur Schmerzfreiheit, dann frühfunktionelle Behandlung.
  - *Operative Therapie:* Bei Typ-C-Frakturen und stark dislozierten Typ A- und B-Frakturen offene Reposition und Osteosynthese.
- **Schulterluxation:** Unterschieden werden die habituelle (Pfannendysplasie) und die traumatische Schulterluxation, aus der sich eine rezidivierende Luxation entwickeln kann. Als Begleitverletzung kommt es nicht selten zu einer Schädigung (infolge Zerrung) des N. axillaris mit Deltoideusparese.
  - *Konservative Therapie:* In der Regel nach Reposition Ruhigstellung der Schulter (Ortho-Gillet oder Mitella) bis zur Schmerzfreiheit, dann frühfunktionelle Behandlung.
  - *Operative Therapie:* Bei knöchernem Labrumabriß, großflächiger Rotatorenmanschettenruptur oder Kopfimpression ist eine arthroskopische bzw. offene Operation indiziert.
- **Fraktur des proximalen Humerus (Oberarmkopffrakturen):**
  - *Einteilung:* Nach der Arbeitsgemeinschaft Osteosynthese (AO):

15.24 Verletzungen des Schultergürtels

- Typ A (1–3): Extraartikuläre unifokale Frakturen.
- Typ B (1–3): Extraartikuläre bifokale Frakturen.
- Typ C (1–3): Gelenkfrakturen, Gefahr der Humeruskopfnekrose!
  – *Konservative Therapie:* Bei extraartikulären stabilen Frakturen Ruhigstellung in Mitella und Zirkulärbandage (= vereinfachter Desault-Verband) bis zur Schmerzfreiheit, dann frühfunktionelle Behandlung.
  – *Operative Therapie:* Bei Frakturen im Bereich der Gelenkfläche, Frakturen mit subacromialer Einklemmung (Impingement) sowie instabilen Frakturen und Trümmerfrakturen erfolgt eine Reposition und Schrauben- oder Zuggurtungsosteosynthese. *Beachte:* Wegen des hohen Nekroserisikos des Humeruskopfes Durchführung möglichst materialarmer Osteosynthesen! Ultima ratio kann die Implantation einer Humeruskopfprothese sein.

▶ **Rotatorenmanschettenruptur:** Selten echt traumatisch, häufiger degenerativ. In der Regel ist die Supraspinatus-, seltener die Infraspinatussehne betroffen.
  – *Konservative Therapie:* Bei Patienten > 65 Jahren und tolerablen Beschwerden Ruhigstellung für wenige Tage im Gilchrist-Verband, dann frühfunktionelle Therapie.
  – *Operative Therapie:* Bei großflächigen Verletzungen, fast völligem Funktionsverlust der Abduktion der Schulter und Patienten < 60 Jahren transossäre Sehnennaht und Akromioplastik nach Neer.

▶ **Ruptur der langen Bizepssehne:** Überwiegend degenerativ bedingt. Operationsindikation evtl. bei Leistungssportlern. Verletzung des Bizepsankers (5 Grade) kann je nach Beschwerden eine Operationsindikation sein: Wiederanheftung mit speziellen Nahttechniken, arthroskopisch oder offen.

▶ **Komplikationen aller Verletzungen des Schultergürtels:**
  – *Kurzfristig auftretende Komplikationen:*
    - Wundheilungsstörung, selten Thrombosen.
    - Re-Ruptur genähter Sehnen oder Bänder.
    - Oberflächliche oder tiefe Wundinfektion, v. a. nach offenen Frakturen.
    - Osteosynthesematerialbruch oder Dislokation.
  – *Mittelfristig auftretende Komplikation:*
    - Pseudarthrosenentstehung.
  – *Langfristig auftretende Komplikation:*
    - Oberarmkopfnekrose bei Z. n. Oberarmfrakturen.
    - Posttraumatische Arthrosen bei ACG-, SCG-Sprengung und Oberarmkopffrakturen mit Gelenkbeteiligung (Typ C).

▶ **Postoperative/posttraumatische Balastungsfähigkeit:**
  – *SCG-Sprengung und Klavikulafraktur:* Sofortige Übungsstabilität, Vollbelastbarkeit nach 3–4 Wochen, Sportfähigkeit nach 3–4 Monaten.
  – *ACG-Sprengung:* Sofortige Übungsstabilität, jedoch (4–)6(–8) Wochen Abduktionsverbot über 90°. Vollbelastbarkeit nach evtl. notweniger Metallentfernung bzw. nach 6 Wochen gegeben. Sportfähigkeit nach 3 Monaten.
  – *Skapulafrakturen:* Sofortige Übungsstabilität, volle Belastbarkeit nach 3–6 Wochen, Sportfähigkeit nach 3 Monaten gegeben.
  – *Schulterluxation:* Sofortige Übungsstabilität, jedoch Verbot der luxationsfördernden Bewegung, z. B. keine Abduktion und Außenrotation bei vorderer Luxation; dann volle Belastbarkeit, (Kontakt-)Sportfähigkeit frühestens nach 3 Monaten.
  – *Frakturen des proximalen Humerus:* In der Regel sofortige Übungsstabilität, volle Belastbarkeit nach (3–)4(–6) Wochen gegeben.

15.24 Verletzungen des Schultergürtels

- *Rotatorenmanschettenruptur:* Sofortige Übungsstabilität aus Thoraxabduktionsschiene bzw. geschaltem Gips, keine aktive Abduktion gegen Widerstand oder Schwerkraft als Nahtschutz; volle Belastbarkeit nach 6 Wochen, Sportfähigkeit nach 3–4 Monaten.
- *Bizepssehnenruptur:* Bei konservativer Therapie sofortige Vollbelastbarkeit. Postoperativ 2wöchige Ruhigstellung, 6 Wochen postoperativ Verbot der aktiven Flexion des Ellenbogens, Dehnung des Bizeps und Retroversion des Armes (insbesondere Außenrotationsstellung des Oberarmes); 12 Wochen p.o. volle Belastbarkeit möglich.

Physikalische Therapie

- Siehe auch allgemeine postoperative physikalische Therapie S. 342.
- **Phase 1** (1.–3. postoperativer/posttraumatischer Tag):
  - *Lagerung:* Leichte Hochlagerung der betroffenen Extremität bzw. des Oberkörpers auf einem Kissen, evtl. Stabilisierung mit Sand- oder Hirsesack.
  - *Physiotherapeutische Techniken:* Aktiv assistierte Bewegungen im schmerzarmen/-freien bzw. erlaubten Bewegungsumfang zur Erhaltung einer optimalen Beweglichkeit, Schultermotorschiene (continous passive motion = CPM) im schmerzfreien Bereich, z.B. Ab-/Adduktion 60–0–20°.
  - *Taping:* Bei konservativer Behandlung der SCG- und ACG-Verletzung (S. 290f).
- **Phase 2** (4.–42. postoperativer/posttraumatischer Tag, frühe Mobilisation unter erlaubter Belastung):
  - *Einüben und Durchführung der ADLs:* Insbesondere An- und Auskleiden.
  - *Kräftigung der Muskulatur:* Behandlung der den Schultergürtel führenden Muskulatur einschließlich Dehnung (S. 86), PNF (S. 143), FBL (S. 123). Einleitung einer medizinischen Trainingstherapie (S. 132) unter vorsichtiger Miteinbeziehung der betroffenen Extremität und unter besonderer Berücksichtigung der Bewegungs- bzw. Belastungseinschränkung.
  - *Mobilisation bzw. Erhaltung der Gelenkbeweglichkeit:* Aktiv assistiert bzw. vorsichtig passiv endgradig im erlaubten/schmerzarmen bzw. -freien Bewegungsumfang z. B. mit (Eigen-)Traktion und intermittierender (Knorpel-)Kompression in den Techniken der manuellen Therapie (S. 86); PNF-Pattern über die Gegenseite und diagonal (S. 143); hubarme/-freie Mobilisation (FBL, S. 123), auch im Bewegungsbad (nach abgeschlossener Wundheilung oder mit wasserdichtem Verband) oder Schlingentisch (S. 107, 150).
- **Phase 3** (ab ca. 7. postoperativer/posttraumatischer Woche, späte Mobilisationsphase mit freigegebener Bewegung und Belastung):
  - Krankengymnastisch Forcierung der aktiven und passiven Beweglichkeit der betroffenen und angrenzenden Gelenke in unterschiedlichen Techniken.
  - Forcierung der Mobilisation im schmerzarmen Bewegungsumfang, sowohl aktiv assistiert als auch passiv. Intensivierung der medizinischen Trainingstherapie der betroffenen Gelenkkette.

◉ *Beachte:*
- Die sehr seltenen Kopf- oder Totalendoprothesen des Schultergelenkes werden in der Regel bezüglich Belastung und erlaubtem Bewegungsumfang wie die Rotatorenmanschettenrupturen behandelt.
- Bei Ruhigstellung des Glenohumeralgelenkes über mehrere Tage bis Wochen in Adduktions-Innenrotationsstellung besteht insbesondere beim alten Menschen eine hohe Verlötungsgefahr der Recessus, was eine massive Bewegungseinschränkung bewirken kann.

15.25 Humerusschaftfrakturen

Grundlagen

- **Einteilung:** Die Humerusschaftfraktur ist unter allen Schaftbrüchen der langen Röhrenknochen die gutartigste (Böhler). Es kommt durch Achsenfehlstellung bis 30°, Verkürzung und Rotationsfehlstellung zu keiner wesentlichen Funktionseinbuße.
  - Typ A (1–3): Einfache Bruchformen mit 2 Fragmenten.
  - Typ B (1–3): Keilfrakturen mit direktem Kontakt der Hauptfragmente.
  - Typ C (1–3): Komplexe Frakturen mit Zwischenfragmenten ohne Kontakt der Hauptfragmente.
- **Beachte:** Die häufigste Komplikation ist die N. radialis-Parese mit Fallhand (10–18 %!) bei Frakturen im mittleren Schaftdrittel, seltener A. brachialis-Läsion.
- **Konservative Therapie:** Nach Reposition in Narkose je nach Stabilität Desault-Gips oder U-Gipsschiene mit Armschlinge. Nach 2–3 Wochen Sarmiento-Brace für 6–8 Wochen.
- **Operative Therapie:** Bei offenen oder beidseitigen (Ketten-)Frakturen, polytraumatisierten Patienten (Pflegefähigkeit), irreponibler Dislokation, primärer oder sekundärer Radialisparese und arterieller Verletzung Plattenosteosynthese, anterograde offene Marknagelung, retrograde Bündelnagelung oder Fixateur externe.
- **Postoperative/posttraumatische Belastbarkeit:** In der Regel sowohl bei konservativer als auch bei operativer Therapie sofortige Übungsstabilität vorhanden, volle Belastbarkeit nach 6–8 Wochen, Sportfähigkeit nach 3–4 Monaten.

Physikalische Therapie

- Siehe auch allgemeine postoperative physikalische Therapie S. 342.
- **Phase 1** (1.–3. postoperativer/posttraumatischer Tag):
  - *Lagerung:* Schmerzfreie Hochlagerung bzw. Ruhigstellung des Armes.
  - *Physiotherapeutische Techniken:* Passive bzw. aktiv geführte Bewegungen im schmerzarmen/-freien bzw. erlaubten Bewegungsumfang zur Erhaltung einer optimalen Beweglichkeit, Schultermotorschiene (continous passive motion = CPM) im schmerzfreien Bereich, z. B. Ab-/Adduktion 60-0-20°.
- **Phase 2** (4.–42. postoperativer/posttraumatischer Tag, frühe Mobilisation unter erlaubter Belastung):
  - *Einüben und Durchführung der ADLs:* Insbesondere An- und Auskleiden unter Zuhilfenahme des gesunden Armes.
  - *Kräftigung der Muskulatur:* Behandlung der den Schultergürtel, Oberarm und Ellenbogen führenden Muskulatur mit manueller Therapie (S. 86), PNF (S. 143), FBL (S. 123). Einleitung einer medizinischen Trainingstherapie (S. 132) unter vorsichtiger Miteinbeziehung der betroffenen Extremität und unter besonderer Berücksichtigung der Bewegungs- bzw. Belastungseinschränkung.
  - *Mobilisation bzw. Erhaltung der Schulter-/Ellenbogenbeweglichkeit:* Aktiv assistiert bzw. vorsichtig passiv endgradig im erlaubten/schmerzarmen bzw. -freien Bewegungsumfang z. B. mit (Eigen-)Traktion und intermittierender (Knorpel-)Kompression in den Techniken der manuellen Therapie (S. 86); PNF-Pattern über die Gegenseite und diagonal (S. 143); hubarme/-freie Mobilisation (FBL, S. 123), auch im Bewegungsbad oder Schlingentisch (S. 107, 150, Abb. 110).

15.25 Humerusschaftfrakturen

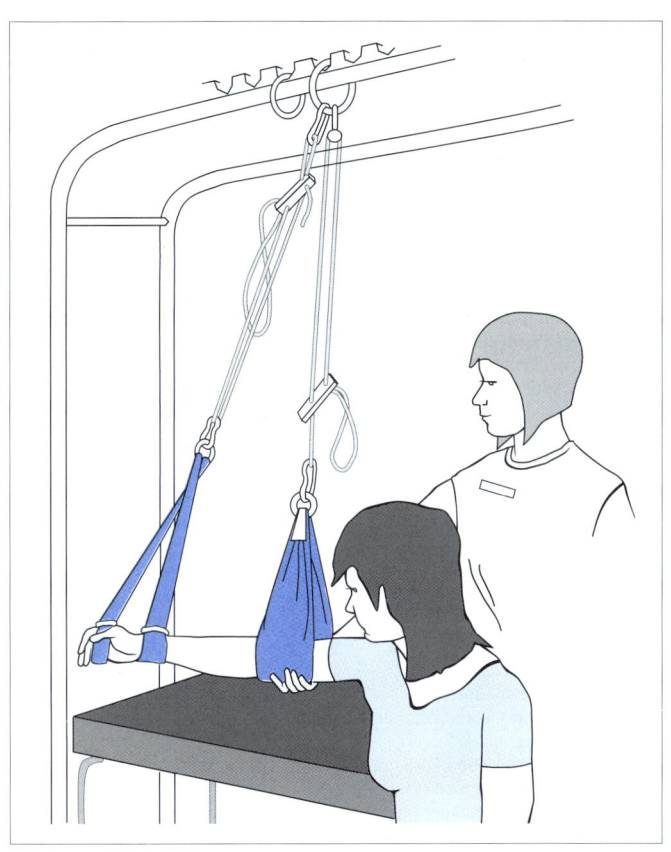

Abb. 110 Behandlung einer Fraktur (Phase 2 und 3) der oberen Extremität im Schlingentisch

▶ **Phase 3** (ab ca. 7. postoperativer/posttraumatischer Woche, späte Mobilisationsphase mit freigegebener Bewegung und Belastung): Krankengymnastisch Forcierung der Mobilisation, auch passiv, sowie Intensivierung der medizinischen Trainingstherapie der betroffenen Gelenkkette.

15.26 Frakturen und Verletzungen am Ellengelenk

Grundlagen

- **Distale Humerusfraktur:**
  - *Einteilung:* Nach der Arbeitsgemeinschaft Osteosynthese (AO):
    - Typ A (1–3): Extraartikuläre Frakturen.
    - Typ B (1–3): Partielle Gelenkfrakturen.
    - Typ C (1–3): Vollständige Gelenkfrakturen.
  - *Beachte:* Mögliche Läsion des N. ulnaris und der A. brachialis!
  - *Konservative Therapie:* Nicht dislozierte Frakturen werden in mittlerer Stellung zwischen Pronation und Supination für 4 Wochen durch einen Oberarmgips ruhiggestellt.
  - *Operative Therapie:* Bei dislozierten Frakturen, offenen Frakturen, Frakturen mit Gelenkbeteiligung sowie begleitenden Gefäß- und Nervenverletzungen erfolgt die offene Reposition und Platten- oder Zugschraubenosteosynthese.
- **Ellenbogenluxation:** Meist kombiniert dorsal-radial. Kombinationsverletzung Radiusköpfchenluxation und Ulnarschaftfraktur (Monteggia-Fraktur).
  - *Begleitverletzungen:*
    - Abriß- und Abscherfrakturen des Radiusköpfchens und des Proc. coronoideus.
    - N. ulnaris-Läsion.
    - Hand- und Handgelenkverletzungen.
  - *Sofortmaßnahme:* Unverzügliche Reposition!
  - *Konservative Therapie:* Bei Luxationen ohne Begleitverletzungen nach Reposition Versorgung mit Oberarmgipsschiene für 2–3 Wochen.
  - *Operative Therapie:* Bei Abriß- und Abscherfrakturen, Radiusköpfchenfrakturen und Instabilität nach Reposition (Bandverletzung) Osteosynthese.
- **Olekranonfraktur:**
  - *Einteilung:*
    - Querfrakturen.
    - Trümmerfrakturen.
    - Komplexe Luxationsfraktur von Radius und Ulna (selten).
  - *Begleitverletzungen:*
    - Abbruch des Proc. coronoideus.
    - Radiusköpfchenfraktur.
  - *Beachte:* Jede Olekranonfraktur ist eine Operationsindikation!
  - *Operative Therapie:* Je nach Verletzungsform Zuggurtung, Platten- oder Zugschraubenosteosynthese.
- **Radiusköpfchen- und -halsfraktur:**
  - *Einteilung:*
    - Abscherung („Meißelfraktur").
    - Partielle Impressionsfrakturen.
    - Trümmerfrakturen.
    - Halsfrakturen (häufiger bei Kindern).
  - *Konservative Therapie:* Nicht dislozierte Frakturen werden mit abnehmbarer Gipsschiene in Rechtwinkelstellung versorgt und unbelastet frühfunktionell behandelt.
  - *Operative Therapie:* Bei dislozierten oder nicht reponierbaren Frakturen offene Reposition und Osteosynthese.
- **Ruptur der distalen Bizepssehne:** Immer Operationsindikation!

15.26 Frakturen und Verletzungen am Ellengelenk

- **Postoperative/posttraumatische Belastbarkeit (Funktionsstabilität):** In der Regel ist bei allen Verletzungen eine postoperative/posttraumatische schmerzbedingte 2–4 tägige Ruhigstellung notwendig.
  - *Distale Humerusfraktur:* Bei operativer Behandlung sofortige Übungsstabilität, bei konservativer Oberarmgipsbehandlung nach 4–6 Wochen volle Funktionsstabilität.
  - *Ellenbogenluxation:* Nach Zuggurtung sofortige, nach sonstiger Osteosynthese erst nach (4–)6 Wochen volle Funktionsstabilität vorhanden.
  - *Olekranonfraktur:* Bei konservativer Therapie (Oberarmgips) nach 4–6 Wochen volle Funktionsstabilität; bei operativer Behandlung sofortige Übungsstabilität, jedoch bei temporärer Arthrodese erst nach Kirschnerdrahtentfernung.
  - *Radiusköpfchen- und -halsfraktur:* Je nach Situation keine Übungsstabilität im rechtwinkligen Oberarmgips bzw. sofortige Übungsstabilität oder volle Funktionsstabilität nach (4–)6 Wochen vorhanden.
  - *Ruptur der distalen Bizepssehne:* Nach 6wöchiger Ruhigstellung im Oberarmgips Funktionsstabilität.

Physikalische Therapie

- Siehe auch allgemeine postoperative physikalische Therapie S. 342.
- **Phase 1** (1.–3. postoperativer/posttraumatischer Tag):
  - *Physiotherapeutische Techniken:* Aktive assistierte Bewegungen im schmerzarmen/-freien bzw. erlaubten Bewegungsumfang zur Erhaltung einer optimalen Beweglichkeit; im Gips entsprechende Behandlung der angrenzenden Gelenke sowie isometrische Anspannungsübungen der ruhiggestellten Muskeln.
- **Phase 2** (4.–42. postoperativer/posttraumatischer Tag, frühe Mobilisation unter erlaubter Bewegung und Belastung):
  - *Einüben und Durchführung der ADLs:* Insbesondere An- und Auskleiden, Hand zum Mund führen, Kämmen usw.
  - *Kräftigung der führenden Muskulatur:* Bewegungserweiternd mit manueller Therapie (S. 86), PNF (S. 143), FBL (S. 123). Einleitung einer medizinischen Trainingstherapie (S. 132) unter vorsichtiger Miteinbeziehung der betroffenen Muskulatur.
  - *Mobilisation bzw. Erhaltung der Ellenbogenbeweglichkeit:* Techniken der manuellen Therapie (S. 86); PNF-Pattern über die Gegenseite und diagonal (S. 143); hubarme/-freie Mobilisation (FBL, S. 123), auch im Bewegungsbad (S. 107) oder Schlingentisch.
  - *Ultraschall* (S. 68): Verhinderung und Behandlung von Sehnenverklebungen.
- **Phase 3** (ab ca. 7. postoperativer/posttraumatischer Woche, späte Mobilisationsphase mit freigegebener Bewegung und Belastung):
  - Forcierung der aktiven und passiven Beweglichkeit im schmerzarmen Bewegungsumfang, insbesondere der Ellenbogengelenkflexion, sowohl aktiv assistiv als auch passiv, evtl. auch mit computergesteuerten Bewegungssystemen (z. B. Cybex).
  - Evtl. leihweise Rezeptierung eines Dynasplint zur passiven Behandlung von Flexions- oder Extensionsdefiziten für 1–3 Monate.
  - Zunehmender Kraftaufbau, insbesondere über Intensivierung der medizinischen Trainingstherapie.

15.27 Unterarmschaftfrakturen, distale Radiusfraktur

Grundlagen

- **Distale Radiusfraktur:** Häufigste Fraktur beim Menschen.
  - *Einteilung:* Nach AO:
    - Typ A: Extraartikuläre Frakturen.
    - Typ B: Meist instabile partiell artikuläre Frakturen.
    - Typ C: Instabile, vollständig artikuläre Frakturen.
  - *Einteilung nach Neigung der Gelenkfläche:*
    - Extensionstyp bei Abknicken nach dorsal (Typ Colles).
    - Flexionstyp bei Abknicken nach palmar (Typ Smith).
    - Bajonettstellung bei Abknicken nach radial.
  - *Begleitverletzungen:* Verletzungen der Mittelhand und Handwurzel, speziell des Skaphoids bzw. Abbruch des Processus styloidei ulnae und Medianuskompression im Karpaltunnel.
  - *Konservative Therapie:* Bei Typ A-Frakturen Reposition in LA oder Narkose. Bei stabiler Einstellung Anlage einer Gipsschiene und Wechsel auf zirkulären Gips nach 4 Tagen, regelmäßige Kontrolle der Durchblutung, Motorik und Sensibilität in zunehmenden Stundenabständen sowie Röntgenkontrolle am 1., 3., 8., 21. Tag und vor der geplanten Gipsabnahme.
  - *Operative Therapie:* Bei Typ A-Frakturen mit fehlender Stabilität Einbringen von gekreuzten Kirschnerdrähten. Typ B- und C-Frakturen werden osteosynthetisch nach exakter anatomischer Reposition versorgt. Bei Trümmerfrakturen gelegentlich Fixateur externe.
- **Unterarmschaftfraktur:** Die Unterarmknochen sind paarig angelegt und über die Membrana interossea miteinander verspannt, deswegen können geringe Achsen- und Drehfehler bzw. einseitige Verkürzungen zu schwerwiegenden Funktionsstörungen führen!
  - *Beachte:* Schaftfrakturen beider Unterarmknochen und Kombinationen Einzelfraktur/Luxation am anderen Knochen sind durch völlige Instabilität charakterisiert!
  - *Einteilung:*
    - Typ A (1–3): Einfache Bruchformen mit 2 Fragmenten.
    - Typ B (1–3): Keilfrakturen mit direktem Kontakt der Hauptfragmente.
    - Typ C (1–3): Komplexe Frakturen mit Zwischenfragmenten ohne Kontakt der Hauptfragmente.
    - Luxationsfrakturen: *Monteggia* = Ulnafraktur und Luxation des Radiusköpfchens; *Galeazzi* = Radiusschaftfraktur mit Luxation der distalen Ulna; *radioulnare Luxation* mit Dislokation des Karpus nach proximal.
  - *Konservative Therapie:* Nur bei unverschobener Ulnafraktur mit 4wöchiger Unterarmgips- oder -bracebehandlung indiziert.
  - *Operative Therapie:* Jede Einzel- oder Kombinationsfraktur beim Erwachsenen muß osteosynthetisch versorgt werden (Plattenosteosynthese). Bei schweren Weichteilschäden Fixateur externe.
- **Komplikationen:**
  - *Kurzfristig auftretende Komplikationen:*
    - Abrutschen der Fraktur bis ca. zum 14. posttraumatischen Tag bei konservativer Therapie (30–50%!) möglich.
    - Wundheilungsstörungen.

15.27 Unterarmschaftfrakturen, distale Radiusfraktur

- *Mittelfristig bis langfristig auftretende Komplikation:*
  - Volkmann'sche Kontraktur.
  - Brückenkallusbildung mit Einschränkung der Umwendebewegung.
  - Posttraumatische Arthrose je nach Gelenkbeteiligung.
  - Pseudarthrosenentstehung (sehr selten).
  - Karpaltunnelsyndrom.
  - Sympathische Reflexdystrophie (Morbus Sudeck, S. 338).
- **Postoperative/posttraumatische Belastbarkeit (Funktionsstabilität):** In der Regel postoperativ schmerzbedingte 2–4 tägige Ruhigstellung im geeigneten Verband notwendig. In der Regel sofortige Übungsstabilität vorhanden. Volle Funktionsstabilität bei konservativer und postoperativer Behandlung nach 3–6 Wochen; (Leistungs-)Sportfähigkeit nach 8–12 Wochen.

Physikalische Therapie

- Siehe auch allgemeine postoperative physikalische Therapie S. 342.
- **Phase 1** (1.–3. postoperativer/posttraumatischer Tag):
  - *Einüben von ATLs:* Zur Schonung der betroffenen Hand und Verhinderung des Abrutschens der Fraktur bei konservativer Therapie in den ersten 14 Tagen.
  - *Physiotherapeutische Techniken:* Aktive assistierte Bewegungen im schmerzarmen/-freien bzw. erlaubten Bewegungsumfang zur Erhaltung einer optimalen Beweglichkeit; im Gips entsprechende Behandlung der angrenzenden Gelenke sowie isometrische Anspannungsübungen der ruhiggestellten Muskeln.
- **Phase 2** (4.–28. postoperativer/posttraumatischer Tag, frühe Mobilisation unter erlaubter Bewegung und Belastung):
  - *Kräftigung der handgelenkführenden Muskulatur:* Manuelle Therapie (S. 86), PNF (S. 143), FBL (S. 123). Einleitung einer medizinischen Trainingstherapie (S. 132) unter vorsichtiger Miteinbeziehung der betroffenen Muskulatur; Berücksichtigung von Bewegungs- und Belastungseinschränkungen.
  - *Mobilisation bzw. Erhaltung der Handgelenkbeweglichkeit:* Techniken der manuellen Therapie (S. 86), z. B. (Eigen-)traktion und intermittierende (Knorpel-)Kompression (zur Knorpelernährung); PNF-Pattern über die Gegenseite und diagonal (S. 143); hubarme/-freie Mobilisation (FBL, S. 123), auch im Bewegungsbad (nach abgeschlossener Wundheilung oder mit wasserdichtem Verband, S. 107).
  - *Ultraschall* (S. 68): Behandlung bzw. Verhinderung von Sehnenverklebungen.
- **Phase 3** (ab ca. 5. postoperativer/posttraumatischer Woche, späte Mobilisationsphase mit freigegebener Bewegung und Belastung):
  - Forcierung des Kraftaufbaus und der aktiven und passiven Beweglichkeit der betroffenen und angrenzenden Gelenke.
  - Intensivierung der medizinischen Trainingstherapie der betroffenen Gelenke.
  - Bei muskulär nicht kompensierbarer Instabilität des Handgelenkes Rezeptur einer geeigneten Orthese (S. 421) nach Austestung oder Taping.

15.28 Handverletzungen

Grundlagen

- **Skaphoidfraktur:**
  - *Konservative Therapie:* Stabile Frakturen werden für 8–12 Wochen im Unterarm-Daumengips ruhiggestellt.
  - *Operative Therapie:* Bei instabilen Frakturen oder dringendem Wunsch des Patienten nach sofortiger Beweglichkeit erfolgt die operative Stabilisierung mit Herbertschraube; bei schmerzhaften Pseudarthrosen Operation nach Matti-Rousse mit Einlage eines kortikospongiösen Spans, anschließend für 12(–16) Wochen Unterarm-Daumengips.
  - *Belastbarkeit:* Osteosynthesen sind sofort übungsstabil; Belastungsstabilität ist bei allen Behandlungsformen frühestens nach 12 Wochen gegeben.
- **Lunatumluxation und perilunäre Luxationsfraktur:**
  - *Konservative Therapie:* Unblutige Reposition, Gips für 4 Wochen (8–12 Wochen bei Luxationsfraktur), dann übungsstabil.
  - *Operative Therapie:* Bei irreponiblen Luxationen, transnavikulären Luxationsfrakturen, Rezidivluxationen und Irritationen des N. medianus erfolgt die offene Reposition und Osteosynthese, bei Rezidivluxation temporäre Spickdrahtung für 6 Wochen.
  - *Belastbarkeit:* Nach Operation 6 Wochen Ruhigstellung, für weitere 6 Wochen Übungsstabilität, dann volle Funktionsstabilität gegeben.
- **Metakarpalfraktur:**
  - *Konservative Therapie:* Redressierende palmare Gipsschiene unter Mitfixierung eines Nachbarfingers in „Intrinsic-Plus"-Stellung (MP-Flexion 70–80°, PIP-DIP-Flexion ca 10°) für 4–6 Wochen. Alternativ Appareil standard nach Iselin.
  - *Operative Therapie:* Nicht reponierbare Frakturen, Gelenkfrakturen, Serienfrakturen und Frakturen der Randstrahlen erfordern eine offene Reposition und Osteosynthese.
  - *Belastbarkeit:* Übungsstabilität bei stabiler Osteosynthese sofort, Belastungsstabilität nach ca. 6 Wochen gegeben.
- **Basisfraktur Metakarpale I:**
  - *Einteilung:*
    - Extraartikuläre Basisfraktur.
    - Bennett-Fraktur: Luxationsfraktur mit artikulärer Stufe.
    - Rolando-Fraktur: Intraartikuläre Y- oder Trümmerfraktur.
  - *Konservative Therapie:* Stabile Frakturen werden reponiert und für 6–8 Wochen im Unterarm-Daumengips in Abduktion und Opposition des Daumens ruhiggestellt.
  - *Operative Therapie:* Bei Varusfehlstellung, artikulärer Stufe und Subluxation sowie sekundärer Dislokation offene Reposition und Osteosynthese.
  - *Belastbarkeit:* Nach Osteosynthese mit Kirschnerdraht für (4–)6 Wochen sofortige Übungsstabilität vorhanden, anschließend volle Funktionsstabilität.
- **Fingerfrakturen:**
  - *Konservative Therapie:* Stabile Frakturen werden für 2–3 Wochen im Iselin-Gips oder in einer Fingerschiene ruhiggestellt.
  - *Operative Therapie:* Bei Dislokation oder Rotationsfehlern offene Reposition und Osteosynthese (Spickdrähte oder Plattenosteosynthese).
  - *Belastbarkeit:* Übungsstabil nach 3–4 Wochen, belastungsstabil nach 6 Wochen.

15.28 Handverletzungen

- **Beugesehnenverletzungen:** Primäre Naht, Ruhigstellung mittels KleinertSchiene für 3 Wochen, dann Entfernung der Schiene, jedoch Verbleib der Zügel, aktives Training ohne Widerstand. Nach 6 Wochen Entfernung der Zügel; jetzt ist volles Beüben möglich.
- **Strecksehnenverletzungen:** Primäre Naht, Ruhigstellung mittels KleinertSchiene für 5 Wochen, übungsstabil, wenn die Schwellung abgeklungen ist, volle Belastbarkeit erst nach 8–10 Wochen. Die häufigen gedeckten Strecksehnenrupturen am Endgelenk werden 6 Wochen konservativ mit Stackscher Schiene behandelt.
- **Dupuytrensche Kontraktur:** Totale Entfernung der Palmaraponeurose, manchmal Z-Plastik oder Hauttransplantation notwendig. Übungsstabil nach Entfernung der Redondrainagen, abhängig vom Spannungszustand des Hautverschlusses. In der Regel kann zwischen dem 2.–8. Tag mit der Übungsbehandlung begonnen werden.
- **Isolierte Bandrupturen der Fingergelenke:** In der Regel konservative Behandlung mittels Tape oder Kunststoffschiene für 4(–6) Wochen. Sonderform: Beim „Skidaumen" mit schalenförmigem Abriß oder Ruptur des ulnaren Seitenbandes im MCP I-Gelenk operativer Eingriff (Reinsertion und Sicherung mit Langemann[-Draht]-Naht für 6 Wochen) indiziert.

Physikalische Therapie

- Siehe auch allgemeine postoperative physikalische Therapie S. 342.
- **Verbesserung der Durchblutung:**
  - Kryotherapie: Je nach Wundsituation Eiskompressen, Eistauchbad, Abtupfen mit Eiswürfeln. Vor jeder Eisanwendung muß die Haut gut warm sein, andernfalls vorher aktiv üben.
- **Entspannung der Handmuskulatur:**
  - Lagerung in schmerzfreier Stellung, Hand erhöhen (Schaumstoffkeil).
  - Entspannung durch progressive Relaxation (S. 164), Atem- oder Lösungstherapie nach Schaarschuch (S. 166) oder mit PNF-Techniken (S. 143). Prinzip aller Techniken ist das bewußte Anspannen der Muskulatur, Entspannen und bewußte Nachempfinden. Unterstützend Eiswasserumschläge.
- **Muskelkräftigung, Funktionsschulung:**
  - Beüben der inaktiven Muskulatur zur Vermeidung von Atrophien der Unterarm- und Handmuskulatur. Bei bereits bestehenden Atrophien konzentrische und exzentrische dynamische Übungen, gegen Widerstand.
  - Wiederholtes Üben innerhalb der Muskelkette nutzt die „Overflow-Reaktion" nach der PNF-Technik aus: Synergie der Mm. deltoideus, biceps, supinator, extensor carpi radialis und ulnaris. Einbeziehung paretischer Muskulatur in die Komplexbewegungen.
  - Stimulation der Fingerflexoren oder Extensoren durch Vordehnen der Nachbarfinger in die gewünschte Richtung.
  - Statische Kontraktion des M. opponens oder M. flexor pollicis longus erleichtert die Kontraktionsfähigkeit der Langfingerbeuger, Spannung des M. abductor pollicis die Kontraktionsfähigkeit der Langfingerstrecker.
  - Elektrotherapie (S. 60): Schwellstrom, Mittelfrequenzstrom.
  - Bei Sehnen- oder Nervenverletzungen Schulung der betroffenen Muskulatur; Einsatz taktiler Reize wie Tapping über der Muskulatur, Streichungen, Bürstungen.

15.28 Handverletzungen

- *Ergotherapie*: Versorgung mit dynamischen Schienen, je nach Art der Läsion Beuge-, Streckquengel oder Kleinertschiene.

▶ **Mobilisation der Gelenke:**
- Nach Spannungsabbau der Muskulatur wird aktiv oder aktiv-passiv die Beweglichkeit der Gelenke erweitert und verbessert. In der Frühphase nach dem Eingriff keine passive Mobilisation.
- Gezielte Mobilisation der betroffenen Gelenke unter Anwendung eines leichten Längszuges. Vor der Mobilisation Eisanwendung; falls Eis nicht vertragen wird, lauwarmes Handbad (keine Wärme unmittelbar postoperativ!).
- *Manuelle Lymphdrainage* (S. 74): Bei starker Schwellung mit Bandagierung (nach der aktiven Behandlung).
- *Manuelle Therapie* (S. 86): In der Spätphase.
- Im Anschluß an die Mobilisation Verbesserung der Kraft, Ausdauer und Schnelligkeit der Muskulatur. Erstellung eines Eigenübungsprogrammes.

▶ **Funktionstraining:**
- Schulung der Finger- und Handfunktionen als komplexe, weitergeleitete Bewegungen aller Gelenke der oberen Extremität. Aufbau der Spannung von der Schultermuskulatur, Ober- und Unterarmmuskulatur; das Schlüsselgelenk ist das proximale Handgelenk (Stabilisation in leichter Dorsalextension). Optische Kontrolle aller Bewegungen. Mentales Training: bei allen Bewegungen intensiv „mitdenken", Einsatz aller Übungen auch an der gesunden Hand („konsensuelle" Reaktionen!). Beüben der einzelnen Griffe: Grobgriff, Tragegriff, Schlüsselgriff, Spitzgriff, anfangs gegen Widerstand.
- *Ergotherapie* (S. 155): Training der Gelenkfunktionen und Kräftigung der Muskulatur:
  - Funktionelle Therapie, z. B. Steck- und Schiebespiele, größenvariable Bälle und Rollen, Arbeiten mit Therapiekitt, Plastilin.
  - Handwerkliche Tätigkeiten, z. B. Flechten, Holzarbeiten, Ton kneten u. ä.
  - Alltagspraktische Tätigkeiten, z. B. Kochen, Waschen, Bügeln, Einkaufen.

▶ **Förderung der Sensomotorik:** Wichtig bei sensiblen Störungen der Hand:
- In der Ergotherapie Förderung und Anregung der Oberflächensensibilität durch vielfältige Materialien unterschiedlicher Qualität, z. B. Linsenbad, adaptierte Steckspiele.
- Narbenbehandlung, z. B. durch Massage, Streichung, Eincremen. Gegebenenfalls Abhärtung, z. B. durch Beklopfen, Streichung, Linsenbad.

15.29 Orthesen

Grundlagen

- **Definition:** Hilfs- und Heilmittel zum Ersatz von verlorengegangenen Funktionen bzw. zur Unterstützung von geschwächten Funktionen des Bewegungsapparates.
- **Funktionen und Formen:** Je nach funktionsgestörtem Körperteil dienen Orthesen als äußere Kraftträger zur:
  - Stützung (z. B. Längsgewölbeabstützung beim Senkfuß).
  - Fixation (z. B. Korsett nach Wirbelsäulen-Operation).
  - Stabilisierung (z. B. reziproker Gehapparat bei Spina bifida).
  - Immobilisation (z. B. Mecron-Schiene im Sinne eines Tutors am Knie).
  - Redression (z. B. Korsett bei Skoliosen).
  - Entlastung (z. B. Thomassplint oder Allgöwer-Apparat).
  - Mobilisierung (z. B. Peronäusfeder).
  - Längenausgleich (z. B. Innenschuh).
- **Materialien:** Auswahl nach funktionellen Gesichtspunkten und Hautverträglichkeit: Holz, Leder, Kork, (thermoplastisch) formbare Kunststoffe, (glasfaserverstärkte) Kunstharzlaminate, formbare Metalle. Orthesen sind als Fertigprodukt erhältlich oder werden individuell nach Maß angepaßt.
- **Einweisung des Patienten:** Grundsätzlich müssen die Patienten ausführlich über Form, Wirkungsweise, Tragedauer, Komfort und Pflege der Orthese informiert werden (Abbildungen, Vorzeigen) und die Orthese auch akzeptieren. Entsprechend gründlich müssen sie auch in ihren Gebrauch eingewiesen werden.
- *Beachte:* Wirksame Orthesen sind unbequem und bequeme Orthesen sind unwirksam. Es gilt der *Grundsatz:* So wenig wie möglich, so viel wie gerade nötig.

Hüftgelenkorthesen

- Orthesen zur Entlastung des Hüftgelenkes, bei Kindern mit Morbus Perthes (z. B. Thomas-Splint).
- Orthesen zur Entlastung des Hüftgelenkes nach TEP-Entfernung (Girdlestone-Situation) oder zur Luxationsverhinderung nach TEP-Luxation (z. B. Erlanger Orthese nach Hohmann).
- Orthesen zur Behandlung einer Pfannendysplasie in den ersten Lebensmonaten: Spreizhosen (z. B. Ideal-Spreizhose) und -schienen (z. B. Camp-Schiene).
- Orthesen zur Reposition einer (Sub-)Luxation in den ersten Lebensmonaten (z. B. Pavlik-Bandage oder Tübinger Spreizschiene).

Oberschenkel- bzw. Beinorthesen

- Komplette Beinorthesen unter Einschluß der Knie- und Sprunggelenke sind sehr selten; heute werden Kunststoffe bzw. glasfaserlaminierte Kunststoffapparate mit Gelenksperrmöglichkeiten verwendet. Eine Sonderform ist der reziproke Gehapparat (LSU) für Paraplegiker, z. B. infolge Spina bifida.
- **Sarmiento-Brace:** Entlastende Orthese aus thermoplastischem Kunststoff zur Stabilisierung und Erhöhung der Belastbarkeit nach Frakturen; vorgefertigt oder (bei distalen Unterschenkelfrakturen) nach Gipsabdruck, sobald die Schwellung zurückgegangen ist.

15.29 Orthesen

Kniegelenkorthesen

- **Kniekappen mit seitlicher Verstärkung:** Indiziert bei einfacher Arthrose.
- **Patellabandagen:** Indiziert bei Kniescheibenproblemen (z. B. Genu train P3).
- **Entlastungs- bzw. Achskorrekturorthesen:** Indiziert bei Seitenbandinstabilitäten bzw. einseitiger Gonarthrose (z. B. Donjoy Monarch).
- **Sport-Orthesen:** Indiziert bei komplexer Instabilität, z. B. postoperativ (z. B. Donjoy Goldpoint).
- **Ruhigstellungsschienen:** Indiziert bei kurzzeitiger Ruhigstellung (z. B. Mecron).

Unterschenkel- und Fußorthesen

- **Peronäusorthesen:**
  - *Heidelberger Winkel:* Einfache Kunststoffschiene, indiziert bei vorübergehenden Paresen.
  - *Valenser Schiene:* Schiene aus robustem Material mit Dorsalextensionsfeder bei dauerhafter Läsion, z. B. Hemiplegie; Sondermodell: Bally-Valens-Schuh.
- **Sprunggelenkorthesen:** Verhinderung bestimmter Bewegungen im Sprunggelenk, in der Regel Supination, nach Außenbandruptur (z. B. Caligamed-Schiene).
- **Fußorthesen:**
  - *Sichelfußorthese:* Korrektur einer Vorfußadduktionsstellung und Valgusfehlstellung der Ferse.
  - *Klumpfußorthese:* Korrektur einer Supinations- und Adduktionsfehlstellung des Vorfußes, einer Varusfehlstellung des Rückfußes und einer (immer operationsbedürftigen) Spitzfußstellung.
- **Einlagen:**
  - *Ziele der Einlagenversorgung:*
    - Korrektur durch isolierten Druck (z. B. Klumpfuß).
    - Stützung bei Haltungs- oder Stellungsfehlern (z. B. Senk-/Spreizfuß) und schmerzhafter statischer oder dynamischer Überlastung.
    - Bettung bzw. Entlastung bei umschriebenem Druckschmerz (z. B. Fersensporn bzw. diabetischer Fuß).
  - *Materialien:*
    - Selbsttragende Materialien: Metalle (z. B. Duraluminium (korrosionsanfällig, leichte Bearbeitung) oder Bronzebleche (korrosionsbeständig, schwer), geschichtete Kunststoffe (stabil, korrosionsbeständig, aber dick und schwer bearbeitbar), thermoplastische Stoffe (z. B. Plexidur, leicht, schlechter Wärmeleiter, dick, für Patienten über 60 kg KG zu weich).
    - Nichttragende Materialien: Leder, Kork (nur bei geringen Deformitäten), Weichschäume (gute Druckverteilung), spezielle Kunststoffe (weich, fehlende stützende und korrigierende Funktion). Kurze Haltbarkeit (maximal ein Jahr), wenig belastbaren Füßen (Diabetiker) vorbehalten.
  - *Modell- und Maßverfahren:*
    - Trittspur- bzw. Blaudruckverfahren: Zweidimensionaler Belastungsabdruck.
    - Gipsmodell: Dreidimensionaler Abdruck von Formveränderungen mit direkter Korrekturmöglichkeit.
    - Weichschaumabdruck: Dreidimensionaler Abdruck von Formveränderung ohne direkte Korrekturmöglichkeit; inzwischen am häufigsten angewendetes Verfahren, sehr einfacher praktischer Umgang.

15.29 Orthesen

- *Häufige Einlagenverordnungen/Indikationen* (auch in Kombination):
  - Spreizfuß: Quergewölbeaufrichtung durch retrokapitale Pelotte, die unmittelbar unter dem betroffenen Metatarsalköpfchen abstützt. Die Pelotte muß nach distal steil abfallen, nach proximal flach auslaufen. Alternativ: Einkleben einer Pelotte in den Schuh.
  - Senkfuß: Längsgewölbeabstützung unter dem Sustentaculum tali. Alternativ: Einarbeitung einer Abstützung in den Konfektionsschuh.
  - Knickfuß: Fersenumfassende Einlage mit medialer Abstützung; bei Vorschulkindern bei über 20°, bei Erwachsenen bei über 10° Fersenvalgus nach frustranem Muskelkräftigungsversuch („häufiges Zehenspitzenlaufen").
  - Hohlfuß: Vor Wachstumsabschluß des Hohlfußes „aufbrechende" (korrigierende) Trapez- bzw. Stufeneinlage, danach nur Längsgewölbe stützende bzw. bettende Einlage.
  - Fersensporn: Einlagen mit weicher Fersenpolsterung nach krankengymnastischer Dehnung der verkürzten Wadenmuskulatur über mindestens 4 Wochen.

▶ **Schuhzurichtungen:** Modifikationen an Absatz, Lauf-, Brandsohle, Vorder-, Hinterkappe und Schaft. Ziel ist eine Anpassung des Schuhes an den Fuß, eine Veränderung der Stellung des Fußes im Schuh und eine Verbesserung des Bewegungsablaufes.
  - *Pufferabsätze:* Indiziert zur Schrittdämpfung bei Arthrosen der unteren Extremitäten und der Wirbelsäule.
  - *Ballenrolle:* Indiziert zur Verbesserung der Abrollfähigkeit bei Hallux rigidus.
  - *Mittelfußrolle:* Indiziert bei Arthrosen im Mittel- und Rückfuß, zusätzlich Dorsalextensionseinschränkung im oberen Sprunggelenk als Abrollhilfe.
  - *Zehenrolle:* Indiziert bei Quadrizepsschwäche oder Kniebandläsion zur Rückhebelung auf das Kniegelenk,
  - *Negativabsatz:* Indiziert zur Entlastung des Retropatellargelenkes bei Arthrose.
  - *Tintenlöschersohle:* Indiziert beim rheumatischen Fuß bzw. Fußwurzelarthrose.
  - *Laterale/mediale Schuhranderhöhung:* Indiziert zur Entlastung des medialen/lateralen Gelenkspaltes bei Varus-/Valgusgonarthrose (mindestens 3 mm, maximal 8 mm).
  - Schmetterlingsrolle: Indiziert zur Entlastung der Metatarsalia II–IV bei schmerzhaftem Spreizfuß, Morton-Neuralgie, Warzen.

▶ **Orthopädische Schuhe (bzw. Innenschuhe):** Eine Versorgung ist erst dann sinnvoll, wenn mit allen anderen Verfahren (Einlagen, Schuhzurichtungen) keine ausreichende Versorgung möglich ist.
  - *Verordnung:* Orthopädische Schuhe sind rezeptfähig als Halbschuhe, Stiefel, Schaftstiefel, Haus-, Bade- und Sportschuhe nach Kostenvoranschlag.
  - *Indikationen:*
    - Schwere Mittelfuß- und Sprunggelenkarthrosen.
    - Lähmungen.
    - Fußdeformitäten (z. B. bei chronischer Polyarthritis).
    - Diabetischer Fuß.
    - Irreversible Schwellungszustände (Elephantiasis).

15.29 Orthesen

➤ **Ausgleich von echten Beinlängendifferenzen:**
- *$1/2 - 1$ cm:* Einlage im Schuh auf der kürzeren Seite, Absatzverringerung bzw. -erhöhung, evtl. in Kombination.
- *$1-2$ cm:* Alleinige Absatzerhöhung oder kombiniert mit Einlage.
- *$2-3$ cm:* Zusätzliche Ballenrolle.
- *$3-7$ cm:* Zusätzliche Benutzung eines geeigneten Konfektionsstiefels.
- *$7-12$ cm:* Orthopädischer Schuh mit eingearbeitetem Beinlängenausgleich.
- *>12 cm:* Unterschenkelprothese mit unterbautem Kunstfuß für Konfektionsschuh.

Rumpforthesen

➤ **Leibbinden:** Verordnungsfähig nach Abdominal-Operationen, Rectusdiastase (nicht bei Wirbelsäulenproblematik!).
➤ **Stützmieder:** 2 Typen:
- *Halbelastisches Stützmieder (nach Lindemann):* Mit Verstärkung in Form von vertikal eingearbeiteten Federstäben im dorsalen Bereich und Klettverschluß (z. B. Dynacross). Indikation: Aufrichtung der LWS bei Entlordosierung, Teilfixierung bei Instabilität, Unterstützung der Bauchpresse bei insuffizienter Bauchmuskulatur, bei Lumbago, Osteoporose, nach Bandscheibenoperationen. In der Regel ist keine Muskelatrophie zu befürchten.
- *Überbrückungsmieder (nach Hohmann):* Wie oben, nur mit Becken und Rumpf umfassenden Spangen und vertikalen Verbindungsstäben paravertebral nach Maß. Im Vergleich zu den halbelastischen Miedern deutlich bessere Ruhigstellung der LWS möglich. Nachteilig ist eine Muskelatrophie bei nicht täglich durchgeführter Wirbelsäulengymnastik.
➤ **Korsette:** Den Rumpf umfassende, starre Orthesen (Derotationsorthesen) mit Korrektursystemen.
- *Indikationen:* Thorakale (bis $45-50°$ nach Cobb), lumbale (bis $40°$ nach Cobb) und thorakolumbale ($20-50°$ nach Cobb) Skoliosen, fortgeschrittener M. Scheuermann (Kyphosewinkel über $60°$ nach Cobb).
- *Formen:*
  - Korsette mit distrahierender axialer Krafteinleitung z. B. Milwaukee-Korsett (Beckenkorb mit längenverstellbaren Verbindungsträgern zu einem Kopfring mit Hinterkopf- und Kehlkopfpelotte).
  - Korsette mit querer, transversaler Krafteinwirkung (Derotationsorthese), z. B. Chenau-Korsett (Kunststoffkorsett mit eingebauten Korrekturpelotten) oder Boston-Korsett (Kunststoffkorsett in Modulbauweise mit eingebauten Korrekturpelotten).
  - Reklinations-Korsett nach Gschwend (Hyperextensionsorthese, Kunststoffkorsett mit sternaler Korrekturpelotte) bei fortgeschrittenem Morbus Scheuermann (Kyphosewinkel $>60°$ nach Cobb).
  - Rahmenstützkorsette in unterschiedlicher Aufbauweise bei Osteoporose und Spondylitiden.
➤ **Zervikalstützen:**
- *Schanzscher Kragen:* Watteverband mit Wärmeeffekt, keine Stützung.
- *Anatomische Zervikalstütze* (z. B. nach Henßgen): Fester Schaumstoffkragen mit Trikotüberzug für kurzfristige Immobilisation (und Wärmeeffekt) bei akuten Zervikalsyndromen und nach HWS-Distorsion.

15.29 Orthesen

- *Halbschalenstütze:* Wie oben, jedoch bessere Abstützung an Schulter und Kopf, dadurch deutliche Entlastung der HWS. Indiziert nach zervikaler Spondylodese.
- *Halo-Body-Jacket:* Kunststoffjacke, an der über höhenverstellbare Extensionsstangen und in der Schädelkalotte fixierten Halo(-Kopf-)Ring die HWS extendiert und fixiert wird. Indiziert nach Aufrichtungsoperationen, z. B. bei M. Bechterew, instabile HWS-Frakturen.

Schulter- und Oberarm-Orthesen

- **Schulterabduktionsorthesen (-schienen):**
  - *Briefträgerkissen:* Keilförmiges, unter der Achsel getragenes, gurtgehaltenes und -geführtes Schaumstoffkissen. Indikation: Ruhigstellung in relativer Funktionsstellung nach Operationen und Narkosemobilisation, frozen shoulder.
  - *Thoraxabduktionsschiene:* Vorgefertigte Orthese mit Thoraxschale und Beckenabstützung sowie gelenkiger Armschale und Gurtführung/-befestigung über gegenseitige Schulter und Thorax. Indikation: Zur Ruhigstellung nach Operationen an der Rotatorenmanschette (präoperative Anpassung) bzw. nach Luxationen.
- **Oberarmbraces (nach Sarmiento):** Zur funktionellen Nachbehandlung nach Oberarmschaftfrakturen.
- **Epicondylitisbandagen/-spangen:** Zur funktionellen Behandlung von „Tennis-" bzw. „Golfer-Ellenbogen".

Unterarm- und Handorthesen

- **Unterarmbraces:** Zur funktionellen Nachbehandlung von Unterarmfrakturen.
- **DAHO-Handorthesensystem:** (DAHO: Deutscher Arbeitskreis für Handorthesen): Modularsystem für die Behandlung der Langfinger und des Handgelenkes mit dynamischer Wirkung.
- **Handgelenks-, Fingerlagerungsschienen:** Postoperativ zur Korrektur von Fehlstellungen Anfertigung in Korrekturstellung; nach Apoplex oder zur Fixation arthrotischer Gelenke (z. B. Rhizarthrose) Anfertigung in Funktionsstellung. Starre, halbstarre oder elastische Orthesen möglich.
- **Dynamische (Handgelenk-) Fingergelenkorthesen:** Speziell angefertigte (z. B. durch Ergotherapeuten) dynamische Gummizug-/Federorthesen zur Mobilisation von Kontrakturen bzw. Deformitäten, z. B. bei rheumatischer Schwanenhalsdeformität (PIP-Flexionsorthese) oder Knopflochdeformität (PIP-Extensionsorthese).

15.30 Prothesen

Grundlagen

- **Definition:** Hilfsmittel zum Ersatz amputierter Körperteile (Amputationen S. 429).
- *Beachte:* Grundsätzlich erhöht sich die Komplexität der prothetischen Versorgung mit der Amputationshöhe.

Prothetische Versorgung der unteren Extremität

- **Vorgehen:** 2 Möglichkeiten bei der Prothesenversorgung:
  - *Sofortversorgung:* Eine prothetische Versorgung noch auf dem Operationstisch wird kaum noch praktiziert.
  - *Frühversorgung:* Prothetische Versorgung nach Abschluß der Wundheilung ca. 2–4 Wochen postoperativ mit einer Interims- oder provisorischen Prothese (Modularprothese mit Rohrskelett und austauschbaren Paßteilen). Vorteile:
    - Frühzeitige Mobilisierung (Gehen wird nicht „verlernt").
    - Verbesserung von Kreislauf und Stoffwechsel (Diabetes mellitus).
    - Beschleunigte Ödemausschwemmung mit Reduktion des Stumpfvolumens; Vorbereitung des Stumpfes auf die spätere Belastung.
    - Änderung der Statik sind durch unterschiedliche Einstellungen der Gelenkpaßteile und mittels eines Imbusschlüssels jederzeit möglich. Problemloser Austausch der Gelenkpaßteile.
    - Problemloser Wechsel eines dem veränderten Stumpfvolumen neu angepaßten Schaftes.
- **Prothesentypen:**
  - *Schalenbauweise* (ältere Prothesenbauart): Schale oder Wandung ist gleichzeitig tragendes und formgebendes Element.
  - *Rohrskelettbauweise:* Tragende Leichtmetallrohre mit auswechselbaren Knie- und Fußpaßteilen mit kosmetischer Schaumstoffummantelung.
- **Allgemeiner Prothesenaufbau (heutiger Standard):**
  - *Schaft:* Stumpfbettung in Haftschäfte mit Vollkontakt (s. u.) aus unterschiedlichen Materialien, z. B. Kunststoffschäfte aus Polyacryl, Polyethylen, Kohlefaser, Gießharz, glasfaserlaminierten Kunstharzen, Kevlar oder Holz (Pappel, Abachi, Balsa). Haftschaft-Prinzip: Durch ein Ventilloch am Schaftende werden die Weichteile des Stumpfes bis zum Vollkontakt mittels eines Trikotschlauches eingezogen und das Ventilloch am Schaftende mit einem Gummiventil verschlossen. Ideal ist ein muskelaktiver Oberschenkelstumpf, der sich aktiv im Schaft verklemmt bzw. bei Vollbelastung und maximal möglicher Endbelastung mit leichtem Unterdruck zwischen Stumpfhaut und Schaftwand durch Adhäsivkräfte hält (glatte Innenschicht, flexibler Kunststoffschaft).
  - *Kniepaßteile:* Bestehend aus Titan, Stahl, Karbon. Formen:
    - Einachsige Kniegelenke (Scharniergelenk in der Sagittalebene.
    - Polyzentrische, d. h. mehrachsige Kniegelenke.
    - Sperrbare Kniegelenke mit funktionellem Stelzbein, zum Sitzen Entriegelung des Kniegelenkes.
    - Bremskniegelenke, die bei axialem Druck sperren.
    - Pneumatisch oder hydraulisch gesteuerte Kniegelenke. Elektronisch gesteuerte Hydraulikkniegelenke.
  - *Fußpaßteile:* Formen:
    - Gelenkfüße, meist einachsig, Dorsalextension/Plantarflexion möglich.

15.30 Prothesen

- Gelenklose Füße mit unterschiedlich elastischen Puffersystemen, z. B. SACH-Fuß (solid ancle cushioned heel), d. h. starres Sprunggelenk, gepolsterte Ferse, flexibler Vorfuß (veraltet).
- Füße mit Karbonfederspange: Kombination aus mechanischem Gelenk, elastischem Kunststoffpuffer und/oder Fersenspangen. Hohe elastische Rückstellkraft. Pronation, Supination und Rotation möglich; können auch äußerlich kosmetisch gestaltet werden.

▶ **Unterschenkelprothesen:**
  – Langprothese mit Kunststoff- oder Lederhülse und seitlichen Gelenkschienen (Scharniergelenk). Stumpfbettung mittels Schäften aus Gießharz, Polyethylen oder Kohlefaser, ggf. zusätzlich federnder Innentrichter. Relativ guter Halt durch Fixation am Oberschenkel; evtl. Erweiterung der Oberschenkelhülse durch einen Tubersitz zur sicheren Stumpfentlastung.
  – *Kurzprothese ohne Oberhülse:* Vollkontaktschaft aus Gießharz oder Kohlefaser mit Weichwand-Innentrichter aus Polyethylen, Fixation durch knieüberschreitende Kondylenklammer, die in Spangenform die Prothese in der Schwungphase am Knie fixiert. Modular- oder Schalenbauweise, Gewicht 800–1000 g. Formen:
    - KBM-Prothese (Kondylenbettung Münster).
    - PTS-Prothese (Prothèse tibialis supracondylienne).
    - PTB-Prothese (Patella tendon bearing).
  – *Kurzprothese mit dem Prinzip des Silikonhaftschaftsystems:* Weiche, aufrollbare Silikonstrümpfe, ca. 1–2 mm dick, die am Strumpfende polsterartig verdickt und mit einem Rastermetallzapfen versehen sind. Der Silikonstrumpf wird über den Stumpf gerollt und haftet auf der Haut. Dann wird der Stumpf nach zusätzlichem Überziehen eines Wollstrumpfes in den (Gießharz-)Hartschaft eingeführt und der Metallrasterzapfen am Boden des Hartschaftes in ein dort befindliches Rasterschloß eingeführt und fixiert. Entriegelung des Rasterschlosses per Knopfdruck außen am Schaft; ermöglicht absolut festen Halt der Prothese am Stumpf.

▶ **Knie-Exartikulationsprothese:** Einbettung des Stumpfes in Vollkontakt ohne Abstützung am Tuber ischiadicum mit voller Stumpfendbelastung. Einstieg in den Schaft wie in einen Reitstiefel. Bestandteile:
  – Oberschenkelgießharzschaft mit gesondertem Weichwandinnentrichter aus geschäumtem Material mit Längsschlitzung zum Einstieg des meist birnenförmigen Stumpfes.
  – Spezial-Knieexartikulationsgelenk.
  – Unterschenkelrohrskelett mit Fußpaßteil.

▶ **Oberschenkel-Prothese:**
  – *Aufbau:* Je älter der Patient, desto statischer, je jünger, desto dynamischer der Prothesenaufbau. Heute Modularbauweise: Variabilität vom reinen Stelzenbein über einachsige oder mehrachsige Kniebremsgelenke bis hin zum hydraulisch, pneumatisch oder elektronisch gesteuerten Kniegelenk.
  – *Schaftformen:* Ziel ist die völlige Einbettung der Weichteile in den Prothesenschaft (Vollkontakt, s. o.):
    - Quadrilaterale Schaftform nach Radcliffe: Rechteckige Form mit schmalerem Teil medial und breiter Tuberbank zur Abstützung des Tuber ischiadicum. Problematik: Keine anatomische Einbettung, Schaftquerschnitt proximal kleiner als distal, oft fehlender Endkontakt mit der Folge eines verbleibenden Hohlraums mit Vakuumeffekt und einer chronischen Abflußstauung an der Stumpfspitze.

15.30 Prothesen

- Querovaler Schaft nach Botta: Querovale Form, medial schmaler als lateral, versehen mit einer schmalen Tuberbank zur Abstützung des Tuber ischiadicum, Schaftquerschnitt proximal immer größer als distal. Vollkontakt mit maximal möglicher Endbelastung.
- Längsovaler, tuberumgreifender Schaft, sogenannter CAT-CAM-Schaft (contoured adducted trochanteric-controlled alignement method): Keine Abstützung des Tuber ischiadicums. Längsovale Stumpfbettung entspricht weitgehend dem anatomischen Querschnitt eines Oberschenkels; der Drehpunkt des Prothesenbeines befindet sich im Vergleich zu dem querovalen und quadrilateralen Schaft nahezu physiologisch in Höhe des Hüftgelenkes. Bei längsovaler Stumpfbettung ist absoluter Vollkontakt erforderlich. Die Lastaufnahme erfolgt über die gesamte Stumpffläche.

▶ **Hüft-Exartikulationsprothesen:** Bei der Hüftexartikulation fehlt ein beweglicher Stumpf, es liegt ein voll belastbares Stumpfende vor. Zur Rotationsstabilität ist immer ein *hüftübergreifender Beckenkorb* erforderlich: Das Becken der amputierten Seite wird in diesen Beckenkorb gebettet, wobei zur Fixation die Beckenseite der verbliebenen Beinseite als Gegenhalt verwendet wird. Darunter wird das Kunstbein so aufgebaut, daß die mechanische Hüftgelenkachse deutlich vor die mechanische Kniegelenkachse gelegt wird, so daß beim Gehen der Patient mit dem Prothesenbein nicht einknickt. Beim Sitzen bringt er sein mechanisches Kniegelenk in Beugung und sein Oberkörpergewicht nach hinten, um das mechanische Hüftgelenk ebenfalls zu beugen.

Prothetische Versorgung der oberen Extremität

▶ **Kosmetische Prothesen (Schmuckarm, Schmuckhand):** Der menschlichen Hand nachgebildete Prothese mit geringem Gewicht, jedoch ohne Funktion.
▶ **Passive Greifarme:** Stabile Prothesen mit Handgelenkanschluß und aufschraubbaren Ersatzstücken (Haken, Haltern, Klauen, Griffe). Stabile Kraftübertragung.
▶ **Aktive Greifarme:** Greifmechanismen der Prothesenhand werden indirekt durch körpereigene Bewegungen (z.B. der Schulter) ausgelöst, z.B. für Unterarmstümpfe. Alternativ Auslösung von Greifmechanismen über direkte muskuläre Kraftübertragung nach operativ plastischer Herstellung eines sogenannten Sauerbruch-Kanals am M. bizeps brachii.
▶ **Fremdkraft-Prothesen** (myoelektrische oder pneumatische Prothesen): Myoelektrische Steuerung der Prothesen durch elektrische Potentiale der verbliebenen Muskulatur. Diese mehrfunktionalen Prothesen können nur nach einem aufwendigen und schwierigen Lernprozeß unter Blickkontrolle gesteuert werden. Eingeschränkter Tragekomfort durch hohes Prothesengewicht.

◉ *Beachte:*
- Bei beidseitiger Handamputation oder einseitig verbliebenem Unterarm operative Umwandlung des Vorderarmstumpfes in eine Kruckenberg-Greifzange als Alternative zur Prothese sinnvoll.
- Grundsätzlich muß die verlorengegangene Körpersymmetrie berücksichtigt werden und eine entsprechende haltungskorrigierende Schulung erfolgen (Rückenschule, S. 147).

15.31 Amputationen der unteren Extremität

Grundlagen

- Die Amputation einer Gliedmaße ist der Beginn, nicht das Ende einer rehabilitativen Behandlung!
- Das Ergebnis ist unter anderem abhängig von der Amputationshöhe: Je distaler die Amputation, d. h. je länger der Hebelarm, desto besser die spätere Kontrolle über die Prothese und desto geringer der Energieaufwand für den Prothesengang.
- Weitere Einflußfaktoren sind Alter, Allgemeinzustand, Körpergewicht, Begleiterkrankungen und psychosoziales Umfeld des Patienten.
- **Indikationen, Häufigkeiten:**
  - 80–90% aller Amputationen erfolgen wegen peripherer AVK (S. 200).
  - 5–10% aller Amputationen erfolgen wegen Trauma.
  - 5–10% wegen Tumoren, Infektionen, angeborenen Fehlbildungen u. a.

Klinische Bedeutung der Amputationshöhen

- **Zehenamputation:**
  - Der Verlust einer oder mehrerer Zehen ist funktionell nicht von Bedeutung, allenfalls besteht die Gefahr der Fehlstellung verbliebener Zehen.
  - *Prothetische Versorgung* (S. 426): Kosmetisch bzw. Platzhalterfunktion.
- **Großzehenamputation:**
  - *Funktionseinschränkung:* Verminderung der Abstoßfähigkeit beim Abrollvorgang.
  - *Prothetische Versorgung* (S. 426): Kosmetisch und funktionell mit plantarer Feder als Ersatz der Großzehenfunktion oder Spangeneinarbeitung in Konfektionsschuh.
- **Transmetatarsale-Amputationen:**
  - *Funktionseinschränkung:* Verminderung der Standfläche, eingeschränkte Balancefähigkeit, Gefahr der Spitzfußstellung durch Ausfall der Extensoren.
  - *Prothetische Versorgung* (S. 426): Vorfußprothese kosmetisch und funktionell mit Fersenspange zur Spitzfußprophylaxe und Sohlenverstärkung mit nach vorn verlegter Abrollkante.
- **Fußwurzelamputation (Lisfranc):**
  - *Funktionseinschränkung:* Stark verminderte Balancefläche, vor allem im Einbeinstand, keine physiologische Abrollung möglich, Ausfall der Dorsalextension bei erhaltener Plantarflexion.
  - *Prothetische Versorgung* (S. 426): Fußwurzelprothese, knöchelüberschreitend zur Sicherung der Drehstabilität, hochgezogene Fersenspange zur Spitzfußprophylaxe.
- **Fußamputationen (Pirogow-Spitzky, Syme):**
  - *Funktionseinschränkung:* Verminderung der Beinlänge.
  - *Prothetische Versorgung* (S. 426): Spezielle Prothese, z. B. Rahmenprothese nach Botta.
- **Unterschenkelamputation:**
  - *Operationsprinzip:* Erhaltung eines möglichst langen Stumpfes (Ausnahme: Bei Gefäßpatienten proximales Drittel). Der Erhalt des Kniegelenkes als mechanisches und propriozeptives Gebilde ist von großer Bedeutung.
  - *Prothetische Versorgung* (S. 427): Verschiedene Unterschenkelprothesen (s. o.).

15.31 Amputationen der unteren Extremität

- **Knieexartikulation:**
  - *Vorteil:* Einfache Operationstechnik ohne große Weichteilschädigung.
  - *Nachteil:* Birnenförmiger Stumpf.
  - *Prothetische Versorgung* (S. 427): Knieexartikulationsprothese mit Spezial-Kniegelenk.
  - *Resultat:* Voll endbelastbarer Stumpf mit erhaltenem Muskelgleichgewicht der Hüftgelenkmuskulatur.
- **Oberschenkelamputation:**
  - *Operationsprinzip:* Erhaltung eines möglichst langen Amputationsstumpfes.
  - *Funktionseinschränkung:* Störung des Muskelgleichgewichtes der Hüftmuskulatur zwischen Flexoren/Extensoren, Abduktoren/Adduktoren und Innen-/Außenrotatoren. Je kürzer der Amputationsstumpf, desto größer die Tendenz zur Fehlstellung in Abduktion, Flexion und Außenrotation. Kein endbelastbarer Stumpf!
  - *Prothetische Versorgung* (S. 427): Verschiedene Oberschenkelprothesen, s.o.
- **Hüftexartikulation** (selten): Hauptursache sind maligne Tumoren.
  - *Funktionseinschränkung:* Fehlendes Hüft- und Kniegelenk, Verringerung bzw. Asymmetrie der Sitzfläche.
  - *Prothetische Versorgung* (S. 428): Spezielle Hüft-Exartikulationsprothese.
  - *Beachte:* Bei Unter- und Oberschenkelamputation sowie nach Hüftexartikulation ist eine spezielle Prothesen- und Gehschulung erforderlich!

Physikalische Therapie

- **Phase 1** (0. Tag – abgeschlossene Wundheilung):
  - Pneumonieprophylaxe (S. 100), Thromboseprophylaxe (S. 177), Dekubitus-Prophylaxe (S. 159).
  - Wechsellagerung des Stumpfes.
  - *Stumpfödemprophylaxe:* Elastische Kompressionsverbände des Stumpfes zur Vermeidung eines Stumpfödems. Beachte: Polsterung der druckempfindlichen Stellen; keine zirkulären sondern nur diagonale Bindentouren. Regelmäßiges Erneuern des elastischen Verbandes 2–4× täglich. Hochlagerung des Stumpfes (cave: nicht bei Gefäßpatienten, horizontale oder tiefe Lagerung des Stumpfes hier günstiger).
  - *Stumpfgymnastik:* Beginn nach komplikationsloser Wundheilung. Beachte: Bei verfrühtem Beginn Gefahr des Aufreißens der Wundnähte mit Nachblutung!
    - Vorsichtige isometrische Übungen des Stumpfes, *keine* forcierte schmerzhafte Behandlung von Gelenkkontrakturen.
    - Systematisches Training der Muskulatur von Rumpf, gesundem Bein, Schultergürtel und Arm.
    - Zur Vermeidung von Gelenkkontrakturen möglichst wenig im Rollstuhl sitzen, Liegen mit schmerzfreier bequemer Lagerung des Stumpfes bevorzugen. Nach Unterschenkelamputation Anbringen einer Auflagekonsole für den Unterschenkelstumpf an den Rollstuhl.
    - Gewöhnung an die Senkrechte mittels Kippbrett oder im Gehbarren.
  - *Phantomgymnastik:* Kräftigung der Stumpfmuskulatur. Bei Z. n. Unterschenkelamputation Bewegung des erhaltenen und des amputierten Fußes gleichzeitig, bei Z. n. Oberschenkelamputation in analoger Weise Bewegung des erhaltenen und des amputierten Kniegelenkes, bei Z. n. Knieexartikulation gleichzeitiges Auf- und Abbewegen der Kniescheibe.

15.31 Amputationen der unteren Extremität

- *Training der Belastungsfähigkeit:* Nach abgeschlossener Wundheilung des Stumpfendes, z. B. dosiertes Belasten des Stumpfes auf einer Personenwaage.
▶ **Phase 2** (nach abgeschlossener Wundheilung, volle Mobilisierung):
  - *Stumpfödemprophylaxe:* Weiterhin regelmäßiges Anlegen eines Kompressionsverbandes (s. o.).
  - *Stumpfpflege:* Amputationsstumpf und Innenschaft der Prothese täglich mit lauwarmem Wasser und hautfreundlicher Seife waschen, Stumpfstrümpfe täglich wechseln.
  - *Stumpfgymnastik:* Muskelkräftigung wie unter Phase 1 (s. o.).
    - Dehnung der verkürzten Muskulatur: Sobald der Allgemeinzustand des Patienten es erlaubt und der Stumpf belastbar ist.
    - Kräftigung der abgeschwächten Muskulatur, vor allem im Hinblick auf das vorliegende Muskelungleichgewicht des Oberschenkelstumpfes.
  - Medizinische Trainingstherapie mit dynamischem Muskeltraining in diagonaler Ausrichtung an Seilzügen zur Stärkung der Schulter-, Nacken- und Rückenmuskulatur.
  - Übungen zur Rumpfstabilisierung und Verbesserung der Körpersymmetrie, auch im Bewegungsbad (S. 107).
  - Förderung des Gleichgewichtes und Verbesserung der Standsicherheit durch Transfer- und ADL-Training:
    - Selbständige Transfers Bett - Rollstuhl oder Nachtstuhl - und zurück, selbständiges Aufsuchen der Toilette mit Rollstuhl oder Unterarmgehstützen.
    - Stehübungen auf dem erhaltenen Bein erst im Gehbarren, später im Gehgestell oder an Unterarmgehstützen.
  - *Übungen mit Prothese:* Beachte: Gehen mit Unterschenkelprothese erfordert einen Mehraufwand an Energie von 50 %, mit Oberschenkelprothese von 100 %. Der doppelt Oberschenkelamputierte braucht zur Fortbewegung das 4fache an Energie!
    - Übungen des An- und Ausziehens der Prothese.
    - Übungen des Aufstehens, Stehens und Hinsetzens.
    - Gleichgewichtsübungen mit Hilfe zweier Personenwaagen und freihändiges Stehen mit Ballspiel. Durchführung der Übungen vorzugsweise im Gehbarren oder an der Sprossenwand (Abstützmöglichkeit).
  - *Gehtraining:* Beachte: Alle 10 Minuten Abnahme der Prothese und Kontrolle der Stumpfhaut auf Druckstellen, vor allem beim Diabetiker!
    - Durchführung der Gehbewegungen im Gehbarren zuerst in seitlicher Richtung, erst später vor- und rückwärts. Voraussetzung sind sicherer Stand und Vollbelastung des Prothesenbeins. Spiegel zur Selbstkontrolle.
    - Anfänglich kleine Schritte mit der Prothese, z. B. 1 Fußlänge. Beachte: Schwerpunkt des Körpers darf nicht übermäßig auf die gesunde Seite ausweichen.
    - Modifikation des Gangablaufes durch Verwendung unterschiedlicher Knie- und Fußpaßteile.
    - Bei ausreichender Sicherheit ggf. Umstellung auf 1 oder 2 Handstöcke, auf den Zweipunktegang oder vollständiger Verzicht auf Gehhilfen.
    - Alltagspraktische Übungen: Treppensteigen, Gehschulung im Freien, Bewältigung üblicher Hindernisse wie Bordsteinkanten, Kopfsteinpflaster, Ein-/Aussteigen in und aus dem Auto, Kaufhausbesuch mit Fahren einer Rolltreppe.
    - Gezieltes Fall- und Aufstehtraining.

15.31 Amputationen der unteren Extremität

- Durchführung des Gehtrainings mit Prothese möglichst 2× 1 Stunde täglich.
- Vor Entlassung aus der Klinik Hausbesuch mit dem Patienten (Entfernung von Stolperstellen, wegrutschenden Teppich, Anbringen einfacher Hilfsmittel etc.).

▶ **Besondere Probleme:**
- *Phantomschmerz:* Auftreten bei Kindern sehr selten, bei Erwachsenen relativ häufig.
  - Ursachen: Kontrakte Narbe, schlechte Durchblutung des Amputationsstumpfes, schlecht sitzende Prothese, Stumpfneurome etc.
  - Therapie: Konsil mit dem Operateur; notfalls operative Stumpfkorrektur. Prüfung des Prothesensitzes, ggf. Änderung des Schaftes, gleichmäßige Stumpfkompression, TENS (S. 65), analgetische Elektrotherapie (S. 60), Akupunktur (S. 157), Kryotherapie, Ultraschall, Psychotherapie, Autogenes Training.
  - Spezielle Schmerztherapie: Analgetika gemäß dem Stufenschema der WHO; Versuch mit Antidepressiva, Calcitonin. Regelmäßige Betreuung des Patienten in einer Schmerzambulanz.
- *Kontaktdermatitis:*
  - Ursache: Allergie auf vorliegendes Schaftmaterial.
  - Therapie: Verwendung eines anderen Schaftmaterials, Allergietestung, Hautpflegemittel Dekubitan oder PC 30 Stumpfpflegemittel.
- *Prothesenrandknoten:* Multiple kleinere Hautzysten mit brauner Pigmentierung der Haut in Höhe des Schaftrandes.
  - Ursache: Schaft-Stumpf-Pseudarthrose bei Verwendung querovaler Schäfte nach Oberschenkelamputation.
  - Therapie: Evtl. plastische Hautexzision, Verbesserung der Stumpfbettung, z. B. Wechsel auf CAT-CAM-Schaft.

15.32 Amputationen der oberen Extremität

Grundlagen

- Die Funktionen von Hand und Arm sind komplex, vor allem im Hinblick auf die überragende Bedeutung der Sensibilität. Die Möglichkeit, durch eine Prothese einen annähernd ausreichenden, funktionellen Ersatz zu schaffen, ist weit geringer als im Bereich der unteren Extremitäten.
- Wie im Bereich der unteren Extremitäten gilt: Jede erhaltene Stumpflänge ist wertvoll, besonders an Hand und Fingern!
- Der Erhalt des Ellenbogengelenkes ist funktionell äußerst wichtig.
- Die Versorgung von Oberarmstümpfen ist wegen mangelnder rotatorischer Stabilität der Prothese schwierig.
- **Indikationen, Häufigkeit:** Amputationen im Bereich der oberen Extremität sind sehr viel seltener als im Bereich der unteren Extremität.
  - Trauma (90%).
  - Tumoren (5–10%).
  - Periphere AVK ($<1\%$).

Physikalische Therapie

- **Phase 1** (0. Tag – abgeschlossene Wundheilung):
  - Pneumonieprophylaxe (S. 100), Thromboseprophylaxe (S. 177), Dekubitus-Prophylaxe (S. 159).
  - Hochlagerung des Stumpfes.
  - *Stumpfgymnastik:* Beginn nach komplikationsloser Wundheilung.
    - Vorsichtige isometrische Übungen des Stumpfes, *keine* forcierte schmerzhafte Behandlung von Kontrakturen.
    - Systematisches Training der Muskulatur von Rumpf, gesundem Arm und Schultergürtel.
  - *Prothesenversorgung* (S. 426): In der Regel wird anfangs eine einfache kosmetische Prothese verordnet, die wegen der Symmetrie und der Schulung des Gleichgewichtes regelmäßig getragen werden soll. Im weiteren Verlauf Versorgung mit einem passiven Greifarm (stabile Prothese mit Handgelenkanschluß und Ersatzstücken, z. B. Haken). Kann der Patient damit gut umgehen, erfolgt die Anpassung einer Prothese mit aktivem Greifarm oder einer Fremdkraft-Prothese.
- **Phase 2** (nach abgeschlossener Wundheilung, volle Mobilisierung):
  - *Stumpfpflege:* Amputationsstumpf täglich mit lauwarmem Wasser und hautfreundlicher Seife waschen, Narbenbehandlung, Abhärtung mit weicher Bürste.
  - *Intensivierung der Stumpfgymnastik:* Kräftigung der verbliebenen Muskeln (isometrische Übungen, Dehnung verkürzter Strukturen, PNF in den Diagonalen).
  - Schulung von Gleichgewicht, aufrechter Haltung, Gangschulung unter Mitschwingen der Arme.
  - Evtl. Behandlung im Bewegungsbad.
  - Übungen mit der Prothese, An- und Ausziehen der Prothese.
  - Bei Muskelverspannungen und Schulterbeschwerden Massagebehandlung, Wärmepackungen.
  - In der Ergotherapie (S. 155) Schulung von Alltagstätigkeiten, Tricks zur Versorgung mit einer Hand (Körperpflege, Anziehen). Versorgung mit Hilfsmitteln (S. 27) für den Alltag.

15.33 Rippenfraktur, Hämato-/Pneumothorax

Grundlagen

- **Formen, Ursachen:**
  - *Solitäre Rippenfrakturen:* Entstehung durch umschriebene, stumpfe Gewalteinwirkung von außen oder durch forcierte Überbeanspruchung bei starkem Husten, z. B. bei bestehender Osteoporose oder Rippenmetastase. In der Regel keine Begleitverletzungen; schmerzbedingte Beeinträchtigung der Atemmechanik.
  - *Rippenserienfrakturen:* Entstehung durch großflächige Gewalteinwirkung, z. B. durch Verkehrsunfall, Sturz aus großer Höhe oder Einklemmungen (Verschüttung, Quetschung). Häufig kombiniert mit Begleitverletzungen (s. u.). Je weiter ventral die Frakturen lokalisiert sind, desto größere Beeinträchtigung der Spontanatmung (dorsale Schienung des Thorax durch segmentale Rückenmuskulatur). Serienstückfrakturen führen zur paradoxen Atmung (inspiratorische Einziehung über der Verletzung, exspiratorische Vorwölbung).
- **Begleitverletzungen:**
  - Lungenkontusion.
  - Wirbelsäulenverletzungen.
  - *Pneumothorax:* Verletzung der viszeralen Pleura; Teilpneumothorax (Mantelpneu) oder ausgedehnter Pneumothorax (Totalatelektase). Bei Ventilmechanismus Gefahr des Spannungspneumothorax mit Verlagerung des Mediastinums zur Gegenseite, Rechtsherzversagen durch Kompression intrathorakaler Venen.
  - *Hämatothorax, Hämatopneumothorax:* Blutungsquellen sind spongiöser Knochen im Frakturbereich, verletzte Interkostalgefäße, Lungenlazerationen oder Verletzungen anderer Thoraxorgane (s. u.). Mechanische Beeinträchtigung der Spontanatmung durch mangelnde Lungenentfaltung.
  - Myokardläsion, Herzbeuteltamponade, Aortenruptur, Bronchusabriß.
- **Therapie solitärer Rippenfrakturen:**
  - Analgesie: Medikamente ohne atemdepressive Wirkungen, evtl. Anlage eines Periduralkatheters.
  - Taping: Dachziegelverband.
  - Bronchosekretolytika, Atemtherapie (s. u.)
- **Therapie bei Rippenserienfrakturen mit Hämato-/Pneumothorax:** Behandlung auf Intensivstation!
  - *Anlage einer Pleurasaugdrainage:*
    - Bei reinem Pneumothorax Punktion im 2. Interkostalraum in der Medioklavikularlinie.
    - Bei Hämatopneumothorax Punktion im 7. Interkostalraum in der mittleren Axillarlinie (röntgenologisch Zwerchfellhochstand ausschließen!).
  - *Maschinelle Beatmung* (S. 105): Indiziert bei Zeichen respiratorischer Insuffizienz, massiver Thoraxwandinstabilität, nicht beherrschbaren Schmerzen, Bewußtlosigkeit, persistierenden Atelektasen.
    - Differenzierte Beatmungstechniken (PEEP, S. 105).
    - Analgosedierung, ggf. Anlage eines Periduralkatheters.
    - Inhalation über Respirator, intravenöse Applikation von Sekretolytika, evtl. Bronchospasmolytika.

15.33 Rippenfraktur, Hämato-/Pneumothorax

Physikalische Therapie

- Siehe auch allgemeine postoperative physikalische Therapie S. 342.
- Siehe auch Atemtherapie S. 100.
- **Solitäre Rippenfrakturen:**
  - Inhalation (S. 46).
  - *Atemführung, Wahrnehmung der Atmung:*
    - Wahrnehmung der Zwerchfellatmung durch Auflegen der Hände des Therapeuten oder der eigenen Hände.
    - Wegatmen einer Hautfalte am Thorax.
    - Lippenbremse: Rein passive Ausatmung durch den Mund mit gespitzten Lippen, subjektive Beseitigung der Atemnot, Verbesserung der Blutgase.
    - Tönende Ausatmung (aa, oo, uu).
    - Atemfördernde Stellungen und Lagerungen: Mondsichellagerung, Drehdehnlage, Hängelage nach Quincke.
  - *Dehnung bindegewebiger und muskulärer Strukturen:*
    - Aktiv-assistiertes Dehnen des M. pectoralis, seitliche Dehnung der Wirbelsäule, dabei jeweils in die gedehnte Seite einatmen. Die Dehnung verbessert die Beweglichkeit des Thorax und bewirkt reflektorisch eine Spasmolyse am Bronchialsystem.
    - Entlastende Sitzstellung, z. B. Kutschersitz, Päckchenstellung.
    - Einsatz der Atemhilfsmuskulatur.
  - *Sekretlösende Maßnahmen:*
    - Drainagelagerungen: Kopftieflage, hohe Seitlage, Bauchlage (wenn möglich).
    - Handgriffe zur Lockerung von Sekret: Vorsichtiges Beklopfen der Thoraxwand mit der Handkante oder mit der flachen Hand; Vibrationen der Thoraxwand mit der Hand, evtl. Unterstützung durch ein Vibrationsgerät.
    - Exspiratorische Thoraxkompression unter gleichzeitiger manueller Schienung des verletzten Bereiches zur Erleichterung der Expektoration.
    - Erlernen von Hustentechniken („Huffing", S. 212).
  - *Einfache apparative Hilfen:*
    - Giebelrohr (Totraumvergrößerung): Patient erhält eine Nasenklemme und atmet durch ein Kunststoffrohr. Erhöhung des CO_2-Partialdruckes im Blut als zentrales Stimulans für die Atemtätigkeit.
    - Einsatz von Atemtrainern (S. 104) zur Unterstützung eines physiologischen Atemmusters.
  - *Erhaltung der allgemeinen Kraft:*
    - Statische und dynamische Muskelarbeit der Extremitäten in Kombination mit Atemübungen.
    - PNF (S. 143) mit bilateralen Armdiagonalen, Schulter-Armdiagonalen und Beindiagonalen.
- **Rippenserienfrakturen mit Hämatopneumothorax:** Nach Beendigung der maschinellen Beatmung 2–3× täglich intensive Atemtherapie unter Einsatz von Hilfsmitteln, Inhalationen analog der physikalischen Therapie solitärer Rippenfrakturen (s. o.). Mobilisation je nach begleitenden Krankheiten.

15.34 Lungenoperationen

Grundlagen

- **Lungenoperationen:**
  - Lungenteilresektion.
  - Lobektomie.
  - Pneumonektomie.
  - Thoraxdrainagen.
- **Indikationen:**
  - Lungentumoren (häufigste Indikation).
  - Entzündliche Lungenerkrankungen (Abszesse, weniger häufig).
  - Trauma, z. B. Hämatothorax.
- **Postoperative Probleme:**
  - *Beeinträchtigung der Atmung:*
    - Verkleinerung der Gasaustauschfläche.
    - Schmerzbedingte Einschränkung der Atemmechanik.
    - Gefahr der Bildung von Atelektasen.
  - *Beeinträchtigungen des Herz-Kreislaufsystems:*
    - Postoperative Rechtsherzbelastung, Kreislaufinstabilität.
    - Gefahr von Herzrhythmusstörungen.
  - *Beeinträchtigung der Statik:* Insbesondere Patienten nach Pneumonektomie sind durch statische Veränderungen der Wirbelsäule (Skoliose, Asymmetrie) gefährdet.
  - *Beeinträchtigung der Beweglichkeit:*
    - Aufgrund der Durchtrennung des M. latissimus dorsi und des M. serratus kommt es zu schmerzbedingten Bewegungseinschränkungen von Schulterblatt, Schultergelenken und Wirbelsäule.
    - Verspannungen der Schulter- und Nackenmuskulatur; die Mm. pectorales neigen zur Verkürzung.

Physikalische Therapie: Präoperative Vorbereitung

- **Ziele und Ansatzpunkte:**
  - Verbesserung der pulmonalen Leistung.
  - Erleichterung des Sekrettransportes und der Sekretentfernung.
  - Erlernen von Hustentechniken.
  - Erhaltung/Wiederherstellung der Beweglichkeit in den Rippen-Wirbel-Gelenken, Schultergelenken und der Wirbelsäule.
  - Erlernen von Entspannungstechniken (Ökonomisierung der Atmung).
- **Atemtherapie** (S. 100):
  - *Atemführung, Wahrnehmung der Atmung:*
    - Wahrnehmung der kosto-abdominalen Atmung (Bewegung des Abdomens und der unteren Rippen durch Auflegen der Hände, später ohne Handkontakt).
    - Einüben der Atembewegungen nach klavikulär, sternal, diaphragmal.
    - Wegatmen einer Hautfalte am Thorax.
    - Sakkadierte Inspiration zur Kräftigung des Zwerchfells.
    - Lippenbremse: Rein passive Ausatmung durch den Mund mit gespitzten Lippen, subjektive Beseitigung der Atemnot, Verbesserung der Blutgase.
    - Tönende Ausatmung (aa, oo, uu).

15.34 Lungenoperationen

- *Dehnung bindegewebiger und muskulärer Strukturen:*
    - Aktiv-assistiertes Dehnen des M. pectoralis, seitliche Dehnung der Wirbelsäule, dabei jeweils in die gedehnte Seite einatmen. Die Dehnung verbessert die Beweglichkeit des Thorax und bewirkt reflektorisch eine Spasmolyse am Bronchialsystem.
    - Entlastende Sitzstellung, z. B. Kutschersitz, Päckchenstellung.
    - Dehnen von Armen und Beinen mit Wirkung auf den Rumpf.
- *Sekretlösende Maßnahmen:*
    - Drainagelagerungen: Kopftieflage, hohe Seitlage, Bauchlage.
    - Erlernen von Hustentechniken („Huffing", S. 212); Durchführung im Sitzen an der Bettkante, bei Rückenlage mit erhöhtem Oberkörper und angestellten Beinen. Fixation der „erkrankten" Thoraxseite. Einleitung des Hustens durch eine möglichst tiefe, langsame Inspiration. „Hochatmen" des Sekretes unter Einsatz der Bauchpresse und ohne Hustenton.
- *Mobilisation der Rippen-Wirbel-Gelenke:*
    - Bewegung des Beckens gegen den Schultergürtel (Ziehharmonikagriff).
    - Hockergymnastik.

Physikalische Therapie: Postoperative Durchführung

▶ **Ziele und Ansatzpunkte:**
  - Belüftung aller Lungenabschnitte.
  - Sekretlösung und Sekrettransport nach außen.
  - Vermeiden von Schonhaltungen.
  - Rasche Mobilisierung.
▶ **Atemtherapie:** Durchführung der präoperativ erlernten Atemtherapie (s. o.), auch unter Einsatz von Hilfsmitteln, z. B. Masken-CPAP, Vibrax-Gerät, Giebelrohr etc.
▶ **Inhalation** (S. 46): Durchführung 6× täglich für 5–10 Minuten. Einsatz des VRP 1-Desitin (S. 191).
▶ **Mobilisierung, Bewegungstherapie:**
  - *Passives und aktives Durchbewegen der Schultergelenke, z. B. mit PNF* (S. 143): Ein- oder beidseitige Bewegungen des Armes in Diagonalen.
  - *Krankengymnastische Übungen:* Durchführung auf dem Hocker, auf dem Gymnastikball oder aus dem Vierfüßlerstand, z. B. nach FBL (S. 123) „Gallionsfigur" oder „Vierfüßler" zur Mobilisation der Wirbelsäule.
  - *Freies Bewegen in kontinuierlicher/intermittierender Dauerform:* Die Belastung richtet sich nach der individuellen Belastungsfähigkeit!
      - Gehen in gleichbleibendem/unterschiedlichem Tempo (60–80 Schritte pro Minute mit Pausen von 1–5 Minuten) im Zimmer, auf dem Gang, auf ebenem Gelände.
      - Treppensteigen in unterschiedlichem Tempo mit Pausen.
▶ **Unterstützende Maßnahmen:**
  - *Massagebehandlung* (S. 78): Manuelles Lösen von Verklebungen des Schulterblattes, Lockerungsmassagen der Nackenmuskulatur und des Schultergürtels.
  - *Elektrotherapie* (S. 60): Interferenzstrom, mittelfrequente Ströme.
  - *Wärmetherapie:* Heiße Rolle (S. 106).
  - *Lymphdrainage* (S. 74): Vorsichtige Narbenbehandlung mit manuellen Griffen.

15.35 Abdominalchirurgie

Grundlagen
- Physikalische Maßnahmen verringern das Risiko abdomineller Eingriffe (Leber, Galle, Magen-Darm-Trakt, urologische und gynäkologische Laparotomien); sie sind Teil der postoperativen Behandlung.
- **Postoperative Probleme:**
  - *Beeinträchtigung der Atmung:* Schmerzbedingte Beeinträchtigung der Atemmechanik; Verlagerung der Atmung in den kostosternalen und kostoklavikulären Bereich.
  - *Beeinträchtigung des Herz-Kreislauf-Systems:* Durch Immobilisierung, Schmerzen, Streß, Medikamente.
  - Erhöhtes Thromboserisiko.

Physikalische Therapie
- **Ziele und Ansatzpunkte:**
  - Optimale präoperative Vorbereitung des Patienten auf den Eingriff (Verbesserung der pulmonalen und kardialen Leistung).
  - Konsequente postoperative Thrombose-, Pneumonie- und Dekubitusprophylaxe.
  - Rasche Mobilisierung des Patienten.
  - Hilfen und Anleitungen zur Reduktion schmerzhafter Belastungen des Abdomens.
- **Präoperative Vorbereitung:** Ideal ist eine frühzeitige stationäre Aufnahme, vor allem älterer Patienten, zur präoperativen Vorbereitung (siehe Lungenoperation, S. 436).
- **Postoperative Durchführung:**
  - *Dekubitusprophylaxe* (S. 159).
  - *Thromboseprophylaxe* (S. 177):
    - Erhöhen des Bettfußendes um 20°, manuelles Ausstreichen der Beine.
    - Anlegen von Kompressionsstrümpfen.
    - Durchbewegen der Extremitäten 2–3× täglich.
    - Mobilisierung so früh wie möglich.
  - *Pneumonieprophylaxe* (Atemtherapie, S. 100): Wahrnehmung der kostoabdominalen Atmung, Atemführung; Kompression des Abdomens mit Binden bzw. mit den Händen beim Husten. Bei Verschleimung 2stündliche Inhalation (S. 46). Sekretlösende Maßnahmen, Vibrationen am Thorax, vorsichtige manuelle Techniken (S. 102).
  - *Positionswechsel:*
    - Erlernen des Umdrehens von der Rücken- in die Seitenlage "en bloc".
    - Erlernen des Aufsitzens mit gestreckter Wirbelsäule und mittels Beschleunigung durch das Gewicht der Unterschenkel.
  - *Mobilisierung:*
    - Erstes Aufstehen - je nach Art und Umfang des Eingriffes - mit Hilfe am 1.–2. postoperativen Tag.
    - Längeres Gehen ab 10. Tag, Schwimmen ab der 3. Woche, Radfahren ab der 4.–6. Woche möglich. Sportliche Aktivitäten können ab der 8.–12. Woche wieder aufgenommen werden.
  - *Rückenschulung* (S. 147): Erlernen des ökonomischen Hebens und Tragens. *Beachte:* Die endgültige Festigung einer abdominalen Narbe ist nach etwa 3–4 Monaten erreicht. Bis zu diesem Zeitpunkt starke Belastungen, schweres Heben und Tragen möglichst vermeiden (besonders nach Hernienoperationen)!

15.36 Verbrennungen

Grundlagen

- **Häufigkeit:** In der Bundesrepublik ereignen sich ca. 12 000–14 000 schwere Brandverletzungen pro Jahr; ca. 1200–1400 Patienten benötigen eine Intensivbehandlung.
- **Einteilung:** Die Einteilung in Verbrennungsgrade erfolgt entsprechend der Eindringtiefe der Schädigung in die Haut in 4 Schweregrade:
  - I°: Hautrötung, Schwellung, Schmerz bei Berührung. Spontane Heilung ohne Narbenbildung.
  - II°: Die zweitgradige Schädigung kann sowohl der erst- wie auch der drittgradigen ähneln. Für praktisch-klinische Zwecke unterscheidet man in IIa/oberflächlich und IIb/tief:
    - IIa: Schädigung der Epidermis: Blasenbildung, feuchter Wundgrund, wegdrückbare Rötung, schmerzhaft bei Berührung, Sensibilität erhalten. Spontanheilung ist zu erwarten.
    - IIb: Schädigung von Oberhaut, Lederhaut: Blasenbildung, trockener Wundgrund, blasse und gerötete Areale, Rötung nicht wegdrückbar (intravaskuläre Koagulation), Sensibilitätsverlust. Defektheilungen mit Narbenbildungen, die operative Versorgung erfordern.
  - III°: Schädigung aller Hautschichten und Anhangsorgane: Haut weiß, gelb (koaguliertes Kollagen) mit sichtbaren koagulierten Blutgefäßen. Es bestehen kaum Schmerzen, da die Schmerzrezeptoren zerstört sind. Verschluß nur operativ durch Transplantation möglich.
  - IV°: Beteiligung von Muskeln, Sehnen oder Knochen: Gangränartige Nekrosen, Gewebeverkohlung.
- **Berechnung der verbrannten Körperoberfläche:** Neunerregel nach Wallace: Kopf 9 %, Arme je 9 %, Beine je 18 %, Rumpf vorne und hinten je 18 %, Genitalien 1 %.
- **Symptomatik:** Die Verbrennungskrankheit ist charakterisiert durch:
  - Hautdefekt mit Schädigung der Kapillaren → exzessiver Plasmaverlust → Gefahr des Kreislaufschocks → Mikrozirkulationsstörungen → Störungen der Blutgerinnung → Zentralisierung des Kreislaufs.
  - Vorhandensein von nekrotischem Gewebe, Keimbesiedlung, Toxine → Nährboden für Infektionen, bei Ausdehnung der Verbrennungswunden über große Körperareale Gefahr invasiver Infektionen → Sepsis → Exitus letalis (mehr als 50 % aller Todesfälle sepsisbedingt).
  - Inhalationstrauma: Thermische und toxische Schädigung des Epithels der oberen Luftwege und Alveolen mit nachfolgender respiratorischer Insuffizienz durch Verbrennungstraumen in geschlossenen Räumen.
- **Prognose:** Unter Intensivbedingungen können heute Patienten mit Verbrennungen von bis zu 80–90 % der Körperoberfläche überleben.

Physikalische Behandlung in der Intensivphase I

- **Ziele und Ansatzpunkte:**
  - Vermeidung lebensbedrohlicher Komplikationen.
  - Verhinderung von rasch entstehenden Kontrakturen.
- **Pneumonieprophaxe** (Atemtherapie, S. 100); **Thromboseprophylaxe** (S. 177).

15.36 Verbrennungen

- **Funktionsgerechte Lagerung:**
  - In flacher Rückenlage wird die HWS in Extension bzw. Hyperextension gelagert; Schultergelenke in wechselnder Lagerung (evtl. gewünschte Stellung fixieren), Ellenbogen in Extension, Unterarme in Supinationsstellung oder Ellenbogen rechtwinklig gebeugt, Unterarm in Pronation. Hand (Kontrakturprophylaxe, s. u.); Hochlagerung geschwollener Extremitäten vgl. S. 326.
  - Wechsellagerung: Rückenlage – Seitenlage – Bauchlage.
- **Dekubitusprophylaxe** (S. 159): Immobilisierung und schockbedingte Störungen der Mikrozirkulation bedingen die Gefahr der Entstehung von Dekubitalulzera:
  - Regelmäßige Umlagerung (s. o.).
  - Druckentlastung im Mikroglaskugelbett (Clinitron-Bett), in leichteren Fällen mit Luftmatratze (Climat).
- **Kontrakturprophylaxe:**
  - Passives einachsiges und komplexes Durchbewegen aller Gelenke mindestens 1× täglich. Um das erzielte Bewegungsausmaß zu erhalten, werden die Extremitäten anschließend in einer Dehnstellung gelagert bzw. fixiert. Immer Hochlagerung beachten, um die Ödembildung so gering wie möglich zu halten!
  - *Handlagerungsschienen:* Bei verletzten Händen sind oft Lagerungsschienen erforderlich, die von Ergotherapeuten angefertigt werden. Dafür wird ein thermoplastisches Schienenmaterial wie Hexelite verwendet, das aus behandeltem Baumwollmaterial besteht und luftdurchlässig ist. Es wird im warmen Wasser von 65–70 °C erwärmt. Das erweichte Material wird der Hand des Patienten angeformt und härtet nach kurzer Zeit aus. Die normale Funktionsstellung der Hand (leichte Beugung in den Fingergelenken) führt rasch zur Krallenhandstellung. Die funktionell günstigste Handstellung ist die *Intrinsic-Plus-Stellung* (Dorsalextension des Handgelenkes von 20–30°, die Langfinger werden 90° flektiert, die Interphalangealgelenke sind gestreckt; der Daumen ist 45° opponiert, abduziert und gestreckt).
- **Kommunikationshilfen:** Beatmete Patienten oder solche, die nicht stimmhaft sprechen können, werden mit Buchstaben- oder Schreibplatte, evtl. mit einem Kommunikator, ausgestattet. Eine spezielle Klingelvorrichtung, z. B. eine Sensorklingel, kann bei Patienten mit immobilisierten Fingern und Händen notwendig werden.

Behandlung in der Intensivphase II

- **Ziele und Ansatzpunkte:**
  - Zunehmende Mobilisierung.
  - Wiedererlangung der für den Alltag notwendigen Funktionen.
  - Soziale Wiedereingliederung.
- **Aktive Übungen:** Bei Verbesserung des Allgemeinzustandes werden die Behandlungsschwerpunkte der Krankengymnastik und Ergotherapie auf aktive Übungen, zunehmend auch mit Widerstand oder mit Geräten, gelegt:
  - Übungen mit Hanteln, Theraband, Therapieknetmasse; funktionelle Spiele.
  - Zunehmende Mobilisierung z. B. auf dem Stehbrett (Aufstellen um 30–45° – 60–90°).

15.36 Verbrennungen

- **Alltagspraktische Übungen:** Je mobiler der Patient wird, desto intensiver können Alltagsbewegungen wie Essen, Zähneputzen, Kämmen, Schreiben etc. in die Therapie eingebaut werden. Bei eingeschränkten Funktionen, z. B. inkompletter Faustschluß, können Adaptationen wie Griffverdickungen oder -verlängerungen für Eßbesteck, Zahnbürste oder Schreibgerät angebracht werden (S. 325).
- **Psychotherapie, Beschäftigungstherapie:** Viele Patienten benötigen infolge der Streßsituation (Trauma, langdauernde Intensivbehandlung, drohende Behinderung, Entstellung) eine ablenkende Therapie, Planung des Tagesablaufes, geistige Aktivierung, Hilfe zur Motivation.

Therapie nach Hauttransplantationen

- In den meisten Fällen muß die mobilisierende Therapie unterbrochen werden. Ruhigstellung der Extremitäten mit gut gepolsterten Schienen, um ein Einheilen des Transplantates zu ermöglichen.
- Je nach dem Ort der Verbrennung werden die Schienen dorsal oder ventral angepaßt. Bei zirkulären Verbrennungen sind dorsale Schienen vorzuziehen. Die Schienen werden am Operationstag angefertigt und verbleiben für 5–7 Tage an der operierten Extremität. Wurden Keratinozyten (autolog, allogen) angezüchtet, muß für 10 Tage ruhiggestellt werden.
- Nach Aufhebung der Ruhigstellung werden das funktionelle Training und die Mobilisation in Absprache mit dem Operateur fortgesetzt.

Behandlung auf der Allgemeinstation oder in der Rehaklinik

- **Haut- und Narbenpflege:**
  - Anwendung von Pflegecremes zur Verbesserung der Elastizität der Haut.
  - Kohlensäurebäder (S. 33) zur Verbesserung der Hautdurchblutung; die Haut wird weicher und geschmeidiger.
  - Massage der Narbenzüge; Desensibilisierung bzw. Sensibilisierung empfindlicher Hautareale durch Bürsten, Beklopfen, Linsenbäder, Massagegeräte.
  - Anpassung von Jobstsche Bandagen mit konstantem Druck zur Vermeidung einer überschießenden Narben- oder Keloidbildung; sie verbessern das kosmetische wie das funktionelle Ergebnis.
  - Anpassung von Quengelschienen bei bereits bestehenden Narbenkontrakturen zur aktiven wie passiven Mobilisierung. Beuge-, Streck- oder Dreipunktfingerquengel wirken mit Kraft und Zug auf das betroffene Gelenk ein. Die Schienenbehandlung erstreckt sich über Wochen bis Monate.
- Bei Ödemen der Extremitäten, z. B. nach distalen, zirkulären Narben, erfolgt manuelle Lymphdrainage (S. 74); die erforderliche Kompression richtet sich hierbei nach den lokalen Verhältnissen.
- **Mobilisation, Förderung der Selbständigkeit:**
  - Je nach Einschränkung eigenständiges Durchführen alltagspraktischer Aktivitäten wie Essen, Trinken, Körperpflege etc.
  - Evtl. Prothesentraining (S. 426), Kompensationstraining, z. B. Umtrainieren auf die nicht dominante Hand.
  - Durchführung von Außenaktivitäten, z. B. Omnibus- oder U-Bahntraining, Stadteinkauf etc. Der Patient erhält die Möglichkeit, sich erstmals wieder außerhalb des Klinikgeländes zu bewegen und sich mit seinem veränderten Aussehen mit der Öffentlichkeit auseinanderzusetzen.

16.1 Zielsetzungen gesetzlicher Sozialleistungsträger für die Rehabilitation*

Rentenversicherung

➤ Die Rentenversicherung erbringt medizinische, berufsfördernde und ergänzende Leistungen zur Rehabilitation, um:
  - Den Auswirkungen einer Krankheit oder einer körperlichen, geistigen oder seelischen Behinderung auf die Erwerbsfähigkeit der Versicherten entgegenzuwirken oder sie zu überwinden.
  - Beeinträchtigungen der Erwerbsfähigkeit der Versicherten bzw. ihr vorzeitiges Ausscheiden aus dem Erwerbsleben zu verhindern oder sie möglichst dauerhaft in das Erwerbsleben wiedereinzugliedern (§9 SGB VI).
➤ Die Leistungen zur Rehabilitation haben Vorrang vor Rentenleistungen, die bei erfolgreicher Rehabilitation nicht oder voraussichtlich erst zu einem späteren Zeitpunkt zu gewähren sind.

Krankenversicherung

➤ Die Krankenversicherung richtet ihre Maßnahmen zur Rehabilitation darauf aus, Personen, die körperlich, geistig oder seelisch behindert sind oder denen eine Behinderung droht, eine möglichst weitgehende Selbständigkeit im täglichen Leben zu erhalten oder diese zu verbessern, um damit die Grundlagen für eine berufliche und soziale Integration der Betroffenen zu sichern.
➤ Zu ihren Leistungen gehören daher auch medizinische und ergänzende Leistungen zur Rehabilitation, die notwendig sind, um drohender Behinderung oder Pflegebedürftigkeit vorzubeugen, eine Behinderung oder Pflegebedürftigkeit zu beseitigen, zu bessern oder eine Verschlimmerung zu verhüten.

Pflegeversicherung

➤ Die Pflegeversicherung hat die Vermeidung des Eintritts von Pflegebedürftigkeit durch präventive und rehabilitative Maßnahmen zum Ziel.
➤ Nach Eintritt von Pflegebedürftigkeit sind medizinische und ergänzende Leistungen zur Rehabilitation einzusetzen, um Pflegebedürftigkeit zu überwinden, zu mindern oder eine Verschlimmerung zu verhindern.

Unfallversicherung

➤ Die Unfallversicherung gewährt den bei ihr Versicherten medizinische, berufliche, soziale und ergänzende Leistungen zur Rehabilitation bei Kausalzusammenhang mit Wegeunfällen, Arbeitsunfällen und Berufskrankheiten.
➤ So haben die Unfallversicherungsträger mit allen geeigneten Mitteln möglichst frühzeitig den durch den Versicherungsfall verursachten Gesundheitsschaden zu beseitigen oder zu bessern, seine Verschlimmerung zu verhüten und seine Folgen zu mildern.
➤ Sie haben die Versicherten nach ihrer Leistungsfähigkeit und unter Berücksichtigung der Eignung, Neigung und bisherigen Tätigkeit möglichst auf Dauer beruflich einzugliedern sowie Hilfen zur Bewältigung der Anforderungen des täglichen Lebens und zur Teilnahme am Leben in der Gemeinschaft unter Berücksichtigung von Art und Schwere des Gesundheitsschadens bereitzustellen. Außerdem haben sie ergänzende Leistungen zur Rehabilitation zu erbringen.

---

* auszugsweise unter Nutzung von Broschüren der Bundesarbeitsgemeinschaft für Rehabilitation

16.1 Zielsetzungen gesetzlicher Sozialleistungsträger für die Rehabilitation

Bundesanstalt für Arbeit

- Ziel der **Arbeits- und Berufsförderung** Behinderter durch die Bundesanstalt für Arbeit ist die (Wieder-)Eingliederung der Behinderten in Arbeit und Beruf. Die berufsfördernden Leistungen und Maßnahmen sind darauf auszurichten, die Behinderten von der Hilfe anderer weitgehend unabhängig zu machen.
- Die Leistungen und Maßnahmen können auch dazu dienen, eine berufsfördernde Bildungsmaßnahme vorzubereiten oder darauf gerichtet sein, daß Behinderte beruflich eingegliedert bleiben.

Versorgungsämter

- Rehabilitationsträger der **sozialen Entschädigung bei Gesundheitsschäden** sind Versorgungsämter, Hauptfürsorgestellen und Fürsorgestellen, Landesversorgungsämter.
- Die Versorgungsverwaltung erbringt Leistungen zur Rehabilitation (Heilbehandlung), um anerkannte Gesundheitsstörungen oder die durch sie bewirkte Beeinträchtigung der Berufs- oder Erwerbsfähigkeit zu beseitigen oder zu bessern, eine Zunahme des Leidens zu verhüten, Pflegebedürftigkeit zu vermeiden, zu überwinden, zu mindern oder ihre Verschlimmerung zu verhüten, körperliche Beschwerden zu beheben, die Folgen der Schädigung (Gesundheitsstörung) zu erleichtern oder die Beschädigten möglichst auf Dauer in Arbeit, Beruf und Gesellschaft einzugliedern (§ 10 Abs. 1 BVG).
- Sie werden Schwerbeschädigten auch für Gesundheitsstörungen gewährt, die nicht als Folge einer Schädigung anerkannt sind.
- Der Schwerbeschädigte erhält für seine Angehörigen oder der Empfänger einer Pflegezulage für seine ständige ihn unentgeltlich pflegende Pflegeperson medizinische Leistungen zur Rehabilitation.
- Auch Witwen, Waisen und versorgungsberechtigte Eltern erhalten medizinische Rehabilitationsleistungen, um Gesundheitsstörungen oder die durch sie bewirkte Beeinträchtigung der Berufs- oder Erwerbsfähigkeit zu beseitigen oder zu bessern, eine Zunahme des Leidens zu verhüten, Pflegebedürftigkeit zu vermeiden, zu überwinden, zu mindern oder ihre Verschlimmerung zu verhüten, körperliche Beschwerden zu beheben oder die Folgen der Behinderung zu erleichtern. Die Hinterbliebenen erhalten Krankenbehandlung auch zu dem Zweck, sie möglichst auf Dauer in Arbeit, Beruf und Gesellschaft einzugliedern.
- Vorstehende Leistungen und Maßnahmen werden jedoch nur gewährt, wenn keine gesetzlichen Ausschlußgründe vorliegen.
- Leistungen zur beruflichen Rehabilitation werden auch von den Hauptfürsorgestellen erbracht, um die Folgen der erlittenen Schädigung angemessen auszugleichen oder zu mildern. Sie sollen u. a. dazu beitragen, das Streben des Beschädigten wirksam zu unterstützen, eine angemessene Lebensstellung zu erlangen sowie vor allem die Erwerbsfähigkeit entsprechend der Leistungsfähigkeit zu erhalten, zu bessern, herzustellen oder wiederherzustellen und den Beschädigten hierdurch möglichst auf Dauer beruflich einzugliedern.
- **Die begleitende Hilfe im Arbeits- und Berufsleben** hat das Ziel, die Eingliederung Schwerbehinderter auf behindertengerechte Arbeitsplätze zu fördern und die Arbeitsplätze der beschäftigten Schwerbehinderten zu sichern.

16.1 Zielsetzungen gesetzlicher Sozialleistungsträger für die Rehabilitation

➤ Sie soll dahin wirken, daß die Schwerbehinderten in ihrer sozialen Stellung nicht absinken, auf Arbeitsplätzen beschäftigt werden, auf denen sie ihre Fähigkeiten und Kenntnisse voll (behinderungs- und persönlichkeitsgerecht) verwerten und weiterentwickeln können, und durch die Leistungen der Hauptfürsorgestellen und Rehabilitationsträger sowie Maßnahmen der Arbeitgeber befähigt werden, sich am Arbeitsplatz und im Wettbewerb mit Nichtbehinderten zu behaupten.

Sozialhilfe

➤ Die Träger der Sozialhilfe erbringen nur dann Leistungen zur Rehabilitation, wenn kein anderer Leistungsträger zuständig ist. In entsprechenden Fällen gewähren sie Leistungen zur medizinischen, schulisch-pädagogischen, beruflichen und sozialen Rehabilitation, sofern die sachlichen Voraussetzungen hierfür vorliegen.
➤ Aufgabe der Sozialhilfe ist es, in diesem Zusammenhang eine drohende Behinderung zu verhüten, eine vorhandene Behinderung oder deren Folgen zu beseitigen oder zu mildern und den Behinderten in die Gesellschaft einzugliedern.
➤ Hierzu gehört vor allem, dem Behinderten die Teilnahme am Leben in der Gemeinschaft zu ermöglichen oder zu erleichtern, ihm die Ausübung eines angemessenen Berufs oder einer sonstigen angemessenen Tätigkeit zu ermöglichen oder ihn soweit wie möglich unabhängig von Pflege zu machen (§ 39 Abs. 3 BSHG).

16.2 Anschriften

Anschriften der Träger der gesetzlichen Krankenversicherung

Es wird davon ausgegangen, daß Behinderten, die selbst oder deren Familienangehörige bei einer gesetzlichen Krankenkasse versichert sind, die Anschrift der Krankenkasse bzw. der entsprechenden Zweigstelle bekannt ist. Die Anschriften der Spitzenverbände der gesetzlichen Krankenkassen lauten:

AOK-Bundesverband
Kortrijker Straße 1
53177 Bonn
Telefon (0228) 843-0
Telefax (0228) 843-502

BKK Bundesverband
Kronprinzenstraße 6
45128 Essen
Telefon (0201) 179-01
Telefax (0201) 179-1012

IKK-Bundesverband
Friedrich-Ebert-Straße
Technologie Park
51429 Bergisch Gladbach
Telefon (02204) 44-0
Telefax (02204) 44-185

Bundesverband der landwirtschaftlichen Krankenkassen
Weißensteinstraße 72
34131 Kassel
Telefon (0561) 9359-0
Telefax (0561) 9359-140

Verband der Angestellten-Krankenkassen e.V.
Frankfurter Straße 84
53721 Siegburg
Telefon (02241) 108-0
Telefax (02241) 108-248

AEV – Arbeiter-Ersatzkassenverband
Frankfurter Straße 84
53721 Siegburg
Telefon (02241) 108-0
Telefax (02241) 108-248

Bundesknappschaft Abteilung I
Königsallee 175
44789 Bochum
Telefon (0234) 304-0
Telefax (0234) 304-4530

See-Krankenkasse
Reimerstwiete 2
20457 Hamburg
Telefon (040) 36137-0
Telefax (040) 36137-770

Anschriften der Rentenversicherungsträger

Verband Deutscher Rentenversicherungsträger
Eysseneckstraße 55, 60322 Frankfurt/M., Telefon (069) 1522-0, Telefax (069) 1522-320

Träger der Rentenversicherung der Arbeiter

Landesversicherungsanstalten

Baden
Gartenstraße 105
76135 Karlsruhe
Telefon (0721) 825-0
Telefax (0721) 825-3503

Hessen
Städelstraße 28
60596 Frankfurt/M.
Telefon (069) 6052-0
Telefax (069) 6052-1600

Niederbayern-Oberpfalz
Am alten Viehmarkt 2
84028 Landshut
Telefon (0871) 81-0
Telefax (0871) 81-2259

Oberbayern
Thomas-Dehler-Straße 3
81737 München
Telefon (089) 6781-0
Telefax (089) 6781-2345

16.2 Anschriften

Oberfranken und Mittelfranken
Wittelsbacherring 11
95444 Bayreuth
Telefon (0921) 607-0
Telefax (0921) 607-398

Schwaben
An der Blauen Kappe 18
86152 Augsburg
Telefon (0821) 500-0
Telefax (0821) 500-1000

Unterfranken
Friedenstraße 14
97072 Würzburg
Telefon (0931) 802-0
Telefax (0931) 802-243

Württemberg
Adalbert-Stifter-Straße 105
70437 Stuttgart
Telefon (0711) 848-1
Telefax (0711) 848-702

Braunschweig
Kurt-Schumacher-Straße 20
38102 Braunschweig
Telefon (0531) 7006-0
Telefax (0531) 7006-425

Freie und Hansestadt Hamburg
Überseering 10
22297 Hamburg
Telefon (040) 6381-0
Telefax (040) 6381-2991

Hannover
Lange Weihe 2
30880 Laatzen
Telefon (0511) 829-1
Telefax (0511) 829-2635

Oldenburg-Bremen
Huntestraße 11
26135 Oldenburg
Telefon (0441) 927-0
Telefax (0441) 927-563

Rheinprovinz
Königsallee 71
40215 Düsseldorf
Telefon (0211) 937-0
Telefax (0211) 937-3096

Schleswig-Holstein
Kronsforder Allee 2-6
23560 Lübeck
Telefon (0451) 485-0
Telefax (0451) 485-1303

Westfalen
Gartenstraße 194
48147 Münster
Telefon (0251) 238-0
Telefax (0251) 238-2960

Rheinland-Pfalz
Eichendorffstraße 4-6
67346 Speyer
Telefon (06232) 17-0
Telefax (06232) 17-2589

für das Saarland
Martin-Luther-Straße 2-4
66111 Saarbrücken
Telefon (0681) 3093-0
Telefax (0681) 3093-199

Berlin
Knabelsdorffstr. 92
14059 Berlin
Telefon (030) 3002-0
Telefax (030) 3002-1019

Brandenburg
Heinrich-Hildebrand-Str. 206
15232 Frankfurt/O.
Telefon (0335) 551-0
Telefax (0335) 551-1259

Mecklenburg-Vorpommern
Platanenstr. 43
17033 Neubrandenburg
Telefon (0395) 370-0
Telefax (0395) 370-4444

Sachsen
Georg-Schumann-Straße 146
04159 Leipzig
Telefon (0341) 55055
Telefax (0341) 550-5900

Sachsen-Anhalt
Paracelsusstraße 21
06114 Halle
Telefon (0345) 213-0
Telefax (0345) 2023314

16.2 Anschriften

Thüringen
Kranichfelder Straße 3
99097 Erfurt
Telefon (03 61) 4 82 – 0
Telefax (03 61) 4 82 – 22 99

Sonderanstalten

Bahnversicherungsanstalt
Karlstraße 4 – 6
60329 Frankfurt/M.
Telefon (0 69) 2 65 – 0
Telefax (0 69) 2 65 – 41 70

Seekasse
Reimerstwiete 2
20457 Hamburg
Telefon (0 40) 3 61 37 – 0
Telefax (0 40) 3 61 37 – 7 70

Träger der Rentenversicherung der Angestellten

Bundesversicherungsanstalt für Angestellte
Ruhrstraße 2
10709 Berlin
Telefon (0 30) 8 65 – 1
Telefax (0 30) 8 65 – 2 72 40

Träger der Knappschaftlichen Rentenversicherung

Bundesknappschaft
Pieperstraße 14 – 28
44789 Bochum
Telefon (02 34) 3 04 – 0
Telefax (02 34) 3 04 – 52 05

Landwirtschaftliche Alterskassen

Gesamtverband der landwirtschaftlichen Alterskassen
Weißensteinstraße 72
34131 Kassel
Telefon (05 61) 93 59 – 0
Telefax (05 61) 93 59 – 1 49

Anschriften der Unfallversicherungsträger

Hauptverband der gewerblichen Berufsgenossenschaften
Alte Heerstraße 111, 53757 St. Augustin, Telefon (0 22 41) 2 31 – 01,
Telefax (0 22 41) 2 31 – 3 33

Saarland
Landesversorgungsamt Saarland
Hochstraße 67
66115 Saarbrücken
Telefon (06 81) 9 97 80
Telefax (06 81) 9 97 81 45

Sachsen
Sächsisches Landesamt für Familie
und Soziales
Altchemnitzer Straße 40
09120 Chemnitz
Telefon (03 71) 5 77 – 0
Telefax (03 71) 5 77 – 2 82

Versorgungsämter:

Dresden
Amt für Familie und Soziales Dresden
Zellescher Weg 20
01217 Dresden
Telefon (03 51) 46 63 – 50
Telefax (03 51) 46 63 – 8 13

Leipzig
Amt für Familie und Soziales Leipzig
Richard-Wagner-Straße 10
04109 Leipzig
Telefon (03 41) 12 69 – 0
Telefax (03 41) 12 69 – 4 19

16.2 Anschriften

Chemnitz
Amt für Familie und Soziales
Chemnitz
Brückenstraße 10
09111 Chemnitz
Telefon (0371) 457-0
Telefax (0371) 457-2499

Sachsen-Anhalt
Landesamt für Versorgung und
Soziales Sachsen-Anhalt
Neustädter Passage 9
06122 Halle a. d. Saale
Telefon (0345) 6 91 20
Telefax (0345) 66 80 14

Versorgungsämter:

Halle
Amt für Versorgung und Soziales
Maxim-Gorki-Straße 4–7
06114 Halle a. d. Saale
Telefon (0345) 8 83 36 15
Telefax (0345) 2 02 52 43

Magdeburg
Amt für Versorgung und Soziales
Halberstädter Straße 39 A
39112 Magdeburg
Telefon (0391) 62 73–1
Telefax (0391) 62 73–3701

Schleswig-Holstein
Landesversorgungsamt Schleswig-
Holstein
Steinmetzstraße 1–11
24534 Neumünster
Telefon (04321) 9135
Telefax (04321) 1 33 38

Versorgungsämter:

Heide
Neue Anlage 9
25746 Heide
Telefon (0481) 6 96–0
Telefax (0481) 6 35 18

Kiel
Gartenstraße 7
24103 Kiel
Telefon (0431) 5 99–1
Telefax (0431) 55 44 89

Lübeck
Große Burgstraße 4
23552 Lübeck
Telefon (0451) 14 06–0
Telefax (0451) 14 06–499

Schleswig
Seminarweg 6
24837 Schleswig
Telefon (04621) 8 06–0
Telefax (04621) 2 95 83

Thüringen
Landesamt für Soziales und Familie
Thüringen
Landesversorgungsamt
Karl-Liebknecht-Straße 4
98527 Suhl
Telefon (03681) 73 32 22
Telefax (03681) 73 32 27

Versorgungsämter

Suhl
Karl-Liebknecht-Straße 4
98527 Suhl
Telefon (03681) 7 32 48–0
Telefax (03681) 73 24 01

Erfurt
Jenaer Straße 37
99099 Erfurt
Telefon (0361) 66 92 45
Telefax (0361) 3 19 46

Gera
Puschkinplatz 7
07545 Gera
Telefon (0365) 82 23–0
Telefax (0365) 82 23–593

16.2 Anschriften

Anschriften von Dienststellen der Bundesanstalt für Arbeit

Bundesanstalt für Arbeit
Regensburger Straße 104, 70478 Nürnberg, Telefon (0911) 179-0, Telefax (0911) 179-2123

Zentralstelle für Arbeitsvermittlung (ZAV)
Feuerbachstraße 42-46, 60325 Frankfurt/M., Telefon (069) 7111-0, Telefax (069) 7111-555

Landesarbeitsamt Nord
Projensdorfer Straße 82
24106 Kiel
Telefon (0431) 3395-0
Telefax (0431) 3395-262

Landesarbeitsamt Niedersachsen-Bremen
Altenbekener Damm 82
30173 Hannover
Telefon (0511) 9885-0
Telefax (0511) 9885-360

Landesarbeitsamt Nordrhein-Westfalen
Josef-Gockeln-Straße 7
40474 Düsseldorf
Telefon (0211) 4306-0
Telefax (0211) 4306-377

Landesarbeitsamt Hessen
Saonestraße 2-4
60528 Frankfurt/M.
Telefon (069) 6670-0
Telefax (069) 6670-459

Landesarbeitsamt Rheinland-Pfalz – Saarland
Eschberger Weg 68
66121 Saarbrücken
Telefon (0681) 849-0
Telefax (0681) 849-180

Landesarbeitsamt Baden-Württemberg
Hölderlinstraße 36
70174 Stuttgart
Telefon (0711) 941-0
Telefax (0711) 941-1640

Landesarbeitsamt Bayern
Regensburger Straße 100
90478 Nürnberg
Telefon (0911) 179-0
Telefax (0911) 179-4202

Landesarbeitsamt Berlin-Brandenburg
Friedrichstraße 34
10969 Berlin
Telefon (030) 2532-0
Telefax (030) 2532-4999

Landesarbeitsamt Sachsen-Anhalt Thüringen
Merseburger Straße 196
06110 Halle
Telefon (0345) 1332-0
Telefax (0345) 1332-555

Landesarbeitsamt Sachsen
Paracelsusstraße 12
09114 Chemnitz
Telefon (0371) 9118-0
Telefax (0371) 9118-697

Bautzen
Otto-Nagel-Straße 1
02625 Bautzen
Telefon (03591) 34-0
Telefax (03591) 34-2490

Chemnitz
Brückenstraße 12
09111 Chemnitz
Telefon (0371) 691-0
Telefax (0371) 691-2111

Dresden
Semperstraße 2
01069 Dresden
Telefon (0351) 4671-0
Telefax (0351) 4671-1404

Leipzig
Georg-Schumann-Straße 150
04159 Leipzig
Telefon (0341) 913-0
Telefax (0341) 913-4444

16.2 Anschriften

Oschatz
Oststraße 3
04758 Oschatz
Telefon (03435) 980-0
Telefax (03435) 980-193

Pirna
Seminarstraße 7
01796 Pirna
Telefon (03501) 791-0
Telefax (03501) 791-333

Plauen
Engelstraße 8
08523 Plauen
Telefon (03741) 23-0
Telefax (03741) 23-1499

Riesa
Chemnitzer Straße 26
01587 Riesa
Telefon (03525) 711-0
Telefax (03525) 711-632

Zwickau
Leipziger Straße 160
08058 Zwickau
Telefon (0375) 314-0
Telefax (0375) 314-1444

Anschriften der Hauptfürsorgestellen

Arbeitsgemeinschaft der Deutschen Hauptfürsorgestellen
Ernst-Frey-Straße 9, 76135 Karlsruhe, Telefon (0721) 8107-219,
Telefax (0721) 8107-288

Baden-Württemberg

Landeswohlfahrtsverband Baden
– Hauptfürsorgestelle –
Ernst-Frey-Straße 9
76135 Karlsruhe
Telefon (0721) 8107-1
Telefax (0721) 8107-288

Landeswohlfahrtsverband Baden
– Hauptfürsorgestelle –
Zweigstelle Freiburg
Kaiser-Joseph-Straße 170
79098 Freiburg
Telefon (0761) 2719-0
Telefax (0761) 2719-60

Landeswohlfahrtsverband Württemberg-Hohenzollern
– Hauptfürsorgestelle –
Lindenspürstraße 39
70176 Stuttgart
Telefon (0711) 6375-0
Telefax (0711) 6375-108

Landeswohlfahrtsverband Württemberg-Hohenzollern
– Hauptfürsorgestelle –
Zweigstelle Tübingen
Konrad-Adenauer-Straße 42
72072 Tübingen
Telefon (07071) 7509-0
Telefax (07071) 7509-12

Bayern

Bayerisches Staatsministerium für Arbeit, Familie und Sozialordnung[*]
– Landeshauptfürsorgestelle –
Winzerer-Straße 9
80797 München
Telefon (089) 1261-0
Telefax (089) 1261-1122

Regierung von Schwaben
– Hauptfürsorgestelle –
Fronhof 10
86152 Augsburg
Telefon (0821) 327-01
Telefax (0821) 327-2289

---

[*] Ausschließlich zentrale Aufgaben (Koordinierung)

16.2 Anschriften

Regierung von Niederbayern
– Hauptfürsorgestelle –
Regierungsplatz 540
84028 Landshut
Telefon (08 71) 8 08 – 01
Telefax (08 71) 8 08 – 10 02

Regierung der Oberpfalz
– Hauptfürsorgestelle –
Emmeramsplatz 8
93047 Regensburg
Telefon (09 41) 56 80 – 0
Telefax (09 41) 56 80 – 6 99

Regierung von Mittelfranken
– Hauptfürsorgestelle –
Bischof-Meiser-Straße 2
91522 Ansbach
Telefon (09 81) 53 – 0
Telefax (09 81) 53 – 7 44

Regierung von Oberfranken
– Hauptfürsorgestelle –
Ludwigstraße 20
95444 Bayreuth
Telefon (09 21) 6 04 – 0
Telefax (09 21) 6 04 – 16 53

Regierung von Oberbayern
– Hauptfürsorgestelle –
Elsenheimerstraße 41
80687 München
Telefon (0 89) 5 79 38 – 0
Telefax (0 89) 5 79 38 – 1 23

Regierung von Unterfranken
– Hauptfürsorgestelle –
Peterplatz 9
97070 Würzburg
Telefon (09 31) 3 80 – 1
Telefax (09 31) 3 80 – 20 63

Brandenburg

Landesamt für Soziales und Versorgung
– Hauptfürsorgestelle –
Weinbergstraße 10
03050 Cottbus
Telefon (03 55) 47 65 – 0
Telefax (03 55) 47 65 – 2 21

Amt für Soziales und Versorgung
Hauptfürsorgestelle
– Zweigstelle –
Robert-Havemann-Straße 4
15236 Frankfurt/O.
Telefon (03 35) 55 82 – 0
Telefax (03 35) 55 82 – 2 85

Amt für Soziales und Versorgung Potsdam
Dezernat 7
Zweigstelle d. Hauptfürsorgestelle
„Ruinenberg-Kaserne"
Einsiedelei 6
14469 Potsdam
Telefon (03 31) 27 61 – 0
Telefax (03 31) 27 61 – 4 99

Amt für Soziales und Versorgung
Hauptfürsorgestelle – Zweigstelle –
Straße der Jugend 33
03054 Cottbus
Telefon (03 55) 47 65 – 0
Telefax (03 55) 47 65 – 2 11

Berlin

Landesamt für Zentrale Soziale Aufgaben
– Hauptfürsorgestelle –
Fehrbelliner Platz 1
10707 Berlin
Telefon (0 30) 8 67 – 1
Telefax (0 30) 8 67 – 31 43

Bremen

Der Senator für Arbeit
– Hauptfürsorgestelle für Kriegsopfer
und Schwerbehinderte –
Doventorcontrescarpe 172, Block D
28195 Bremen
Telefon (04 21) 3 61 – 0
Telefax (04 21) 3 61 – 55 02

16.2 Anschriften

Hamburg

Behörde für Arbeit, Gesundheit und Soziales
– Hauptfürsorgestelle –
Hamburger Straße 47
22083 Hamburg
Telefon (040) 29 88 – 0
Telefax (040) 29 88 – 28 47

Hessen

Landeswohlfahrtsverband Hessen
– Hauptfürsorgestelle –
Kölnische Straße 30
34117 Kassel
Telefon (05 61) 10 04 – 0
Telefax (05 61) 10 04 – 26 50

Landeswohlfahrtsverband Hessen
– Hauptfürsorgestelle –
Zweigverwaltung Darmstadt
Steubenplatz 16
64293 Darmstadt
Telefon (061 51) 8 01 – 0
Telefax (061 51) 8 01 – 2 34

Landeswohlfahrtsverband Hessen
– Hauptfürsorgestelle –
Zweigverwaltung Wiesbaden
Frankfurter Straße 44
65189 Wiesbaden
Telefon (06 11) 1 56 – 1
Telefax (06 11) 1 56 – 2 09

Mecklenburg-Vorpommern

*Hauptfürsorgestelle
Mecklenburg-Vorpommern*
Neustrelitzer Straße 120
17033 Neubrandenburg
Telefon (03 95) 3 80 – 25 73
Telefax (03 95) 3 80 – 25 80

*Hauptfürsorgestelle
Mecklenburg-Vorpommern*
– Zweigstelle –
Friedrich-Engels-Straße 47
19061 Schwerin
Telefon (03 85) 39 91 – 0
Telefax (03 85) 39 91 – 3 05

*Hauptfürsorgestelle
Mecklenburg-Vorpommern*
– Zweigstelle –
Stephanstraße 18
18055 Rostock
Telefon (03 81) 4 95 49 – 0
Telefax (03 81) 4 95 49 – 43

Niedersachsen

Niedersächsisches Landesamt für zentrale soziale Aufgaben
– Hauptfürsorgestelle –
Domhof 1
31134 Hildesheim
Telefon (0 51 21) 3 04 – 1
Telefax (0 51 21) 3 04 – 6 11

Nordrhein-Westfalen

Landschaftsverband Rheinland
– Rheinische Hauptfürsorgestelle –
Hermann-Pünder-Straße 1
50679 Köln
Telefon (02 21) 8 09 – 65 21
Telefax (02 21) 8 09 – 65 20

*Landschaftsverband
Westfalen-Lippe*
– Hauptfürsorgestelle –
Warendorfer Straße 26
48145 Münster
Telefon (02 51) 5 91 – 01
Telefax (02 51) 5 91 – 58 06

Rheinland-Pfalz

*Landesamt für Jugend, Soziales und Versorgung
Rheinland-Pfalz*
– Hauptfürsorgestelle –
Rheinallee 97 – 101
55118 Mainz
Telefon (0 61 31) 9 67 – 0
Telefax (0 61 31) 9 67 – 3 10

16.2 Anschriften

*Landesamt für Jugend und Soziales
Rheinland-Pfalz*
– Hauptfürsorgestelle –
Außenstelle
Schloßstraße 37
56068 Koblenz
Telefon (0261) 12161
Telefax (0261) 18347

*Landesamt für Jugend und Soziales
Rheinland-Pfalz*
– Hauptfürsorgestelle –
Außenstelle
Schütt 2
67433 Neustadt an der Weinstraße
Telefon (06321) 7348/7349
Telefax (06321) 30381

Saarland

Landesamt für Soziales und Versorgung
– Hauptfürsorgestelle –
Hochstraße 67
66115 Saarbrücken
Telefon (0681) 9978-0
Telefax (0681) 9978-277

Sachsen

*Sächsisches Landesamt für Familie und
Soziales*
– Hauptfürsorgestelle –
Altchemnitzer Straße 40
09120 Chemnitz
Telefon (0371) 577-0
Telefax (0371) 577-282

Amt für Familie und Soziales
– Zweigstelle der Hauptfürsorgestelle –
Brückenstraße 10
09111 Chemnitz
Telefon (0371) 457-0
Telefax (0371) 457-2499

Amt für Familie und Soziales
Dresden
– Zweigstelle der Hauptfürsorgestelle –
Gutzkowstraße 10
01069 Dresden
Telefon (0351) 4655-0
Telefax (0351) 4655-200

Amt für Familie und Soziales
– Zweigstelle der Hauptfürsorgestelle –
Berliner Straße 13
04105 Leipzig
Telefon (0341) 5955-0
Telefax (0341) 5955-502

Sachsen-Anhalt

*Landesamt für Versorgung und Soziales
Sachsen-Anhalt*
– Hauptfürsorgestelle –
Nietlebener Straße 1
06126 Halle/Saale
Telefon (0345) 6932-0
Telefax (0345) 6932-702

Landesamt für Versorgung und Soziales
– Hauptfürsorgestelle –
Nebenstelle Magdeburg
Halberstädter Straße 39a
39112 Magdeburg

Schleswig-Hostein

Landesamt für soziale Dienste
Schleswig-Holstein
– Hauptfürsorgestelle –
Steinmetzstraße 1–11
24534 Neumünster
Telefon (04321) 9135
Telefax (04321) 913750

Thüringen

*Thüringer Landesamt für Soziales und
Familie*
Landesversorgungsamt
– Hauptfürsorgestelle –
Karl-Liebknecht-Straße 4
98527 Suhl
Telefon (03681) 733698
Telefax (03681) 7333-66

Versorgungsamt Thüringen
– Hauptfürsorgestelle –
Zweigstelle Erfurt
Linderbacher Weg 30
99099 Erfurt
Telefon (0361) 4311141
Telefax (0361) 4311159

16.2 Anschriften

Versorgungsamt Thüringen
– Hauptfürsorgestelle –
Zweigstelle Gera
Puschkinplatz 7
07545 Gera
Telefon (03 65) 82 23 – 5 10
Telefax (03 65) 82 23 – 7 10

Versorgungsamt Suhl
– Hauptfürsorgestelle –
Zweigstelle
Karl-Liebknecht-Straße 4
98527 Suhl
Telefon (0 36 81) 73 36 – 96
Telefax (0 36 81) 73 24 01

Anschriften der überörtlichen Träger der Sozialhilfe

Bundesarbeitsgemeinschaft der überörtlichen Träger der Sozialhilfe
Warendorfer Straße 26 – 28, 48145 Münster/Westfalen,
Telefon (02 51) 5 91 – 65 30, Telefax (02 51) 5 91 – 65 39

Baden-Württemberg

Landeswohlfahrtsverband Baden
– Landessozialamt –
Ernst-Frey-Straße 9
76135 Karlsruhe
Telefon (07 21) 81 07 – 0
Telefax (07 21) 81 07 – 4 93

*Landeswohlfahrtsverband
Württemberg-Hohenzollern*
– Landessozialamt –
Lindenspürstraße 39
70176 Stuttgart
Telefon (07 11) 63 75 – 0
Telefax (07 11) 63 75 – 1 34

Bayern

Bezirk Mittelfranken
– Sozialverwaltung –
Bischof-Meiser-Straße 1
91522 Ansbach
Telefon (09 81) 95 04 – 0
Telefax (09 81) 95 04 – 2 09

Bezirk Oberfranken
– Sozialhilfeverwaltung –
Cottenbacher Straße 23
95445 Bayreuth
Telefon (09 21) 78 46 – 0
Telefax (09 21) 78 46 – 1 11

Bezirk Niederbayern
– Sozialverwaltung –
Gestütstraße 10
84028 Landshut
Telefon (08 71) 8 08 – 01
Telefax (08 71) 8 08 – 19 39

Bezirk Unterfranken
– Sozialhilfeverwaltung –
Silcherstraße 5
97074 Würzburg
Telefon (09 31) 79 59 – 0
Telefax (09 31) 79 59 – 3 99

Bezirk Schwaben
– Sozialverwaltung –
Hafnerberg 10
88152 Augsburg
Telefon (08 21) 31 01 – 0
Telefax (08 21) 31 01 – 2 00

Bezirk Oberbayern
– Bezirksverwaltung –
Maximilianstraße 39
80538 München
Telefon (0 89) 21 98 – 01
Telefax (0 89) 21 98 – 11 90

Bezirk Oberpfalz
– Sozialverwaltung –
Ägidienplatz 1
93051 Regensburg
Telefon (09 41) 91 00 – 0
Telefax (09 41) 91 00 – 1 99

Berlin

Senatsverwaltung für Soziales
– Abt. VII –
An der Urania 12
10787 Berlin
Telefon (0 30) 21 22 – 1
Telefax (0 30) 21 22 – 33 56

16.2 Anschriften

Brandenburg

Landesamt für Soziales und Versorgung des Landes Brandenburg
Weinbergstraße 10
03050 Cottbus
Telefon (03 55) 47 65 – 0
Telefax (03 55) 47 65 – 2 21/3 78

Bremen

Die Senatorin für Gesundheit, Jugend, Soziales und Umwelt
Ref. 42
Bahnhofsplatz 29
28195 Bremen
Telefon (04 21) 3 61 – 1
Telefax (04 21) 3 61 – 21 46

Hamburg

Behörde für Arbeit, Gesundheit und Soziales
– Landessozialamt/Amt für Rehabilitation –
Hamburger Straße 47
22083 Hamburg
Telefon (040) 29 88 – 0
Telefax (040) 29 88 – 22 86

Hessen

Landeswohlfahrtsverband Hessen
– Landessozialamt –
Ständeplatz 6 – 10
34117 Kassel
Telefon (05 61) 10 04 – 0
Telefax (05 61) 10 04 – 26 50

Mecklenburg-Vorpommern

Der Sozialminister des Landes Mecklenburg-Vorpommern
Werderstraße 124
19055 Schwerin
Telefon (03 85) 5 88 – 0
Telefax (03 85) 5 88 – 90 99

Niedersachsen

Niedersächsisches Landesamt für zentrale soziale Aufgaben
Domhof 1
31134 Hildesheim
Telefon (0 51 21) 3 04 – 1
Telefax (0 51 21) 3 04 – 6 11

Nordrhein-Westfalen

Landschaftsverband Rheinland
– Überörtlicher Träger der Sozialhilfe –
Kennedy-Ufer 2
50679 Köln
Telefon (02 21) 8 09 – 0
Telefax (02 21) 8 09 – 65 50

Landschaftsverband Westfalen-Lippe
– Abt. Sozialhilfe und Sonderschulen –
Freiherr-v.-Stein-Platz 1
48147 Münster
Telefon (02 51) 5 91 – 01
Telefax (02 51) 5 91 – 2 65

Rheinland-Pfalz

Landesamt für Jugend und Soziales Rheinland-Pfalz
Rheinallee 97 – 101
55118 Mainz
Telefon (0 61 31) 967 – 0
Telefax (0 61 31) 967 – 491

Saarland

Landesamt für Soziales und Versorgung
Hochstraße 67
66 115 Saarbrücken
Telefon (06 81) 99 78 – 0
Telefax (06 81) 99 78 – 1 45

Sachsen

Landeswohlfahrtsverband Sachsen
Thomasiusstraße 1
04109 Leipzig
Telefon (03 41) 12 66 – 0
Telefax (03 41) 2 11 46 47

16.2 Anschriften

Sachsen-Anhalt

Landesamt für Versorgung und Soziales des Landes Sachsen-Anhalt
Neustädter Passage 9
06122 Halle a. d. Saale
Telefon (03 45) 69 12 – 0
Telefax (03 45) 66 80 14

Schleswig-Holstein

Die Ministerin für Arbeit, Gesundheit und Soziales des Landes Schleswig-Holstein
Adolf-Westphal-Straße 4
24143 Kiel
Telefon (04 31) 9 88 – 0
Telefax (04 31) 9 88 – 54 16

Thüringen

Landesamt für Soziales und Familie Thüringen
Abteilung 6 – Landessozialamt –
Am Drachenberg 4
98617 Meiningen
Telefon (0 36 93) 4 60 – 0
Telefax (0 36 93) 4 60 – 2 00

Anschriften der Verbände der Freien Wohlfahrtspflege

Außer den gesetzlichen Trägern der Rehabilitation werden von der Freien Wohlfahrtspflege umfangreiche Hilfen für Behinderte gewährt. Auskünfte sind auf Bundesebene bei folgenden Adressen zu erhalten:[*]

Bundesarbeitsgemeinschaft der Freien Wohlfahrtspflege e.V.
Franz-Lohe-Straße 17, 53129 Bonn, Telefon (02 28) 2 26 – 1
Telefax (02 28) 2 26 – 2 03

Arbeiterwohlfahrt
– Bundesverband e.V. –
Oppelner Straße 130
53119 Bonn
Telefon (02 28) 66 85 – 0
Telefax (02 28) 66 85 – 2 09

Deutscher Caritasverband e.V.
Karlstraße 40
79104 Freiburg
Telefon (07 61) 2 00 – 0
Telefax (07 61) 2 00 – 5 72

Deutsches Rotes Kreuz e.V.
Friedrich-Ebert-Allee 71
53113 Bonn
Telefon (02 28) 5 41 – 1
Telefax (02 28) 5 41 – 2 90

Zentralwohlfahrtsstelle der Juden in Deutschland e.V.
Hebelstraße 6
60318 Frankfurt
Telefon (069) 43 02 06 – 08
Telefax (069) 49 48 17

Diakonisches Werk der Evangelischen Kirche in Deutschland e.V.
Stafflenbergstraße 76
70184 Stuttgart
Telefon (07 11) 21 59 – 0
Telefax (07 11) 21 59 – 2 88

Deutscher Paritätischer Wohlfahrtsverband e.V.
– Gesamtverband e.V. –
Heinrich-Hoffmann-Straße 3
60528 Frankfurt
Telefon (069) 67 06 – 0
Telefax (069) 67 06 – 2 04

---

[*] Die Anschriften der örtlichen Hilfen können den jeweiligen Telefonbüchern entnommen werden.

16.2 Anschriften

Anschriften der Einrichtungen der Berufsbildung, Berufsförderung und der Werkstätten für Behinderte

Wegen der Vielzahl dieser Einrichtungen werden nur die jeweiligen Anschriften der Bundesarbeitsgemeinschaften genannt, bei denen nähere Auskünfte zu erhalten sind:

Bundesarbeitsgemeinschaft der Berufsbildungswerke
Waldwinkler Straße 1
84544 Aschau am Inn
Telefon (0 86 38) 6 42 50
Telefax (0 86 38) 6 42 48

Arbeitsgemeinschaft Deutscher Berufsförderungswerke
August-Krogmann-Straße 52
22159 Hamburg
Telefon (0 40) 6 45 81 - 0
Telefax (0 40) 6 45 81 - 2 04

Bundesarbeitsgemeinschaft der Werkstätten für Behinderte e.V.
Sonnemannstraße 5
60314 Frankfurt/M.
Telefon (0 69) 94 33 94 - 0
Telefax (0 69) 94 33 94 - 25

Bundesarbeitsgemeinschaft für unterstützte Beschäftigung
Fuhlsbüttler Straße 402
22309 Hamburg
Telefon (0 40) 6 39 96 29

Bundesarbeitsgemeinschaft der medizinisch-beruflichen Rehabilitationseinrichtungen
Waldstraße 2 - 10
53177 Bonn
Telefon (02 28) 38 12 06
Telefax (02 28) 38 13 50

Anschriften von Behindertenverbänden

Wertvolle Unterstützung erhalten Behinderte durch die Behindertenverbände und Selbsthilfeorganisationen. Nachfolgend einige Hinweise von Bundesverbänden der Behinderten:

Bund der Kriegsblinden Deutschlands e.V.
Schumannstraße 35
53113 Bonn
Telefon (02 28) 21 31 34
Telefax (02 28) 21 73 98

Bundesarbeitsgemeinschaft der Clubs Behinderter und ihrer Freunde e.V.
Eupener Straße 5
55131 Mainz
Telefon (0 61 31) 22 55 14
Telefax (0 61 31) 23 88 34

Reichsbund der Kriegs- und Wehrdienstopfer, Behinderten, Sozialrentner und Hinterbliebenen e.V.
Beethovenallee 56 - 58
53173 Bonn
Telefon (02 28) 95 64 - 0
Telefax (02 28) 95 64 - 3 11

Bund Deutscher Kriegsopfer, Körperbehinderter und Sozialrentner (BDKK) e.V.
Bonner Talweg 88
53113 Bonn
Telefon (02 28) 21 61 16

16.2 Anschriften

BDH-Bundesverband für Rehabilitation und Interessenvertretung Behinderter e.V.
Humboldtstraße 32
53115 Bonn
Telefon (02 28) 65 10 12
Telefax (02 28) 69 39 14

Deutscher Behinderten-Sportverband e.V.
Friedrich-Alfred-Straße 10
47055 Duisburg
Telefon (02 03) 7 38 16 20
Telefax (02 03) 7 38 16 28

Deutsches Katholisches Blindenwerk e.V.
Eschstraße 12
52351 Düren
Telefon (0 24 21) 5 11 55
Telefax (0 24 21) 5 11 84

Verband der Kriegs- und Wehrdienstopfer, Behinderten und Sozialrentner Deutschlands e.V. (VdK)
Wurzerstraße 2-4
53175 Bonn
Telefon (02 28) 8 20 93-0
Telefax (02 28) 8 20 93-43

Bundesarbeitsgemeinschaft „Hilfe für Behinderte" e.V.
Kirchfeldstraße 149
40215 Düsseldorf
Telefon (02 11) 3 10 06-0
Telefax (02 11) 3 10 06-48

Interessenvertretung „Selbstbestimmt Leben" Deutschland e.V. – ISL
Jordanstr. 5
34117 Kassel
Telefon (05 61) 7 28 85-46
Telefax (05 61) 7 28 85-29

Allgemeiner Behindertenverband in Deutschland e.V. – ABiD
Am Köllnischen Park 6-7
10179 Berlin
Telefon (0 30) 23 80 66 73
Telefax (0 30) 23 80 66 73

Mitgliedsverbände der Bundesarbeitsgemeinschaft „Hilfe für Behinderte" e.V.:

Arbeitsgemeinschaft Allergiekrankes Kind – Hilfen für Kinder mit Asthma, Ekzem oder Heuschnupfen e.V.
Hauptstraße 29 II
35745 Herborn
Telefon (0 27 72) 92 87-0
Telefax (0 27 72) 92 87 48

Arbeitsgemeinschaft Spina bifida und Hydrocephalus e.V.
Münsterstraße 13
44145 Dortmund
Telefon (02 31) 86 10 50-0
Telefax (02 31) 86 10 50-50

Arbeitskreis Kunstfehler in der Geburtshilfe e.V.
Rosental 23-25
44135 Dortmund
Telefon (02 31) 52 58 72
Telefax (02 31) 52 60 48

Arbeitskreis überaktives Kind e.V.
Dieterichsstraße 9
30159 Hannover
Telefon (05 11) 3 63 27 29
Telefax (05 11) 3 63 27 72

16.2 Anschriften

Bundesarbeitsgemeinschaft Hörbehinderter Studenten und Absolventen (BHSA) e.V.
c/o Andreas Kammerbauer
Hinter der Hochstätte 2a
65239 Hochheim/Main
Telefon (06146) 7958
Telefax (06192) 26289

Bundeselternvereinigung für anthroposophische Heilpädagogik und Sozialtherapie e.V.
Schloßstraße 9
61209 Echzell
Telefon (06035) 81190
Telefax (06035) 81217

Bundesinteressengemeinschaft Geburtshilfegeschädigter e.V. (BIG)
Nordsehler Straße 30
31655 Stadthagen
Telefon (05721) 7 23 72
Telefax (05721) 81783

Bundesselbsthilfeverband für Osteoporose e.V.
Kirchfeldstraße 149
40215 Düsseldorf
Telefon (0211) 319165
Telefax (0211) 332202

Bundesselbsthilfeverband Kleinwüchsiger Menschen e.V.
Ulrike Förster
Oststraße 44
74232 Abstatt
Telefon (07062) 975285

Bundesverband Contergangeschädigter e.V., Hilfswerk vorgeburtlich Geschädigter
Paffrather Straße 132–134
51069 Köln
Telefon (0221) 680347 9
Telefax (0221) 682010

Bundesverband der Angehörigen psychisch Kranker e.V. (BAPK e.V.)
Thomas-Mann-Straße 49a
53111 Bonn
Telefon (0228) 632646
Telefax (0228) 658063

Bundesverband der Kehlkopflosen e.V.
Obererle 65
45897 Gelsenkirchen
Telefon (0209) 592282
Telefax (0209) 597748

Bundesverband der Organtransplantierten e.V. (BDO)
Unter den Ulmen 98
47137 Duisburg
Telefon (0203) 442010
Telefax (0203) 442127

Bundesverband für die Rehabilitation der Aphasiker e.V.
Robert-Koch-Straße 34
97080 Würzburg
Telefon (0931) 2501300
Telefax (0931) 25013039

Bundesverband für Körper- und Mehrfachbehinderte e.V.
Brehmstraße 5–7
40239 Düsseldorf
Telefon (0211) 64004-0
Telefax (0211) 613972

**Bundesverband
Hilfe für das autistische Kind**
– Vereinigung zur Förderung autistischer Menschen e.V.
Bebelallee 141
22297 Hamburg
Telefon (040) 5115604
Telefax (040) 5110813

Bundesverband Kleinwüchsige Menschen und ihre Familien e.V.
Westerstraße 98–104
28199 Bremen
Telefon (0421) 502122 u. 507873
Telefax (0421) 505752

Bundesverband Legasthenie e.V.
Königstraße 32
30175 Hannover
Telefon (0511) 318738
Telefax (0511) 318739

16.2 Anschriften

Bundesverband Polio e.V.
Edeltraud Hendrich
Thaerstraße 27
35392 Gießen
Telefon (0641) 23433

Bundesverband Selbsthilfe Körperbehinderter e.V.
Altkrautheimerstraße 17
74238 Krautheim/Jagst
Telefon (06294) 680
Telefax (06294) 95383

Bundesverband Skoliose Selbsthilfe e.V.
c/o Walter Gellner
Mühlweg 12
74838 Limbach
Telefon (06287) 4792
Telefax (06087) 4792

Bundesvereinigung Lebenshilfe für Menschen mit geistiger Behinderung
Postfach 701163
35020 Marburg
Telefon (06421) 491-0
Telefax (06421) 4911

Bundesvereinigung Stotterer Selbsthilfe e.V.
Gereonswall 112
50670 Köln
Telefon (0221) 139 1106-08
Telefax (0221) 139 1370

Bund zur Förderung Sehbehinderter e.V.
Margaret Reinhardt
Max-Planck-Straße 24
40880 Ratingen
Telefon (02102) 444737
Telefax (02102) 444737

Dachverband Psychosozialer Hilfsvereinigungen e.V.
Thomas-Mann-Straße 49a
53111 Bonn
Telefon (0228) 632646
Telefax (0228) 691759

Deutsche Aids-Hilfe e.V.
Postfach 610149
10921 Berlin
Telefon (030) 690087-0
Telefax (030) 690087-42

Deutsche Alzheimer Gesellschaft e.V.
Kantstraße 152
10623 Berlin
Telefon (030) 31505733
Telefax (030) 31505735

Deutsche Epilepsievereinigung e.V.
Zillestraße 102
10585 Berlin
Telefon (030) 3424414
Telefax (030) 3424466

Deutsche Gesellschaft für Muskelkranke e.V.
Im Moos 4
79112 Freiburg
Telefon (07665) 9447-0
Telefax (07665) 9447-20

Deutsche Gesellschaft für Osteogeniesis imperfecti Betroffene e.V.
Postfach 1546
63155 Mühlheim
Telefon (06108) 6 92 76
Telefax (06108) 76334

Deutsche Gesellschaft zur Förderung der Gehörlosen und Schwerhörigen e.V.
Niemöllerallee 18
81739 München
Telefon (089) 67920248
Telefax (089) 67920249

Deutsche Hämophiliegesellschaft zur Bekämpfung von Blutungskrankheiten e.V.
Halenseering 3
22149 Hamburg
Telefon (040) 6722970
Telefax (040) 6724944

16.2 Anschriften

Deutsche Heredo Ataxie-Gesellschaft-Bundesverband e.V.
Haußmannstraße 6
70188 Stuttgart
Telefon (07 11) 21 55 – 1 14
Telefax (07 11) 21 55 – 2 14

Deutsche Huntington-Hilfe e.V.
Börsenstraße 10
47051 Duisburg
Telefon (02 03) 2 29 15
Telefax (02 03) 2 29 25

Deutsche Ileostomie-Colostomie-Urostomie-Vereinigung e.V. (ILCO)
Kepserstraße 50
85356 Freising
Telefon (0 81 61) 8 49 11
8 49 09 (vormittags)
Telefax (0 81 61) 8 55 21

Deutsche Interessengemeinschaft für Verkehrsunfallopfer e.V. Dignitas
c/o Angelika Oidtmann
Friedlandstraße 6
41747 Viersen
Telefon (0 21 62) 2 00 32
Telefax (0 21 62) 35 23 12

Deutsche Interessengemeinschaft Phenylketonurie (PKU) und verwandte angeborene Stoffwechselstörungen e.V.
c/o Hansjörg Schmidt
Adlerstraße 6
91077 Kleinsendelbach
Telefon (0 91 26) 44 53
Telefax (0 91 26) 3 09 46

Deutsche Leberhilfe e.V.
Dr. Wolfgang Huge
Grönenberger Straße 42
49324 Melle
Telefon (0 54 22) 4 44 99
Telefax (0 54 22) 65 68

Deutsche Leukämie Forschungshilfe Aktion für krebskranke Kinder e.V.
Joachimstraße 20
53113 Bonn
Telefon (02 28) 9 13 94 30
Telefax (02 28) 9 13 94 33

Deutsche Morbus Crohn/Colitis ulcerosa Vereinigung (DCCV) e.V. Bundesverband für entzündliche Erkrankungen des Verdauungstraktes
Paracelsusstraße 15
51375 Leverkusen
Telefon (02 14) 8 76 08 – 0
Telefax (02 14) 8 76 08 – 88

Deutsche Multiple Sklerose Gesellschaft e.V. Bundesverband
Vahrenwalder Straße 205 – 207
30165 Hannover
Telefon (05 11) 9 68 34 – 0
Telefax (05 11) 9 68 34 – 50

Deutsche Narkolepsie-Gesellschaft
Günter Baus
Postfach 11 07
42755 Haan
Telefon (0 21 29) 5 37 23
Telefax (0 21 29) 3 29 45

Deutsche Parkinson Vereinigung – Bundesverband e.V.
Moselstraße 31
41464 Neuss
Telefon (0 21 31) 4 10 16/17
Telefax (0 21 31) 4 54 45

Deutscher Allergie- und Asthmabund e.V.
Hindenburgstraße 110
41061 Mönchengladbach
Telefon (0 21 61) 81 49 40
Telefax (0 21 61) 20 85 02

Deutscher Blindenverband e.V.
Bismarckallee 30
53173 Bonn
Telefon (02 28) 95 58 20
Telefax (02 28) 35 77 19

Deutscher Diabetiker-Bund e.V.
Danziger Weg 1
58511 Lüdenscheid
Telefon (0 23 51) 98 91 53
Telefax (0 23 51) 98 91 50

16.2 Anschriften

Deutscher Gehörlosen-Bund e.V.
Paradeplatz 3
24768 Rendsburg
Telefon (04331) 5897–22
Telefax (04331) 589745

Deutsche Rheuma-Liga e.V.
Maximilianstraße 14
53111 Bonn
Telefon (0228) 766060
Telefax (0228) 7660620

Deutscher Neurodermitiker Bund e.V.
Spaldingstraße 210
22097 Hamburg
Telefon (040) 230810
Telefax (040) 231008

Deutscher Psoriasisbund e.V.
Oberaltenallee 20A
22081 Hamburg
Telefon (040) 223399
Telefax (040) 2270986

Deutscher Schwerhörigenbund e.V.
Schiffbauerdamm 13
10117 Berlin
Telefon (030) 2807877
Telefax (030) 2832980

Deutscher Verein der Blinden und Sehbehinderten in Studium und Beruf e.V. – DVBS
Frauenbergstraße 8
35039 Marburg
Telefon (06421) 481450
Telefax (06421) 51822

Deutsche Sarkoidose-Vereinigung e.V.
Renate Braune
Postfach 3043
40650 Meerbusch
Telefon (02150) 7360
Telefax (02150) 7360

Deutsche Tinnitus-Liga e.V. (DTL)
Lohsiepen 18
42369 Wuppertal
Telefon (0202) 246520
Telefax (0202) 4670932

Deutsche Vereinigung Morbus Bechterew e.V. (DVMB)
Metzgergasse 16
97421 Schweinfurt
Telefon (09721) 22033
Telefax (09721) 22955

Deutsche Zöliakie-Gesellschaft e.V.
Filderhauptstraße 61
70599 Stuttgart
Telefon (0711) 454514
Telefax (0711) 4567817

Dialysepatienten Deutschlands e.V.
Weberstraße 2
55130 Mainz
Telefon (06131) 85152
Telefax (06131) 835198

Fördergemeinschaft für Taubblinde e.V.
Wolf-Dietrich Trenner
Basteistraße 83a
53173 Bonn
Telefon (0228) 9563763
Telefax (0228) 9563765

Frauenselbsthilfe nach Krebs – Bundesverband e.V.
B6, 10/11
68159 Mannheim
Telefon (0621) 2434
Telefax (0621) 154877

Freundeskreis Camphill e.V.
Gütergotzer Straße 85
14165 Berlin
Telefon (030) 8012069

Gaucher Gesellschaft Deutschland e.V.
Ursula Rudat
An der Ausschacht 9
59556 Lippstadt
Telefon (02941) 18870
Telefax (02941) 18870

Gesellschaft zur Förderung behinderter türkischer Kinder e.V.
Vahrenwalder Straße 194
30165 Hannover
Telefon (0511) 7984043

16.2 Anschriften

Lernen fördern – Bundesverband zur Förderung Lernbehinderter e.V.
Rolandstraße 61
50677 Köln
Telefon (0221) 380666
Telefax (0221) 385954

Mukoviszidose e.V.
Bendenweg 101
53121 Bonn
Telefon (0228) 98780-0 und -27
Telefax (0228) 98780-77

NCL-Gruppe Deutschland e.V.
Rudolf Nölke
Vierkaten 32b
21629 Neu-Wulmstorf
Telefon (040) 7007521

Pro Retina Deutschland e.V. (PRDV) Selbsthilfe Vereinigung von Menschen mit Netzhautablösung (vorm. Deutsche Retinitis Pigmentosa Vereinigung)
c/o Frau Fritze
Vaalser Straße 108
52074 Aachen
Telefon (0241) 870018
Telefax (0241) 873961

Schutzverband für Impfgeschädigte e.V.
Franz-Josef-Pfeifer
In den Gärten 3
35625 Hüttenberg
Telefon (06441) 71670
Telefax (06441) 71670

Selbsthilfegruppe Sklerodermie in Deutschland e.V.
c/o Helga Kandora
Bergschlagweg 38
46569 Hünxe
Telefon (02064) 30232
Telefax (02064) 30232

Selbsthilfevereinigung für Lippen-, Gaumen-Fehlbildungen e.V. Wolfgang Rosenthal Gesellschaft
Hauptstraße 184
35625 Hüttenberg
Telefon (06403) 5575
Telefax (06403) 5575

Von Recklinghausen-Gesellschaft e.V.
Langenhorner Chaussee 560
22419 Hamburg
Telefon (040) 5271-2822
Telefax (040) 5277462

Verzeichnis von ausgewählten Institutionen, die für die Rehabilitation Bedeutung haben

Bundesarbeitsgemeinschaft für Rehabilitation
Walter-Kolb-Str. 9–11
60594 Frankfurt/M.
Telefon (069) 605018-0
Telefax (069) 605018-29

Bundeszentrale für gesundheitliche Aufklärung
Ostmerheimer Straße 200
51109 Köln
Telefon (0221) 8992-1
Telefax (0221) 8992-257

Deutsche Gesellschaft für Prävention und Rehabilitation von Herz- und Kreislauferkrankungen e.V.
Rizzastraße 34
56068 Koblenz
Telefon (0261) 309231
Telefax (0261) 309232

Deutsche Gesellschaft für Soziale Psychiatrie e.V.
Stuppstraße 14
50823 Köln
Telefon (0221) 511003
Telefax (0221) 529903

16.2 Anschriften

Deutsche Hauptstelle gegen die Suchtgefahren e.V.
Westring 2
59065 Hamm
Telefon (02381) 9 01 50

Deutsche Krebsgesellschaft e.V.
Paul-Ehrlich-Straße 41
60596 Frankfurt/M.
Telefon (069) 63 00 96 - 0
Telefax (069) 63 91 30

Deutsche Krebshilfe e.V.
Thomas-Mann-Straße 40
53111 Bonn
Telefon (02 28) 7 29 90 - 0
Telefax (02 28) 7 29 90 - 11

Deutscher Verein für öffentliche und private Fürsorge
Am Stockborn 1 - 3
60439 Frankfurt/M.
Telefon (069) 9 58 07 - 01
Telefax (069) 9 58 07 - 3 81

Deutsche Vereinigung für die Rehabilitation Behinderter e.V.
Friedrich-Ebert-Anlage 9
69117 Heidelberg
Telefon (06221) 2 54 85
Telefax (06221) 16 60 09

Kuratorium Deutsche Altershilfe – Wilhelmine-Lübke-Stiftung e.V. –
An der Pauluskirche 3
50677 Köln
Telefon (0221) 9 31 84 70
Telefax (0221) 32 58 10

KURATORIUM ZNS für Unfallverletzte mit Schäden des zentralen Nervensystems e.V.
Rochusstraße 24
53123 Bonn
Telefon (02 28) 97 84 50
Telefax (02 28) 9 78 45 55

Schädel-Hirnpatienten in Not e.V.
Bayreuther Straße 33
92224 Amberg
Telefon (09621) 6 48 00
Telefax (09621) 6 36 63

Stiftung Deutsche Schlaganfall-Hilfe
Carl-Bertelsmann-Straße 256
33311 Gütersloh
Telefon (05241) 97 70 - 0
Telefax (05241) 70 20 71

Stiftung Rehabilitation Heidelberg
Bonhoefferstraße
69123 Heidelberg
Telefon (06221) 88 - 0
Telefax (06221) 88 - 32 44

REHADAT
Informationssystem zur beruflichen Rehabilitation
Institut der deutschen Wirtschaft
Gustav-Heinemann-Ufer 84 - 88
50968 Köln
Telefon (0221) 3 76 55 - 13
Telefax (0221) 3 76 55 - 55

Ansprechpartner auf europäischer Ebene

Europäische Kommission Generaldirektion „Beschäftigung, Arbeitsbeziehungen, soziale Angelegenheiten" Abteilung „Eingliederung der Behinderten" GD V.E.3
200 rue de la Loi
B-1049 Brüssel (Belgien)
Telefon (++ 32 - 2) 2 96 05 61
Telefax (++ 32 - 2) 2 95 10 12

Europäische Kommission Vertretung in der Bundesrepublik Deutschland
Zitelmannstraße 22
D-53113 Bonn
Telefon (02 28) 5 30 09 - 0
Telefax (02 28) 5 30 09 50

16.2 Anschriften

Europavertretung der deutschen Sozialversicherung
Rue d'Arlon 50
B-1000 Brüssel (Belgien)
Telefon (++32–2) 2 30 75 22
Telefax (++32–2) 2 30 77 73

Europabüro für Projektbegleitung GmbH
Nationale Koordinierungsstelle Beschäftigung
Endenicher Straße 125
D-53115 Bonn
Telefon (02 28) 9 85 99 – 19/11
Telefax (02 28) 9 85 99 – 80

EU-Vertretung der Bundesarbeitsgemeinschaft der Freien Wohlfahrtspflege e.V.
Rue de Pascale, 4–6
B-1040 Brüssel (Belgien)
Telefon (++32–2) 2 30 45 00
Telefax (++32–2) 2 30 57 04

16.3 Weitere Selbsthilfegruppen: Deutschland

Fachverband zur Unterstützung von Selbsthilfegruppen (dort Informationen und Adressen erhältlich): Deutsche Arbeitsgemeinschaft Selbsthilfegruppen e.V., Friedrichstr. 28, 35392 Gießen. Tel. 0641/7022478.

Apallisches Syndrom/Hirnbeschädigung: Selbsthilfeverband Schädel–Hirn-Patienten in Not e.V., Armin Nentwig, Bayreuther Str. 33, 92224 Amberg, Tel. 09621/64800
Rundbriefe mit gezieltem Info-Material; Faltblätter, Hinweispakete.

Aphasie/Schlaganfall: Bundesverband für die Rehabilitation der Aphasiker e.V., Bundesgeschäftsstelle Frau Kühn, Georgstr. 9, 50389 Wesseling, Tel. 02236/46698
Zeitschrift „Aphasie-Nachrichten" ($4 \times$ jährl.); Literaturliste.

Apoplexie/Schlaganfall: Deutsche Schlaganfall-Liga e.V., Andreas Kottmeier, Carl-Bertelsmann-Str. 256, 33311 Gütersloh, Tel. 05241/702070
Faltblatt Deutsche Schlaganfall-Liga e.V.; Broschüre Schlaganfall; Video „Information zur Vorbeugung und Rehabilitation des Schlaganfalls".

Arthrose/Gelenkerkrankungen: Deutsche Arthrosehilfe e.V., Postfach 110551, 60040 Frankfurt/M, Tel. 06831/6324
Zeitschrift „Arthrose-Info".

Atemwegserkrankungen: Deutsche Atemwegsliga e.V., Geschäftsstelle Frau Dr. Uta Butt, Burgstr. 12, 33175 Bad Lippspringe, Tel. 05252/954505
Informationsmaterial.

BAG-H/Chronische Erkrankungen/Behinderungen: Bundesarbeitsgemeinschaft Hilfe für Behinderte e.V. (BAG-H), Kirchfeldstr. 149, 50215 Düsseldorf, Tel. 0211/31006–21
Zeitschrift „Selbsthilfe"; umfangreicher Literaturdienst.

Morbus Bechterew: Deutsche Vereinigung MORBUS BECHTEREW e.V., Metzgergasse 16, 97421 Schweinfurt, Tel. 09721/22033
„Bechterew-Brief" ($4 \times$ jährl.).

Behinderten-Rehabilitation: Deutsche Vereinigung zur Rehabilitation Behinderter e.V., Martin Schmollinger, Bärbel Reinsberg, Friedrich-Ebert-Anlage 9, 69117 Heidelberg, Tel. 06221/25485

Behindertenverband: Allgem. Behindertenverband in Deutschland – Für Selbstbestimmung und Würde e.V., Am Köllnischen Park 6/7, 10179 Berlin, Tel. und Fax 030/2380673
„Die Stütze". Journal von Behinderten für Behinderte und ihre Freunde; Adressenliste.

Beinamputierte/Amputierte: Amputierten-Initiative e.V., Selbsthilfegruppe für Beinamputierte, Dagmar Gail, Spanische Allee 158, 14129 Berlin, Tel. 030/8032054
Informationsmaterial.

Fibromyalgie: SHG „Fibromyalgie-Syndrom", c/o K.I.S.S. Rems-Murr, Friedrich Thiemann, Erna Kiesel, Postfach 1308, 71536 Murrhardt, Tel. 07192/20473 und 1366

Geschädigtenverbände: Bund Deutscher Kriegsopfer, Körperbehinderter und Sozialrentner (BDKK) e.V., Hans-Georg Malitz, Bonner Talweg, 53113 Bonn, Tel. 0228/216116
Zeitschrift „Deutsche Kriegsopfer- und Behinderten-Zeitung".

Guillain-Barré-Syndrom: GBS-Selbsthilfegruppe der BRD, Sinsheim e.V., Herr Bartel, Kreuzackerstr. 103, 74889 Sinsheim-Hilsbach, Tel. 07260/1584
Zeitschrift „GBS-Magazin" ($4 \times$ jährl.).

Herz-Kreislauf-Erkrankungen:
- Deutsche Herzhilfe e.V., Weißhausstr. 21, 50939 Köln, Tel. 0221/4410812
  Broschüre „Kölner Herzpatienten-Seminar".

16.3 Weitere Selbsthilfegruppen: Deutschland

- Deutsche Herzstiftung e.V., Sybille M. Rapp, Wolfsgangstr. 20, 60322 Frankfurt/M, Tel. 0 69/95 51 28 – 0, Fax 0 69/95 51 28 13
  Zeitschrift der Deutschen Herzstiftung (4 × jährl., für Mitglieder); Sonderdrucke; div. Publikationen (Liste); Plakate; Adressenliste lokaler Selbsthilfegruppen.

Herz-Kreislauf-Erkrankungen/Bluthochdruck: Ansprechstelle für Selbsthilfegruppen der Deutschen Liga zur Bekämpfung den hohen Blutdrucks e.V., Amelie Schutze-Rupp, Liselotte Thomann, Berliner Str. 46, 69120 Heidelberg, Tel. 0 62 21/41 17 74, Fax 0 62 21/40 22 74
„Wegweiser zur Gründung von Selbsthilfegruppen für Bluthochdruckpatienten", „Wozu brauchen Bluthochdruckkranke eine Selbsthilfegruppe?".

Herz-Kreislauf-Erkrankungen/Künstliche Herzklappen: Selbsthilfegruppen für Patienten mit künstlichen Herzklappen, c/o Rudolf Stark, Neidsteiner Str. 11, 90482 Nürnberg, Tel. 09 11/50 26 68
Erstinfoblatt; Gruppenmitteilungsblatt (4 × jährl.); Video „Endokarditis-Prophylaxe in der zahnärztlichen Praxis".

Inkontinenz/Blasenschwäche:
- Gesellschaft für Inkontinenzhilfe (GIH) e.V., Friedrich-Ebert-Str. 124, 34119 Kassel, Tel. 05 61/78 06 04
  Literaturliste; Veranstaltungsliste; Adressenliste.
- Hilfe für Inkontinente Personen e.V., Dr. Kart-Gustav Werner, Postfach 11 13 22, 40513 Düsseldorf, Tel. 02 11/5 96 12 16
  Kontinenzratgeber; Wundratgeber.

Kinderlähmung/Poliomyelitis/Spätfolgen: Bundesverband Polio e.V., Interessengemeinschaft von an Poliomyelitis Erkrankten (Kinderlähmung), Dr. Rolf Kießig, Breiter Weg 20, 39104 Magdeburg, Tel. 03 91/5 62 03 88
Broschüre „Spätfolgen nach Poliomyelitis".

Multiple Sklerose:
- Deutsche Multiple Sklerose Gesellschaft (DMSG) e.V., Bundesverband, Dorothea Pitschnau, Vahrenwalder Str. 205 – 207, 30165 Hannover, Tel. 05 11/73 20 23, Fax/63 38 87
  Zeitschrift „Aktiv" (4 × jährl.); div. Bücher und Broschüren (auch für Kinder).
- M.S.K. e.V. – Initiative Selbsthilfe Multiple Sklerose-Kranker, Bundesverband, Jürgen Jenet, Helga Kunkel, Wiclefstr. 61, 10551 Berlin, Tel. 0 30/3 95 31 35, Fax 0 30/3 95 77 73
  Vereinsheft „Blickpunkt".

Muskelerkrankungen/Amyothrophie/Lateralsklerose: Deutsche Gesellschaft für Muskelkranke (DGM) e.V., Bundesgeschäftsstelle, Helga Klier, Rennerstr. 4, 79106 Freiburg, Tel. 07 61/27 79 32
Muskelreport; Merkblätter; Patientenrundbriefe.

Muskelerkrankungen/Myasthenie: Deutsche Myasthenie Gesellschaft e.V., Frau Amann, Hohentorsheerstr. 49/51, 28199 Bremen, Tel. 04 21/59 20 60, Fax 04 21/50 82 26
Leitfaden für Myasthenia-Gravis-Patienten; div. Broschüren.

Osteoporose:
- Bundesselbsthilfeverband für Osteoporose e.V., Kirchfeldstr. 149, 40215 Düsseldorf, Tel. 02 11/31 91 65
  Patientenratgeber; Mitgliederzeitung.
- Kuratorium Knochengesundheit, C. I. Schnepper, Hettenbergring 5, 74889 Sinsheim, Tel. 0 72 61/63 174
  Osteoporose Patientenratgeber; Zeitschrift „Mobiles Leben".

16.3 Weitere Selbsthilfegruppen: Deutschland

Parkinson: Deutsche Parkinson Vereinigung Bundesverband e.V., Friedrich-Wilhelm Mehrhoff, Moselstr. 31, 41464 Neuss, Tel. 0 21 31/4 10 16/17
Literaturliste; Hörkassetten; Videoliste.
Querschnittgelähmte/Paraplegiker:
- Bundesverband Selbsthilfe Körperbehinderter e.V., Robert Keppner, Postfach 20, 74236 Krautheim/Jagst, Tel. 0 62 94/6 81 10
  „Leben und Weg"; Bau-Planungsberater; Reise-ABC.
- Fördergemeinschaft der Querschnittgelähmten in Deutschland e.V., Christian Joachimi, Franz, Kniel, Langenbergsweg 102, 53179 Bonn, Tel. 02 28/85 62 54
  „Paraplegiker", DIN-Fibel; „Querschnittlähmung … was dann?".

Rehabilitation: Bundesarbeitsgemeinschaft für Rehabilitation, Walter-Kolb-Str. 9 – 11, 60594 Frankfurt/M, Tel. 0 69/60 50 18 – 0

Rheuma:
- Deutsche Rheumaliga e.V. (Bundesverband) mit Landesgruppen in allen Bundesländern. Maximilianstr. 14, 53111 Bonn, Tel. 02 28/76 60 60.
- Rheuma-Forum e.V., Kontakt-, Informations-, Beratungs- und Unterstützungsstelle verbandsunabhängiger Rheuma-Selbsthilfegruppen, Friedrich Thiemann, Erna Kiesel, Postfach 13 08, 71536 Murrhardt, Tel. 0 71 92/2 04 73 und 13 66

Div. Informationsmaterial (Liste).

Schleudertrauma: SHG Schleudertrauma, c/o K.I.S.S. Rems-Murr, Franziska Muff, Doris Rietz, Postfach 13 08, 71536 Murrhardt, Tel. und Fax 0 71 92/2 04 73 (K.I.S.S.); Tel. 0 71 81/7 75 23 (Frau Muff)
Infoblätter „Ratschläge", „Selbsthilfegruppe Schleudertrauma".

Schmerz:
- Deutsche Schmerzhilfe e.V. – Bundesverband, Rüdiger Fabian, Woldsenweg 3, 20249 Hamburg, Tel. 0 40/46 56 46
  Mitgliederzeitung „Die Schmerzhilfe"; Migränekalender, Migränetagebuch für Kinder; Sonderheft Kopfschmerz.
- Deutsche Schmerzliga e.V., Karin Scala, Postfach 10 08 34, 60008 Frankfurt/M, Tel. 0 69/29 98 80.

Sklerodermie:
- Scleroderma Liga e.V., Monika Sandbichler, Postfach 12 44, 90506 Zirndorf, Tel. 09 11/60 57 53
  „Scleroderma Infobrief" ($4 \times$ jährl.); jährliche Therapietagung Sklerodermie.
- Selbsthilfegruppe Sklerodermie in Deutschland e.V., Geschäftsstelle, Eberhard Rhau, Jagdstr. 1, 90559 Burgthann, Tel. 0 91 88/5 12, Fax 0 91 88/38 67
  Rundschreiben; Physiotherapie bei Sklerodermie.

Unfallgeschädigte/Verkehrsunfallopfer:
- Deutsche Interessengemeinschaft für Verkehrsunfallopfer (dignitas) e.V., Angelika und Udo Oidtmann, Friedlandstr. 6, 41747 Viersen, Tel. 0 21 62/2 00 32, Fax 0 21 62/35 23 12
  Kontaktadressenliste; Info-Blatt; Literaturliste.
- Interessengemeinschaft zum Schutz von Unfallgeschädigten und Behinderten (ISU) e.V., Lötzener Str. 16, Industriehof, 60487 Frankfurt/M, Tel. 0 69/70 02 15

Unfallgeschädigte/ZNS: Kuratorium ZNS für Unfallverletzte mit Schäden des Zentralen Nervensystems e.V., Amalie Barzen, Rolf Wiechers, Humboldtstr. 30, 53115 Bonn, Tel. 02 28/63 11 53. ZNS-Forum; Tagungsberichte.

Venenerkrankungen/Gefäßerkrankungen: Deutsche Gesellschaft Venen e.V., Generalsekretariat, Christian M. Silinsky, Martin Högerl, Claudia Hansen, Postfach 18 10, 9 00 07 Nürnberg, Tel. 09 11/5 98 86 00. Venen-Journal ($6 \times$ jährl.).

16.4 Selbsthilfegruppen: Österreich

Österreichische Bundesverbände:
Herzerkrankungen: Österreichischer Herzverband, Herr Roland Mastnak, A-5020 Salzburg, Pflanzmannstr. 8, Tel. 0662/51531
Lymphödem: Österreichische Lymphliga, c/o. med. Selbsthilfezentrum Herr Dr. Walter Döller, A-1020 Wien, Obere Augartenstr. 26–28
Morbus Bechterew: Österreichische Vereinigung Morbus Bechterew, c/o. med. Selbsthilfezentrum Herr Dr. Alois Poglitsch, A-1020 Wien, Obere Augartenstr. 26–28
Morbus Parkinson: Parkinson Selbsthilfebundesverband, A-1150 Wien, Märzstr. 29, Tel. 0222/9837383
Multiple Sklerose: Österreichische multiple Sklerose-Gesellschaft, c/o Universitätsklinik f. Neurologie Frau Mag. Ursula Hensel, A-1090 Wien, Währingergürtel 18–20, Tel. 0222/40400/3121
Muskelerkrankungen: Österreichische Gesellschaft f. Muskelkranke, Herr Wolfgang Weilgny, A-4030 Linz, Gabesstr. 52
Spina bifida: SHG Spina bifida u. Hydrocephalus Österreich, Frau Ilse Dostal-Wanivinhaus, A-2325 Himberg bei Wien, Hans-Stubner-Gasse 17, Tel. 02235/88598

Selbsthilfegruppen in den einzelnen Bundesländern, bei denen kein Dachverband gelistet ist:

Aphasie:
- SHG Aphasie, c/o Selbsthilfe Kärnten, A-9020 Klagenfurt, Stauderplatz 5 –III– 308, Tel. 0463/504871
- SHG für Aphasiker, Frau Anneliese Stierschneider, A-1190 Wien, Eduard-Pötzl-Gasse 2/24, Tel. 0222/3692598

Arthritis: SHG chronische Arthritis juvenilis, c/o Preyer'sches Kinderspital der Stadt Wien Frau Dr. Schacherl, A-1100 Wien, Schrankenberggasse 31, Tel. 0222/60113/242
Bandscheibenschäden: SHG für Bandscheibengeschädigte, Frau Renate Anglic, A-9020 Klagenfurt, Hölderlinweg 5, Tel. 0463/261442
Behinderung: ARGI BIK Arbeitsgemeinschaft Behindertenintegration Kärnten, c/o Selbsthilfe Kärnten, A-9020 Klagenfurt, Stauderplatz 5 –III– 308, Tel. 0463/504871
Bewegung: SHG „Haltung und Bewegung", Herr Dr. Georg Lehner, A-4550 Kremsmünster, Franz-Lutzky-Str. 12, Tel. 07583/430
Osteoporose: SHG Klimakterium und Osteoporose, Linz, Frau Elfriede Käfer, A-4481 Asten, Ahornstr. 14, Krankenhaus der Elisabethinen Linz, Tel. 0732/7676/303
Rheuma: Rheumagesprächsrunde Innsbruck, Herr, Dr. Dietmar Egg, A-6020 Innsbruck, Löwenhaus, Rennweg 5, Tel. 05223/502/2632
Rückenprobleme: SHG für Rückenprobleme, c/o Salzburger-Patienten-Forum, A-5024 Salzburg, Faberstr. 19–23, Tel. 0662/8889/258
Schädel-Hirn-Trauma: Schädel-Hirn-Trauma-Patienten und Angehörigen-SHG, Herr Walter Lebernegg, A-5020 Salzburg, Eduard-Heinrich-Str. 3/14, Tel. 0662/628339

Schlaganfall:
- SHG Schlaganfall, Herr Ernst Bramberger, A-9073 Klagenfurt/Viktring, Ferdinand-Wedenig-Str. 35, Tel. 0463/282879
- SHG Schlaganfall, Herr F. Pucharsky, A-2490 Ebenfurth, E-Werk Siedlung 11, Tel. 02624/58863
- Schlaganfall-SHG Oberösterreich, Frau Sieglinde Fürstelberger, A-4040 Linz, Schumpeterstr. 16, Tel. 0732/246563

16.4 Selbsthilfegruppen: Österreich

- Schlaganfall-SHG, c/o LNK Salzburg Frau Bettina Brandauer, A-5020 Salzburg, Ignaz-Harrer-Str. 79, Tel. 06 62/44 83/37 06
- SHG Schlaganfall, Forum Tirol, Frau Amelie Anthofer, A-6020 Innsbruck, Leopoldstr. 41, Tel. 05 12/58 04 58

Ein Verzeichnis sämtlicher österreichischer Selbsthilfegruppen im Gesundheitsbereich ist erhältlich von: Fonds gesundes Österreich, Laxenburger Str. 36, A-1100 Wien, Tel. 02 22/7 11 72/43 67, Fax 02 22/7 11 72/43 98.

16.5 Selbsthilfegruppen: Schweiz

Arbeitsgruppe Schweizer Kontaktstellen für Selbsthilfegruppen, Feldbergstr. 55, CH-4057 Basel
Teamselbsthilfe Aargau, Postfach 298, CH-5200 Brugg
Teamselbsthilfe Bern, Hopfenrain 10, CH-3007 Bern
Teamselbsthilfe Berner Oberland, Lenggasse 2, CH-3600 Thun
Teamselbsthilfe Biel, Rechbergstr. 2, CH-2502 Biel
Informationsstelle für Selbsthilfegruppen Graubünden, Tivoli 7, CH-7001 Chur
Vereinigung pro Selbsthilfegruppen, Postfach 5213, CH-6000 Luzern 5
Beratungsstelle für Jugendliche und Erwachsene, Rebleutgang 2, CH-8200 Schaffhausen
Kontaktstelle Selbsthilfe, Gotthartstr. 31, CH-6410 Goldau

Sachverzeichnis

A

Abdominalchirurgie **438**
Abdruckverfahren nach Harris 15
Ablenkbarkeit 281
Abrufhilfe 280
Absatzerhöhung 423
Abwehrschwäche 42
Abwehrsteigerung 32, 188
– Heliotherapie 50, 70
Achillessehnenruptur **404**
– Re-Ruptur 404
– Therapie, physikalische 404
– Thompsontest 405
Achskorrekturorthese 421
Actio 124
Activities of daily living 356
ACVB (aortokoronarer Venenbypass) 209
Adaptation 1
Adipositas 200, 202
ADL (activities of daily living) 356
Adnexitis, chronische, Hochfrequenztherapie 63
Adsontest **297**
Aerobic **179**
Aerosol **46**
– Herstellung 46
– natürliches 46
Agonisten-Antagonisten-Kokontraktion 109
Akinese 242
Akromioklavikulargelenk 9
Akromioklavikulargelenksprengung **409**
Akromioplastik nach Neer 410
Akrozyanose 230
Aktivität, körperliche 199
Akupressur **179**
Akupunktmassage 180
Akupunktur **157**
– Arthrose 285
– Durchführung 158
– Epikondylopathie 294
– Insertionstendopathie 336
– Kontraindikation 157
– Lumbalgie 307
– Migräne 238
– Periarthropathia humeroscapularis 290
– Spannungskopfschmerz 237
– Wirkungsmechanismus 157
– Zervikalsyndrom 302

Akupunkturpunkt 157
Akustikusneurinom 251
Aku-Yoga 179
Alexandertechnik **180**
Allergie 58
Alveolarraum, Reinigung 46
Amnestisches Syndrom 279, **280**
Amputation 426
– der oberen Extremität **433**
– der unteren Extremität **429**
– – – Therapie, physikalische 430
Anamnese 5
Angina pectoris 202
Anpassungsreaktion 53
Anspannen 145
Anwendung, hydrogalvanische 31, **35**
– – Indikation 35
– – Kontraindikation 36
– – Wirkung 35
Anziehhilfe 287
Aorteninsuffizienz 209
Aortenstenose 209
Aphasie, amnestische 269, 271
– Definition 269
– globale 269, 271
– Logopädie 271
– Lokalisation, neuroanatomische 269
– Token-Test 272
Aphasie-Diagnostik 269
Appetitanregung 58
Approximation 144
Aquatec-Badewannenlifter 241
Arachnopathie 309
Arbeitsämter, Anschriften 449
Arbeitsgedächtnis 280
Arbeitstherapie 156
Arlen 87
Armbad, ansteigendes 32
Arm-Lymphödem **221**
– sekundäres 77
Arnika 39
Arteria-brachialis-Läsion 414
Arteriosklerose 200, 215
Arthralgie 284
Arthritis, chronische 41
– Differentialdiagnose 338
– rheumatoide **322**
– – Balneotherapie 327
– – Differentialdiagnose 284, 322, 332

– – Ergotherapie 324
– – Hilfsmittel 325
– – Kältekammer 45
– – Karpaltunnelsyndrom 296
– – Lagerung 326
– – Schienenbehandlung 334
– – Schmerzentstehung 322
– – Selbsthilfegruppe 327
– – Symptomatik 322
– – Therapie, physikalische 323
– – Ultraschalltherapie 68
– seronegative 322
Arthrodesestuhl 288
Arthron 4
Arthropathie 6, 322
Arthrose **284**
– aktivierte 284
– Ätiopathogenese 284
– Bewegungsbad 107
– Epidemiologie 284
– Gruppentherapie 287
– Hilfsmittel 287
– Hochfrequenztherapie 63
– Kryotherapie 285
– latente 284
– nach Meniskusschädigung 386
– Muskelfunktionsprüfung 13
– retropatelläre 393
– Schlingentisch-Therapie 150
– Schrittdämpfung 423
– Stangerbad 35
– Therapie 285
– – physikalische 285
– Wärme 41
Arthrosis deformans 284
– – Differentialdiagnose 322
Asana 187
Aspiration, intradeglutitive 276
– postdeglutitive 276
– prädeglutitive 276
Asthma bronchiale **192**
– allergisches 192
– Bindegewebsmassage 81
– endogenes 192
– Inhalation 47
– Lokalanästhesie 175
– Seeklima 51
Asthmaanfall, akuter 192
Ataxie 110, **232**
– Behandlung, physikalische 233

Halbfette Seitenzahlen = Haupttextstelle.

Sachverzeichnis

- Diagnostik 232
- Myelopathie, zervikale 259
- spinale 232
- vestibuläre 232
- zerebelläre 232
- zerebrale 232
- Atelektase, Prävention 104, 194
- Atem- und Lösungstherapie **166**
- Atemführung 101
- Atemhilfsmuskulatur, Detonisierung 193
- Atemlenkung 192
- Atemtechnik, Geburtsvorbereitung **226**
- Atemtherapie **100**
- Asthma bronchiale 192
- beim intubierten, maschinell beatmeten Patienten 105
- Bronchiektase 190
- Bronchitis, chronische 189
- Dauer 102
- Durchführung 101
- Gruppentherapie 106
- Häufigkeit 102
- Hilfe, apparative 102
- Indikation 101
- Lungenoperation 436
- Maßnahme, unterstützende 106
- nach Middendorf **167**
- perioperative 100
- postoperative 211
- präoperative 210
- reflektorische 106
- Thromboseprophylaxe 177
- Ziel 100
- Atemtrainer **105**
- floworientierter 105
- volumenorientierter 105
- Atemübungsgerät 190
- Atemwegserkrankung **188**
- Inhalation 47
- Klimatherapie 50
- Atlantookzipitalgelenk 92
- Atlas-Metamertherapie nach Arlen **239**
- Atlastherapie 87
- Atmung, kosto-abdominale 436
- paradoxe 434
- Atrophieprophylaxe 133
- Attackenschwindel 251

Attention holes 281
Aufmerksamkeit 279
- selektive 281
Aufmerksamkeitsstörung 281
Aufrichtungsstörung 153
Aufsitzen 210
Aufstehen, rückengerechtes 367
Auftrieb 30, 107
Ausatmung, tönende 101, 435
Ausdauerfähigkeit, körperliche 49
Ausdauertraining 132
- Blutdrucksenkung 199
- Laktatkonzentration 133
Ausgangsstellung 94
- atemerleichternde 192
Auslösezone 152
Außenknöchelfraktur 402
- Belastungsfähigkeit 403
Autogenes Training **161**
- - Behandlungsdauer 162
- - Kontraindikation 161
- - Oberstufe 162
- - Unterstufe 161
Autoimmuninsulitis 215
Azetabulumfraktur **369**
- Einteilung 369
Azeton 215

B

Bad, kühles 30
- medizinisches 31
- - Erkrankung, dermatologische 230
- warmes 30
- - Kontraindikation 32
Badediurese 30
Badereaktion 53
Badewasser 26
Badezusatz 31
Bahnungssystem 152
Baldrian 31, 38
Ballenrolle 423
Ballondilatation 209
Bally-Valens-Schuh 422
Balneotherapie **30**
- Arthritis, rheumatoide 327
- Hypertonie 199
- Vorsichtsmaßnahmen 32
Bandage 27
Bandruptur 120
Bandscheibendiagnostik 87

Bandscheiben-Operation 309
- lumbale **360**
- - Belastbarkeit 361
- - Immobilisierung 361
- - Indikation 360
- - Komplikation 360
- - Mobilisationsphase, frühe 362
- - Mobilisationsphase, späte 362
- - MTT bei 134
- - Zugang, geschlossener 360
- - - offener 360
- zervikale **355**
- - Belastungsfähigkeit 355
- - Immobilisierung 356
- - Indikation 355
- - Komplikation 355, 358
- - Mobilisationsphase, frühe 356
- - - späte 356
Bandscheibenprolaps 120, 246
- Rezidivprolaps 309
- zervikaler 301
- - Schmerzsymptomatik 299
Bandscheibenprotrusion 120
Bandscheibenveränderung, degenerative 259
Baranyscher Zeigeversuch 233
Bauchmuskelspannung 227
Bauchmuskulatur, Kräftigung 118
Bauchpresse, Unterstützung 424
Beatmung, maschinelle 434
Bechterew-Krankheit s. Spondylitis ankylosans
Becken-Bein-Fußgips 377
Becken-Beinvenenthrombose, tiefe **218**
Beckenbodenspannung **227**
Beckenbodenstimulation 65
Beckenbodentraining **229**
Beckenfraktur **369**
- Belastbarkeit, postoperative 370
- Einteilung 369
- Fragmentdislokation 371
- Gangschulung 370
- Lagerung 370
- Operation, Indikation 369
- - Komplikation 369
- Therapie, physikalische 370

Halbfette Seitenzahlen = Haupttextstelle.

Sachverzeichnis

Beckenkippung 114
Beckenkorb 428
Beckenmobilisation 129
Beckenmuskulatur, Kräftigung 118
Beckenosteotomie nach Chiari 377
– hüftgelenksnahe 377
– perikapsuläre nach Pemberton 377
– nach Salter 377
Beckenrandfraktur 369
Beckenringfraktur 369
Beckenschiefstand 92
Behandlungsebene 87
Behandlungsmethode, physikalische **30**
– psysiotherapeutische **94**
Behindertenverbände, Anschriften 457
Behinderung 21
Bein, Ausstreichen, manuelles 177
Bein-Becken-Aufhängung 365
Beinbelastung 127
Beinlänge, Prüfung 374
Beinlängendifferenz 92, 287
– Ausgleich 423
Bein-Lymphödem **221**
Beinorthese **421**
Beinvenenthrombose, Hüft-Totalendoprothesenimplantation 372
– tiefe 218
Beinverkürzung 377
– funktionelle 374
Beklopfen 102
Belastung 127
Belastungsdyspnoe 195
Belastungs-EKG 204
Belastungshaltung, sternosymphysale 115, 208
Bennett-Fraktur 418
Berufsförderung 23
– Anschriften 457
Beschleunigungsverletzung 352
Beschwerden 5
Bettfahrrad 178
Bettfußende, Erhöhung 177
Beugesehnenverletzung **419**
Beugespastik 261
Bewegen 94
– assistives **95**
– Definition 94

– freies **95**
– – in intermittierender Dauerform **96**
– – in kontinuierlicher Dauerform 96
– und Halten 98
– isoliertes 94
– komplexes 94
– passives 6 8, **99**
– resistives 6, **96**
Bewegung 109
– aktive 6, 8
Bewegungsablauf, optimierter 168
Bewegungsanalyse **15**
– funktionelle 17
Bewegungsapparat, Dysfunktion 86
– Einheit, funktionelle 4
– Erkrankung **284**
– Funktionsanalyse 87
– Inspektion 5
– Palpation 5
– Störung 4
– – Anamnese 5
– – Bewegungsbad 107
– – Mnemotechnik S 4
– – Therapie nach Brügger 114
– Untersuchung **4**
– – neurologische 6
Bewegungsausmaß 4
Bewegungsbad **107**
– Durchführung 108
Bewegungseinschränkung 6
– Anwendung, hydrogalvanische 1
– Kapselmuster 6
– Therapie, manuelle 80
Bewegungsempfinden 4
Bewegungsform 94
Bewegungslehre, funktionelle Klein-Vogelbach **123**
– – – Technik 124
– – Spondylitis ankylosans 328
Bewegungsmuster 143, 145
Bewegungsprüfung **6**
– qualitative 6
– quantitative 6
– Schmerzangabe 6
Bewegungsserie 96
Bewegungsstörung 7
– Ergotherapie 156
– Strukturdifferenzierung 8

– zerebrale 110
– – Bobathkonzept 109
– – Vojta 153
Bewegungstherapie 38
– Auswirkung 202
– Diabetes mellitus 215
– Erwärmung 70
– Glukosestoffwechsel 215
– Hypotonie 196
– Lungenoperation 437
Bewegungsübergang, Schulung 233
Bewegungswiderstand 4
Bewußtheit 168
Beziehungsstörung 170, 312
Bildschirmarbeitsplatz 289, 291, 293, 302
Bindegewebsmassage nach Elisabeth Dicke 80
– nach Hede Teirich-Leube 80
– Durchführung 81
– Spasmolyse 106
Bindegewebszone 80
Bioenergetik **180**
Biofeedback **72**
Biofeedbackgerät 104
Bioresonanzverfahren 183
Biostimulation 65
Bitterstoffe 39
Bizepssehnenruptur **410**
– distale 414
Blasenklopftraining 255
Blasenlähmung, neurogene 65
Blindgang nach Babinski-Weil 251
Blitzguß 31, 37
Blockierungseffekt, somatomotorischer, nozizeptiver 114
Blutdrucksenkung, Ausdauertraining 199
– Kohlensäurebad 33
– Muskelrelaxation, progressive 164
Blutströmung, venöse
– Beschleunigung 95, 177
Blutung 342
Bobathkonzept **109**
– Behandlungstechnik 110
– Grundlagen, pathophysiologische 110
– – physiologische 109
– Kontrakturprophylaxe 235
– Ziel 110

Halbfette Seitenzahlen = Haupttextstelle.

Sachverzeichnis

Bodenreaktionskraft 17
Boston-Korsett 320
Brachialgie 296
Briefträgerkissen **425**
Broca-Aphasie 269, 271
Bronchialsekret 46
– Verflüssigung 47
Bronchiektasen **190**
Bronchitis, chronische **189**
– – Definition 189
– – Expositionsprophylaxe 190
– – Inhalation 47
– – Taijiquan 172
– – Therapie, physikalische 189
– – Ursache 189
Broncholysetest 19
Bronchosekretolytika 39
Bronchospasmolyse 32, 102
Brown-Séquard-Syndrom 254, 259
Brügger 87
Brüggersches Zahnradmodell 114
Brustschmerzen 201
Brustwirbelsäule, Fraktur **350**
– Kapselmuster 11
– Therapie, manuelle 93
BSG-Beschleunigung 332
Bückverhalten 123
Bundesanstalt für Arbeit 22
Bursitis subacromialis 289
Bypass-Operation 209

C

Caligamed-Schiene 403, 422
Callanetics **181**
Carbamazepin 343
CAT-CAM-Schaft **428**
CDD (Collum-Diaphysen-Winkel) 377
Chaos-Syndrom 111
Chemonukleolyse 360
Chenau-Korsett 241, 320, 424
Chi 157, 179, 183
Chirogymnastik 86
Chiropraktik 86
Chirotherapie 86
Cholagoga 39
Cholezystitis, chronische **214**
Choleretika 39
Chymopapain 360

Ciclosporin A 210
Claudicatio intermittens 200
– spinalis 360
Clinitron-Bett 440
Colitis ulcerosa 213
Commotio des Labyrinths 251
Communicator 271
Conditio 124
Continous positive airway pressure 104
Conus-Cauda-Kompression 360
Corpus liberum 120
Coxa valga **377**
Coxa vara 377
Coxarthrose 377
– Arthrodesestuhl 288
– Hüft-Totalendoprothesen-implantation 372
– Lokalanästhesie 175
– posttraumatische 370, 376
CPAP (Continuous positive airway pressure) 104
Crohn-Krankheit 213
Crush-Syndrom 382
Cumarine 42
CVI (chronisch-venöse Insuffizienz) 218
Cyriax 87, 120

D

Dachziegelverband 434
DAHO-Handorthesensystem **425**
Dampfbad 32
– Atemwegserkrankung 188
Danis-Weber-Einteilung 402
Darmentleerungsstörung 254
Darmerkrankung, entzündliche **213**
– funktionelle **213**
Darmmotilitätsstörung, Trinkkur 57
Dastre-Morat-Regel 41
Dauergymnastik 95
Dauerschwindel 251
DCS (dynamic condylar screw) 382
Dehnlage 167
Dehnlagerung 103
Dehnreiz 145
Dehnung 151
Dehnungsrezeptor 143

Dekontraktion 151
Dekubitusprophylaxe **159**, 440
Delta-Band, Ruptur 402
Deltoideusparese 409
Depression 332
– somatisierte 309
Dérangementsyndrom **137**
Dermatitis, seborrhoische 230
Dermatom **11**, 80
Dermatomyositis 240
– Differentialdiagnose 335
Dermatose, juckende 230
Derotationsorthese 424
Desault-Gips 412
Desault-Verband 410
Desinfektion 26
Desinfektionsplan 25
Deszensus uteri **229**
Deutsche Gesellschaft für Manuelle Medizin 86
Diabetes mellitus 200, **215**
– – Karpaltunnelsyndrom 296
– – primärer 215
– – sekundärer 215
– – Typ I 215
– – Typ II 215
Diadochokinese 233
Diadynamie 343
Diagnostik 1
Diclophenac 343
Disability 22
Diskushernie s. Bandscheibenprolaps
Diskusprolaps s. Bandscheibenprolaps
Distorsion, Elektrotherapie 61
Diszitis 361
Diurese 30
Dopaminmangel 242
Dornenkranz nach Holzer 237
Dosieraerosol 46
Drainage, autogene 189
Drainagelagerung 101
– Kontraindikation 101
Drehdehnlage 195, 435
Drehen von der Rückenlage in Bauchlage 146
Drehgriff 76
Drehlage 167
Drehschwindel 235, 251
Dreitaktgang 126
Droschkenkutscherhaltung 161
Druck, hydrostatischer 107

Halbfette Seitenzahlen = Haupttextstelle.

Sachverzeichnis

Druckluftvernebler 48
Druckstrahlmassage 31, 37
Druckwellenmobilisation 87
Dupuytrensche Kontraktur **419**
Durchblutungsstörung 96
– funktionelle 33
Durchgangssyndrom 279
Düsenvernebler, druckluftbetriebener 46
Dynacross 361, 364, 366, 424
Dynasplint 415
Dysarthrie 269
– Beurteilungsskala 270
– Therapie 271
Dysarthrie-Diagnostik 270
Dysästhesie 2
Dysfunktion, vegetative 166
– – Kohlensäurebad 33
Dysfunktionssyndrom 137
Dyskinesie 2
Dyskrasie 2
Dyskrinie 2
Dysmenorrhoe **228**
Dyspnoe 19, 201
Dysthymie 2
Dystonie 2, 242
– tendomuskuläre 83
Dystrophie 2

E

Echokardiographie 203
Edu-Kinesthetik 184
Eichenrinde 31
Einlage **422**
Einsekundenkapazität 19
Eistauchbad 44
Eiswickel 45
Ekzem 230
– Klimatherapie 50
– Solebad 230
Elektroakupunktur nach Voll **181**
Elektroneuraltherapie nach Croon **182**
Elektro-Osteostimulation, magnetisch induzierte 67
Elektrostimulation **65**
Elektrotherapie **60**
– analgesierende 353
– Arthrose 285
– Harninkontinenz 229
– Parese 245
– Periarthropathia humeroscapularis 290
– Schwellung, postoperative 343
– Stromformen 67
– Zervikalsyndrom 302
Elephantiasis 221
Ellenbogenbeweglichkeit 412
Ellenbogenluxation **414**
Ellengelenk 414
Empfindungsstörung, dissoziierte 259
Encephalomyelitis disseminata s. multiple Sklerose
Endo-Button-Technik 389
Endoprothese 13
Endorphine 157
Energiebereitstellung, aerobe 49
– anaerobe 96
Entenschnabelfraktur 406
Enterotom 80
Entspannung 164
– Wärme 41
Entspannungstechnik 161
– imaginative **163**
– wahrnehmungsorientierte 166
– Yoga 187
Entstauungstherapie, physikalische, komplexe **74**
Entzündung, Kryotherapie 44
– rheumatische 322
Enzephalitis 237
Epicondylitis humeri s. Epikondylopathie
Epicondylitis radialis 176
– ulnaris 176
Epicondylitisbandage 425
Epikondylopathie 120, **293**
– Differentialdiagnose 293
Ergotherapie **155**
– Arthritis, rheumatoide 324
– Ataxie 234
– Ausbildung 155
– Polyradikulitis 249
Erkältungskrankheit 188
Erkrankung, dermatologische **230**
– gynäkologische **228**
– neurologische 232
– rheumatologische, entzündliche **322**
– – Pathomechanismus 322

Erlanger Orthese 421
Ernährung 38
– bei Hypertonie 198
– kalziumreiche 317
– Obstipation 213
Erregungszustand 42
Erschütterung 79
Erstprävention 53
Erythembildung 70
Erythemschwellendosis 71
Eukalyptusöl 32
Eutonie **181**
Expektoration 104
Exponentialstrom 344
Exspirationsvolumen, forciertes **19**
Extremität, obere, Amputation **433**
– paretische, Lagerung 264
– untere, Amputation **429**
– – Prothese 426
Extremitätengelenk 9

F

Facettensyndrom 397
Fallfuß 246
Fallneigung 232
Fango 42
Fazialisparese **247**
– periphere 66, 247
Fazilitation 110
– neuromuskuläre, propriozeptive **143**
– – – Ataxie 233
– – – Indikation 144
FBL (funktionelle Bewegungslehre Klein-Vogelbach) **123**
Federungstest 93
Fehlstellung 137
Feinmotorik 243
Feldenkrais-Methode 168
– Durchführung 169
Femurfraktur, distale **382**
– hüftgelenksnahe **376**
– – Belastbarkeit, postoperative 377
– – Komplikation 376
– – pertrochantäre **376**
– – subtrochantäre 376
Femurosteotomie, hüftgelenksnahe 377
– – Therapie, physikalische 378

Halbfette Seitenzahlen = Haupttextstelle.

Sachverzeichnis

- kniegelenksnahe 382
- – Belastbarkeit 383
Femurschaftfraktur **380**
- Einteilung 380
- Fixateur externe 380
- Komplikation 380
- Marknagelung 380
- Plattenosteosynthese 380
- Therapie, physikalische, postoperative 380
Fersen-Ellenbogen-Sitz 103
Fersensporn **423**
Fettsäure 215
Fibromyalgie **332**
- Differentialdiagnose 332
- Ernährung 334
- Ganzkörper-Kältetherapie 334
- Psychotherapie 334
- Symptom, vegetatives 332
- Therapie, physikalische 333
Fibrosegriff 75
Fibulafraktur 402
Fichtennadel 31, 38
Fiebersenkung 44
Fingerfraktur 418
Fingergelenk, Bandruptur 419
Fingergelenksorthese, dynamische **425**
Finger-Lagerungsschiene **425**
Finger-Nase-Versuch 233
Fischwirbelbildung 315
Fitnesstraining 179
Fixateur externe 399
Fixationsübung 252
Flavondroge, kreislauf-aktive 39
Flechten 324
Flexibilitätssteigerung 1
Fluent aphasia 270
Flüssigkeitstransport 77
Flüssigkeitszufuhr 189
Fortbewegung, reflexbedingte 152
Fragmentdislokation 342, 371
Fraktur 348
Fremdkraft-Prothese **428**
Frontalhirnschaden 279
Frontalhirnsyndrom 283
Frozen shoulder 289, 291
Frühberentumg 406
Frühmobilisation 177
Führen, helfendes **266**
Fünf Tibeter **186**
Funktionskrankheit 87

- Entstehungsmechanismus 114
Funktionsprüfung 121
Funktionsschiene 325
Funktionsstörung 5
Funktionstraining 136
Funktionswiederherstellung 1
Fuß, diabetischer 423
- – Therapie **217**
Fußbad 32
- warmes 190
Fußdeformität, dynamische 18
Fußheberparese 246, 373, 380, 382
- Knie-Totalendoprothesenimplantation 395
Fußhygiene 217
Fußorthese **422**
Fußprothese 426
Fußsohlenreflextherapie 80
Fußwurzelamputation **429**
Fußwurzelarthrose 423
Fußwurzelfraktur **406**
Fußwurzelprothese 429

G

Galeazzi-Fraktur 416
Gallensekretion, Anregung 57
Gallenwegserkrankung 39, **214**
Galvanisation 60, 67
Gamma-Nagel 376
Gang, ataktischer 232
- watschelnder 377
Ganganalyse **17**, 232
- Befundinterpretation 18
- Indikation 17
- instrumentelle 17
Gangataxie 232
Gangbeobachtung, klinische 17
Gangrän 218
Gangschulung **126**
- Erkrankung, neurologische 128
- mit Hilfsmitteln 126
- Parkinson-Syndrom 243
Gangsicherheit 234
Gangtest 123
Ganzkörperaufhängung 150
Ganzkörperhyperthermie 43
Ganzkörperkältebehandlung 45

- Arthritis, rheumatoide 323
Gastritis, anacide 213
- chronische **213**
Geburtshilfe **226**
Geburtsvorbereitung **226**
Gedächtnis, episodisches 280
- prospektives 280
- prozedurales 280
- semantisches 280
Gedächtnisstörung **280**
Gefäßprothese 209
Gefäßverschluß 261
Gehapparat, reziproker 421
Gehbarren 126, 128
Gehen 96
- Physiologie 126
- Schwungphase 126
- Standphase 126
Gehhilfe 234
- Arthrose 287
Gehstock 29
Gehwagen 29, 126
Gelenk, Steifigkeit 142
Gelenkbeweglichkeit, Prüfung 13, 99
Gelenkbewegung, anguläre 87
- lineare 80
Gelenkendoprothese 144
Gelenkerguß, chronischer 322
Gelenkerkrankung 120
Gelenkmobilisation 97
- Ergotherapie 156
- Kontraindikation 80
Gelenkrezeptor, Stimulierung 236
Gelenkschmerz 141, 322
Gelenkschwellung 61
Gelenkstabilisation 97
Gelenkstellung, Nullstellung 87
- Ruhestellung 87
- Verriegelung 87
Gelenktest, translatorischer 8
Gerätedesinfektion 26
Gesäßschmerz 137
Gesicht-Halsbereich, Schwellung 225
Gesundheit 1
Gewebetrophik 68
Giebelrohr 102, 435
Gilchrist-Verband 410
Gildemeister-Effekt 62
Gipstotor 385
Girdlestone 421
Gleichgewichtsreaktion 98, **109**, 243

Halbfette Seitenzahlen = Haupttextstelle.

Sachverzeichnis

Gleichgewichtsschulung 234
Gleichgewichtsuntersuchung 232
Gleichstromtherapie 35, 60, 230
Gleiten 80
Gleitflächenersatz, bikondylärer 395
Gleitmobilisation 89
Glenohumeralgelenk 9
– Ruhigstellung 411
Glomerulonephritis, diabetische 215
Glukagon 216
Glukosestoffwechsel, pathologischer 216
– physiologischer 215
Glutealmuskulatur, Manipulativmassage 375
Glykolyse, aerobe 132, 134
Glykolyse, anaerobe 132, 134
Golferellenbogen 120
Gonarthrose 380, 395
– Autotraktion 286
– Orthese 421
Greifarm, aktiver **428**
– passiver **428**
Grenzwerthypertonie 33, 198
Griffverstärkung 325
Großzehenamputation **429**
Guß 31

H

Halbschalenstütze 424
Halbseitensymptomatik **266**
Hallux rigidus 423
Halo-Body-Jacket **424**
Halsorthese, Abtrainieren 359
– feste 358
Halsrippe 297
Halswirbelsäule, Bewegungseinschränkung 299
– Extensionsbehandlung 302
– Fraktur **348**
– – instabile 348
– – stabile 348
– – Therapie, konservative 349
– – – operative 349
– – – physikalische 349
– Kapselmuster 11
– Ruhigstellung 260

Halswirbelsäulensyndrom s. Zervikalsyndrom
Haltekraft 97
Halten 94, **97**
– Definition 97
– und Entspannen 145
– Formen 98
– unter Konzentration auf den Spannungswechsel 98
Haltung 5
– krumme 115
Haltungskontrolle 109
Haltungsschulung 117
Haltungsstörung, Prophylaxe 138
– Vojta 153
Haltungssyndrom 137
Hämatom 342
– subfasziales 373
Hämatopneumothorax **434**
Hämatothorax **434**
Hand, Algodystrophie 289
– Intrinsic-plus-Stellung 326, 418, 440
Handgelenk, Kapselmuster 10
– Therapie, manuelle 90
Handgelenkbeweglichkeit 417
Handgelenksschiene **425**
Handgrifftechnik 86
Handicap 22
Handlagerungsschiene 440
Handlungsalternative 282
Handmuskulatur, Atrophie 297
– Entspannung 419
– Kräftigung 419
Handverletzung **418**
– Funktionstraining 420
– Gelenkmobilisation 420
Hängelage nach Quincke 435
Harninkontinenz **227**
Harnwegsinfekt 58
Hauptfürsorgestellen 450
Hauptpigmentierung 70
Haut, Inspektion 5
Hautdefekt 159
Hautdurchblutung, Steigerung 95
– – Kohlensäurebad 33
Hautpigmentierung 70
Hautrötung 159
Hautschuppung, Beschleunigung 50
Hauttransplantation **441**
Hautverfärbung, bläulich-livide 338

Heben 149
– rückengerechtes 329
Hecheln 226
Heidelberger-Winkel **422**
Heilwässer, eisenhaltige 57
– fluoridhaltige 57
– hydrogenkarbonathaltige 57
– jodidhaltige 57
– kalziumhaltige 58
– Klassifikation 57
– kohlensäurehaltige 59
– magnesiumhaltige 58
– natriumhaltige 58
– schwefelhaltige 57
– sulfathaltige 57
Heiße Rolle 42
– – Zubereitung 106
Heißluft 42
Heliotherapie 50, 70
– Indikation 70
Helium-Neon-Laser 66
Hemilaminektomie 260
Hemiparese 232
Hemipelvektomie **430**
Hemiplegie, Bobathkonzept **111**
– Lagerung 112, **266**
– Tonusstörung 111
Hensßen-Kragen 260, 302, 424
Herbertschraube 418
Herz- und Kreislauferkrankung, funktionelle 50
Herz, Mindestbelastbarkeit 204
Herzarbeit, Ökonomisierung 95
Herzbeschwerden, funktionelle 39, **201**
Herzfrequenz, Abnahme, Ausdauertraining 50
– – Kohlensäurebad 33
– – Muskelrelaxation, progressive 164
– Steigerung 41
Herzklappenersatz **209**
Herzkrankheit, koronare **202**
– – Klimatherapie 50
– – Primärprävention 203
– – Risikofaktor 202
– – Sekundärprävention 203
Herzleistung, Abnahme 202
Herzoperation, Mobilisation 212

Halbfette Seitenzahlen = Haupttextstelle.

Sachverzeichnis

- Nacken-Schulter-Armbeschwerden 209
- Rehabilitation **209**
Herzrhythmusstörung 202
Herzsyndrom, hyperkinetisches 201
Herztod, plötzlicher 202, 208
Herztransplantation **210**
- Therapie, postoperative 210
- - präoperative 210
Heublume 31, 38
Heublumenbad 42
Heusack 42
High-turn-over-Osteoporose 315
Hilfe, technische 28
Hilfsmittel **27**
- aufwendiges 27
- Verordnung 27
Hilfsmittelverzeichnis **27**
Hinterstrangfunktion 233
Hippotherapie **129**
- Kontraindikation 130
- Kostenübernahme 129
Hirnblutung 261
Hirninfarkt, ischämischer 215
Hirnnervenkern, motorischer 274
Hirnnervenstörung 235
Hirnschädigung, frühkindliche 130
HLA-B27 322, 328
Hochfrequenzkinematographie 276
Hochfrequenztherapie 42, 63
- Nebenwirkung 64
Hochgebirgsklima 49, 52
Hochvolttherapie **66**
Hoffahypertrophie 389
Hoffman-Tinelsches Zeichen 296
Hohlfuß **423**
Hohmann'sches Überbrückungsmieder 366, **424**
H-TEP (Hüft-Totalendoprothese) 372
Huffing 211
Hüftexartikulation **430**
Hüft-Exartikulationsprothese **428**
Hüftgelenk 9
- Therapie, manuelle 91
Hüftgelenksbeweglichkeit 374
Hüftgelenksdysplasie **377**
- Operation 377

Hüftgelenksorthese **421**
Hüftkopfnekrose 369, 376
Hüftluxation 369, 372, 377
Hüftschraube, dynamische 376
Hüft-Totalendoprothese 134, 372
Hüft-Totalendoprothesenimplantation **372**
- Beinverkürzung, funktionelle 374
- Belastungsfähigkeit 373
- Gangschulung 374
- Hilfsmittel 373
- Indikation 372
- Komplikation 372
- Mobilisation 374
- Physiotherapie 374
Hüft-Totalendoprothesenwechsel **372**
Humeroradialgelenk 9
Humeroulnargelenk 9
Humerusfraktur, distale **414**
- proximale **410**
Humeruskopfnekrose 410
Humerusschaftfraktur **412**
Hustenreflex 46
Hustentechnik 210
HWS-Beschleunigungsverletzung 239, 352
- Schweregradeinteilung 352
HWS-Distorsion, Akutphase 353
- Begleitsymptomatik, vegetative 354
- Begutachtung 353
- Diagnostik 352
- komplexe **352**
- Phase, chronische 353
- Prognose 354
- Schmerztherapie 353
Hybrid-Implantationstechnik 372
Hydrotherapie **30**, 38
- Hypotonie 196
- Inhaltsstoffresorption 34
- Kontraindikation 32
- Verfahren 31
Hygiene **25**
Hyperabduktionssyndrom 297
Hyperalgesie 338
Hyperämie, arterielle 41
Hyperazidität 57
Hypercholesterinämie 200, 202

Infektion, nosokomiale

Hyperfibrinogenämie 202
Hyperglykämie 216
Hyperhidrosis 230, 322
Hypermobilität 4
Hyperpathie 261
Hyperreagibilität, bronchiale 47, 192
Hyperreflexie 254
Hyperthermie 30
Hypertonie **198**
- endokrine 198
- essentielle 198
- Grenzwerthypertonie 33, 198,
- Komplikation 198
- koronare Herzkrankheit 202
- renale 198
- Sportart, ungeeignete 199
- Therapie 198
- - physikalische 199
Hypoglykämie 216
Hypomobilität 4
Hypophysenstimulation 70
Hypothalamus 40
Hypotonie **196**
- beim älteren Menschen 197
- Definition 196
- orthostatische 197
- primäre 196
- sekundäre 196
Hypoxämie 104
Hypoxie, zerebrale 279

I

Ichenhausener Strumpf 247
IDDM 215
IGA (instrumentelle Ganganalyse) 18
Imagination 163
Immersion **30**, 84, **107**
Immobilisierung 202
Immunlage, Verbesserung s. Abwehrsteigerung
Immunsystem, Harmonisierung 164
Impairment 22
Impingement 289, 410
Inaktivitätsödem 343
Indometazin 373
Infektion, Faktor, begünstigender 25
- grippale 188
- nosokomiale 25

Halbfette Seitenzahlen = Haupttextstelle.

Sachverzeichnis

Infektion, postoperative 342
Infektneigung, chronische 50
Infiltrationstherapie, peridurale 121
Infrarot-Strahlentherapie 42, 70
Infraspinatusruptur 410
Inhalation **46**
- Atemwegserkrankung 188
- Bronchitis, chronische 189
- Durchführung 47
- Indikation 47
- Substanzen 47
Inhibition 110
Innenbandruptur 388
Innenknöchelfraktur 402
Innenmeniskusläsion 388
Innervation, reziproke 109
- - Dysfunktion 110
Insertionstendinose 120, **335**
- Elektrotherapie 60
- heiße Rolle 42
- Lokalanästhesie, therapeutische 174
Inspiration, schnüffelnde 101
Instabilität, lumbosakrale 134
Insuffizienz, chronisch-venöse 218
Insulinmangel 216
- absoluter 215
Insulinresistenz 215
Insulinspiegel, Senkung 199, 216
Integration, funktionelle 169
Intentionstremor 235
Interferenzstrom-Regulationstherapie 63, **183**
Intermittent positive pressure ventilation 105
Interphalangealgelenk 9
Intervalltraining 96
Intrinsic-plus-Stellung 326, 418, 440
Iontophorese 60
- Hyperhidrosis 230
IPPV (Intermittent positive pressure ventilation) 105
IPUP (intrapulmonale Perkussion) 105
Irradiation 144
Ischämie, zerebrale 238
Ischialgie, Eiswickel 45
- McKenzie 137

J

Jetinhalation 105
Jobstsche Bandage 441
Juckreiz 70

K

Kalkaneokuboidalgelenk, Fraktur 406
Kalkaneusfraktur **406**
Kallusbildung 66
Kalorienverbrauch 207
Kälte **44**
- Kontraindikation 44
- Liegekur 50
- Wirkung 44
Kältekammer **45**
Kaltenborn/Evjenth 87
Kältespray 44
Kaltluft 45
Kaltrezeptor 40
Kalzitonin 339
Kalzium-Phosphat-Verhältnis in Nahrungsmitteln 317
Kalziumtagesbedarf 318
Kamille 31, 47
Kapselmuster 10
- nach Cyriax 120
Kardiomyopathie 201, **207**
- dilatative 208
- hypertrophe 207
Karpaltunnelsyndrom 296, 417
Karpometakarpalgelenk 9
Karpusdislokation 416
Katecholamine 216
Katheterperiduralanästhesie 386, 390
Kaudaläsion 254
KBM-Prothese 427
Keimträger 25
Keloidbildung 230
Kennreflex **11**
Ketoazidose 216
KHK (koronare Herzkrankheit) **202**
Kibler-Falte 93
Kinesiologie **183**
Kinine 322
Klappsches Kriechen **131**
Klavikulafraktur **409**
Kleie 31
Kleiebad 230

Kleinhirnatrophie 232
Klimakterium 228
Klimatherapie **49**
- in der Brandungszone 52
- Indikation 50
- Kontraindikation 51
- Lufkurorte 56
- Wirkung 49
Klumpfußorthese 422
Kneippkurort 55
Kneipptherapie 31, **38**, 44
- Hypotonie 196
Knetung **79**
Knickfuß **423**
Kniebandläsion 423
Knieexartikulation **430**
Knie-Exartikulationsprothese **427**
Kniegelenk 9
- Bandverletzung **388**
- Kapselmuster 10
Kniegelenkbeweglichkeit, Verbesserung 383, 387
Kniegelenksarthrose 385
Kniegelenkschirurgie, arthroskopische **385**
- - Indikation 385
- - Komplikation 385
- - Sportfähigkeit 386
- - Therapie, physikalische 386
Kniegelenksorthese **421**
Kniegelenkstreckung 397
Knie-Hakenversuch 233
Knieinstabilität 287
Kniekappe 421
Knieprothese 426
Knie-Totalendoprothesenimplantation 395
Knie-Totalendoprothesenwechsel 395
Knöchelödem 218
Knochenatrophie, fleckförmige 338
Knochendichtemessung 316
Knochensubstanz, Erhaltung 97
Knochenwachstum, Beurteilung 319
Knopflochdeformität 325, 425
Knorpelusur 322
Knotenpunkt, atemmechanischer 106
Kochsalzentzug 191
Kochsalzlösung, physiologische 47

Halbfette Seitenzahlen = Haupttextstelle.

Sachverzeichnis — Lähmung, Rehabilitation

Kohlensäurebad **33**
- Dekubitusprophylaxe 160
- Durchführung 34
- Erkrankung, dermatologische 230
- Indikation 33
- Kontraindikatioon 34
- Ulcus cruris venosum 220
- Wirkung 33

Kokontraktion 109
Kollagenose 240
- Arthropathie 322
- Kryotherapie 44

Kollapsneigung 197
Kolonbehandlung 80
- Durchführung 82

Kommunikationshilfe 440
Kommunikationsstörung 170
Kompartmentsyndrom 407
Komplex, segmental-reflektorischer 1
Komplexbewegung 146
Komplexbewegungstechnik 143
Komplexes regionales Schmerzsyndrom 338
Komplikation, pulmonale, postoperative **100**
Kompression 76
- Hilfsmittel 28
- Indikation 219
- Lymphödem 222

Kompressionsstrumpf 177, 222
Kompressionssyndrom **296**
Kondition 123
Kondylenabstützplatte 382
Konfabulation 279
Konstitution 123
Kontamination 25
Kontraktion, wiederholte 145
Kontrakturprophylaxe 235, 255, 440
- Bewegen, passives 99

Konus-Kauda-Kompression 360
Konusläsion 254
Konvex-Konkav-Regel 80
Konzentrationsfähigkeit, Steigerung 172
Koordination, intramuskuläre 133
Koordinationsstörung 144
Koordinationsübung 233
Kopfdampfbad 32

Kopfgelenk, Synopsis 11
Kopfschmerz **237**
- Akupunktur 157
- Therapie nach Brügger 116
- vasomotorischer **237**
- zervikogener **239**

Koronarangioplastie, transluminale, perkutane 203, 209
Koronargruppe, ambulante 207
Koronarinsuffizienz 202
Körperfehlhaltung **115**, 153
- Prophylaxe 138

Körperhaltung, aufrechte 109
- Brüggersches Zahnradmodell 114
- Schulung 117

Körperhygiene 25
Körperoberfläche, verbrannte, Berechnung 439
Körperstellung, wehenerleichternde 226
Körpertemperatur, Senkung 33
- Tagesregulation 40

Körperwahrnehmung 226
- Schulung 98

Korsett **424**
- Skoliose 320

Kortisol 216
Kortison 356, 362, 364
Kostenträger, Leistungspflicht 27
KPDA (Katheterperiduralanästhesie) 386, 390
Kraftausdauertraining 132
Kraftleistungsmessung **15**
Kraftmaschine 136
Krafttraining, dynamisches 133
- isokinetisches 133
- Laktatkonzentration 133
- statisches 133

Kraniorhythmus 184
Kraniosakraltherapie 86
Krankengymnastik, Arthrose 286
- Basistechnik **94**
- postoperative 343
- Technik, aktive 94
- – passive 94, **98**

Krankenversicherung 442
- Anschriften 445

Krankheit 1
Krankheitsverarbeitung 170

Kreislaufaktivierung 99
Kreislauftraining 96
Kreuzband, Funktion 388
Kreuzbandplastik, vordere 134, 388
Kreuzbandruptur 385, **388**
- Belastbarkeit, postoperative 389
- Therapie, operative 388
- – physikalische 390
- vordere 388

Kreuzgriff, ventralisierender 93
Kreuzschmerz, psychosomatischer 306
Kriechen 152
Kruckenberg-Greifzange 428
Kryopackung 44
Kryotherapie **44**
- Arthritis, rheumatoide 323

Kur, private 54
- staatliche 54

Kurort in Deutschland 54
- heilklimatischer 55
- in Österreich 55
- in der Schweiz 56

Kurortbehandlung **53**
- Einleitung 54
- Hypotonie 197
- Indikation 53
- Kostenträger 54
- Methoden 53

Kurreaktion 53
Kurzwelle 64
Kurzzeitgedächtnis 280
Kyphose, lumbale 137

L

Labrumabriß 409
Labyrinthitis 251
Lageempfinden 236
Lagerung **98**
- atemfördernde 101, 435
- bei Halbseitensymptomatik 266

Lagerungsschiene 241, 325
Lagerungsschwindel, paroxysmaler 252
- Training, physikalisches 253

Lagesinn 233
Lagesinnstörung 259
Lähmung, aufsteigende 249
- Rehabilitation 264

Halbfette Seitenzahlen = Hauptextstelle.

Sachverzeichnis

Lähmung, schlaffe **112**
– spastische, multiple Sklerose 235
Laktat 133
Laminektomie 360
Langerhanssche Zellen 230
Langzeitbeatmung 101
Langzeitgedächtnis 280
Laser-Akupunktur 66
Latissimusgang 128
Laufen 96
Lavendelblütenextrakt 38
Leibbinde 424
Leiden 1
Leistungsschwäche 201
Leitungsaphasie 269
Lendenwirbelsäule, Fraktur 350
– Kapselmuster 11
– Therapie, manuelle 93
Lernstörung **280**
Lesestörung 281
Leukotriene 322
Liegehilfe 28
Liegekur 50
Limbische Schleife, Läsion 279
Limitatio 124
Linksherzkatheter 203
Linsenbad 420
Linsentrübung 64
Lipödem **224**
Lipolymphödem **224**
Lipolyse 216
Lippenbremse 101, 435
Logopäde 263
– Aphasie 271
– Parkinson-Syndrom 243
Lokalanästhesie, therapeutische **174**
– – Epikondylopathie 293
– – Injektionspunkte 176
– – Kontraindikation 175
– – Migräne 238
– – Spannungskopfschmerz 237
Lokalanästhetika 175
Lordosekissen 356, 361, 364
Low-turn-over-Osteoporose 315
Lumbago, akute 305
– – Lokalanästhesie 175
Lumbalgie **304**
– Diagnostik 304
– Differentialdiagnose 305
– Einteilung 137

– Epidemiologie 304
– Fibromyalgie 332
– Krankengymnastik 408
– McKenzie 137
– Operationsindikation 306
– Risikofaktor 304
– Schlingentisch-Therapie 150
– Sensibilitätsprüfung 304
– Stangerbad 35
– Therapie, medikamentöse 306
– – physikalische 306
– unterstützende Maßnahmen 308
Lumboischialgie **304**
Lunatumluxation **418**
Lungenembolie 177, **194**
– Therapie, physikalische 194
Lungenemphysem **193**
– obstruktives 193
– primär atrophisches 193
Lungenfibrose **195**
Lungenfunktionsprüfung **19**
Lungenödem 209
Lungenoperation **436**
– Therapie, physikalische, postoperative 437
– Vorbereitung, präoperative 436
Lupus erythematodes 322
Luxationsfraktur, perilunäre 418
Lymphamat 224
Lymphangiomotorik 74
Lymphdrainage, manuelle **74**, 222
– – Gesicht-Halsbereich-Ödem 225
– – Grifftechnik 75
– – Indikation 75
– – Kompression 76
– – Kontraindikation 75
– – Sklerodermie, systemische 330
– – Venenerkrankung 219
Lymphgefäß 74
Lymphgefäßsystem, Aufgabe 74
Lymphknoten 74
Lymphödem **221**
– Diagnostik, apparative 222
– irreversibles 221
– posttraumatisches 221
– primäres 221
– reversibles 221

– Schmerzen 221
– sekundäres 221
– Verhaltensmaßregel 223
– Zweiphasentherapie 74
– – nach Földi **222**
Lymphographie 222
Lymphtransport 74

M

Magenteilresektion 213
Magnesiummangel 58
Magnetfeld, niederfrequentes 66
Maisonneuve-Trauma 402
Maitland 87, **140**
Makroangiopathie 215
– Therapie 217
Malassimilationssyndrom 214
Malleolarfraktur 402
Manipulation 89, 121
– Kontraindikation 80
Manipulativmassage nach Terrier **83**, 87
Manualmedizin **86**
Manualtherapie 86
Marknagelung 399
Marnitztherapie 78, 80
Massage **78**
– Indikation 78
– Kontraindikation 79
– Wirkung 78
Massagetechnik 79
Massenbewegung 110
Materiallockerung 342
Maximalkraft **97**
– Beurteilung 135
McKenzie 87, **137**
Medianuskompression 416
Medizin, chinesische 2
– manuelle **86**
– – Behandlungstechnik 80
– – biomechanische Grundlagen 87
– – Definition 86
– – Durchführung 90
– – Extremitäten 90
– – Indikation 80
– – Wirbelsäule 92
– orthopädische nach Cyriax **120**
– physikalische, Grundlagen 1
– rehabilitative 1
Medulla oblongata 274

Halbfette Seitenzahlen = Haupttextstelle.

Sachverzeichnis

Meißelfraktur 414
Melisse 31, 38
Mendelsohn-Manöver 277
Ménière-Krankheit 232, 252
Meningitis 237
- basale 247
Meniskus-Refixation 385
Meniskusresektion 385
Meniskusschaden 385
Meridian 157, 180, 182, 185
Meßverfahren, biokinetisches **15**
Metakarpale I, Basisfraktur **418**
Metakarpalfraktur **418**
Metakarpophalangealgelenk 9
Metatarsophalangealgelenk 9
MFP (Muskelfunktionsprüfung) **12**
Mieder 361
- elastisches 361, 364, 366
Migräne **238**
- Ursache 238
Mikroangiopathie 215
- Therapie 217
Mikroglaskugelbett 440
Mikrowelle 64
Miktionsstörung 254
Milwaukee-Korsett 320, **424**
Mimik 243
Mineralheilbad 55
Mißempfindung 300
- brennende 248
Mitchell 87
Mitella 409
Mitralklappenrekonstruktion 209
Mitralstenose 209
Mittelfußfraktur **407**
Mittelfußrolle 423
Mittelgebirgsklima 49
Mobilisation, Intensität 89
- passive 140
Mobilisationsstufe 205
Mobilität, Verbesserung 242
MODY (maturity-onset-diabetes of the young) 215
Mondsichellagerung 435
Monoarthritis 328
Mononeuritis multiplex 248
Monteggia-Fraktur 414, **416**
Moorheilbad 55
- Sterilitätsbehandlung **228**
Moosgummigriff 325
Moratherapie 183

Morgensteifigkeit 322, 328
α-Motoneuron 112
Motorschiene 386, 390, 396
Moxibustion 158
MTT (medizinische Trainingstherapie) **132**
Müdigkeitssyndrom, chronisches 333
Mukolytika 47
Mukoviszidose **191**
Multiinfarktsyndrom 232
Multiple Sklerose **235**
- - Ataxie 232
- - Hippotherapie 130
- - Kryotherapie 44
- - Phase, akute 235
- - - chronische 235
- - Symptomatik 235
- - Vojta 153
Mundakupunktur 157
- Spannungskopfschmerz 237
Musculus abductor pollicis 419
- extensor carpi radialis longus, Querfriktion 295
- flexor pollicis longus 419
- iliopsoas, Funktionsprüfung 14
- opponens 419
- pectoralis, Dehnung 437
- - minor 298
- scalenus 298
- supraspinatus, Insertionstendopathie 292
- vastus medialis 391 393
Musiktherapie **170**
- aktive 170
- Informationsadresse 171
- rezeptive 171
Muskel, denervierter, Elektrostimulation 65
- Detonisierung 30
- eingelenkiger 13
- Kräftigung, Schlingentisch-Therapie 151
- mehrgelenkiger 13
- Reizbarkeit 64
- spastisch gelähmter 65
- Untersuchungstechnik 5
Muskelanspannung 164
Muskelatrophie 245
- Myofeedback 72
- Prophylaxe 133
- Therapie 344
Muskeldehnfähigkeit, Prüfung **14**

Muskeldystrophie, progressive 240
Muskelenergietechnik 87
Muskelentspannung 164
Muskelfaserriss 346
Muskelfunktionsprüfung **13**
- Ausgangsstellung 14
- Befundinterpretation 14
- Durchführung 12
- Indikation 12
- nach H. und P. Kendall 12
- manuelle 12
Muskelfunktionsstörung 13
Muskelglykogen 215
Muskelhartspann 83, 260
Muskelinaktivitätsatrophie 245
Muskelkontraktion 143
- statische 97
Muskelkontraktur 284
Muskelkoordination 98
Muskelkraft, Erhaltung 240
- Prüfung **14**
Muskelrelaxation, progressive **164**
Muskelschmerz, Hochfrequenztherapie 63
Muskelschwäche 13
Muskel-Sehnen-Insertionspunkt 6
Muskeltest 8
Muskeltonus 243
- Störung 111, 144
Muskeltonussenkung 97, 111
Muskeltonussteigerung 97
Muskelverletzungen 346
Muskelverspannung, Elektrotherapie 63
- heiße Rolle 42
- Massage 78
- Taijiquan 172
- Unterwassermassage 84
Muskelvordehnung 143
Muskelzerrung 346
Myalgie 336
Myalgisches Syndrom 335
Myasthenia gravis 240
Myelonkompression 355
Myelopathie, zervikale **259**, 300
Myelose, funikuläre 232
Myofeedback **72**
Myogelose, Lokalanästhesie, therapeutische 174, 176

Halbfette Seitenzahlen = Hauptextstelle.

Sachverzeichnis

Myokardinfarkt 202
- Frühmobilisation 205
- Prävention 203
- Rehabilitation **205**
Myokarditis 201, **208**
Myopathie **240**
- dystrophische 240
- entzündliche 240
- funktionelle 240
- Hilfsmittel 241
Myotom 80

N

N-Acetylcystein 47
Narbenkontraktur 230
Narbenpflege 441
Negativabsatz 423
Neglect 281
- Lesestörung 281
Nervenkompression 245
Nervenläsion 338
- Therapie 344
- – nach Vojta 153
Nervenstimulation, elektrische, transkutane **65**
- – – Spannungskopfschmerz 239
- – – Zervikalsyndrom 302
Nervensystem, vegetatives 166
- – Entlastung 201
Nervosität 39
Nervus axillaris, Schädigung 409
- femoralis 373
- glossopharyngicus 274
- hypoglossus 274
- ischiadicus, Schaden 373
- medianus, Kompressionssyndrom 296
- peronaeus, Parese **246**, 373, 382
- – – Gangschulung 128
- – – Knie-Totalendoprothesenimplantation 395
- radialis, Kompressionssyndrom 293
- – Parese 412
- tibialis posterior, Verletzung 407
- trigeminus 274
- ulnaris 414
- – Kompressionssyndrom **296**

- vagus 274
Neunerregel nach Wallace
Neuralgie 174
Neuraltherapie 174
Neurodermitis, Klimatherapie 50
- Photo-Sole-Therapie 70
- Phototherapie 231
- Schwefelbad 230
Neuromuskuläres System, Elektrostimulation 65
Neuron, motorisches, Schädigung 245
Neuronitis vestibularis 232
Neuropsychologie, klinische **279**
Neutral-Null-Methode **6**
NIDDM 215
Niederfrequenzstrom 61
Non-contact-injury 352
Noxe, inhalative 195
NSB (nozizeptiver somatomotorischer Blockierungseffekt) 114
Nukleotomie, offene 360
Nukleotomieperkutane 360

O

Oberarmbrace 425
Oberarmkopffraktur **410**
Oberarm-Orthese **425**
Oberflächen-EMG 16
Oberschenkelamputation **430**
Oberschenkelhalsfraktur **376**
- mediale 372, 376
- – Einteilung 376
- Osteoporose 315
Oberschenkelliegegips 398
Oberschenkelorthese **421**
Oberschenkel-Prothese **427**
- Gehtraining 431
Oberschenkelschmerzen 137
Obstipation 213
- Kolonbehandlung 82
Ödem, Lymphdrainage 75
- Reflexdystrophie, sympathische 338
Ödemgriff 75
Ohlstädter Modell 49
Ohrakupunktur 157
- Spannungskopfschmerz 237
Öl, ätherisches 47
Ölbad 230

Olekranonfraktur 414
Omarthritis 289
Operation 342
- nach Matti-Rousse 418
Operationsbericht 342
Opiate 157
Orangenhaut 224
Ordnungstherapie 38
Orientierungsstörung 279
Orthese **421**
Ortho-Gillet 409
Orthopädische Medizin nach Cyriax **120**
- – – Untersuchung, diagnostische 120
Orthostaseneigung 224
Os cuboideum 406
- cuneiforme 406
- naviculare, Luxationsfraktur 406
Ösophagusperistaltik 275
Osteopathie 86, **184**
Osteophyt 284
Osteoporose **315**
- adjuvante Maßnahmen 318
- Diagnostik 315
- Ernährung 318
- Hilfsmittelversorgung 317
- Prävention 316
- Risikofaktor 315
- Therapie, physikalische 316
- Trinkkur 58
- Typ I 315
- Typ II 315
Osteotomie, kniegelenksnahe **382**
Otitis 251
Overuse-Syndrome 299

P

Päckchenstellung 102
Packegriff 102
Packung, kalte 45
Painful arc 121
Palmaraponeurose 419
Palmarerythem 322
Palpitation 201
Panarteriitis nodosa 322
Pancoasttumor 297
Pankreassekretion, Anregung 57
Pannikulitis 335, 337
Pannikulose 78, 337

Halbfette Seitenzahlen = Haupttextstelle.

Sachverzeichnis — Pulverinhalation

Pannusbildung 322
Panthenol 47
Paracetamol 343
Paraffinbad 42
Paragrammatismus 269
Paralyse 254
Parametropathia spastica 228
Paraplegie, Gangschulung 128
Paraspastik 254
Parästhesie 235, 248, 261
- nächtliche 296
Parasympathikolytika 47
Parese, Elektrotherapie 245
- Kryotherapie 44
- Myofeedback 72
- periphere **245**
Parkinson-Syndrom **242**
- Ataxie 232
- Bewegungsbad 107
- Differentialdiagnose 242
- idiopathisches 242
- sekundäres 242
- Symptomatik 242
Patellabandage 421
Patellafraktur **392**
- Belastbarkeit, postoperative 393
- Operationsindikation 392
- Therapie, physikalische 393
Patellaluxation 392
Patellamobilisation 387, 394
Patellarsehnenruptur 392
Patellarspitzensyndrom 120
Pattern 143, 147
Pavlik-Bandage 421
Peak-flow-Messung 19
PECH-Schema 346, 402, 404
Pedographie, dynamische 18
PEEP (positive endexpiratory pressure) 105
Peloide 42
Pendelblickfolge 252
Periarthropathia humeroscapularis **289**
- - acuta 289
- - ankylosans 289, 291
- - Lokalanästhesie 176
- - pseudoparetica 289, 291
- - Schlingentisch-Therapie 150
- - tendinotica 289
- - Therapie, physikalische 290
- - Thoracic-outlet-Syndrom 297

Periarthropathie 335
Periarthrose, funktionelle 83
Periostbehandlung 80, 82
Peristaltik, pharyngeale 274
Perkussion 190
- intrapulmonale 105
Peronäusorthese **422**
Persönlichkeitsentwicklung 168
Pfannendachplastik 375
Pflegeversicherung 442
Phantomgymnastik **431**
Phantomschmerz **432**
Phlebothrombose 218
Phlegmasia caerulea dolens 218
Photo-Sole-Therapie 70
Phototherapie **70**
- Dermatose 231
- Erythemschwellendosis 71
- Kontraindikation 71
Phytotherapie 38
Pilon-tibial-Fraktur 399
Pinimenthol 32
PIP-Extensionsorthese 425
PIP-Flexionsorthese 425
Planungsstörung **282**
Plasmozytom 259
Plattenosteosynthese 399
Pleurasaugdrainage 434
Pleuritis **194**
Plexus brachialis, Schädigung 245
Plicasyndrom 385
Pneumonie **194**
- Inhalation 47
Pneumonieprophylaxe 100, 105, 438
Pneumothorax **434**
PNF (propriozeptive neuromuskuläre Fazilitation) **143**, 233
PNI (Psychoneuroimmunologie) 2
Polarity-Massage 185
Polyarthritis, chronische s. Arthritis, rheumatoide
Polymyalgia rheumatica 289
- - Differentialdiagnose 332, 335
Polymyositis 240
- Differentialdiagnose 332
Polyneuropathie **248**
- diabetische 215
- motorische 248

- sensible 248
- Teilbad, hydrogalvanisches 36
- Therapie 217
- Ursache 248
Polyradikulitis 249
- Guillain Barré 232, **249**
Polytrauma 342
Positive endexpiratory pressure 105
Postdiskektomiesyndrom **309**
- physikalische Behandlung 310
- Therapie, operative 309
Postkardiotomiesyndrom **209**
Postthrombotisches Syndrom 218
Pranayama 187
Press-fit-Technik 389
Problemlösestörung 282
Processus coronoideus 414
- - styloidei ulnae 416
Propriozeption 72
Propriozeptorenstimulierung 83, 252
Prostaglandine 322
Protein, C-reaktives 332
Prothese **426**
- Frühversorgung 426
- Kontaktdermatitis 432
- Sofortversorgung 426
- zementfreie 372
- zementierte 372
Prothesenhand 428
Prothesenaufbau 426
Prothesenrandknoten **432**
Prothesentyp 426
Pseudarthrose 363
Psoasverlängerungsplastik 375
Psoriasis, Klimatherapie 50
- Phototherapie 70
- Schwefelbad 230
Psoriasisarthritis 322
Psychologie, biodynamische 180
Psychoneuroimmunologie 2
Psychotherapie 311
PTB-Prothese 427
PTCA (perkutane transluminale Koronarangioplastie) 203, 209
PTS-Prothese 427
Pufferabsatz 423
Pulverinhalation 46, 48

Halbfette Seitenzahlen = Haupttextstelle.

Sachverzeichnis

Pumpgriff 76
Pumping up 145
Pusher-Symptomatik 111, 113
– Therapie 265
PUVA-Therapie 70

Q

Quadrizepsparese 373, 423
Quadrizepssehnenruptur 392
Quellmittel 214
Quengelschiene 241
– dynamische 325
– Narbenkontraktur 441
Querfriktion nach Cyriax 290
– – Epikondylopathie 294
– tiefe **121**
Querschnittslähmung **254**
– Diagnostik 254
– Elektrotherapie 257
– Ergotherapie 256
– Erstrehabilitation 255
– Frührehabilitation 255
– Harnableitung 255
– inkomplette 256
– komplette 256
– Rollstuhlanpassung 256
– Sporttherapie 257
– Stehtraining 258
– Thermotherapie 257

R

Radialispuls, Verschwinden 297
Radikulitis 301
Radikulopathie 301
Radiokarpalgelenk 9
Radioulnargelenk 9
Radiusfraktur, distale **416**
– Typ Colles 416
– Typ Smith 416
Radiushalsfraktur 414
Radiusköpfchenfraktur 414
Radiusköpfchenluxation 416
Ratschowsche Übung 200
Rauchen 189, 198, 200, 202
Raynaud-Syndrom, Kohlensäurebad 230
– Reflexzonentherapie 81
– Sklerodermie, systemische 330
Reactio 124
Reaktion, assoziierte 110

Reflex, abgeschwächter 248
– gastro-kolischer 213
– statisch-tonischer 109
Reflexdystrophie, Kohlensäurebad 33
– Lymphdrainage 75
– Prävention 340
– Stadieneinteilung 338
– sympathische **338**
– Symptomatik 338
– Therapie, physikalische 339
Reflexkriechen 152
Reflexlokomotion 152
Reflextherapie 89
Reflexumdrehen 152
Reflexverbindung 80
Reflexzonentherapie **80**
– Indikation 81
Reflux, gastroösophagealer 275
Rehabilitation erworbener Schäden des Zentralnervensystems 261
Rehabilitation, Kurortbehandlung 53
– Ziel 1
Rehabilitations-Angleichungsgesetz 20
Rehabilitationsleistungen 23
Rehaschwester/Rehapfleger 263
Reibung **79**
Reinigung, mukoziliare, gestörte 100
Reiter-Syndrom 322
Reithosenanästhesie 254, 361
Reiz, exterozeptiver 143
– propriozeptiver 143
Reizerguß 343
Reizklima 49
Reizstromdiagnostik 64
Reklinations-Korsett nach Gschwend 424
Rekonvaleszenz 50
REM-Schlaf, Störung 332
Renin-Aldosteron-Angiotensinspiegel, Absinken 30
Rentenversicherung 442
– Anschriften 445
Repetitive Strain-injury-syndrome **299**
Residualkapazität, funktionelle, reduzierte 100
Restretch 145
Retinaculum musculi flexorum 296

Retinaculumraffung, mediale 387
Retinopathie, diabetische 215
Retropatellargelenkarthrose 423
Rhabdomyolyse 240
Rhizarthrose 425
Rigor 242
Rippenfraktur **434**
– Begleitverletzung 434
Rippenserienfraktur **434**
Rippen-Wirbel-Gelenk, Mobilisation 437
Rolando-Fraktur 418
Rolfing **185**
Rollator 126
Rollstuhl 28
Rollstuhlanpassung 256
Rollstuhlsport 257
Romberg-Stehversuch 232, 251
Rooming-in 283
Rosmarin 31
Roßkastanie 39
Rotatorenmanschettenruptur 289, 409, **410**
Rückenblitz 37
Rückenlehne, umklappbare 241
Rückenmarksschädigung, traumatische 254
Rückenmaus 16
Rückenschmerz **147**, 228, 304
– Atem- und Lösungstherapie 166
– Coxa vara 377
– psychosomatischer **311**
– – Anamnese 312
– – Arzt-Patient-Interaktion 312
– – Prognose 314
– – Psychotherapie 311
– – – psychoanalytisch orientierte 313, 315
– – Verhaltenstherapie 313
– Risikofaktor 147
– Spondylitis ankylosans 328
– Therapie nach Brügger 116
Rückenschmerzsyndrom, chronisches 309
Rückenschulung **147**
– Durchführung 147
– Konzept 147
Rucksackverband 409
Rückstrom, venöser, Beschleunigung 95, 177

Halbfette Seitenzahlen = Haupttextstelle.

Sachverzeichnis

Ruhigstellungsschiene 422
Rumpf, Mobilitätsverbesserung 242
Rumpfataxie 232
Rumpfgips 366
- Abtrainieren 365
Rumpfgipsmieder 363
Rumpfkoordination 129
Rumpfmuskulatur 349
- Kräftigung 349
- Stabilisation 349
- Stemmübung nach Brunkow 357
Rumpforthese 363, **424**

S

Sacroiliac strain nach Mennell 92
Sakralgie 176
Sakroiliakalgelenk 92
Salzlösung, hypertone 47
Sarmiento-Brace 412, **421**
Sarmientogips 398
Sauerstoffaufnahme, gesteigerte 50
- Rückgang 164
Sauna 42, 196
- Hypertonie 199
Schachtelhalm 38
Schädelakupunktur 157
Schädelhirntrauma, amnestisches Syndrom 279
- Epidemiologie 261
- Rehabilitation 263
Schanzscher Kragen 260, **424**
Schaumstoffkragen **424**
Schaumstoffstütze, zervikale 356
Schenkelhals-Schaft-Winkel 377
Scheuermann-Krankheit 305, 424
Schienenbehandlung 325, 334
Schinkengang 211
Schlaganfall, Kontrakturbehandlung 265
- Rehabilitation **263**
- - in der Frühphase 264
- - der postakuten Phase 264
- - im Stadium der Wiederherstellung 265
- Thalamusschmerz 301
- therapeutisches Team 263

- Wahrnehmensförderung 264
Schleudertrauma 352
Schlingentisch-Käfig 151
Schlingentisch-Therapie **150**, 365
- Aufhängung, axiale 151
- - neutrale 151
- Einpunktaufhängung 151
- Humerusschaftfraktur 413
- Mehrpunktaufhängung 151
Schlittenprothese, unikondyläre 395
Schluckakt, Phase, orale 274
- - ösophageale 274
- - pharyngeale 274
Schlucken, supraglottisches 277
Schluckstörung 249
- Diagnostik 275
- Mendelsohn-Manöver 277
- Mobilisationstechnik 277
- neurologisch bedingte **274**
- Therapie 276
Schluckzentrum 274
Schlüsselrippe 93
Schmerz 4, 313
- postoperativer 342
- pseudoradikulärer 114
- radikulärer 355, 358, 360
- - Kortisonbehandlung 362, 364
- Ursache, arthrogene 6
- - myogene 6
Schmerzempfinden, Störung 254
Schmerzlinderung, Akupunktur 158
- Anwendung, hydrogalvanische 35
- Kryotherapie 44
- Lokalanästhesie, therapeutische 174
- Nervenstimulation, elektrische, transkutane 65
- Schlingentisch-Therapie 151
- Wärme 41
Schmerzsyndrom, chronisches 311
- Stangerbad 36
Schmuckhand 428
Schnellkraft 133
Schock, spinaler 254
Schöpfgriff 76
Schrittdämpfung 423

Schuh, orthopädischer 217, **423**
Schuhranderhöhung 423
Schuhzurichtung 287, **423**
Schulterabduktionsorthese **425**
Schulteramyotrophie, neuralgische 301
Schulter-Arm-Syndrom 112, 264
- Therapie nach Brügger 116
Schulterbeweglichkeit 412
Schultergelenk, Lagerung 326
- Periarthropathie **289**
- Therapie, manuelle 90
- Totalendoprothese 411
Schultergürtel, Verletzung **409**
- - Komplikation 410
Schulterluxation **409**
- habituelle 409
- traumatische 409
Schultermotorschiene 411
Schulterorthese **425**
Schüttelung **79**
Schwanenhalsdeformität 325, 425
Schwangerschaftsgymnastik 226
Schwankschwindel 251
Schwefelbad 230
Schwellstrom 344
Schwellung, postoperative 343
- - Therapie 343
- schmerzhafte 338
Schwimmtherapie 108
Schwindel **251**
- Akupunktur 157
- Diagnostik 251
- HWS-Distorsion 354
- Lokalanästhesie, therapeutische 174
- peripher-vestibulärer 251
- - Trainingsprogramm 253
- systematischer 251
- unsystematischer 251
- zentral-vestibulärer 251
Schwitzen, starkes 261
Sedativa 39
Sedierung, Bad, medizinisches 31
- Heublumenanwendung 42
- Kohlensäurebad 33
- Wärme 41
Seeheilbad 55
Seeklima 49

Halbfette Seitenzahlen = Haupttextstelle.

Sachverzeichnis

Segmenttherapie 80, 174
Sehnenscheide 5
Sehstörung 235
Seiltänzergang 232
Sekretolyse 47, 190
Sekundärprävention 54
Selbstbild 168
Selbsterfahrung 181
Selbsthemmung 113
Selbsthilfegruppen, Deutschland 458
– Österreich 469
– Schweiz 471
Selbstreflektion 279
Selbstwahrnehmung 163
Senkfuß **422**
Sensomotorik 72, 109
– Störung 261
Sequenztraining 132
Serotonin 332
Serotoninmangel 242
Sharp-Syndrom 322
Shiatsu **185**
Sichelfußorthese 422
Sichellagerung 195
Silikonhaftschaftsystem 427
SIMV (synchronized intermittent mandatory ventilation) 105
Sinnempfinden, gesteigertes 166
Sinusitis 237
Sitzen, rückengerechtes 308
Sitzkeil 356, 361, 364, 366
Sitzkissen 28
Skaphoidfraktur **418**
Skaphoidverletzung 416
Skapulafraktur **409**
Skelettmuskulatur, Ökonomisierung 202
Skidaumen 419
Sklerodermie, systemische **330**
– – Kohlensäurebad 33, 230
– – Krankengymnastik 330
– – Lymphdrainage, manuelle 75, 330
– – Solebad 230
– – Therapie, physikalische 330
Sklerotom 80
Skoliose **319**
– ausgeprägte 320
– Diagnostik 319
– geringgradige 320

– idopathische 319
– Korsettbehandlung 320, 424
– lumbale 137
– Therapie 319
– – dreidimensionale 321
– – physikalische 320
– Ursache 319
Skoliosewinkel, Bestimmung nach Cobb 321
Softlaser **66**
Sole 47
Solebad 230
Sozialhilfe 444
– Anschriften über örtlicher Träger 454
Spannungskopfschmerz **237**
– Lokalanästhesie 176
Spannungsübung, isometrische 98
Spastik, Bewegungsbad 107
– Bobath-Konzept 113
– Elektrostimulation 65
– Kryotherapie 44
– Selbsthemmung 264
Spastizität **110**
Sperrorthese 389
Spina-bac 356, 361, 364, 366
Spinalis-anterior-Syndrom 254
Spinalkanalstenose 259
Spiraldynamik **186**
Spirometrie **19**
Spondylarthrose 259
– Schmerzsymptomatik 299
Spondylitis 344, 358
– ankylosans 305, 322, **328**
– Schmerzbekämpfung 328
– Stangerbad 35
– Therapie, physikalische 328
– Wärme 41
– postoperative 309
– seronegative 284
Spondylodese 309
– lumbale **363**
– – Belastungsfähigkeit 363
– – Indikation 363
– – Komplikation 363
– – Prognose 365
– – Therapie, physikalische 364
– thorakale 363
– zervikale **358**
– – Belastungsfähigkeit 358
– – Immobilisierung 358

– – Komplikation 358
– – Mobilisationsphase, frühe 359
– – – späte 359
Spondylodiszitis 355, 361
Spondylolisthese **366**
– Definition 366
– Operationsindikation 366
Spondylolyse **366**
– Definition 366
– Operationsindikation 366
Spondyloptose 366
Sport, high-risk-pivoting 389
– Kalorienverbrauch 207
– low-risk-pivoting 389
Sportverletzung 144
Sprachapraxie 269
Sprache, skandierende 235, 242
Sprachstörung 170, **269**
– Therapie 270
Sprechapraxie 271
Sprechstörung **269**
Spreizfuß **422**
Springing-test 93
Sprunggelenk, oberes 9
– – Bandruptur **402**
– unteres 9
– – Bandruptur 402
– – Impression 406
Sprunggelenksorthese **422**
Sputumproduktion 101
SRK (segmental-reflektorischer Komplex) 1
Stäbchentherapie, japanische 80
Stabilisation 89
– rhythmische 145, 233
Stacksche Schiene 419
Stammvarikose 218
Stangerbad 35
Statik 123
Stauungsdermatitis 218
Steckspiel 420
Stehtraining 249
Stellreflex 109
Stemmersches Zeichen 222
Stemmübung **118**
– Rückenmuskulaturtraining 357
Stent 209
Steppergang 246, 248
Sterilitätsbehandlung **228**
Sterniotomie 211
Sternoklavikulargelenk 9

Halbfette Seitenzahlen = Haupttextstelle.

Sachverzeichnis

Sternoklavikulargelenksprengung **409**
Steroide 47
Stimulation, aktivierende 111
– facio-orale 271
– hemmende 111
– sensomotorische 129
Stoffwechselgymnastik 95
Stoffwechselsteigerung 41
Stomaartikel 28
Störfeldtherapie 174
Störung, funktionelle **2**
– – Diagnostik 2
– – Therapieansatz 2
– – Ursache 2
Streckapparat, Ruptur **392**
Strecksehnenverletzung **419**
Streckspastik 261
Streichung 79
Streß, mentaler 299
Streßabbau 199
Streß-Inkontinenz 65, 227
Stretch 144
Strickleiter 210
Strom, elektrischer 60
– – bidirektionaler 61
– – Leitmedium 60
– – unidirektionaler 61
– – Wirkung 60
– mittelfrequenter 62
Stromallergie 36
Stromdichte 60
Strukturschragen 120
Strumpfanzieher 287
Strykerbett 160
Stumpfgymnastik **430**, **433**
Stumpfödemprophylaxe 430
Stumpfpflege **431**
Sturz 197
Stützmieder **424**
– halbelastisches **424**
Subarachnoidalblutung 237, 261
Substanz P 332
Sudeck-Dystrophie s. Reflexdystrophie, sympathische
Supraspinatusruptur 410
Supraspinatussyndrom 122
Surfactant-Produktion 104
Sustained maximal inspiration 104
Sweatex-Iontophoresegerät 231
β$_2$-Sympathikomimetika 49
Sympathikusaktivität, Dämpfung 68

– Steigerung 97
Synchronized intermittent mandatory ventilation 105
Syndesmosennaht 400
Syndesmosenriß 402
Syndesmosenschraube 403
Synergismus 114
Synkope 208
– vagovasale 238
Synovia, Viskositätsabnahme 41
Synovialzellenproliferation 322
Synovitis 284, 386
Syringomyelie 301

T

Taijiquan **172**
Taktil-kinästhetisches System 266
Talokalkanaergelenk, Fraktur 406
Talo-Naviculare-Gelenk 406
Talusfraktur **406**
Tarsalgelenk, proximales 9
Teilbad 31
– hydrogalvanisches 36
– kaltes 196
Temperaturempfinden, Störung 254
Tendinose, Therapie 336
Tendomyose **114**
– generalisierte 332, 335
– hypertone 114
– hypotone 114
– reflektorische 114
Tendovaginitis 335
– orthopädische Medizin nach Cyriax 120
Tennisellenbogen 120, 293
TENS (Nervenstimulation, elektrische, transkutane) **65**, 237, 302
Terrainkur 49
Thalassotherapie 51
Therapie nach Brügger **114**
– – Durchführung 116
– – Indikation 116
– – Untersuchung, diagnostische 116
– nach Brunkow **118**
– kraniosakrale nach Sutherland 184

– manuelle **86**
– – Ausbildung 86
– – nach Maitland 87, **140**
– – – Durchführung 141
– – – orthopädische Medizin nach Cyriax 120
– – Techniken 87
– physikalische **1**
– postoperative **342**
Thermoregulation 40
Thermosensorik 40
Thermotherapie **40**
Thomas'scher Handgriff 374
Thomas-Splint 421
Thompsontest 405
Thoracic-outlet-Syndrom **297**
Thorax, Reizgriff 106
Thoraxabduktionsschiene **425**
Thoraxgelenk, Synopsis 11
Thoraxkompression 102, 104, 190
Thrombophlebitis, Differentialdiagnose 338
– oberflächliche **218**
Thrombose, postoperative 177
Thromboseprophylaxe **177**
– Bettfahrrad 178
Thromboserisiko 218
– Abdominalchirurgie 438
– bei Wärmeanwendung 336
Thymian 31
Tibiakopffraktur 383
Tibiakopfimpression 382
Tibiakopfumstellung 382
Tibiaosteotomie, kniegelenksnahe **382**
– Belastbarkeit 383
Tiefensensibilitätsprüfung 233, 236, 254
Tiffeneau-Test 19
Timing 143
Tinnitus 251
– Lokalanästhesie 176
Tintenlöschersohle 423
TLA (therapeutische Lokalanästhesie) **174**
Tod, plötzlicher 208
Token-Test 272
Torticollis spasticus 72
Tossy-I-Verletzung 409
Tossy-II-Verletzung 409
Tossy-III-Verletzung 409
Totraumvergrößerung 102, 435
Traben 96

Halbfette Seitenzahlen = Haupttextstelle.

Sachverzeichnis

Tracey 87
Tracheobronchialsystem, Physiologie **46**
- Reinigung 46

Tragen, rückengerechtes 329
Training, mentales 246
- motorisches 253
- optokinetisches 252

Trainingseinheit 135
Trainingsinhalt 132, 134
Trainingskrise 53
Trainingsplan 134
Trainingstherapie, medizinische **132**
- – Durchführung 134
- – Indikation 134
- – Kontraindikation 134

Traktion 89, 144
- mit Gurt 91

Transmetatarsale-Amputation **429**
Traumatologie, Ultraschalltherapie 68
Tremor 234, 242
Treppengehen 96, 127
Trinkkur **57**, 213
- Finanzierung 57
- Kontraindikation 59
- Kurort 59
- Obstipation 214
- Wirkung 57

Triple-Arthrodese 407
Trittspurverfahren 422
Trochanterhochstand 377
Trochanter-major-Fraktur 375
Trockenbürstung 196, 337
Trophikstörung 33
Tübinger Spreizschiene 421
Turm von Hanoi 283
Überbrückungsmieder 366, **424**
Übererregbarkeit, vegetative 31
Übergewicht 200, 202
Überwärmungsbad 32, 188

U

Ulcus cruris venosum **218**
Ulcusprophylaxe, dialectes 18
Ulkuskrankheit **213**
- Trinkkur 57

Ulnafraktur 416
Ulnaschaftfraktur 414
Ultraphonophorese 286
Ultraschall 42, **68**, 230
- Dosierung 69
- lokale 69
- segmentale 69
- Wärmewirkung 68
- Wirkung, mechanische 68

Ultraschallvernebler 46, 48
Umkehr, dynamische 145
Umkehr, langsame 233
Umkehr, statische 145
Umlagern 159
Unfallversicherung 442
- Anschriften 447

Unhappy triad 388
Unterarmbraces 425
Unterarmschaftfraktur **416**
Unterarmstütze 29, 126 29
Unterberger-Tretversuch 251
Unterschenkelamputation **429**
Unterschenkelfraktur, distale **399**
- proximale **382**

Unterschenkelgips 399
Unterschenkelorthese **422**
Unterschenkelprothese **427**
- Gehtraining 431

Unterschenkelschaftfraktur **398**
- Belastbarkeit, postoperative 398

Unterwassermassage **84**
- Kontraindikation 84
- Lumbalgie 306
- Strahlführung 84

Urge-Inkontinenz 227
UV-Strahlentherapie 70
- Indikation 70

UV-Strahlung 49

V

Valenser Schiene **422**
Varikosis **218**
Vaskulitis 322
Vasodilatation 30
Vasolabilität 230
Vasopressin 30
Venenerkrankung **218**
- Bewegungsübung 220
- Lymphödem 221

Venenklappe, Zerstörung 218
Ventilationsstörung 100
- obstruktive 19
- restriktive 19

Verbrennung 230, **439**
- Dekubitusprophylaxe 440
- Hauttransplantation 441
- Intensivphase I 439
- Intensivphase II 440
- Kontrakturprophylaxe 440
- Lagerung, funktionsgerechte 440
- Narbenpflege 441
- Rehabilitation **441**

Verbrennungsgrad **439**
Verdauungsorgan 213
Verhalten 168
Verhaltensstörung 130
Verkalkung, periartikuläre 373
Verkürzungshinken 377
Verletzung **343**
Verriegelung 89
Verschlußkrankheit, arterielle, periphere **200**
- – – Armbad, ansteigendes 32
- – – Intervalltraining 96
- – – Kohlensäurebad 230
- – – Lokalanästhesie, therapeutische 174, 176
- – – Stadieneinteilung nach Fantaine-Ratschow 200, 202

Versorgungsämter 443
- Anschriften 450

Vertebron 4
Verteilungsstörung 100
Vibration 79, 102, 190
Vibrationssinnstörung 248, 259
Vibrationswahrnehmung 233
Vierfüßlergang 124, 131
Viertaktgang 126
Viszeraltherapie 86
Vitalkapazität **19**
- reduzierte 100

Vitamin-B_{12}-Mangel 232
Vitamin-D-Zufuhr 318
Vojta **152**

Halbfette Seitenzahlen = Haupttextstelle.

Sachverzeichnis

- Behandlungsdauer 154
- Indikation 153
- neurophysiologische Grundlagen 152

Volkmann'sche Kontraktur 417
Volkmann'sches Dreieck 402
Vollbad, hydrogalvanisches 35
- - Durchführung 36
- Kontraindikation 32
Vorfußprothese 429
Vorhofflimmern 209
Vorlauftest 92
VRP 1 190

W

Wacholder 31
Wachstumshormon 216
Wadenwickel 44
Wahrnehmung, Schulung 166
Wahrnehmungsstörung 111, 261
Walking 79
Wallace 439
Wannendesinfektion 27
Wannenvollbad 31
Wärmeanwendung **41**
- Atemwegserkrankung 188
- Dauer 41
- Hochfrequenztherapie 63
- Indikation 41
- Kontraindikation 42
- Reaktion, konsensuelle 41
- Thrombosegefahr 336
- Verfahren 42
- Wirkung 41
Wärmekapazität 41
Wärmeleitung 41
Wärmeleitzahl 41
Wärmestrahlung 41
Wärmeströmung 41
Wärmewirkung 30
Warmrezeptor 40
Waschung 41
Wasser, kohlensäurehaltiges 34
Wasser, Wirkung, chemische 31
- - mechanische 30
- - thermische 30
Wasserdampferzeuger 46
Wasserkontamination 25
Wasserscheide 74
Weaning 105

Weben 324
Wechselbad 31
Wechselstrom, sinusförmiger 67
Weichschaumabdruck 422
Weichteilbehandlung 90
Weichteildiagnostik 87
Weichteilläsion, posttraumatische 120
Weichteilrheumatismus **335**
- Differentialdiagnose 335
- Epidemiologie 335
- Gruppentherapie 337
- Klimatherapie 50
- Massage 78
- Stangerbad 36
- Therapie, physikalische 335
Weichteilverkürzung 137
Wernicke-Aphasie 269, 271
Widerstand 144
Wiedereingliederung 1
Wiener Test 2
Wirbelbogen, Verschraubung 366
Wirbelkörperdeformität 315
Wirbelsäule, Beweglichkeitsmessung 16
- Dreisäulenmodell 348
- Fraktur **348**
- - instabile 348, 350
- - stabile 348, 350
- Instabilität, segmentale 358, 361
- Mobilisation 124
- - nach Maitland 140
- - Klappsches Kriechen 131
- Therapie, manuelle 92
Wirbelsäulengelenk, Kapselmuster 11
- Synopsis 11
Wirbeltherapie 87
Wisconsin-Card-Sorting-Test 283
Witschiekissen 302
Wochenbettgymnastik 119, **227**
Wohlbefinden 168
Wohlfahrtsverbände 456
Wortfindungsstörung 271
Wundbehandlung 160
Wurzelödem 260
Wymoton 316

Y

Yin/Yang 2, 173
Yoga **187**

Z

Zahlenverbindungstest 282
Zehenamputation **429**
Zehenrolle 423
Zeichen nach Risser 319
Zeigeversuch 233
Zellenbad 35
- Durchführung 36
Zentralnervensystem, Schäden, erworbene **261**
- - - Führen, helfendes 266
- - - Funktionstraining 267
- - - Gedächtnisstörung 280
- - - Haushaltstraining 267
- - - Orientierungsstörung 279
- - - Rehabilitation 261
- - - Prognose 268, 271
- - - Rooming-in 283
- - - Selbsthilfetraining 266
- - - Versorgung, häusliche 266
Zervikalarthritis, rheumatische 259
Zervikalstütze **424**
Zervikalsyndrom **299**
- Arbeitsplatzgestaltung 303
- Diagnostik 299
- Differentialdiagnose 301
- Operationsindikation 301
- Provokationstest 300
- Stangerbad 35
- Symptomatik 299
- Therapie, physikalische 301
- Untersuchung, körperliche 300
Zervikobrachialsyndrom **299**
- berufsbedingtes 299
Ziehharmonikagriff 437
Zilgrei **187**
Ziliartätigkeit 46
- Anregung, reflektorische 190
Zinnkraut 31
Zirkumduktion 94
Zweipunkt-Unterscheidung 233
Zwerchfellatmung 101, 435

Halbfette Seitenzahlen = Haupttextstelle.

Notizen